Mindfullness *Self* 힐링 요가

통증 자연치유 요가 BIBLE 실전편

이경희 지음

光文閣
www.kwangmoonkag.co.kr

머리말

깊은 삶과 성숙을 위한 실천은 : 몸과 마음의 Mindfullness를 통하여

인류의 의식을 한 단계 발전시켜 Sri, 즉 영적 지도자라는 칭호를 받은 오르빈도(의식의 각성과 깨달음이란)는 "신성한 빛(Divine Light)의 자각으로 시작하여 신성한 사랑(Divine Love)의 실천을 통해 신성한 삶(Divine Life)으로 가는 여정"이라고 하였다.

- 빛(Light)은 의식이 고양될 때 내면이 느끼는 환한 상태
- 사랑(Love)은 애욕이 아닌 대가 없이 신성을 향한 열정
- 신성한 삶(Divine Life)은 인생에서 이러한 빛과 사랑을 실천하고, 내 안의 신성을 자각하여 인류의 발전에 기여하는 것

이번 생의 목적이 매일매일의 행복을 유지하는 것만이 진정한 목표라고 생각한다면, 인생은 너무나 허무하고 쓸쓸하지 않을까?

우리는 그동안 과거 천연두, 중증 급성호흡기증후군(SARS) 및 A형 인플루엔자 바이러스 H1N1(Influenza A virus subtype), 에볼라 바이러스(Ebola Virus) 그리고 최근 COVID-19 등의 무서운 감염병 시기를 힘겹게 보냈으며, 혹시 또 모를 새로운 재앙을 맞이할 수도 있는 외롭고 힘겨운 여정을 밟고 있다.

모두 경험했던 사회적 고립감, 특히 사랑하는 사람을 만날 수 없는 외로움 안에서 모두 당황하였다.

그리스 스토아 철학자 에픽테투스(Epictetus)는 고통에 대한 인식은 벌어지고 일어나는 외부 사건이 본질적인 문제가 아니라, 그 상황을 인식하는 방식에 따라 차이가 있다고 하였다. 맞이하고 받아들이는 상황에 대한 개인적인 해석이 심리적 고통 여부를 판가름하는 기준이란 이야기다.

만약 혼자 지낼 수밖에 없다면,
혼자 지내야 한다면

혼자 지내는 시간에 인간 존재의 기초로 돌아가, 개인의 의미와 목적을 찾고, 지금의 의미와 나와 타인 그리고 대자연과 인간 전체에 대한 동질감과 연결성을 경험한다면 오롯이 성장을 위한 소중한 시간이 될 수 있다. 그러기에 필요한 것은 Mindfullness 명상과 Mindfullness 요가이다.

마음 챙김(Mindfullness)은 영성과 연결되어 있다.

다른 사람들과 분리되어 고독한 시간을 보내는 것은 현재 순간의 가치와 의미를 찾는데 도움이 될 수 있다. 우리 존재의 기초로 돌아감으로써 우리는 더 많이 받아들이고 감사하며 현재 상황에서 최선을 다하기 위해 더 헌신하고, 미래에 대해 더 균형 있고 낙관적으로 준비하는 시간을 가져보자.

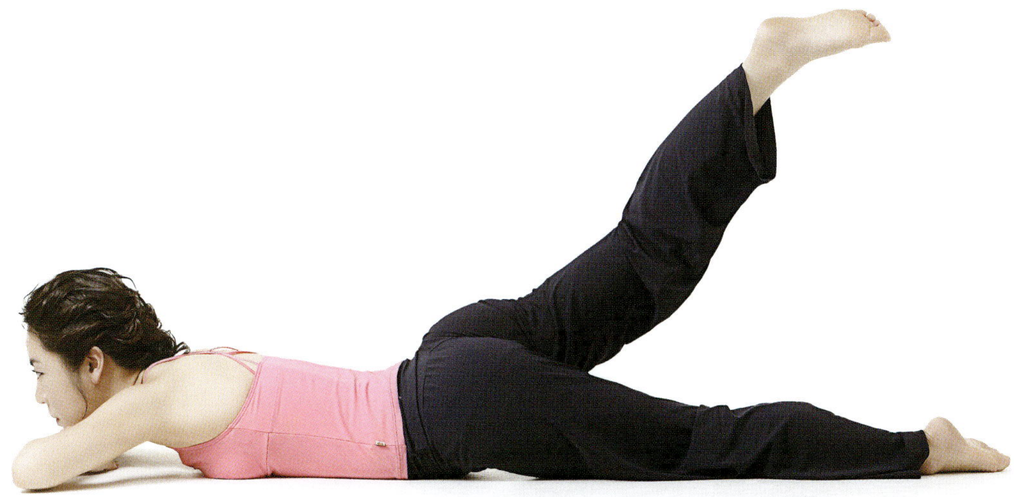

(나)와 같은 고통과 번뇌의 존재들과 연결하고 함께 서로 돌봐야 하는 존재의 자각 속에서 우리는 성장하게 된다.

심리학자이며 불교 명상가인 타라 브랙(Tara Brach)은 내 안에 머물고 있는 신성의 사랑과 연민을 연마하는 마음 챙김(Mindfullness) 명상 중 친절, 연민 명상(love kindness meditation)을 어렵지 않게 실천할 수 있도록 제시하였다.

(Radical Compassion)으로 RAIN이라는 다음과 같은 짧은 4단계 수행을 권하였다.

1. Recognise: (예: "좋아, 불안 기분") 우리는 그 속삭임의 정신적 순간을 느끼고 인식
2. Allow: 고치거나 통제하거나 판단할 필요 없이 감정이 존재하도록 허용 (그냥 거기에 두십시오.)
3. Investigate: 몸에 자신을 초대하고 몸의 불안의 근원을 확인한다. "그것이 어떤 느낌인지 알아보고 부드럽게 주의를 기울이십시오. 그것으로 숨을 쉬십시오."
4. Nurture: 우리의 마음에 우리의 손을 넣어 자신에게 친절하고 진정한 메시지를 보낸다. (예: "그것은 불안 느낌이군요, 괜찮습니다, 내 마음이 저를 보호하기 위해 노력 주셔서 감사합니다.")

친절, 연민 명상(love kindness meditation)의 목적은 나 자신뿐만 아니라 더 큰 인류와 모든 생명체를 위한 것이다. 사랑하는 사람, 상관없는 사람, 그리고 모든 생명체(나쁜 감정의 사람까지)를 위해 동일한 마음으로 넓게 돌보는 마음을 유지하는 것이다. 다른 사람들의 행복을 구하는 마음은 우리 자신을 더 행복하게 만들 것이다.

세속의 희로애락 너머에 인간의 본성이 꽃처럼 오롯이 피어 있다는 것을 알 수 있게 해주는 것이 요가와 명상이다. 요가에서 다뤄지는 철학적 배경이나 이론들은 기독교, 유대교, 불교, 선, 가톨릭 등 고래의 현인들과 성자들이 따랐던 철학과 수행 방법들을 포함하고 있다. 그래서 요가와 명상은 모든 종교를 망라하고, 힐링이 필요한 현대인이라면 누구나 경험하고 숙지해 서 건전한 삶의 지평으로 삼을 수 있는 행복의 길을 안내해 준다.

명상은 인간적인 관계, 마음과 시간이 사라진 공간으로 우리를 안내해 준다.
그 공간에서 우리는 '사랑'을 발견하게 된다.
그것을 몸으로 실천하는 것이 요가다.

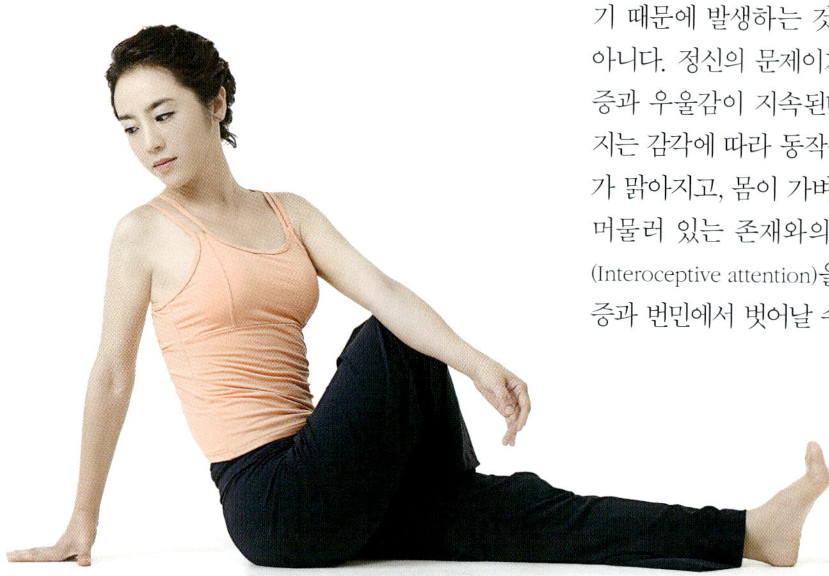

육체의 통증은 자신의 몸과 정신을 사랑하지 못했기 때문에 발생하는 것이다. 통증은 육체만의 문제가 아니다. 정신의 문제이기도 하다. 마음이 힘들거나 통증과 우울감이 지속된다면, 먼저 머리를 비우고 느껴지는 감각에 따라 동작을 따라 하다 보면 어느새 머리가 맑아지고, 몸이 가벼워지면서 깊은 이완과 내 안에 머물러 있는 존재와의 대화가 가능하며, 내적 감각(Interoceptive attention)을 통해 나를 괴롭힌 다양한 통증과 번민에서 벗어날 수 있게 될 것이다.

**우리의 의료는 아직 삶의 질이나
영적 건강에 대한 부분은 아예 간과하고 있다.**

건강한 삶을 영위하기 위해서는 질병 예방에 대한 사회적 차원의 관심과 제도가 마련되어야 한다. 생활습관과 스트레스로 인한 만성 질환을 예방하기 위해서는 환자 스스로가 치료에 대한 다양한 선택권을 가질 수 있도록 의료 분야가 전문화되고 확대되어야 한다. 일찍이 유럽을 시작으로 미국 등의 선진국에서는 보완의학과 통합의학의 중요성을 인식하면서 그에 대한 구체적인 대안으로 자연의학에 대한 꾸준한 관심과 연구가 진행되고 있다.

이 책에 소개된 자연치유 요가 동작은 불균형한 신체를 온전한 상태로 회복시킴으로써 몸과 정신의 조화로운 관계를 형성시켜 주는 치료 방법이자 기술이다.

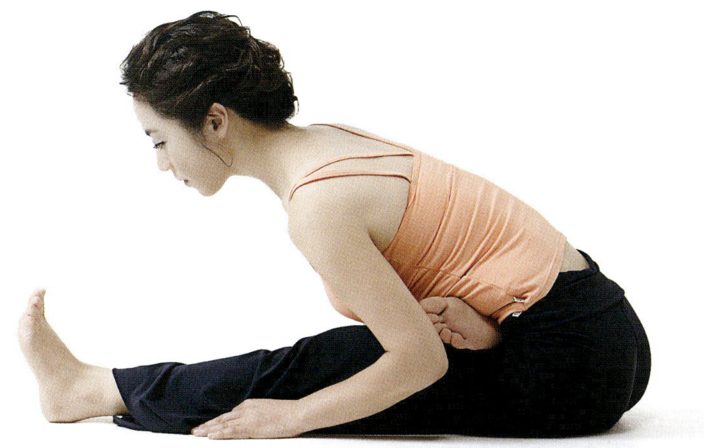

본서의 내용들은 인도, 태국, 중국 등의 나라를 다니면서 체험하고 취득한 전통적 민간치료 방법과 해부학, 정형학, 카이로프락틱 이론, 체육학 분야의 다양한 치료적 요소를 포함하여 정리한 내용에 기반을 두고 있다. 오래된 수련법으로써 민간의학은 조상의 깊고 다양한 경험이 담겨 있어 효과가 탁월하나, 과학적 방법으로 설명하기 어렵다는 한계들이 남아 있다. 이에 자연치유 요가는 신체 전반의 균형 원리를 과학적 근거에 입각해서 제시하면서, 또한 심리적 안정, 호흡과 명상을 강조하는 고전 요가의 원리를 적극 수용하고 있다는 것이 주목할 만한 특징이다.

본서의 내용은 요가를 통해 자연치유 능력을 회복하고 증진시키는 실제적인 면에 초점을 두었다. 자연치유 요가는 만성질환으로 고통받는 분들이 스스로의 신체 능력을 통해 개선해 나아가는 방식이다. 아울러 자연치유 요가의 과학적 이론을 바탕으로 일반인들이 쉽게 따라 할 수 있는 고전 요가의 기본 동작을 응용한 부위별 통증 치유 동작을 수록했다. 여기에 소개된 요가 동작들은 현대인들의 신체 통증과 질병을 예방하고 치료하는데 도움이 되는 것들을 엄선한 것이다. 어디서나 누구든 따라 할 수 있는 쉬운 동작을 중심으로 선별했기 때문에 부담 없이 남녀노소 따라 할 수 있고, 치유는 물론 예방과 스스로의 신체 저항력과 더불어 심신의 조화 능력을 키워갈 수 있다.

이 책을 보시다가 제3의학으로서 자연치유 요가에 대한 전문적이고 정밀한 이론서가 필요하다 느끼시면 2018년 개정판으로 출간된 '통증 자연치유 요가 Bible'을 참조하길 바란다.

마음은 머리로 판단하는 반응이라면, 가슴은 바라보고 느끼는 순간의 순수한 진짜 '나'의 반응이다. 나를 사랑하는 길은 자신의 육체를 아름답게 유지하는 것이며, 정신을 맑게 하여 자비의 향기를 세상에 풍기는 것이다. 『통증 자연치유 요가』가 몸과 마음의 고통을 덜어줄 수 있는 바른길이 되었으면 하는 바람과 함께, 실천서를 일반인들도 혼자서 쉽게 보고 따라 할 수 있도록 출간을 허락해 주신 광문사 박정태 회장님께 무한한 감사의 말씀을 전하고 싶다.

자연치유 요가는 인간적인 관계, 마음과 시간이 사라진 자유의 공간으로 우리를 안내해 준다.

2021. 1. 이경희

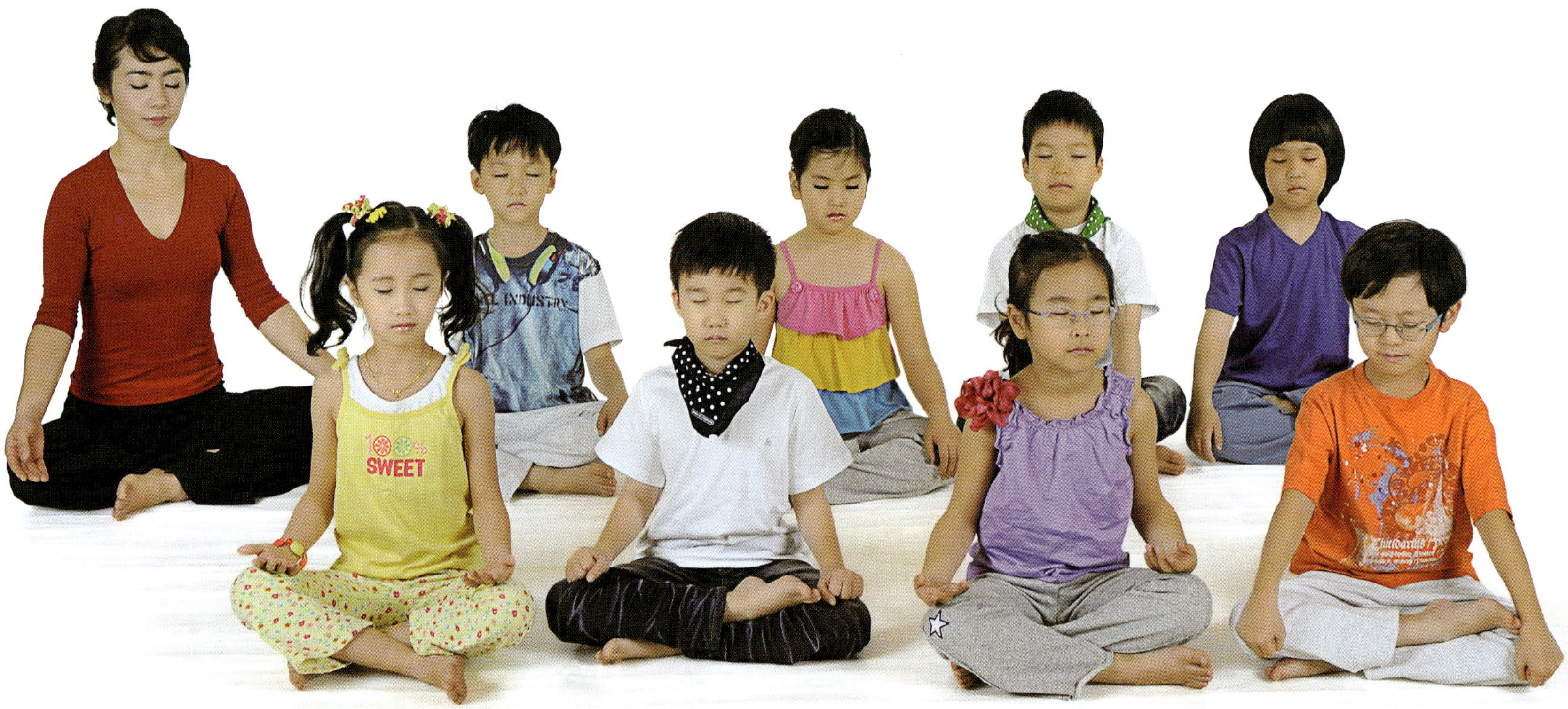
100%
SWEET

추천사

현대의학은 최근 들어 기술적으로 큰 성장을 이루었습니다. 그러나 환자의 삶의 질 향상이나 만성 질환의 경우에는 현대의학으로는 부족한 부분이 많습니다.

보완의학은 현대의학의 부족한 부분을 보완할 수 있는 의학입니다. 이미 미국과 유럽에서는 보완의학과 현대의학을 통합한 통합의학이 대세입니다. 통합의학은 환자의 병을 몸이라는 구조에서만 파악하는 것이 아니라 정신과 감정까지도 함께 아우르는 그야말로 전인적 치료를 목표로 하는 학문입니다.

요가는 보완의학의 한 부분으로 명상과 운동을 통한 심신 치료를 목표로 하고 있습니다. 심신 요법의 일부이지요. 요가는 원래 운동을 통하여 마음을 치료하고자 인도에서 시작되었지만 현재는 목적과 방법에 따라 다양한 기법이 선보이고 있습니다.

'자연치유 요가'는 요가의 원래 목적과 같이 명상을 통하여 마음의 안정을 얻는 것은 물론 운동과 자세 교정을 통하여 근육의 긴장과 피로를 풀고 이를 통하여 골격의 부조화를 바로 잡는 비교적 최근의 요가 기법입니다. 스트레스가 많고 오랜 근무시간으로 인하여 마음과 몸이 피곤하고 근육통과 이상 자세 등을 보이는 현대인이 많은 것은 어찌 보면 피할 수 없는 일일지 모르겠습니다.

이경희 박사는 요가의 본고장인 인도에서의 수련 경험과 우리나라에서의 자연치유 경험이 풍부한 요가 분야의 몇 안 되는 자연치유 요가 전문가입니다. 그동안의 연구와 경험을 바탕으로 《통증 자연치유 요가》라는 책을 발간하게 된 것을 축하드립니다.

이 책이 힘들고 지친 현대인에게 몸과 정신의 조화를 이루어 건강하고 행복한 삶을 누리는 데 도움이 되기를 기대합니다.

고려대 내과 김형규 교수

대한통합의학 교육협의회 명예회장

김 형 규

자연치유 요가

통합의학의 중심 YOGA

'YOGA'라는 말은 인도 고대의 산스크리트어로 그 어원에는 '말을 마차에 결합시키다' 또는 '말에 멍에를 씌우다'라는 의미를 가지고 있다. '결합', '억제'란 뜻으로, 번역할 때는 상응(相應)이라고 한다. 몸과 정신과 영혼의 결합을 의미한다. 요가는 몸과 마음, 영혼을 하나의 전체로 만들어 깨달음을 얻어 내는 심신 수련법이다. 독특한 자세와 호흡을 통해 정신을 집중하는 수련이기에 우리가 일상으로 하는 단순한 운동과는 분명히 다르다. 심리학이나 정신의학이 많은 발전을 이루었으나 상담이나 약 치료에 한계를 느끼며 최근에 새로운 대안으로 동양의 영적 전통에 입각한 수련법이 각광을 받고 있다. 요가, 명상, 불교의 참선, 국선도 등이 대표적인 예다. 그중에서도 전 세계에서 가장 보편적으로 받아들여지고 있는 것이 요가이다. 최근에 보완, 통합의학으로서 요가의 임상적 효과에 대한 연구 결과가 다른 분야보다 더욱 활발하게 발표되고 있다. 요가의 자세와 호흡은 근육의 힘, 유연성, 혈액순환, 산소 유입은 물론 호르몬 분비 기능을 강화시켜 준다. 경직된 신체를 이완시켜 주는 요가 동작은 부교감신경을 자극하여 자율신경계를 안정시켜 스트레스를 이겨내는데 도움을 주며, 심혈관질환을 포함한 현대인들의 고질적이고 만성적인 여러 질병을 치유하고 예방하는데 두드러진 효과가 검증되고 있다. 예전의 요가는 수도자를 위한 수련법으로 인식되었지만, 현대에 와서는 일반인들이 자기 몸과 마음을 다스리는 방법으로써 치유 효과를 기대할 수 있다. 요가는 몸과 마음을 살리는 기술이다. 꾸준히 지속적으로 요가를 한다면 몸에서, 마음에서 건강하고 건전하고 긍정적인 변화를 몸소 느낄 수 있을 것이다.

만성 질병으로 고생하는 노인들에게 치료를 목적으로 요가를 하게 하였더니 혈압이 조절되고 근육과 관절 기능이 현저하게 좋아져 삶의 질이 증진되었다는 임상보고나, 임산부의 피로와 불안이 격감되는 것은 물론 분만 통증의 감소, 분만 시간도 단축되었다는 보고가 의료계에 비상한 관심을 불러일으키고 있다. 최근에는 유방암 환자를 대상으로 한 연구 결과가 주목을 받고 있다. 요가를 한 환자와 그렇지 않은 환자를 비교한 결과 요가를 실시한 그룹의 항암 치료 효과가 월등했음이 밝혀졌다. 또한, 수술 후 겪게 되는 폐경과 우울증에도 상당한 효과가 있다는 것이 입증되었다. 고대 불교의 위파사나 명상을 근간으로 설계된 Jon Kabat-Zinn 박사의 MBSR(mindfulness-based stress reduction) 마음 챙김 기반 중재 프로그램은 인지행동치료, 변증법적 행동치료, 수용 헌신 전념치료 등 심리학과 정신건강분야에서 치료 프로그램으로 적용되어 심신치료 프로그램 각광받으면서 인지 균형과 정서적 안정성 향상, 자신의 내부 신체 감각을 인지하는데 효과적이란 보고가 이어지면서 특히 약물 내성 간질 환자들에게 큰 도움을 주고 있다.

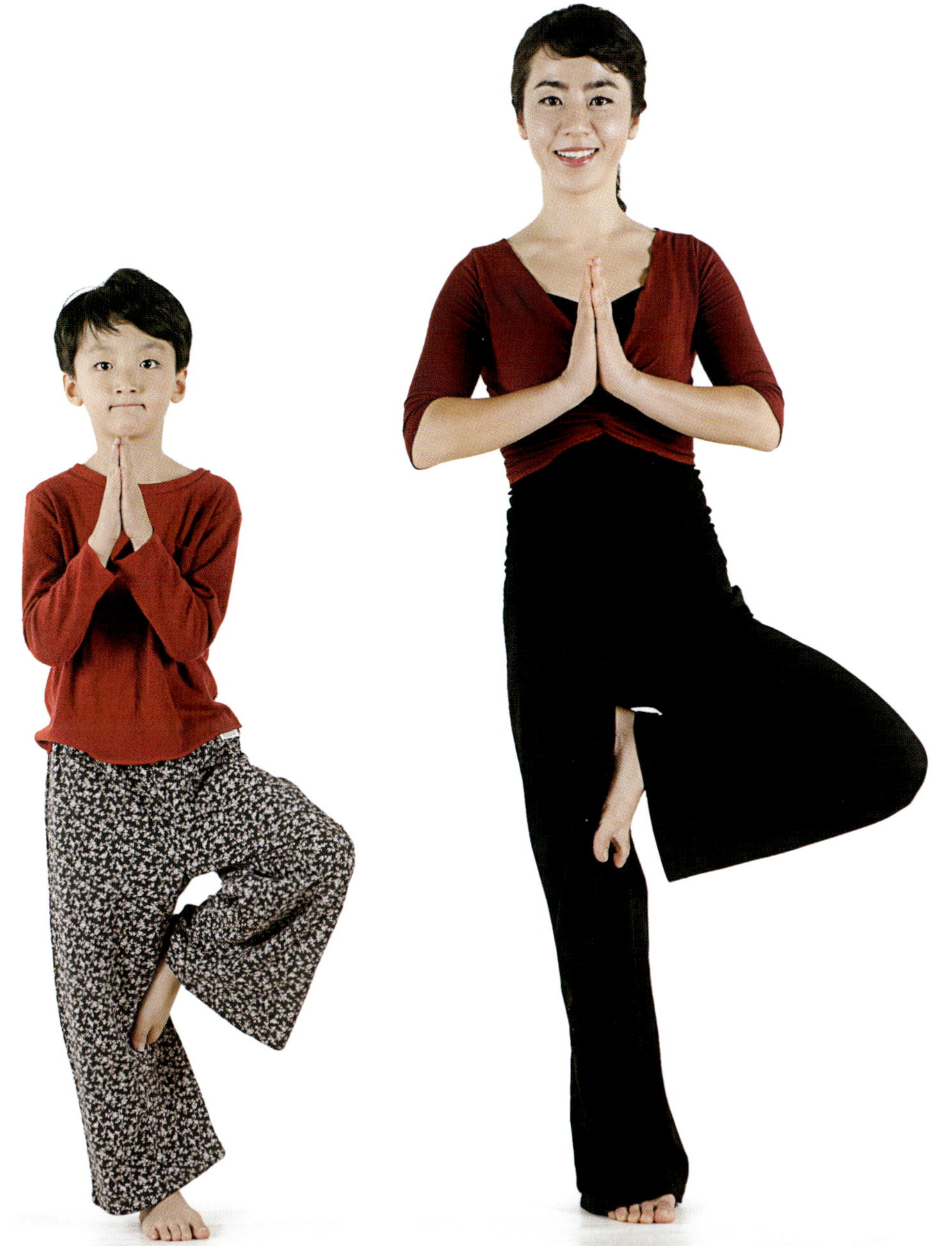

인간의 신체와 정신은 상호 의존 관계에 있다.
요가는 불완전한 신체를 최대한 온전한 상태로 회복시킴으로써
몸과 영혼의 조화로운 관계를 형성시켜 인간 내면의 참된 본성을 발현시키는 수련법이다.

자연치유 요가란(Natural Therapy YOGA)

자연치유 요가(Natural Therapy YOGA)는 몸과 마음의 균형 회복을 통한 회복과 치유를 목적으로 한다. 자연치유 요가(Natural Therapy YOGA)는 국내에서 최초로 대형병원에서 RCT(Randomized controlled trial, 무작위 임상연구)로 임상에서 교정과 통증 치유 효능을 인정받은 의과학적 기반의 임상요가이다.

다양한 치유요법, 특히 보완의학으로서 다양한 Therapy가 임상에 적용되기 위해서는 근거가 필요하다. 우리나라와 같이 의료계가 보수적인 환경에서 심신요법인 요가와 명상이 의료 체계에 맞는 형식의 연구 과정을 통과하였다는 것은 대단한 사건이라 볼 수 있다.

이제 대한민국에서도 요가가 암과 같은 난치 질환의 치료 과정에 포함될 수 있는 기반이 시작된 셈이다.

자연치유 요가는 통합의학의 매개체로 적합하다. 미용이나 육체의 건강만을 추구하는 '기술'로서의 요가가 아니라 정신과 육체의 문제를 동시에 치유할 수 있는 심신의학으로서 '새로운 요가'의 위상을 세우고 있다.

심신의학이 수술이나 약물처럼 대부분의 통계적으로 유의하게 환자군에 영향을 주지 못할 가능성이 있긴 하지만, 환자들의 몸과 마음, 영혼까지 아우르며 치료 과정의 '아픔'을 이해하는 것이 중요하며, 이 과정을 치료 범위에 포함될 수 있도록 하는 노력이 꾸준히 지속되어야 한다. 왜냐하면, 인간은 어떤환경이나 고통안에서도 행복을 유지하며 삶의 의미를 추구해야하는 존엄한 영적 존재이기 때문이다. 어떤 이에게는 수술과 약물이 아닌 마음의 안정과 평온이 생명을 살릴 수 있는 힘을 줄 수도 있기 때문이다. 개인의 육체, 정신의 건강과 내면의 성장을 돕기 위해 동서양의 다양한 기법을 통합하고 그것을 바탕으로 교육과 연구 프로그램을 구현하는 것이 '통증 자연치유 요가'가 지향하는 바다.

국내에서는 최초로 임상에서 연구 진행 후 자연치유 요가는 현대인들의 만성 질환 치유와 특히 질병의 예방에 큰 역할을 하고 있으며, 암센터 등 다양한 환경에서 암과 같은 난치 질환 환우들의 건강을 돌보고 있다. 지도자 양성을 위해서는 지금까지 사단법인 한국자연치유요가협회, 차 의과학대학교 통합의학대학원, 한국자연치유평생교육원에서 전문가 과정을 통해 전문가가 배출되고 있다.

자연치유 요가에서의 치유는 신체 전반의 이완과 근력의 균형 회복 후 개인 질환별 통증으로 구분된다. 그리고 건강을 유지할 수 있는 근력과 근지구력을 강조한다는 면에서 고전 요가와 구분되는 요소이다. 또한, 인체의 질환을 부분적으로 보지 않고 신체 전반의 통합적 시선으로 치유해 나간다는 것이 현대 의학적 치료와 구분되는 요소이다. 이는 한 부분에 생긴 국소적인 질병이나 통증은 반드시 인체 전반의 골격과 근형태의 균형 그리고 마음의 이완을 통하여 봐야 하며, 통증의 요인은 실은 다른 기관과의 협응과 조화가 이

루어지지 않아 생길 수도 있다. 통증의 원인적 요소와 대안을 동시에 보는 통합적이고 체계적인 시안이다. 고전 요가의 효과만으로도 긴장과 스트레스 해소와 같은 정서적 안정을 취할 수 있다. 또한, 유연성, 근육 경련과 근육통의 감소, 상해 예방 등의 효과도 있다. 그러나 동일한 고전 요가의 효과만으로는 사람마다 다른 근·골격계 만성 질환의 개별적 질환별 치유 효과를 거두기엔 무엇보다도 근거에 입각한 체계적 연구가 부족한 현실이다. 이에 자연치유 요가는 그런 점을 보강해서 과학적 접근의 신체 치유 기술로 자리매김한 보완, 통합의학 차원의 자연 의학의 한 분과라 할 수 있다. 자연치유 요가는 육체의 통증을 치유하는 요가 수련법과 정신을 안정시키는 명상 수련법을 포함하였다. 요가와 명상은 '나'를 사랑하는 방법을 알려주는 등불이며, 행복으로 향하는 지름길이다.

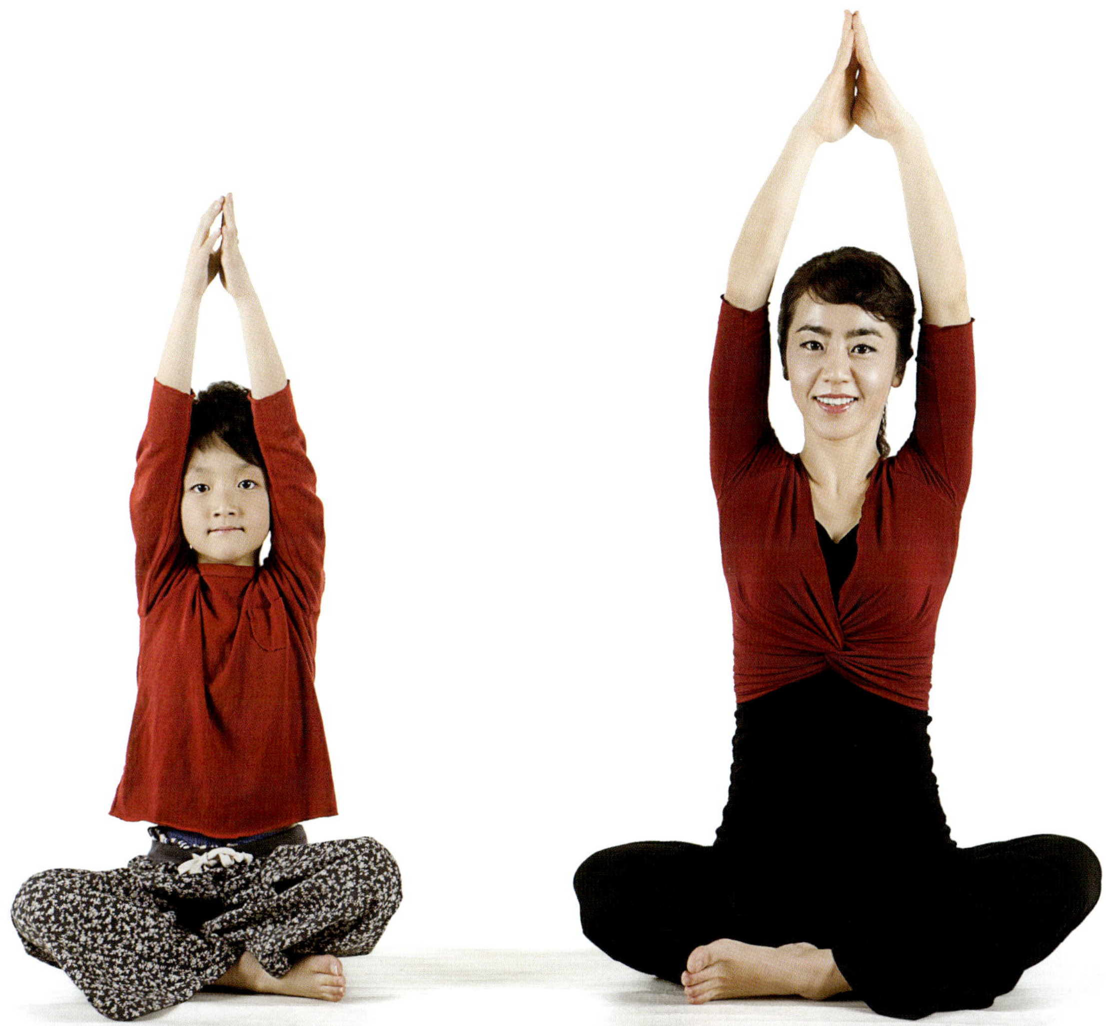

차례

A 자연치유 요가를 위한 준비 단계

B 근육해부학: 요가체위의 스트레칭과 근력운동

C 자연치유 요가 기본 자세

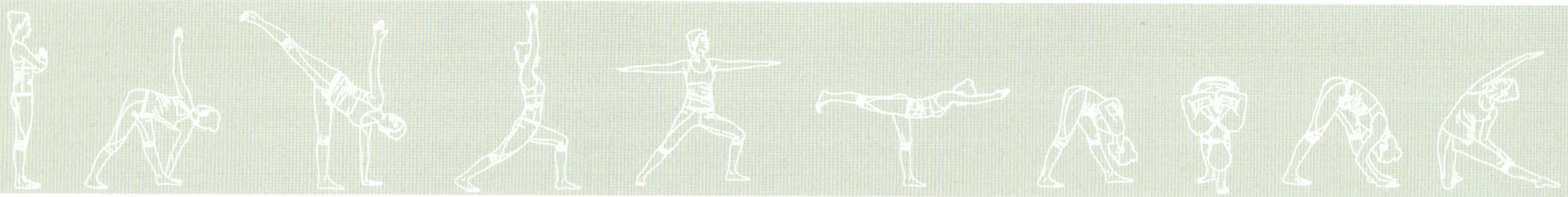

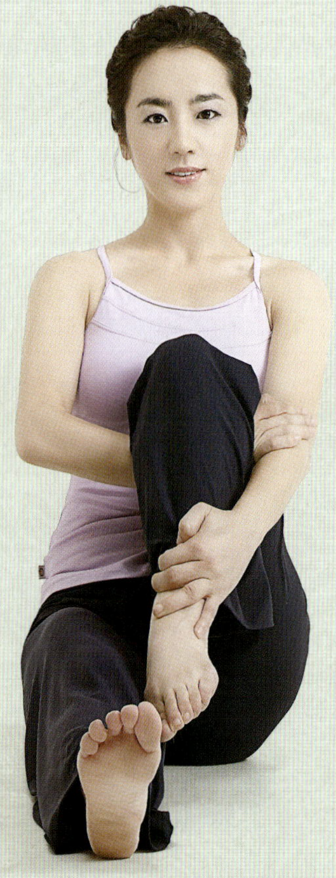

A 자연치유 요가를 위한 준비 단계

A-1 복식호흡과 명상

A-2 요가 대표 자세

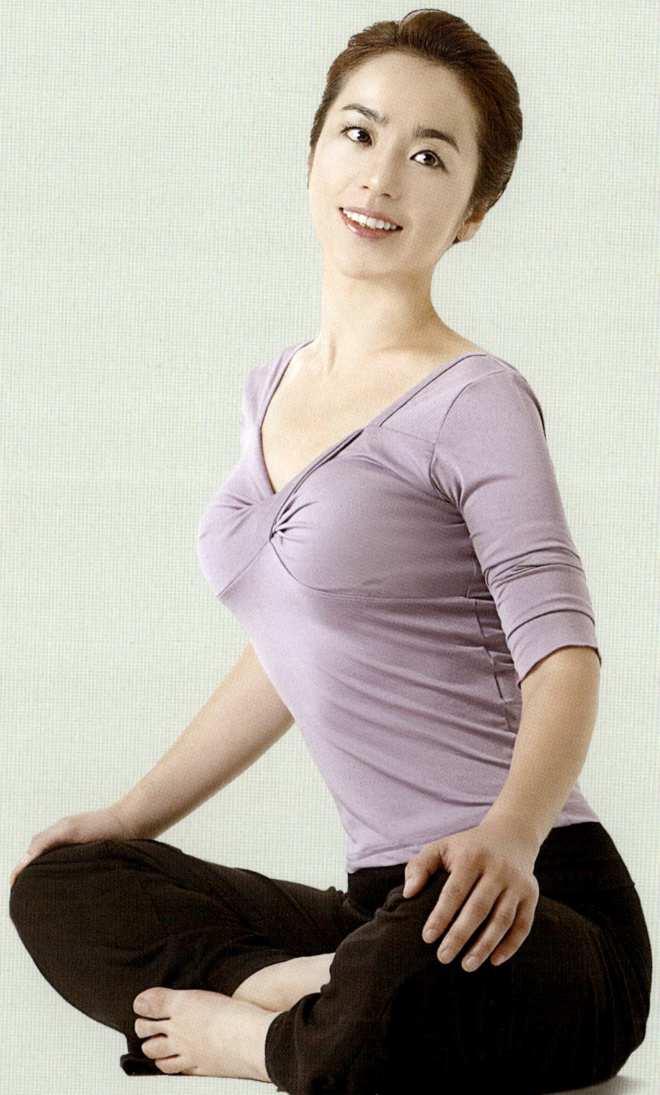

자연치유 요가를 위한 준비 단계

A-1 복식호흡과 명상

복식호흡의 효과

호흡 요령은 우선 횡격막을 움직여 숨을 한껏 들이 마신다음 자신의 능력에 맞게 숨을 계속 멈추고 있다가 천천히 길게 내쉬고, 다음 호흡이 시작되기 전에 휴식을 하여 호흡의 흐름을 차단한다. (숨을 들이쉴 때 배가 들어간다면 흉식호흡, 배가 나온다면 복식호흡을 하고 있는 것이다.)

호흡과 다음 호흡의 주기가 시작되기 직전 5초 이상을 휴식하면서 복부를 강하게 수축시켜 횡격막을 위로 밀어 올려 내장의 움직임을 유도한다. 복부의 압력을 높여주면 신진대사가 촉진된다.

1. 장 움직임을 도와 소화 장애와 변비를 없앤다.

복식호흡을 하면 배의 근육이 단련되고 복압이 커지게 된다. 복압은 대장에 자극을 주어 연동 움직임을 활발하게 해준다. 다시 말해 소화 흡수와 배설작용, 소화액을 비롯한 호르몬 분비를 원활하게 해주는 것이다. 결국 소화장애나 변비를 예방하고 치료할 수 있다.

2. 체지방을 감소시켜 다이어트에 도움이 된다.

복식호흡은 세포 내의 에너지대사, 즉 신진대사를 활발하게 하여 체지방을 감소시켜 준다. 복식호흡을 1시간 하는 것은 걷기 25분, 자전거 타기 35분을 한 것과 동일한 양의 에너지가 소모된다. 일반적인 호흡, 즉 흉식호흡에 비해 칼로리 소비량이 2배나 높다는 실험 결과도 있다. 복식호흡은 배의 근육을 사용하기 때문에 뱃살 제거에 특히 효과가 높다.

3. 심폐 기능을 향상시킨다.

심폐 기능을 향상시키기 위해서는 충분한 산소 흡입이 필요하다. 복식호흡은 횡격막을 상하로 확장 및 수축시켜 산소 섭취와 이산화탄소 배출을 효과적으로 해주기 때문에 폐활량이 커지고 심폐 기능을 향상된다.

4. 불면증, 우울증 등 불안장애를 치료한다.

부교감신경이 활성화되면 심장 박동이 진정되고, 산소 공급이 원활해지면서 근육이 이완되고 심신이 편안해진다. 복식호흡을 하게 되면 부교감신경이 활성화된다. 신경과에서는 스트레스성 두통, 불면증, 불안장애 등 신경성 장애를 치료하기 위해 근육 이완요법의 하나로 복식호흡을 적극 활용하고 있다.

5. 스트레스를 풀어주고 집중력을 향상시킨다.

복식호흡을 30분쯤 하고 뇌파를 검사해 보면 알파파가 나온다. 알파파란 근육이 이완되고 마음이 편안하고 의식이 집중된 상태에서 측정되는 뇌파이다. 복식호흡을 하면 정신이 맑아져 집중도도 높아진다.

6. 콜레스테롤을 감소시켜 심혈관 질환을 예방한다.

복식호흡을 하면 혈중 지질 상태를 개선해 심장병, 뇌졸중 등 심혈관 계통의 병을 예방하고 치료하는데 효과적이다.

명상의 효과

심리학자 칼 융은 잘못 형성되어 있는 의식을 해체시켜 가면서 무의식의 심층으로 다가가기 위한 가장 좋은 수단으로 명상을 꼽았다.

하버드대 벤슨(Benson)이 '이완반응(Relaxation Response)'이라는 간단한 명상법을 서양의학에 소개한 이래 명상은 스트레스에 의한 온갖 질병의 예방과 치료에 유용하게 사용될 수 있을 것으로 각광을 받기 시작하였다.

명상을 통해 자기 자신의 신체나 마음에서 들려오는 미세한 정보를 파악하고 이때 일어나는 개개 사건에 대해 주의를 기울여 호흡과 자세와 마음이 완전한 조화를 이룰 때 이들 사이에 연결감을 느끼며 깊은 이완 상태에서 이르게 된다.

명상의 효과는 두통이 경감되고, 협심증으로 인한 통증이 줄어들며, 혈압을 내려 고혈압 치료에 도움을 주며, 마음의 장벽을 극복하여 창의성을 발휘할 수 있게 하며, 불면증을 이길 수 있고, 요통을 덜어주며, 항암 치료의 효과를 증진시키고, 공황 발작을 제어하며, 콜레스테롤 수치를 낮추고, 불안과 우울증을 개선하며, 메스꺼움, 구토, 설사, 변비, 조급증 등의 증상을 개선하며, 전반적으로 스트레스를 감소시켜 내적인 평화와 정서적 균형을 이루는 데 도움을 준다.

통증 치유를 위한 자연치유 요가를 수행함에 있어 명상은 의식을 호흡과 신체의 움직임을 통해 인체의 변화에 집중하여, 불균형으로 인한 통증과 과긴장의 자가 진단의 과정을 통해 이완과 회복의 과정을 담게 된다. 또한, 인체의 바른 형성을 위한 근력 유지를 통해 균형을 찾게 한다.

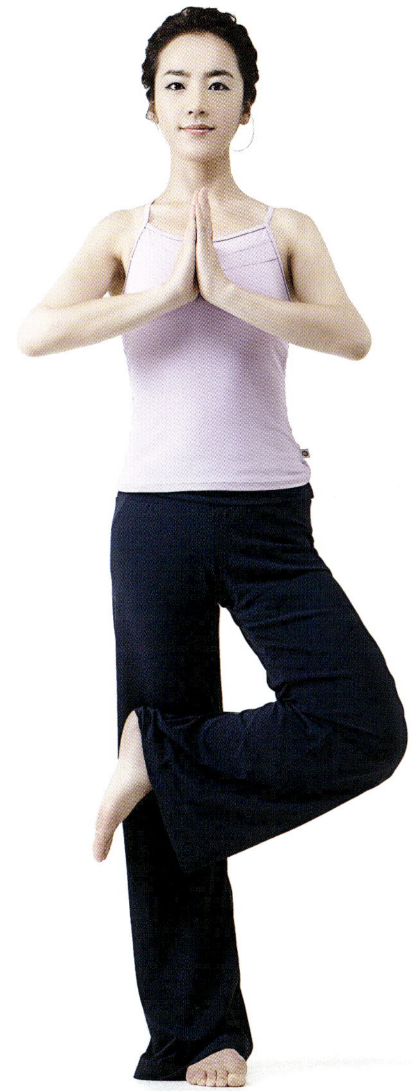

자연치유 요가를 위한 준비 단계

A-2 요가 대표 자세

2

✱ 활 자세

- 척추 부위 근육에 탄력을 준다.
- 복부와 골반 기관을 강화한다.
- 굽은 어깨 펴기에 도움이 된다.
- 소화기와 생식 기능 활성화에 도움이 된다.
- 어깨관절과 발목, 팔과 다리의 근육을 강화한다.

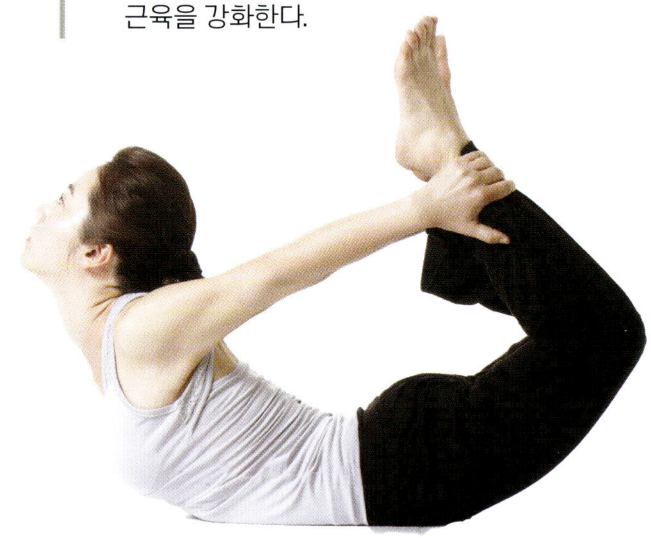

1

✱ 코브라 자세

- 척추 마디마디에 자극을 주고 척추 근육을 강화시킨다.
- 내장 마사지 효과가 있다.
- 복부와 골반 기관의 기능 활성화에 도움이 된다.
- 가슴근을 확장하고 심폐 기능 활성화에 도움이 된다.

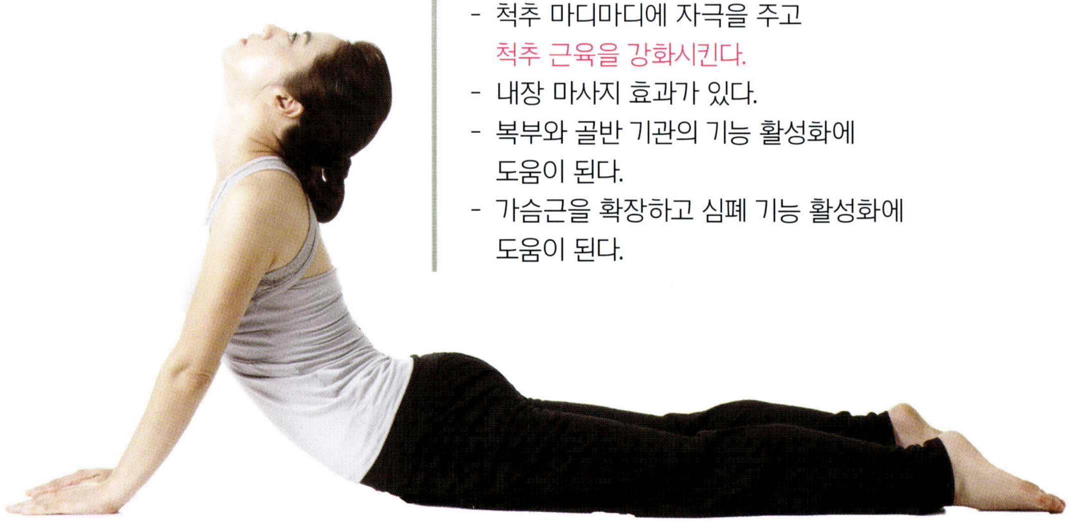

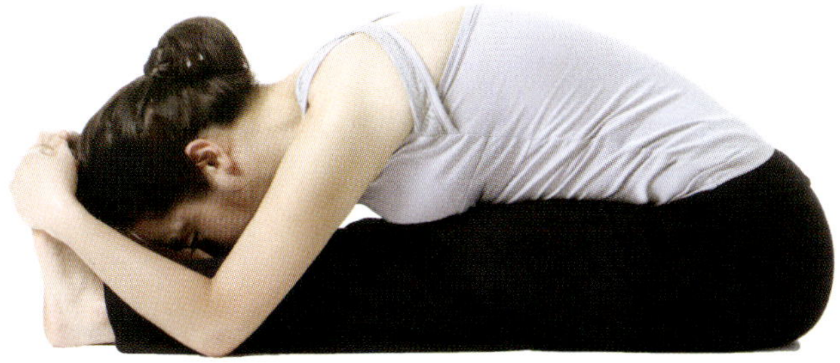

3

❋ 등 펴기 자세

- 척추 전체를 이완하고 심장, 복부, 골반 기관을 자극하고 혈액순환을 돕는다.
- 장의 연동을 촉진하고 복부비만에 효과적이다.
- 골반 부위의 혈액순환을 원활히 함으로써 생식 기능 활성화에 도움이 된다.
- 다리 근육을 이완시킨다.

4

❋ 메뚜기 자세

- 척추 전체 근력을 강화한다.
- 신장 기능, 전립선, 생식선을 활성화시킨다.
- 둔부, 허벅지 근력 강화에 도움이 된다.

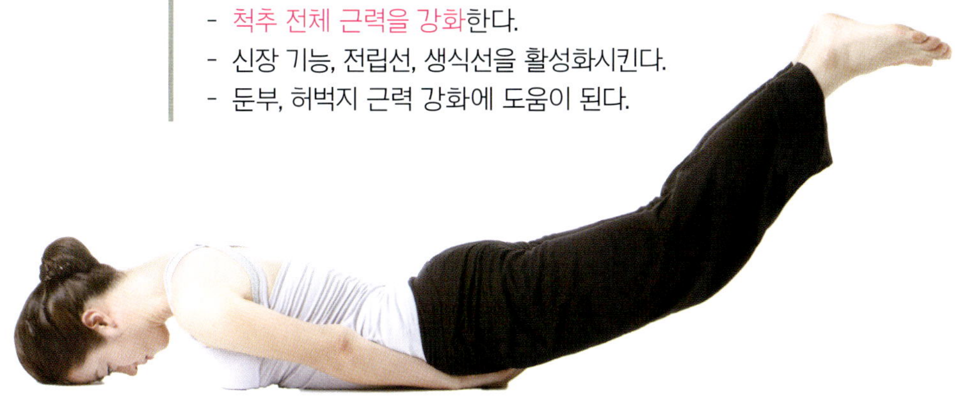

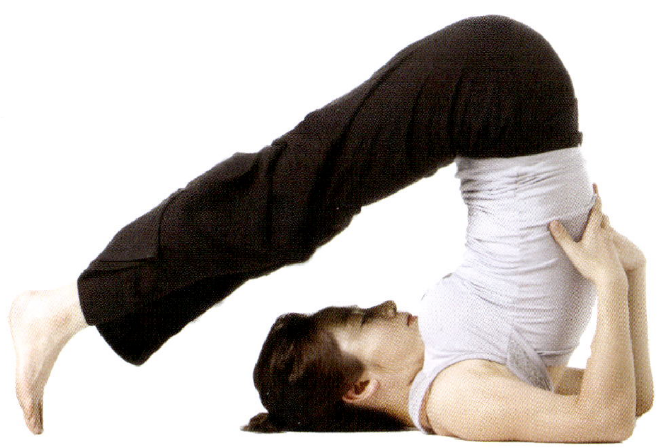

5

❋ 쟁기 자세

- 척추와 목을 유연하게 한다.
- 내장 기관 자극 효과가 있다.
- 아래로 처진 장기들을 제 위치로 향하게 하고 등의 통증을 완화한다.
- 척추 신경 기관 활성화에 도움이 된다.
- 뇌 부위의 혈액순환을 향상시켜 머리를 맑게 한다.

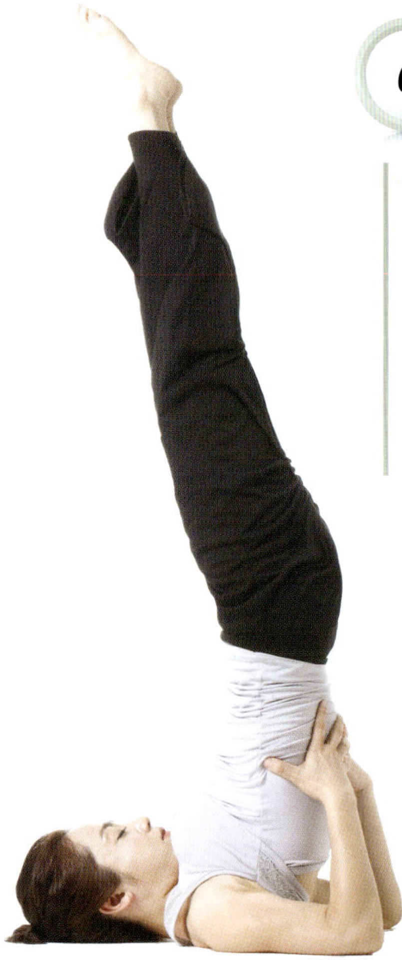

6

✱ 어깨 서기 자세

- 전신에 활력을 준다.
- 갑상선을 자극하고 경추(목뼈) 근육을 자극하여 이완시킨다.
- 아래로 처진 장기들을 제 위치로 돌려놓는다.
- 균형감각을 길러 준다.
- 두뇌로 가는 혈류량을 원활히 하여 신경의 안정과 두통을 경감시킨다.
- 혈액의 흐름을 조절하여 다리, 발의 부기를 감소시켜 하체비만에 도움이 된다.

7

✱ 물고기 자세

- 어깨 서기 자세나 쟁기 자세 이후에 하는 것이 좋다.
- 갑상선 기능 활성화에 도움 된다.
- 가슴과 폐를 확장시킨다.
- 후두, 심장, 경추, 흉추를 이완시킨다.
- 뇌로 가는 혈류량을 원활히 하여 머리를 맑게 하고 두통을 경감시킨다.

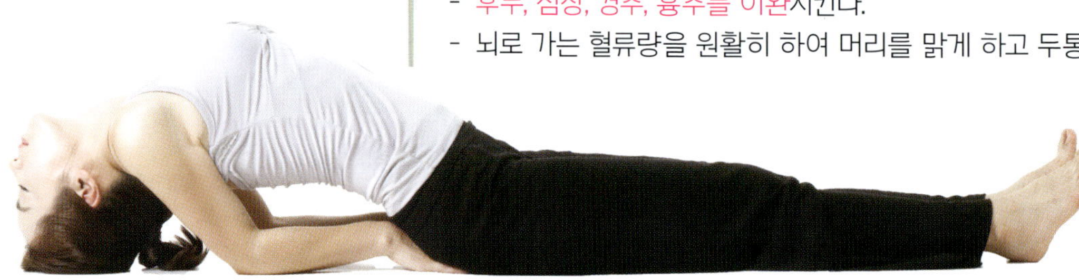

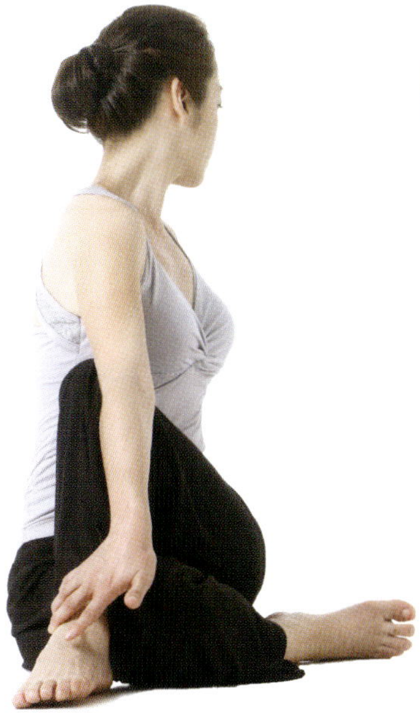

8

✱ 비틀기 자세

- 척추의 신경계와 인대를 자극하여 마사지 하는 효과가 있다.
- 소화기 계통 활성화에 도움이 된다.
- 복부와 골반을 마사지하는 효과와 복부와 허리 비만에 도움이 된다.
- 전립선, 방광, 생식선을 자극하여 활성화시킨다.

9

✱ 나비 자세

- 골반 주변의 혈액순환을 향상시키고, 무릎관절과 엉덩이관절을 이완한다.
- 생식 기능과 방광 기능을 향상시키며, 임산부의 순산을 돕는다.

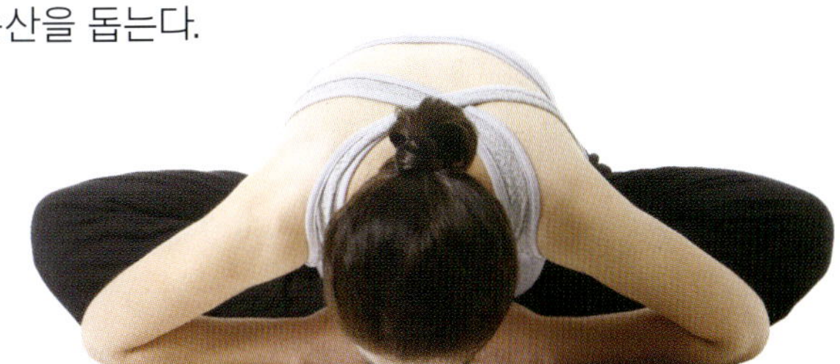

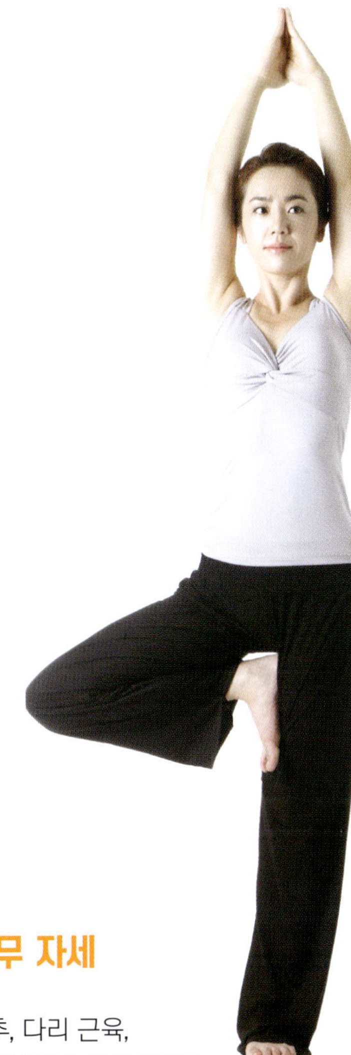

10

✱ 나무 자세

- 척추, 다리 근육, 하지관절을 강화시키고 복부와 허벅지 비만을 감소시킨다.
- 집중력을 강화시키며 균형감각을 향상시킨다.

요가 대표 자세

11 ✱ 소머리 자세

- 가슴 근육을 이완하며 심폐 기능을 향상시킨다.
- 팔과 어깨관절을 이완한다.

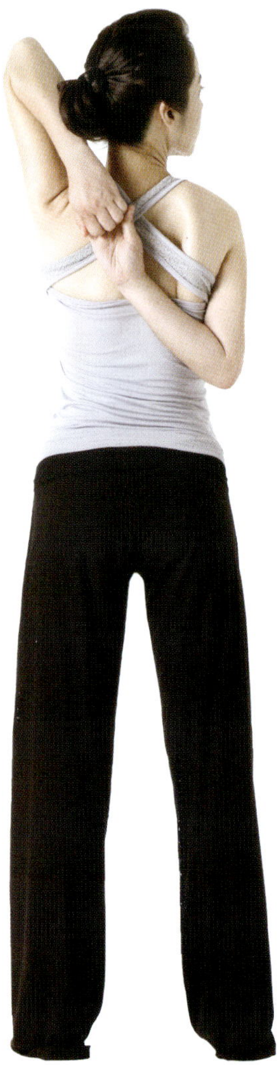

12 ✱ 머리 위 주먹 쥐기 자세

- 경직된 등세모근을 이완하고 팔과 어깨관절을 이완한다.
- 어깨관절과 손관절을 이완 강화하고 척추 주변과 허벅지 근육의 긴장을 풀어준다.

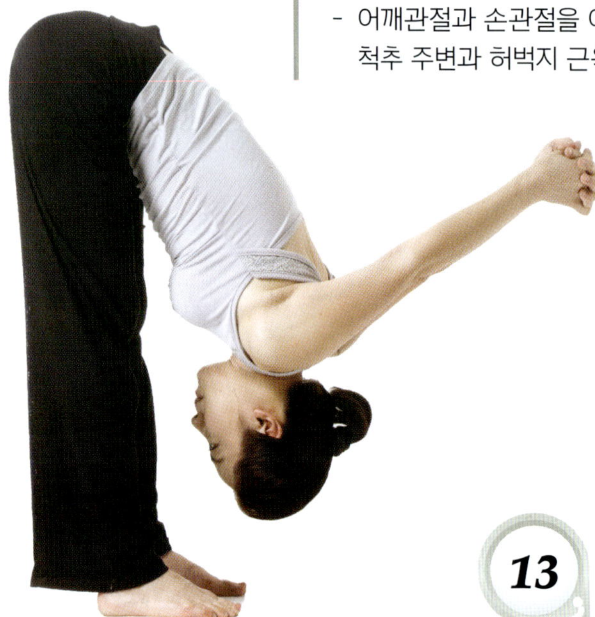

13 ✱ 무릎 가슴 앞 구부리기 자세

- 등의 통증을 예방한다.
- 허벅지 근육을 이완, 다리의 모양을 예쁘게 한다.
- 장의 연동 운동을 촉진시키고 복부비만에 효과적이다.
- 등 마사지 효과가 탁월하다.

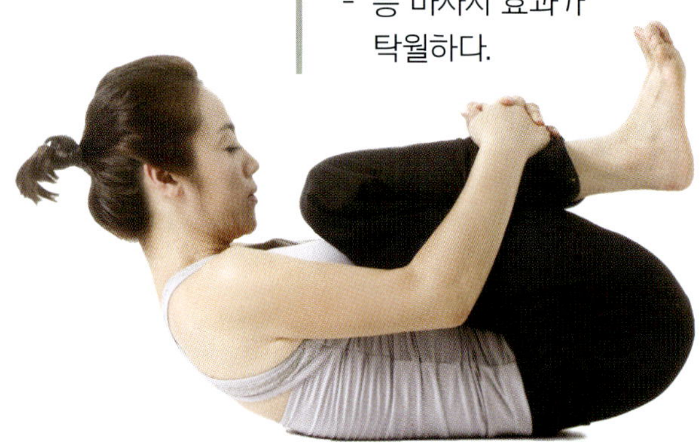

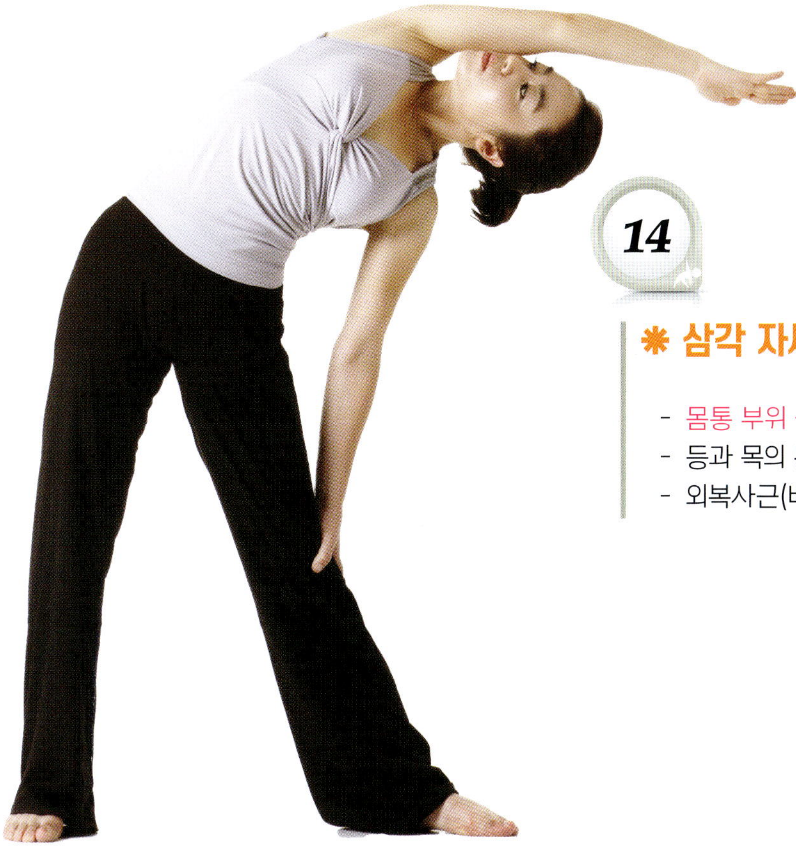

14

❋ 삼각 자세

- 몸통 부위 균형을 찾아주고, 무릎, 발목, 다리 근육을 강화시킨다.
- 등과 목의 통증을 해소하고 골반 부위 혈액순환을 촉진한다.
- 외복사근(배 근육)과 넓적다리의 지방을 감소시킨다.

15

❋ 송장 자세

- 다른 체위의 수행으로 인한 긴장과 피로감을 풀어준다.
- 기와 에너지를 저장하고, 혈압, 맥박, 기본 신진대사를 감소시켜 정신과 마음을 고요하게 한다.

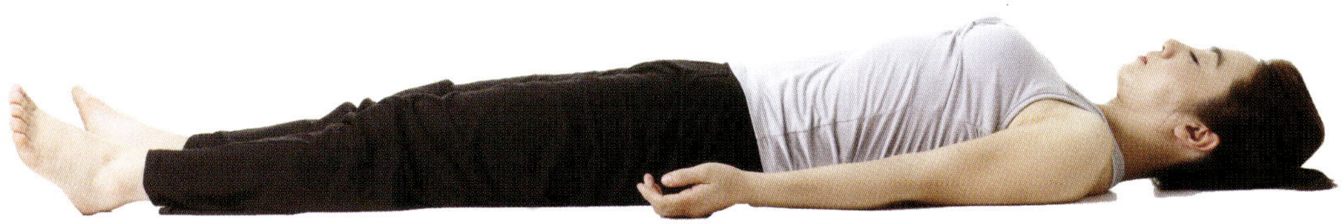

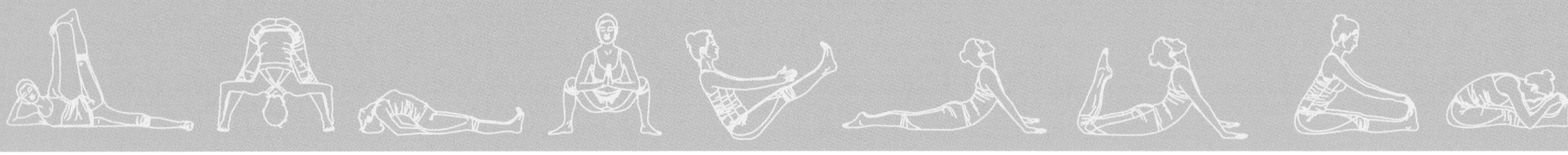

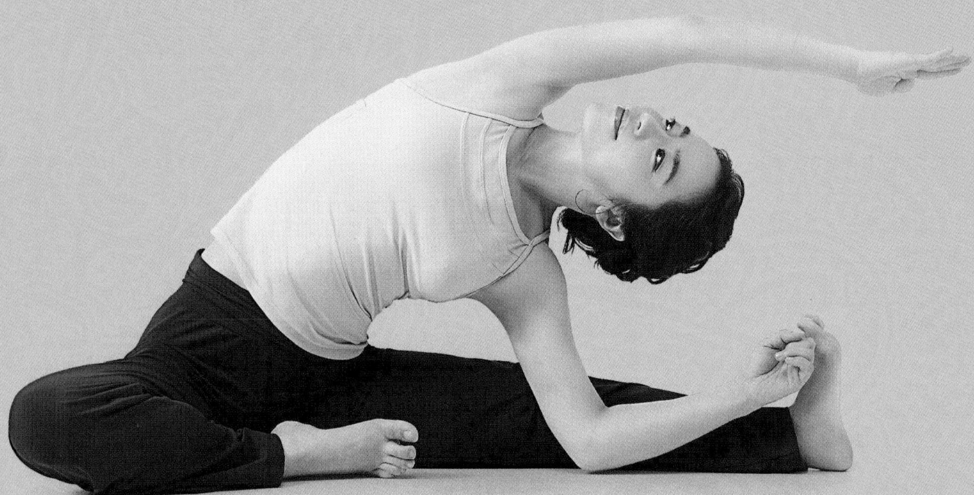

근육해부학: 요가체위의 스트레칭과 근력운동

B

B-1 신체교정을 위한 자연치유 요가의 기본 원리

B-2 근육표현 기본 자세(하타요가)

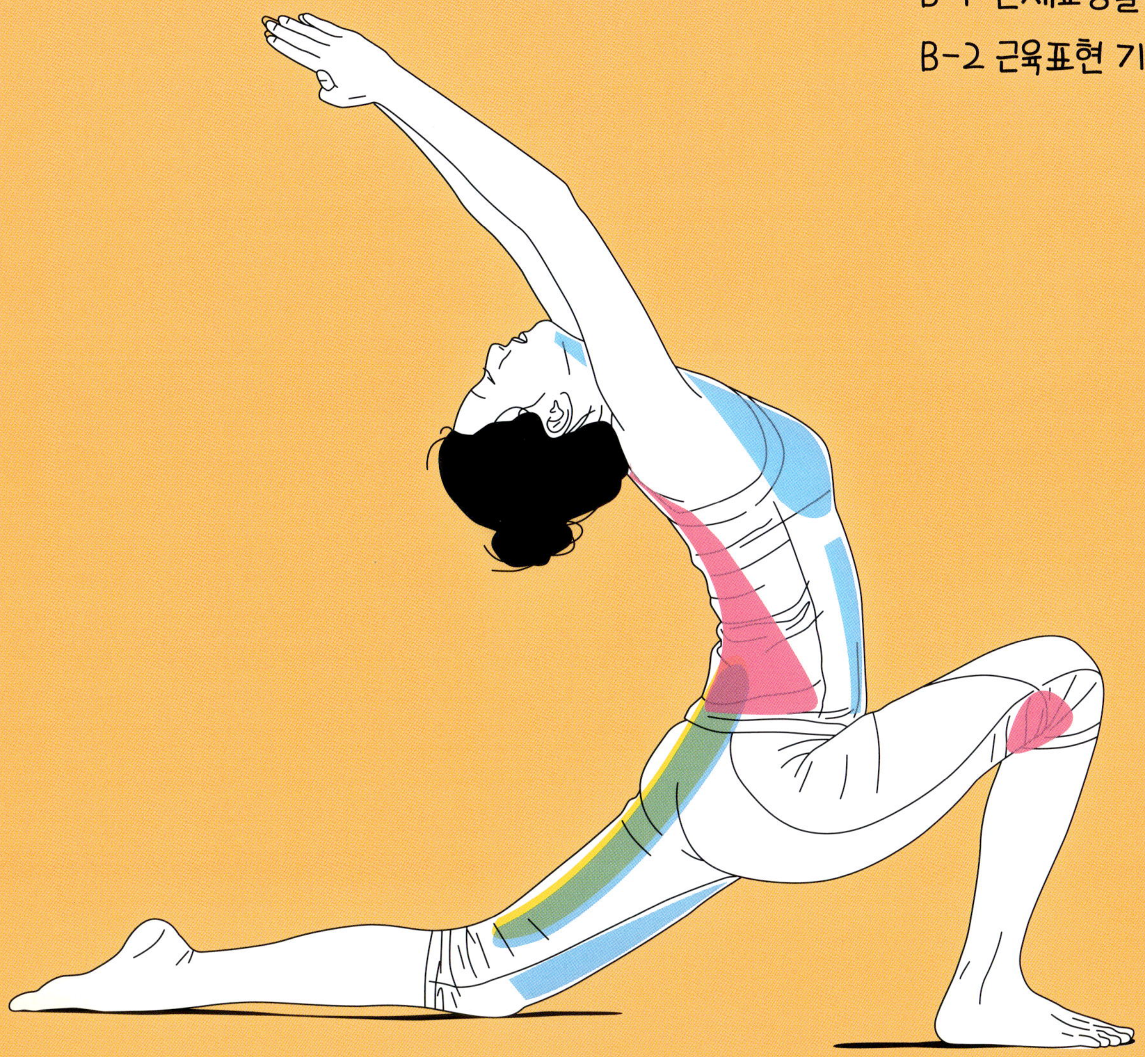

B-1 신체 교정을 위한 자연치유 요가의 기본 원리

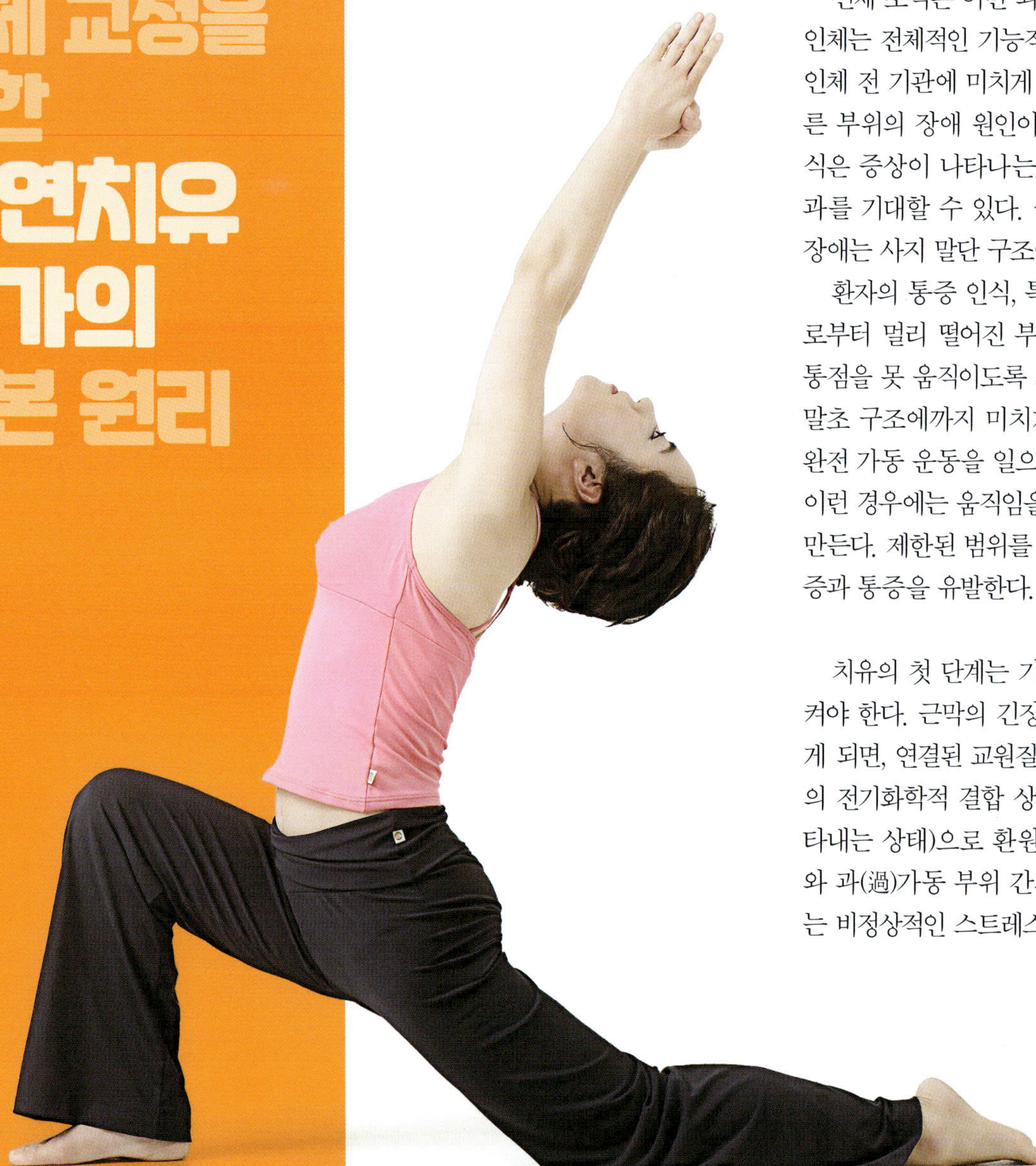

신체 조직은 어떤 외력에 대해 비선형적 스트레스로서 대응한다. 인체는 전체적인 기능적 한 단위로서 힘이 어떠한 부위에 가해지면 인체 전 기관에 미치게 된다. 신체 한 부분에서 인식되는 조건이 다른 부위의 장애 원인이 될 수 있기 때문에 기능 부전증의 치료 양식은 증상이 나타나는 신체의 이차적인 부위에 치료해도 치유 효과를 기대할 수 있다. 근막 전체의 상호 연관성 때문에 한 부위의 장애는 사지 말단 구조에서의 운동성 제한으로 나타날 수 있다.

환자의 통증 인식, 특히 만성인 경우에는 가장 예민한 압통점으로부터 멀리 떨어진 부위에 통증을 느낄 수 있다. 통증 부위의 압통점을 못 움직이도록 고정시키기 때문에 오히려 그 긴장도는 멀리 말초 구조에까지 미치게 되기 때문이다. 한쪽이 고정된 상태에서 완전 가동 운동을 일으키려 시도하면 인체는 보상작용을 일으킨다. 이런 경우에는 움직임을 크게 할수록 기능 부전의 원인을 확대하게 만든다. 제한된 범위를 뛰어넘으려는 반복적 스트레스는 국소적 염증과 통증을 유발한다.

치유의 첫 단계는 기능 부전이 된 근막 요소에 긴장도를 해소시켜야 한다. 근막의 긴장을 해소하기 위해 얼마간의 자세 유지를 하게 되면, 연결된 교원질(collagen, 膠原質)의 긴장을 풀게 되어 분자의 전기화학적 결합 상태를 분리시키고 교상용액(sol, 유동성을 나타내는 상태)으로 환원시킬 수 있다. 이렇게 되면 저(低)가동 부위와 과(過)가동 부위 간의 문제들이 해결되고 동통수용기를 자극하는 비정상적인 스트레스들이 사라지게 된다.

그 이후엔 근육의 최적 역학적 효율성을 유지시키기 위해 힘의 균형을 얻을 수 있도록, 약해진 부위의 근력 유지가 치유에 중요한 핵심이 된다. 자세를 평가하고, 손상을 유발하거나 그로 인한 근육 불균형을 찾는 일은 손상을 평가하는 데 중요하다. 또한, 단지 손상을 입은 부위뿐만 아니라 전신을 살펴보아야 한다. 왜냐하면, 다른 신체 자세 불균형(deviation)을 초래할 수도 있기 때문이다. 통증으로 인체 한 곳의 움직임이 제한되면 이로 인한 신체의 다른 기관의 불균형이 시작될 수 있다. 이를 보상적 변위라고 한다. 또 다른 신체 부위의 통증을 방치한 경우 전신에 걸친 비틀림 현상이 발생하여 만성적인 근골격질환이 된다.

불편한 신체의 긴장된 부위와 약해진 구조를 체크하여 균형을 찾아가기 위해서는 요가 체위의 움직임이, 스트레칭이 되는 해당 근육과 수축작용으로서 안정화를 주는 해당 근육의 이론적 배경이 필수이다.

그런 의미에서 다음에 요가 동작의 설명은 근육의 이완과 수축을 그림으로 표시하였으니, 본인의 신체에 투영하여 어디가 뭉쳐서 통증이 있고, 어느 부위가 약해서 단련을 해야 하는지 체크하길 바란다.

통증치유의 안정화는 인체 전반의 교정을 염두에 두어야 한다. 적절한 근육의 배합을 염두에 둔다.

자세 불균형을 바로잡을 때, 먼저 긴장된(tight) 구조와 과도하게 늘어난 구조를 확인해야만 한다. 그런 다음 근육 불균형을 바로잡기 위하여, 즉 짧아지거나 긴장된 구조를 길게 하고, 약하거나 늘어난 구조를 강화시켜야 한다. 의식적인 자세 교정은 나쁜 자세를 개선하는 데 필수적이다.

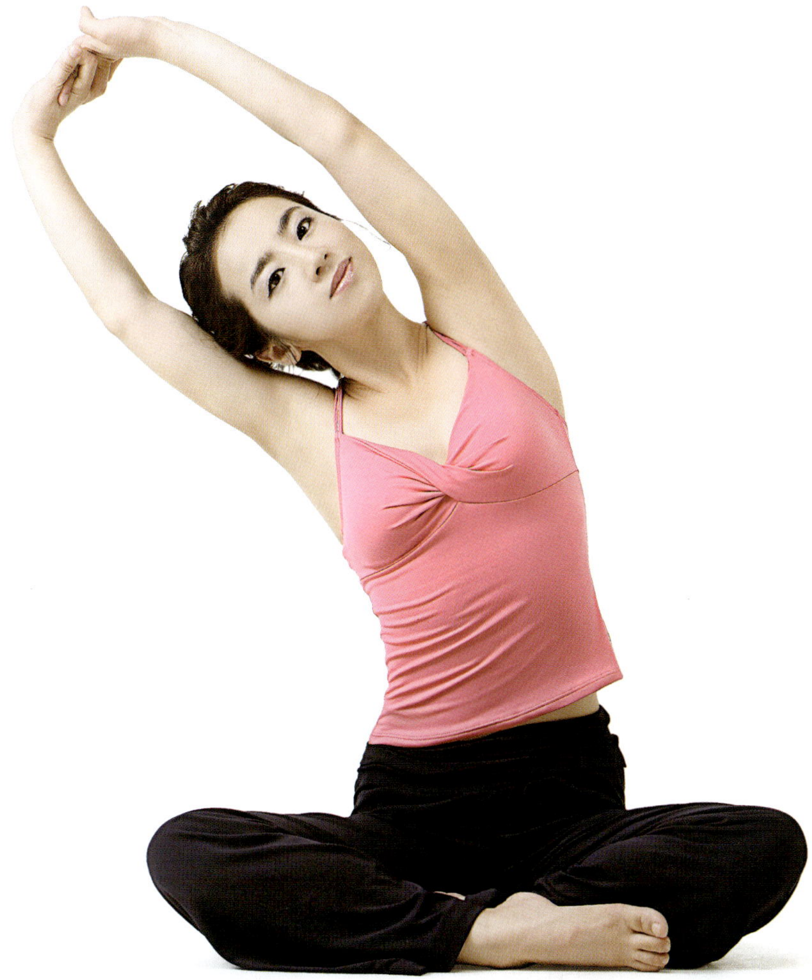

B-2

근육표현 기본 자세 (하타요가)

기본 자세 컬러 범례

심부 근육 deep muscle

스트레칭(이완) stretching

강화와 안정화 Strengthening & Stability

하타요가는 수천년 전부터 요가 수행자들이 개발한 일종의 과학적인 운동 체계이다. 체위는 정적이거나 동적인 몸의 자세로 육체적 운동에 따른 호흡의 일치를 포함한다. 이는 혈액순환을 자극하고 관절을 유연하게, 근육을 탄력 있게, 내장 기관 기능을 원활하게 만들어 몸의 건강을 유지하게 한다. 그뿐만 아니라 감각 기관을 제어할 수 있는 능력과 안정된 마음을 조절할 수 있는 능력을 향상시킨다. 몸과 마음이 별개가 아니고 몸과 마음이 서로 주고받는 영향에 대해서 스와미 니란잔다(Swami Niranjanda)는 "마음의 조잡한(gross)한 형태가 몸이고, 몸의 미묘한 형태가 마음이다."라고 하였다.

몸의 근육과 관절에 축적된 긴장들은 규칙적인 운동을 통하여 이완될 때, 자동적으로 마음에 축적된 긴장도 제거된다. 요가 동작은 몸의 모든 부위의 근육을 당기고 늘려서 척추와 관절의 기능을 향상시킨다. 또한, 몸의 조직을 새롭게 형성시키고, 몸 내부 기관과 혈액, 신경계 등 모든 기능을 활성화시켜 육체와 정신의 긴장을 해소시키고, 에너지의 길을 열어주는 역할을 한다. 또한, 명상을 통한 긍정적인 사고가 내면의 분위기를 조성시켜 집중력과 사고력을 향상시킨다. 아사나에 의한 각성은 운동선수 자신의 치유 능력을 강화시켜 상해를 빠르게 회복시켜 주며 몸과 마음의 건강을 증진시켜 줄 수 있다.

✱ 태양 경배(Surya Namaskar)

- 주요 근육들을 이완하면서 강화시킨다.
- 혈액의 흐름을 증가시켜 몸 전체에 따뜻한 기운과 에너지가 전달되도록 한다. 이 동작들을 통해 부드럽게 신경계를 자극하면 몸이 심층적으로 이완되고 감각이 더욱 예민해져 집중력이 향상된다. 이 동작들을 근간으로 다양한 변형 자세의 빈야사요가가 현대에 와서 전신운동으로 자리를 잡고 있다.

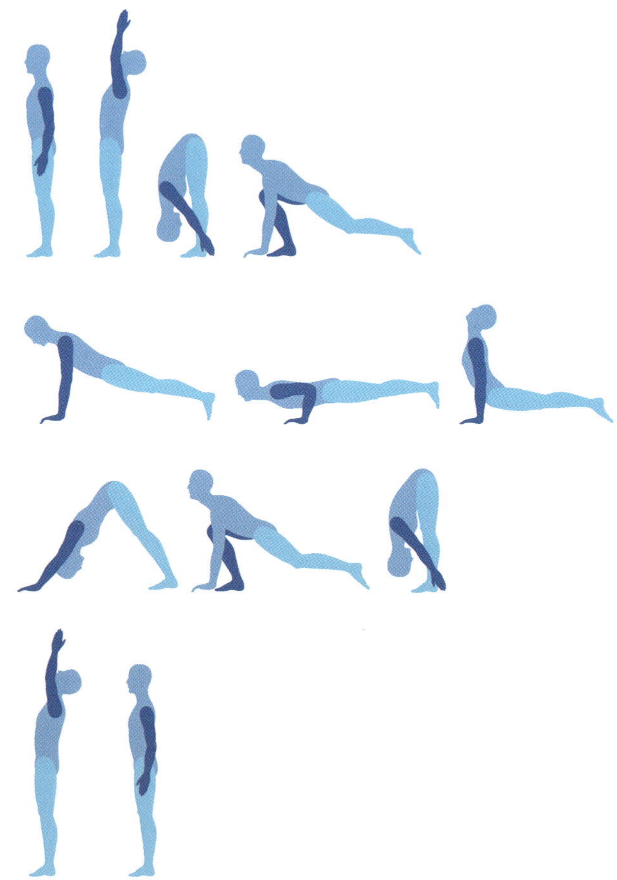

❋ 산 자세(Tadasana or Samasthiti)

- 집중력과 균형감각에 좋다.
- 복부와 둔부 근육이 자연스럽게 단련되고, 척추 기립의 능력이 강화된다.
- 바르게 서는 연습이고 시작 준비 자세로 많이 활용되며 발의 중심 힘은 양 엄지발의 볼로 균형을 잡는다.

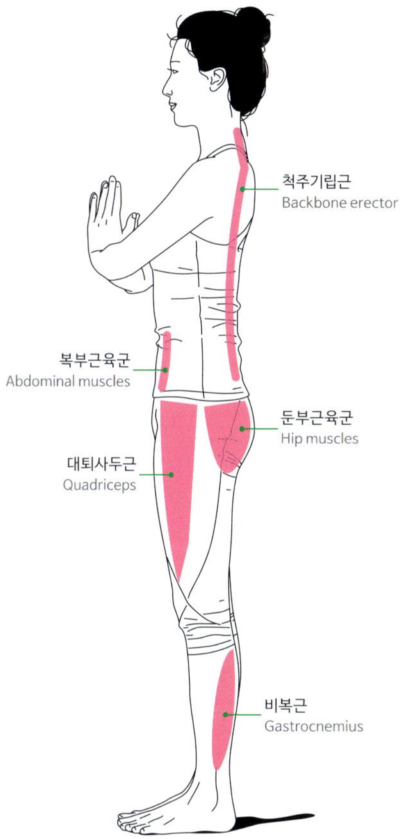

❋ 비튼 삼각 자세 (Parivritta Trikona-asana)

- 허벅지와 허리 지방 연소에 좋다.
- 굽은 등과 어깨를 펴준다.
- 복부비만에 효과가 있다.
- 등, 허리, 경부 주변을 이완한다.
- 종아리, 오금을 이완하여 유연하게 한다.

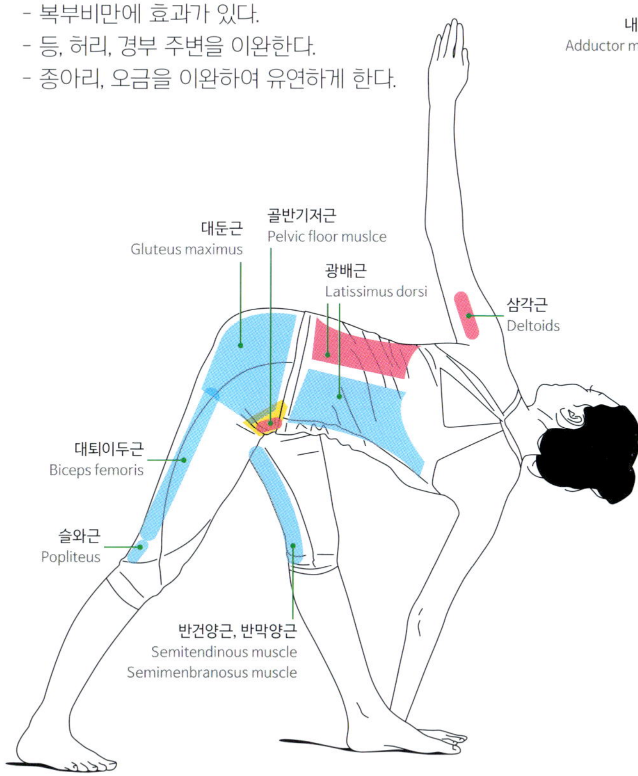

❋ 반달 자세(Ardha Chandra-asana)

- 다리, 슬관절을 강화시킨다.
- 요부, 복부와 골반부를 강화시킨다.
- 균형감과 평형감을 향상 시킨다.

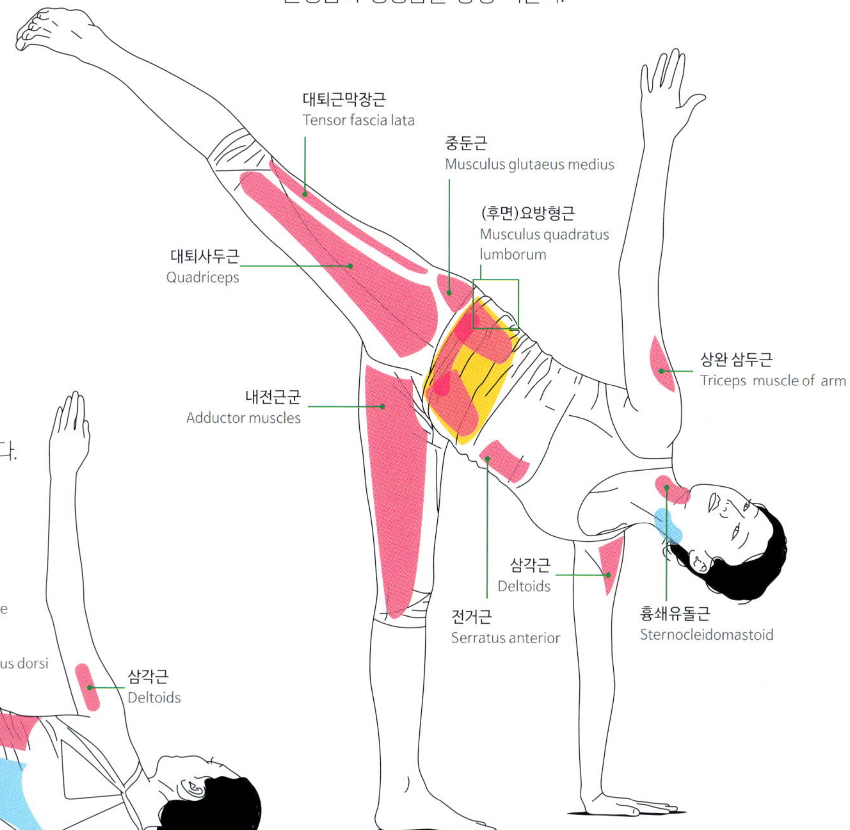

기본 자세 컬러 범례 심부 근육 deep muscle 스트레칭(이완) stretching 강화와 안정화 Strengthening & Stability

❋ 전사 자세 1(Virabhadra-asana)

- 다리, 발목, 무릎, 골반 기능을 강화한다.
- 척추를 강화하고, 경부 주변 강화에 좋다.
- 심폐 기능 향상에 도움을 준다.
- 복부 기능 활성화에 좋다.

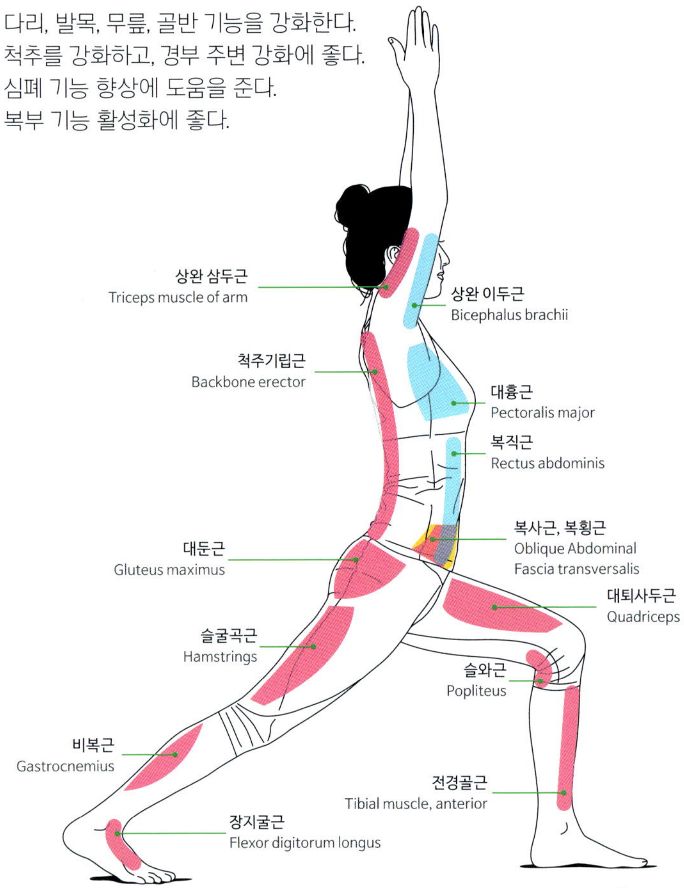

❋ 전사 자세 2(Virabhadra-asana)

- 다리와 등, 복부 근육을 강화한다.
- 하체 비만에 효과 있다.
- 심폐 기능 향상에 도움이 된다.
- 경부 근육 강화에 좋다.

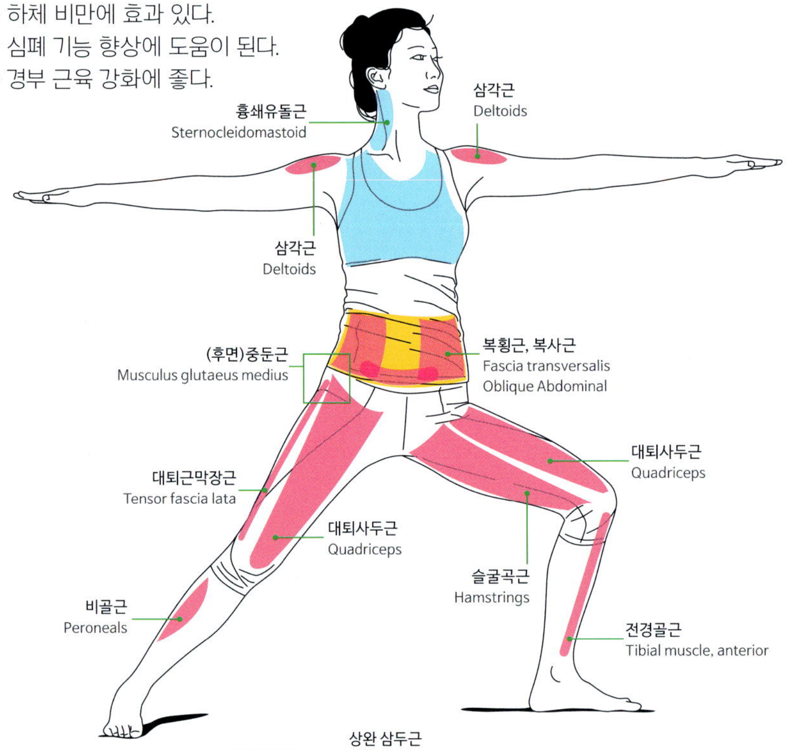

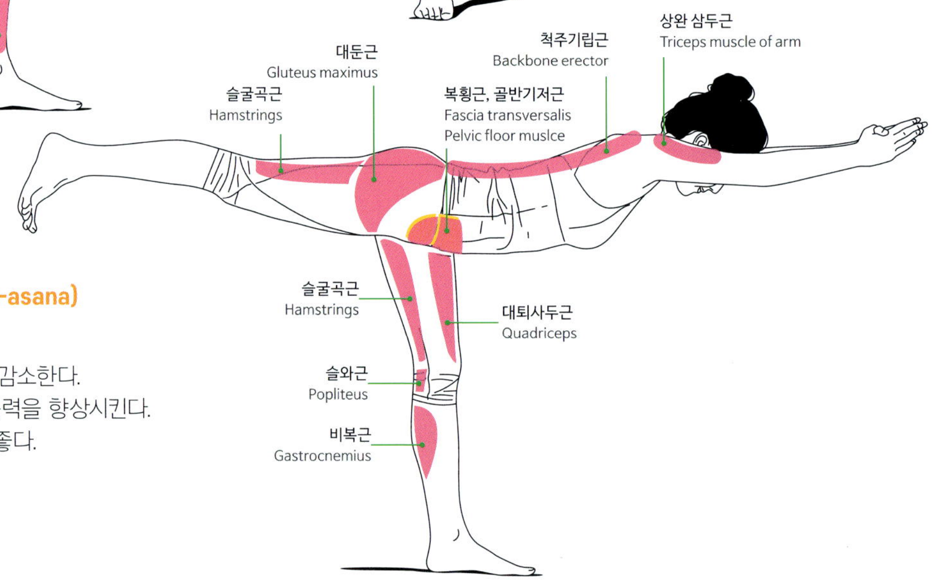

❋ 전사 자세 3(Virabhadra-asana)

- 척추, 다리, 복부를 강화한다.
- 허벅지, 종아리, 팔의 비만을 감소한다.
- 힘, 체력, 균형감, 평형감, 집중력을 향상시킨다.
- 바른 자세를 위한 안정화에 좋다.

기본 자세 컬러 범례 심부 근육 deep muscle / 스트레칭(이완) stretching / 강화와 안정화 Strengthening & Stability

✱ 측면 강화 자세(Parshva-uttana-asana)

- 척추와 골반, 둔부를 이완한다.
- 복부 마사지 효과가 있다.
- 손목과 견관절을 부드럽게 한다.
- 심폐 기능 향상에 도움을 준다.
- 척추와 둔부를 이완한다.
- 좌골신경 활성화에 도움이 된다.

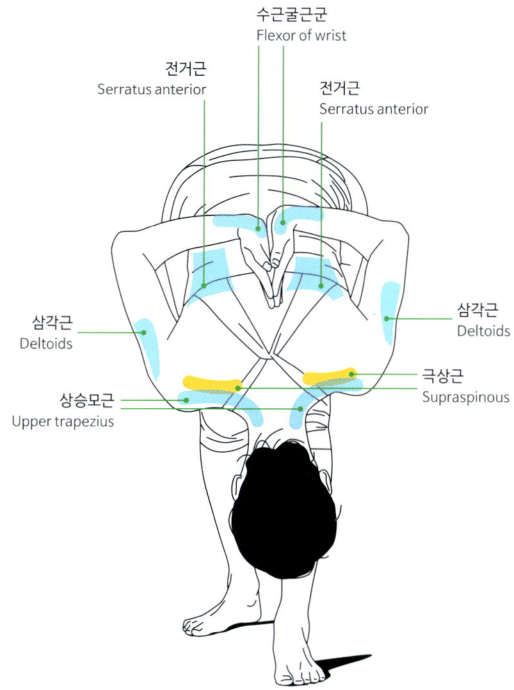

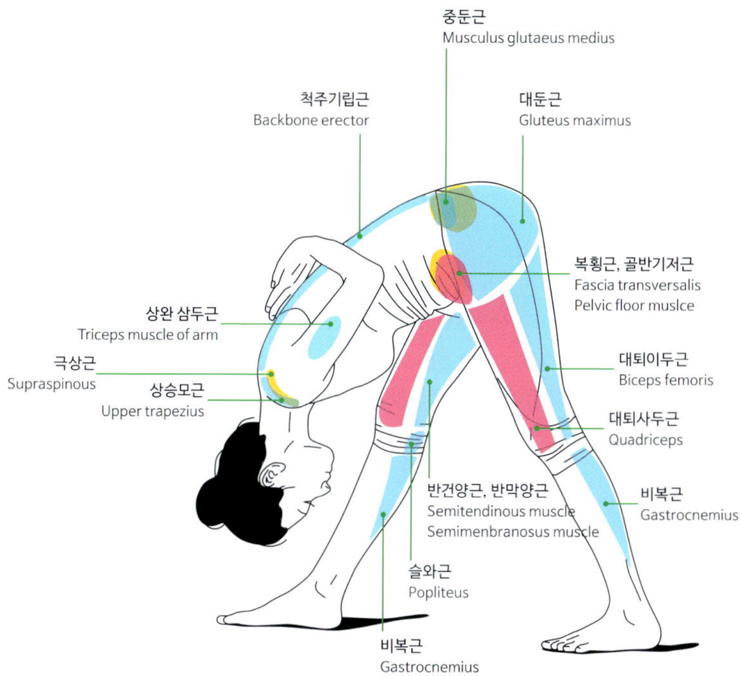

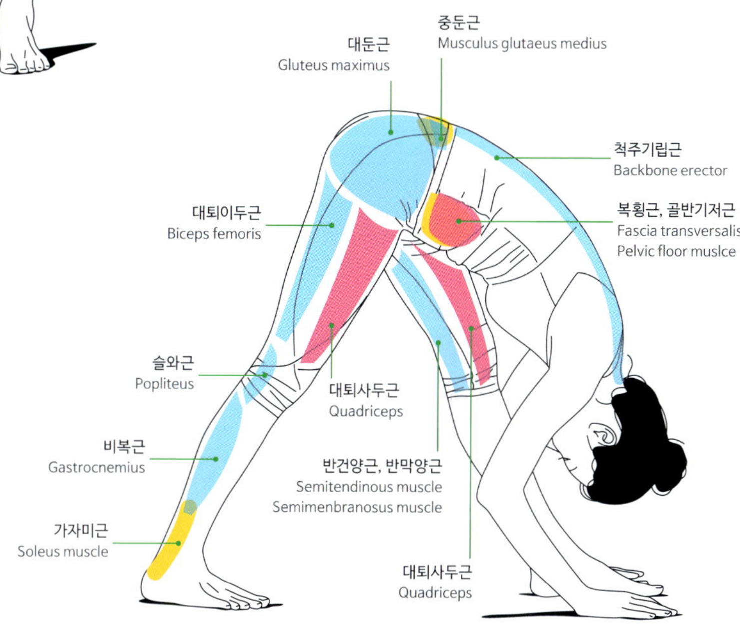

기본 자세 컬러 범례 심부 근육 deep muscle 스트레칭(이완) stretching 강화와 안정화 Strengthening & Stability

✱ 빗장 자세(Parighasana)

- 목과 허리를 이완한다.
- 견관절 이완 효과가 있다.
- 복부과 골반 이완 효과가 있다.
- 고관절, 슬관절, 발목 관절을 강화한다.

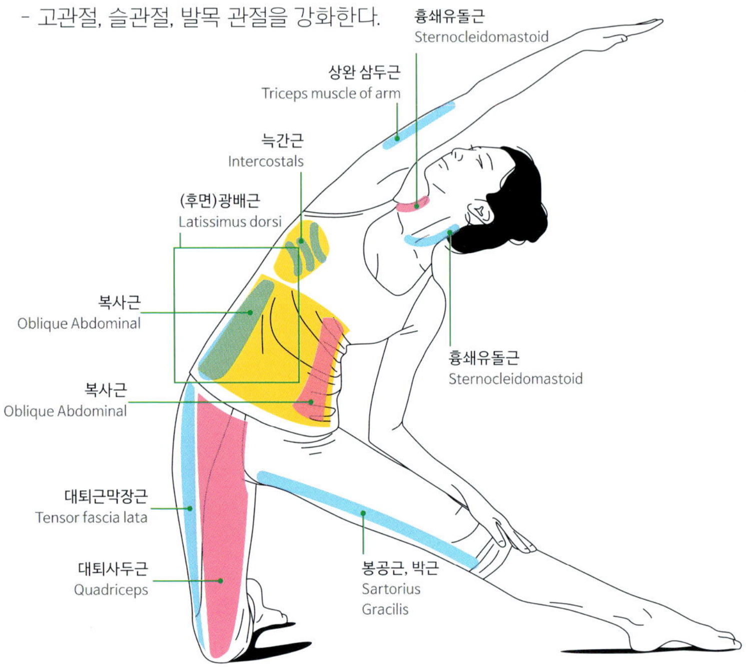

✱ 신의 휴식 자세(Anantasana)

- 골반부 이완과 혈액순환이 증진된다.
- 대퇴와 오금, 발목 이완 효능이 있다.
- 경미한 등 통증 경감 효능이 있다.

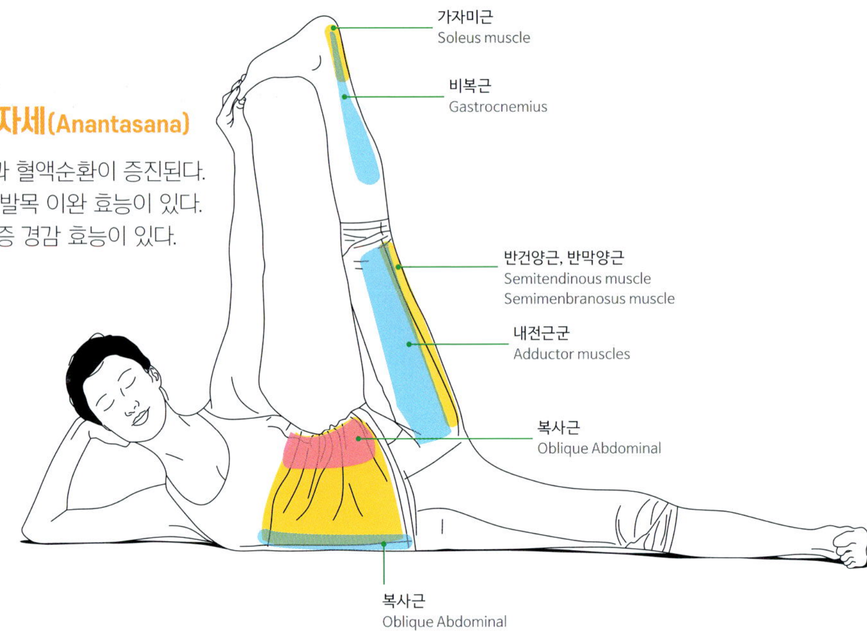

✱ 다리 벌린 선 전굴 자세 (Prasarita Padottanasana)

- 척추와 골반 근육 이완 효능이 있다.
- 내전근, 외전근 모두 이완 효과 있다.
- 뇌로 가는 혈류량이 향상된다.
- 내장 마사지 효능이 있다.

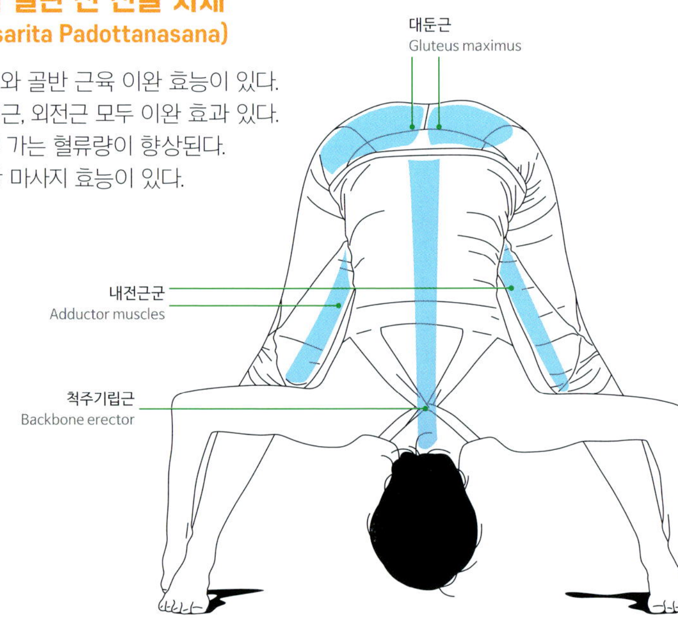

✱ 물고기 자세(Matsyasana)

- 후두, 심장, 경추, 흉추 주변근을 이완한다.
- 두뇌로 가는 혈류량을 조절하여
  머리를 맑게 하고 두통을 경감한다.
- 가슴과 폐를 확장한다.
- 어깨 근육을 이완한다.

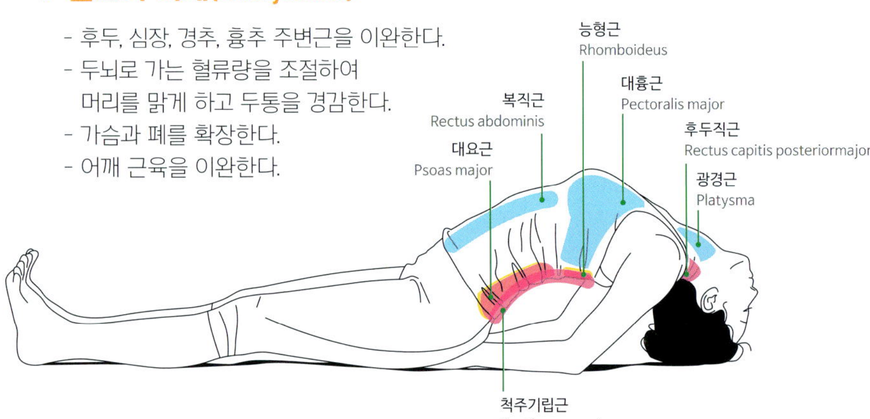

기본 자세 컬러 범례 심부 근육 deep muscle / 스트레칭(이완) stretching / 강화와 안정화 Strengthening & Stability

✱ 쪼그려 앉는 자세(Upavesasana)

- 골반 근육 이완 효과가 있다.
- 척추의 힘과 내전근을 강화한다.
- 가슴 근육과 팔 근육을 강화한다.
- 고관절, 슬관절, 발목관절을 강화한다.
- 안산(安産)에 좋다.

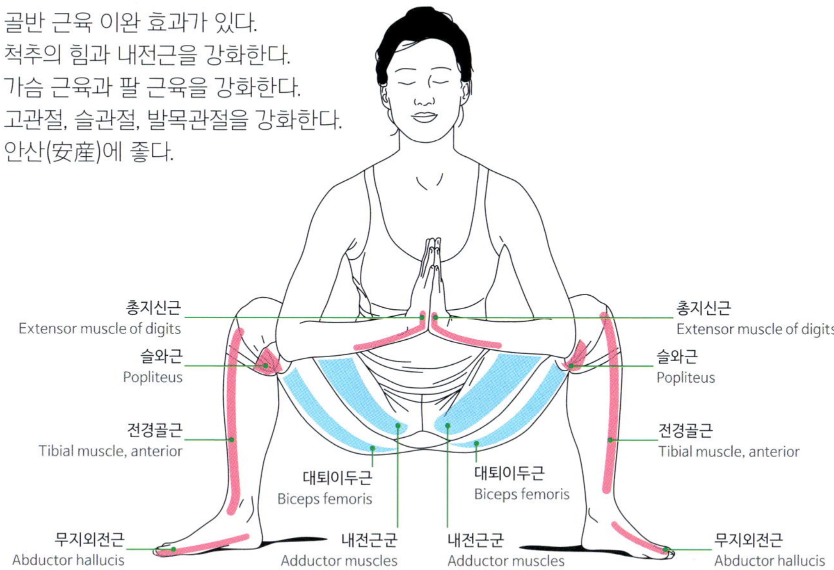

✱ 보트 자세(Paripurna Navasana)

- 복부와 대퇴 근육을 강화한다.
- 가슴과 등 근육을 강화한다.
- 집중력 향상에 도움된다.
- 전신의 근력에 도움된다.

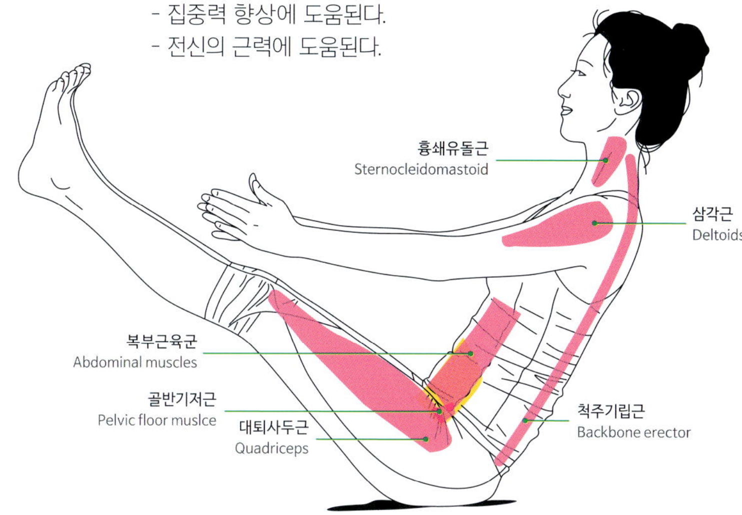

✱ 코브라 자세(Bhujanghasana)

- 척추 전체의 근력을 강화하고 척추를 건강하게 한다.
- 경미한 척추디스크를 완만히 하는 데 도움이 된다
- 복부 기관과 골반 기관의 기능을 활성화한다.
- 가슴을 확장하고 심폐 기능을 강화시킨다.
- 무릎을 구부리는 변형 동작은 대둔근 단련에 더 도움이 된다.

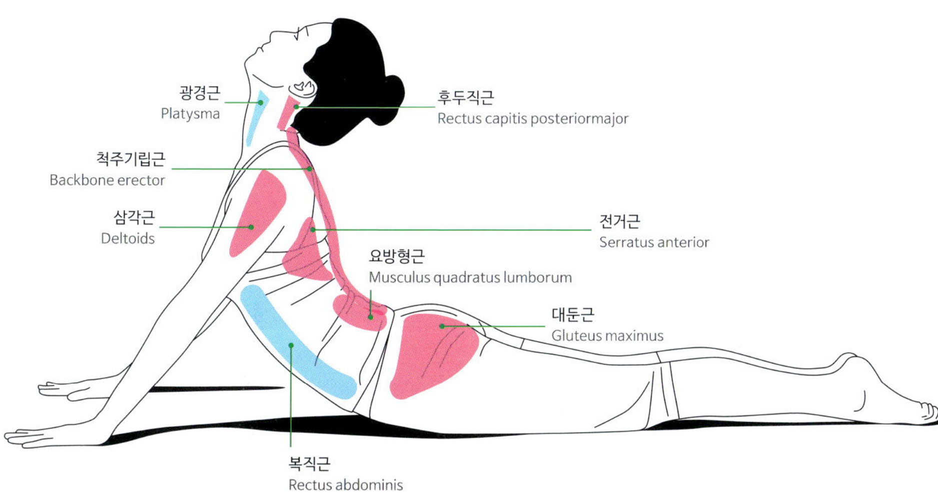

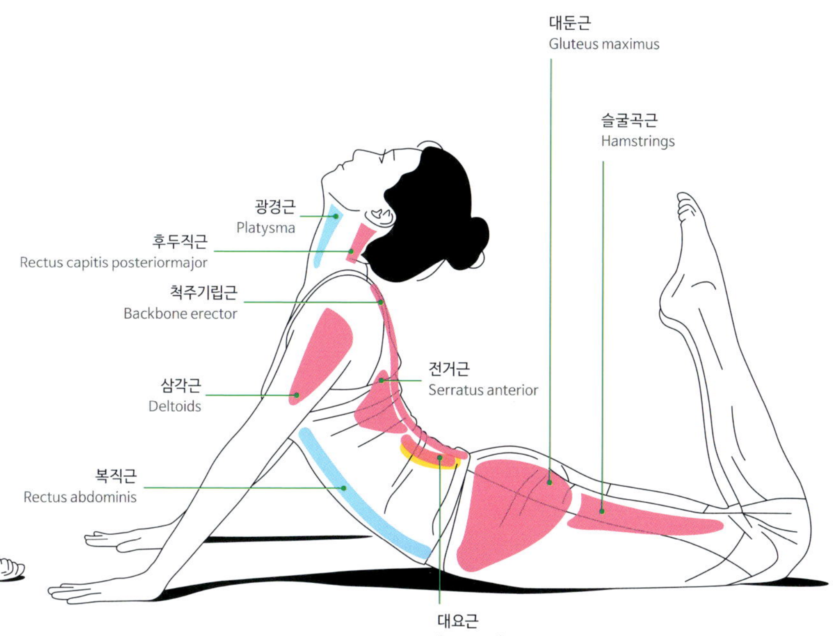

기본 자세 컬러 범례 심부 근육 deep muscle 스트레칭(이완) stretching 강화와 안정화 Strengthening & Stability

✻ 나비 자세(Bandha Konasana)

- 골반 주변의 혈액순환이 증진된다.
- 무릎관절과 고관절을 이완한다.
- 생식 기능, 방광 기능이 향상된다.
- 임산부의 순산을 돕는다.

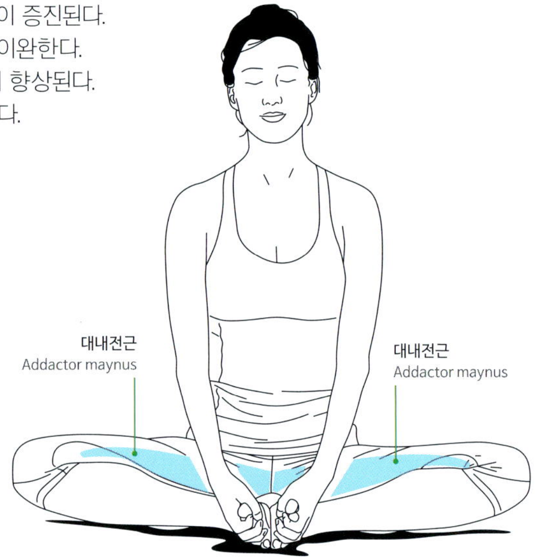

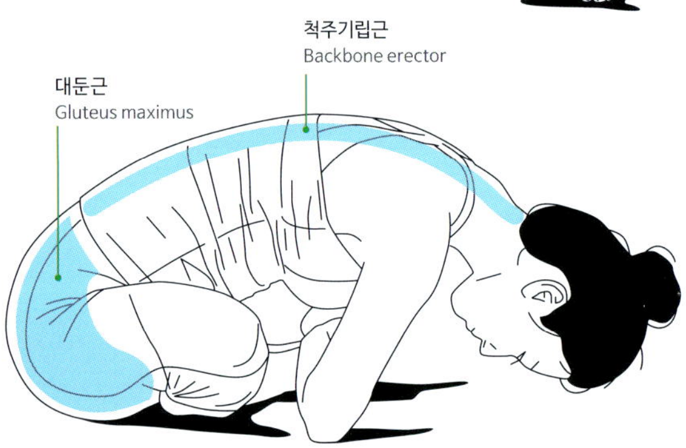

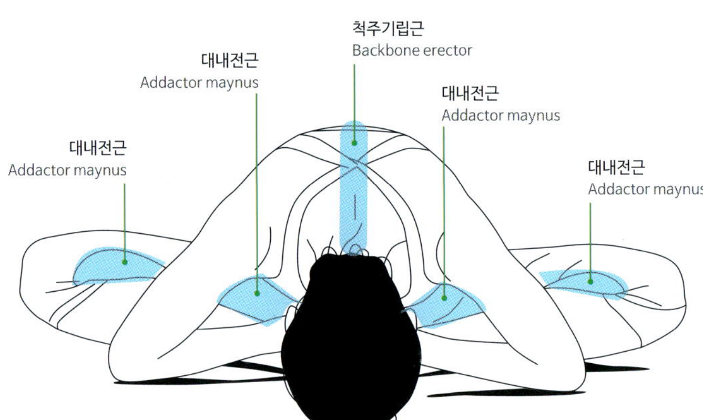

✻ 등 펴기, 전굴 자세(Paschimottanasana)

- 햄스트링을 이완, 요부 근육을 이완한다.
- 심장, 복부, 골반 기관을 자극하여 혈액순환을 돕는다.
- 장의 연동을 촉진시키고 복부비만에 효과적이다.
- 골반 부위 혈액순환 촉진, 생식선 활성화에 도움이 된다.
- 다리 근육을 이완, 하체 비만이나 라인을 바르게 잡아준다.

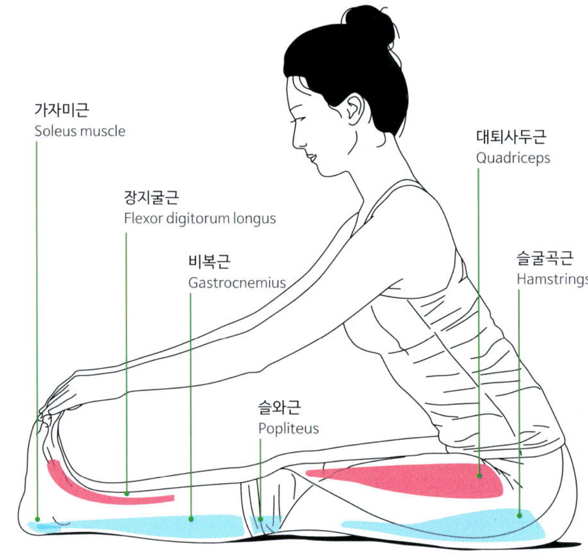

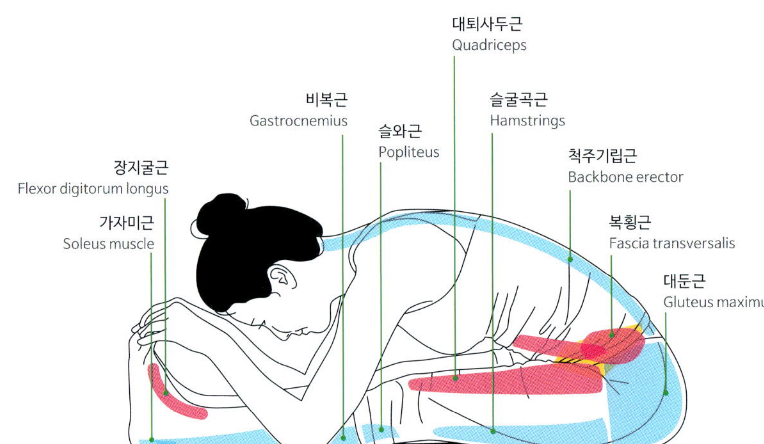

기본 자세 컬러 범례 심부 근육 deep muscle 스트레칭(이완) stretching 강화와 안정화 Strengthening & Stability

❋ 테이블 자세(Purvottanasana)

- 흉근을 이완하고 심폐 기능을 강화한다.
- 등, 둔부, 종아리 근육을 강화한다.
- 수관절, 주관절, 발목관절을 강화한다.
- 전신의 힘을 길러준다.

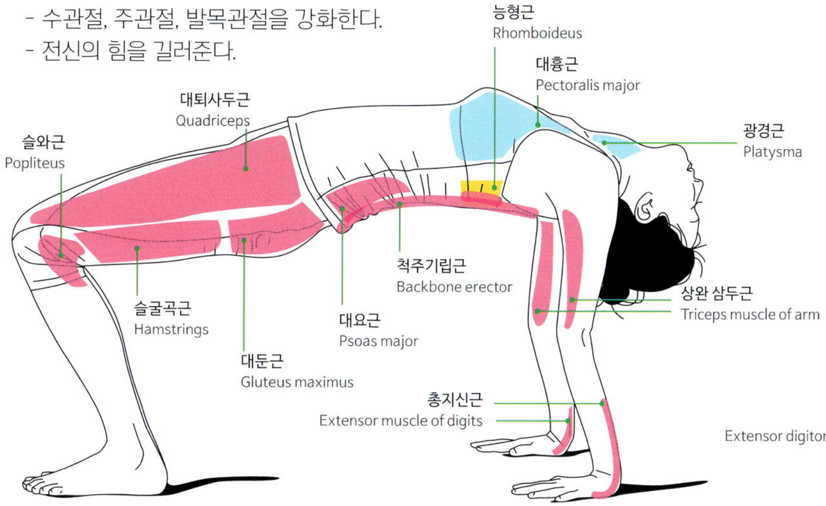

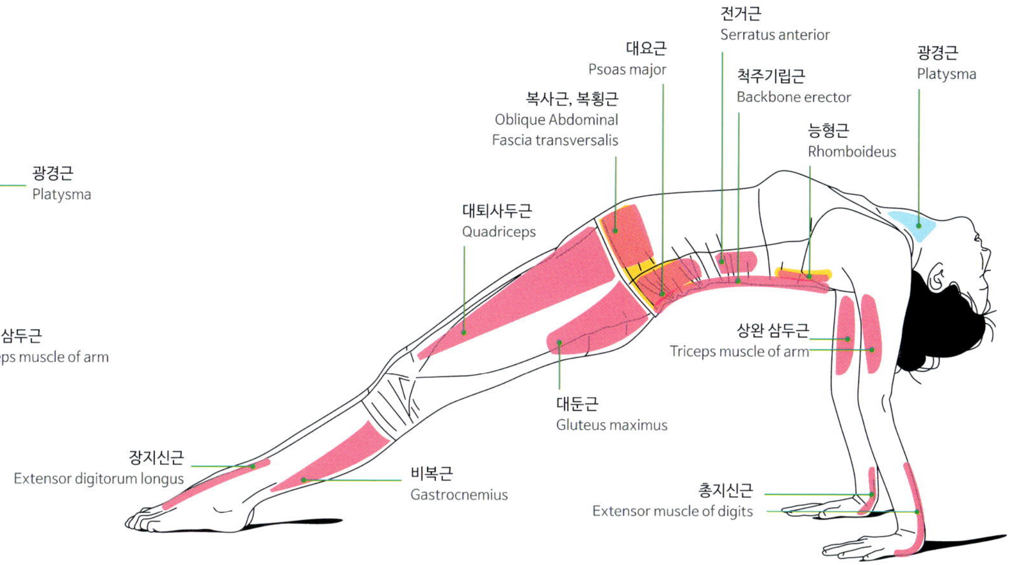

❋ 사지 막대 / 널빤지 자세(Chaturanga Dandasana)

- 전신 근력 강화에 좋다.
- 흉근과 등 배근 강화에 좋다.
- 주관절, 수관절, 견관절 강화 효능이 있다.
- 집중력 향상과 인내력 향상 효능이 있다.

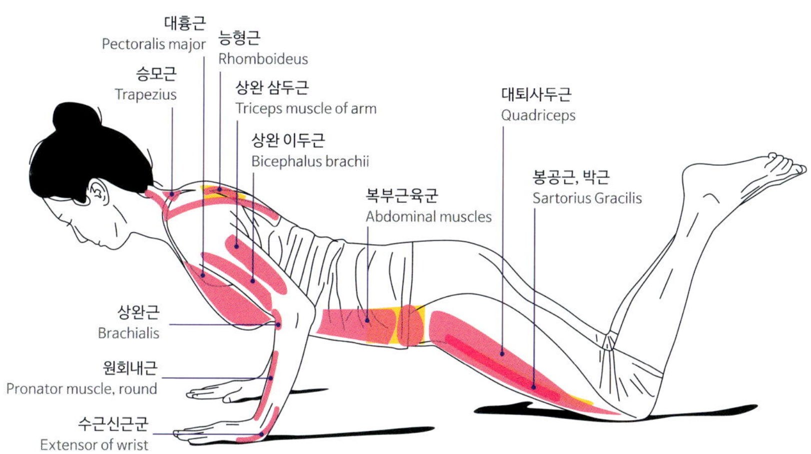

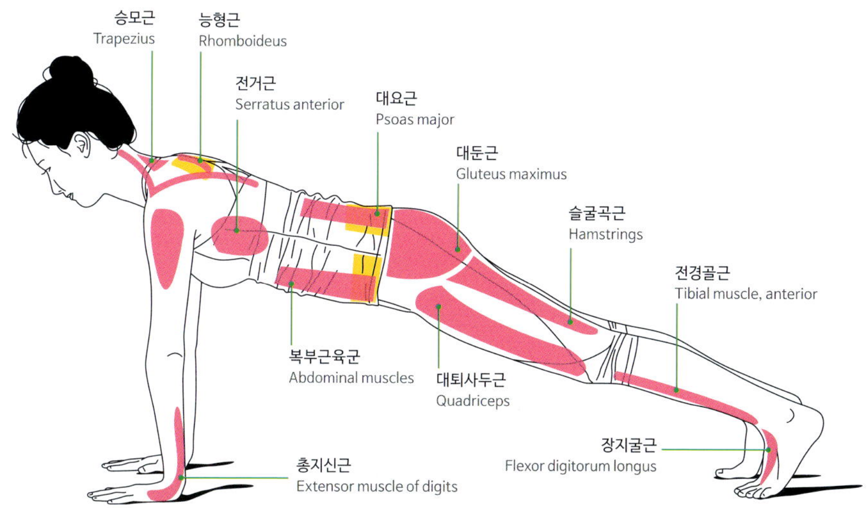

기본 자세 컬러 범례 심부 근육 deep muscle 스트레칭(이완) stretching 강화와 안정화 Strengthening & Stability

✱ 옆 널빤지 자세(Vasisthasana)

- 전신 근력 강화에 좋다.
- 전거근과 복사근, 외전근, 외측 광근 강화에 좋다.
- 주관절, 수관절, 견관절 강화 효능이 있다.
- 집중력 향상과 인내력 향상 효능이 있다.

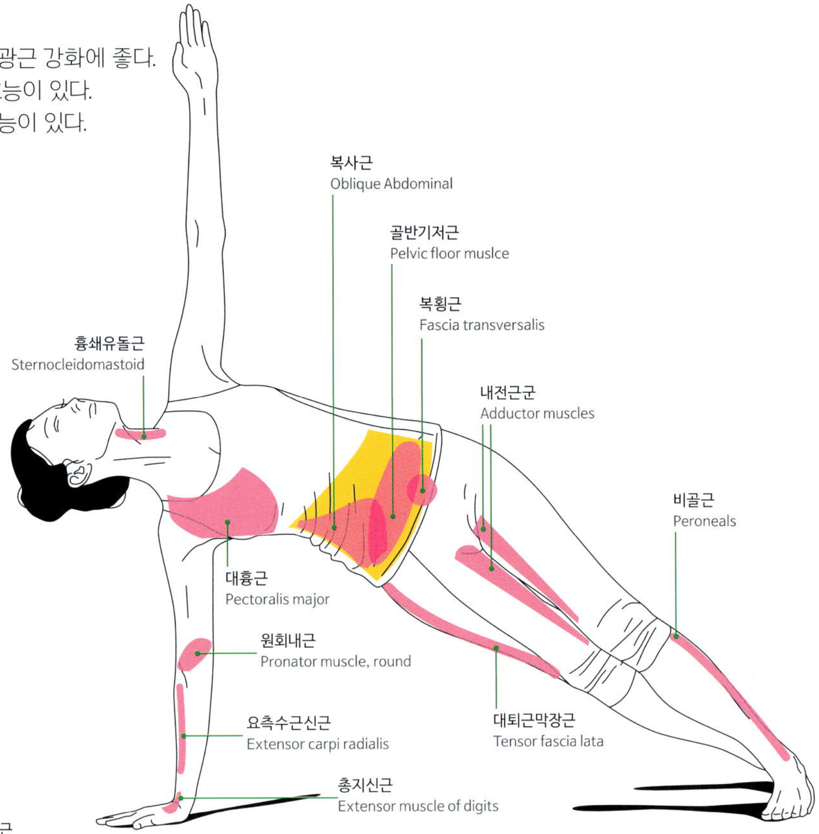

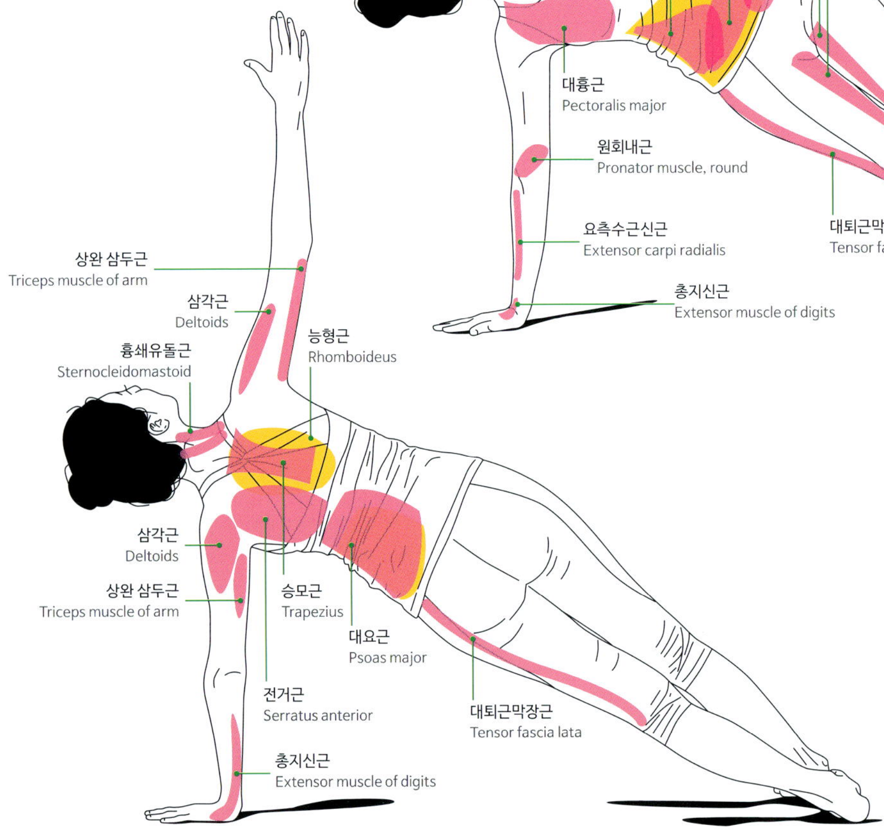

✱ 어깨 서기 자세(Salamba Sarvangasana)

- 전신에 활력을 준다.
- 갑상선을 자극하고 경추부 근육을 자극하여 이완한다.
- 하수된 장기들을 제 위치로 돌려놓는다.
- 균형감각을 길러준다.
- 두뇌로 가는 혈류량을 원활히 하여
  신경의 안정과 두통을 경감시킨다.
- 혈행을 조절하여 다리, 발의 부종을 감소한다.
- 하체 비만에 도움이 된다.

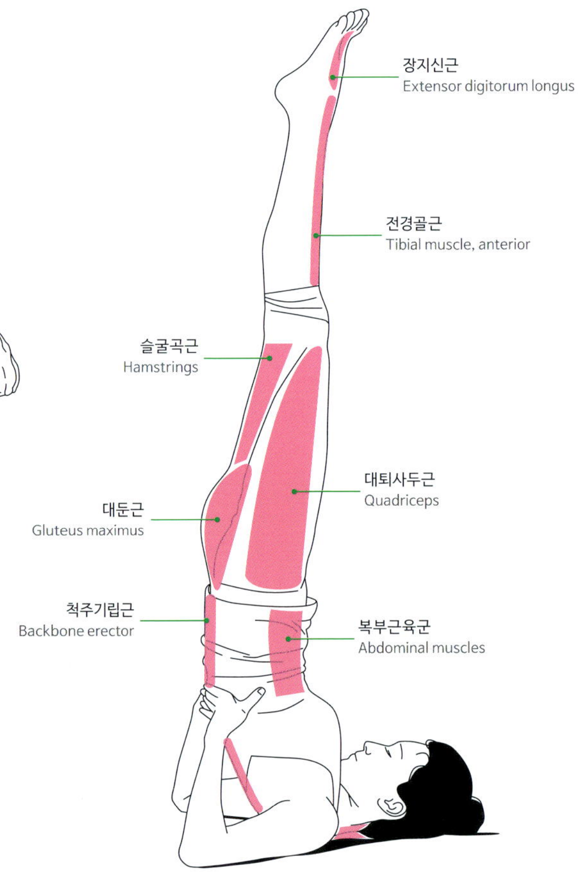

기본 자세 컬러 범례: 심부 근육 deep muscle / 스트레칭(이완) stretching / 강화와 안정화 Strengthening & Stability

❋ 선 전굴과 등 뒤로 깍지 하기

- 척추기립근을 이완한다.
- 대퇴와 종아리의 긴장을 이완한다.
- 복부, 내장 마사지 효과가 있다.
- 뇌로 가는 혈류량을 증가시킨다.
- 경직된 승모근을 이완한다.
- 견관절과 수관절을 이완, 강화한다.
- 허벅지 대퇴의 긴장을 풀어준다.
- 팔과 어깨관절을 이완한다.

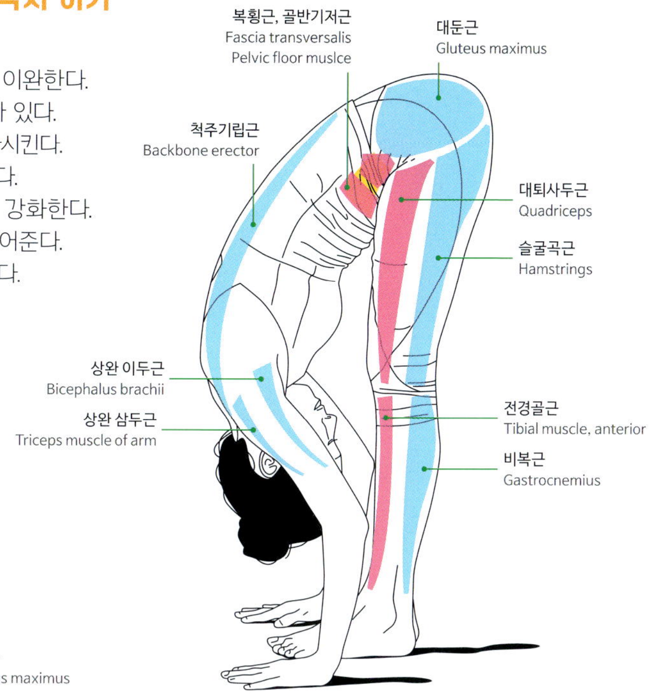

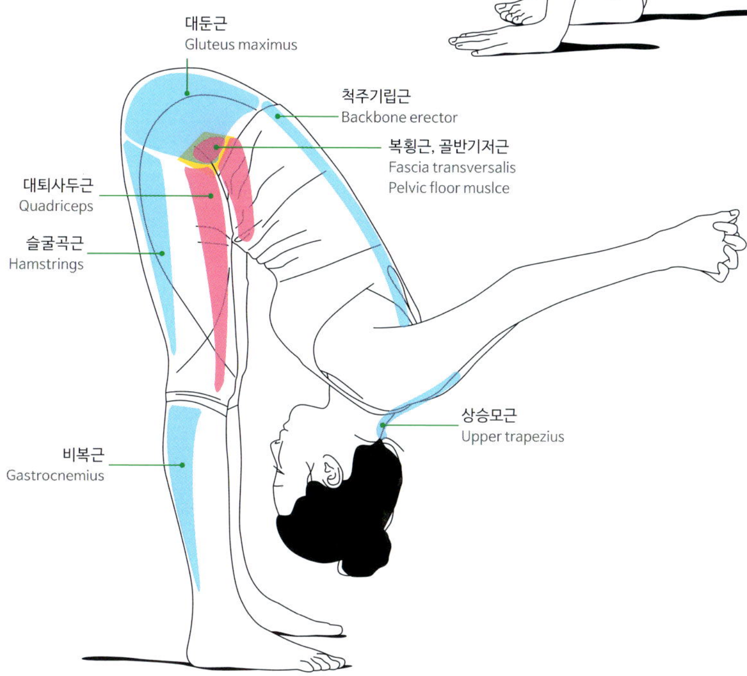

❋ 견상 자세(Adho Mukha Svanasana)

- 척추, 견관절, 골반, 무릎, 발목 이완효과가 있다.
- 복부와 허벅지 근육 강화 효과가 있다.
- 뇌로 가는 혈류량에 영향을 준다.
- 발목관절과 무릎관절의 힘을 길러준다.
- 전신의 활력과 혈액순환 증진에 도움된다.

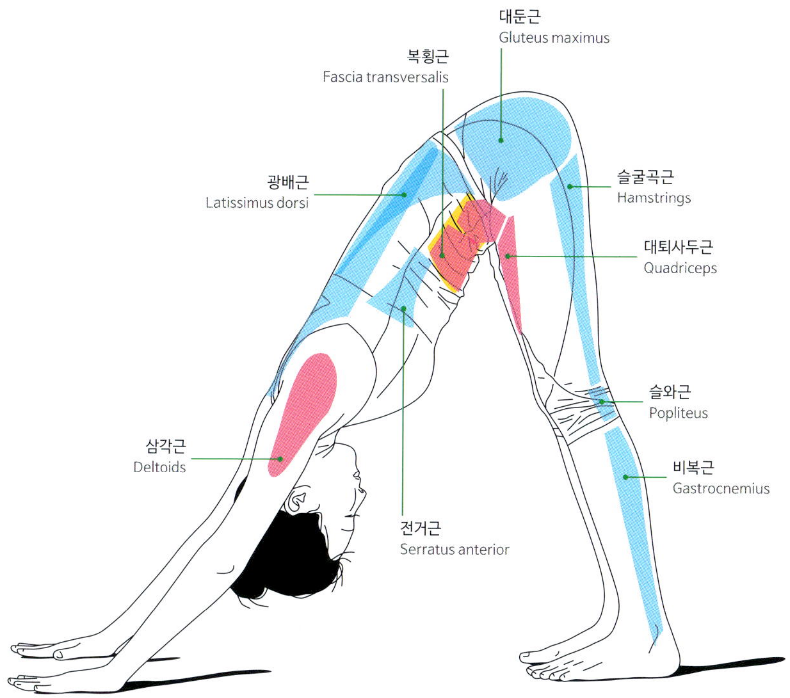

기본 자세 컬러 범례 심부 근육 deep muscle 스트레칭(이완) stretching 강화와 안정화 Strengthening & Stability

✱ 쟁기 자세(Halasana)

- 척추와 목을 유연하게 한다.
- 하수된 장기들을 제 위치로 향하게 하는 효과가 있다.
- 등의 통증을 완화한다.
- 척추신경 기관 활성화에 도움이 된다.
- 뇌 부위의 혈액순환을 향상시켜 머리를 맑게 한다.
- 초보자는 발가락을 세워서 지탱하다가
  숙련이 되면 발등을 내려놓는다.
- 복부비만이거나 척추전만인 경우엔
  무릎을 구부린 쟁기 자세가 더 도움이 된다.

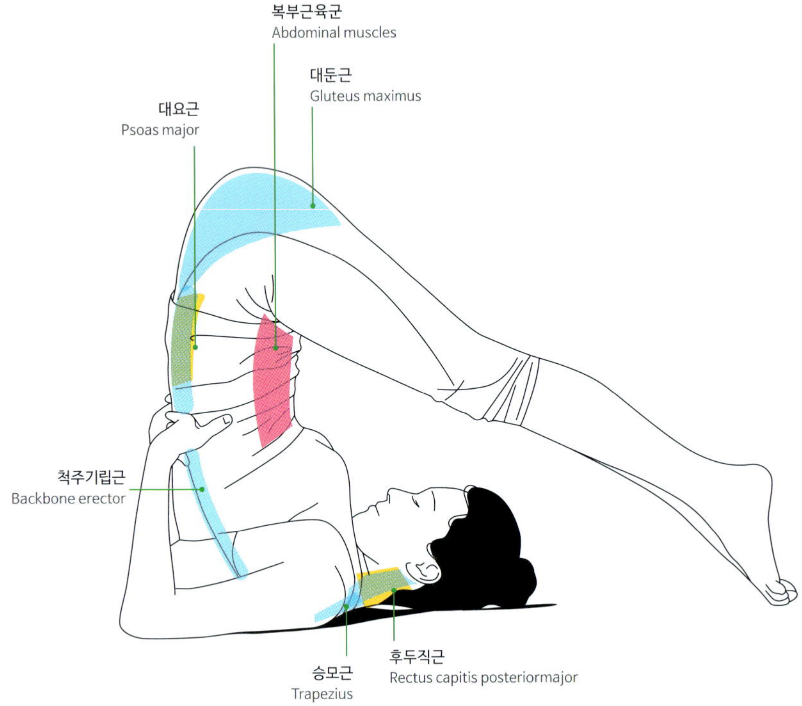

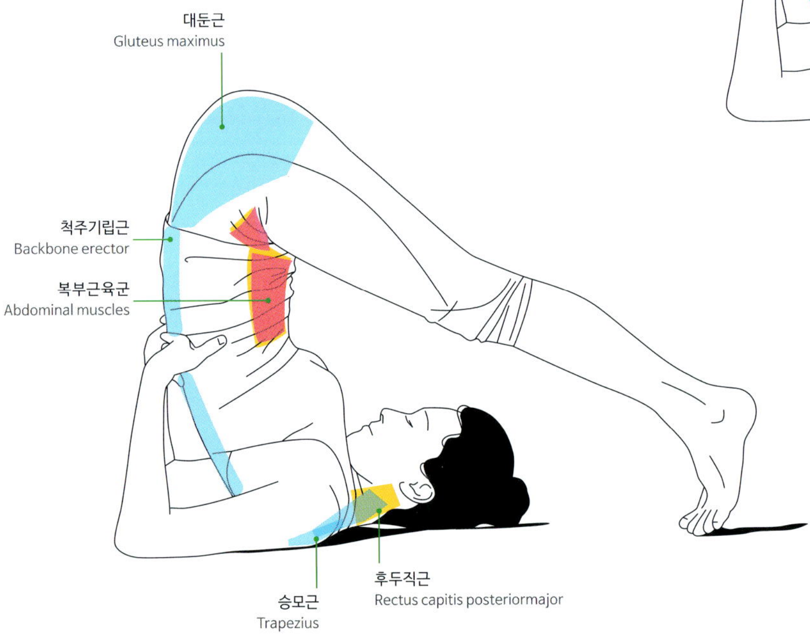

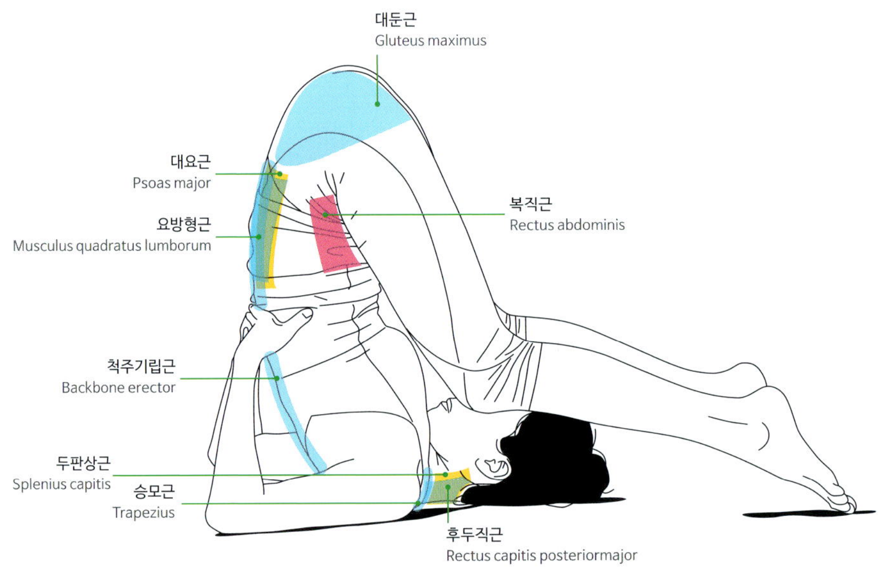

기본 자세 컬러 범례 심부 근육 deep muscle | 스트레칭(이완) stretching | 강화와 안정화 Strengthening & Stability

✱ 소머리 자세(Gomukhasana)

- 흉근을 이완하고 심폐기능이 향상 된다.
- 어깨 회전근개 모두를 이완한다.
- 골반과 고관절과 둔부근육을 이완한다.
- 다리를 꼬는 소머리 자세는 하체 비만에 도움이 된다.

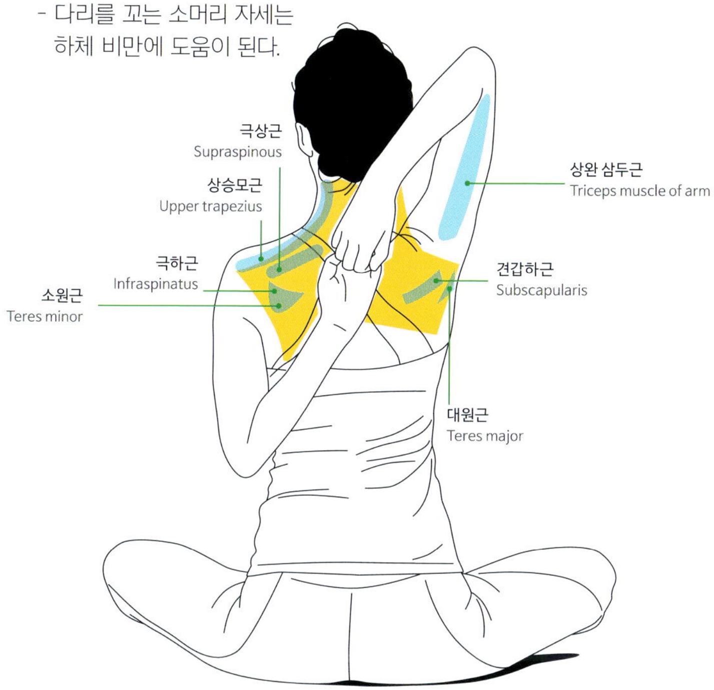

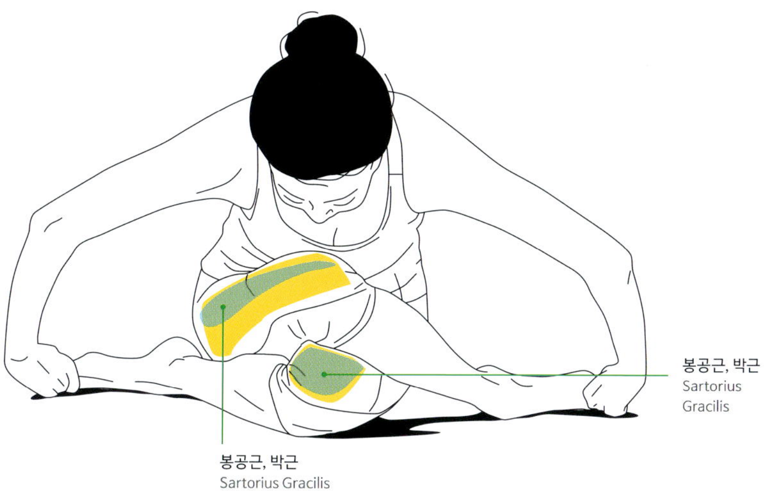

✱ 활 자세(Dhanurasana)

- 요부, 복부, 목, 등 근육을 강화한다.
- 굽은 어깨를 펴주고 심폐 기능을 강화한다.
- 척추 신전근 강화에 특히 도움이 된다.

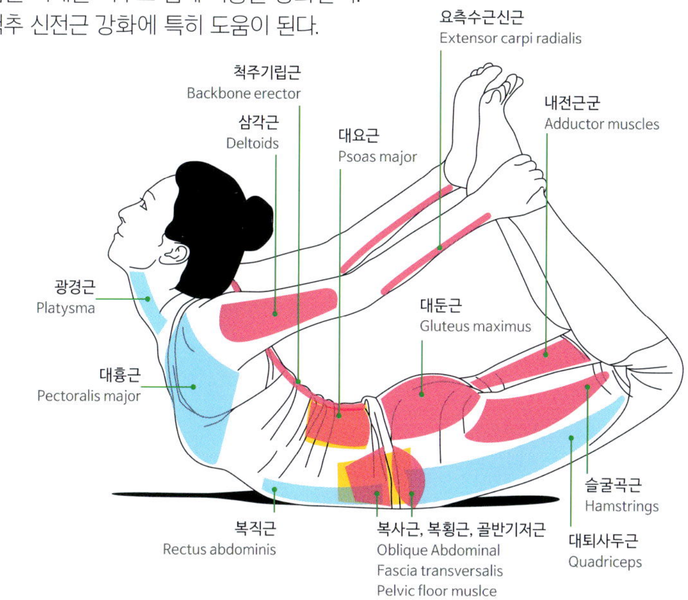

✱ 앉아서 좌우 기울이기(Parivrtta janu Sirsasana)

- 호흡에 관련된 근육군을 이완하고, 호흡을 편안하게 한다.
- 외복사근을 이완하여 허리 지방 연소에 도움을 준다.

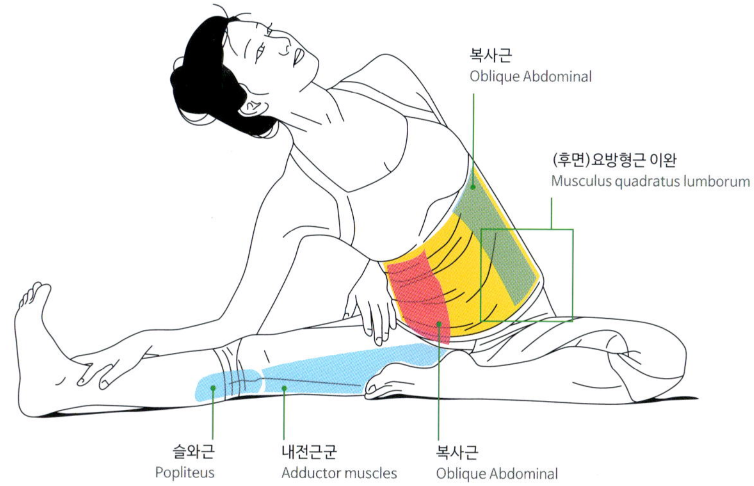

기본 자세 컬러 범례 심부 근육 deep muscle 스트레칭(이완) stretching 강화와 안정화 Strengthening & Stability

✱ 메뚜기 자세(Salabhasana)

- 척추 전체 근력을 강화한다.
- 신장 기능, 전립선, 생식선을 활성화, 강화한다.
- 둔부, 허벅지 근력 강화에 도움이 된다.

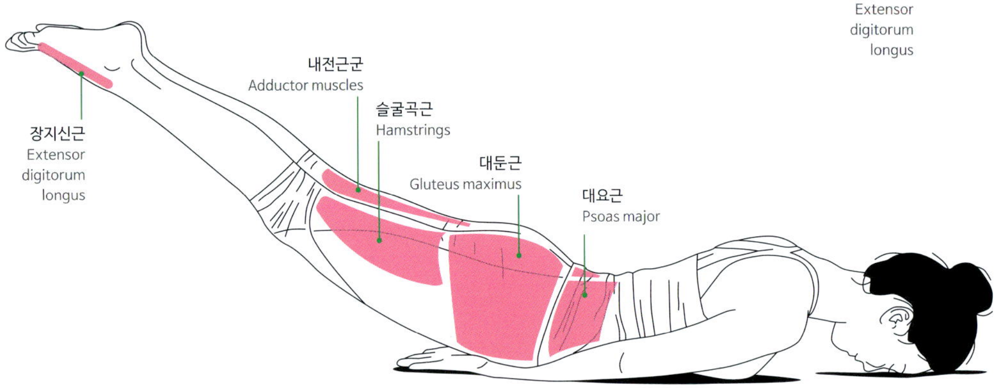

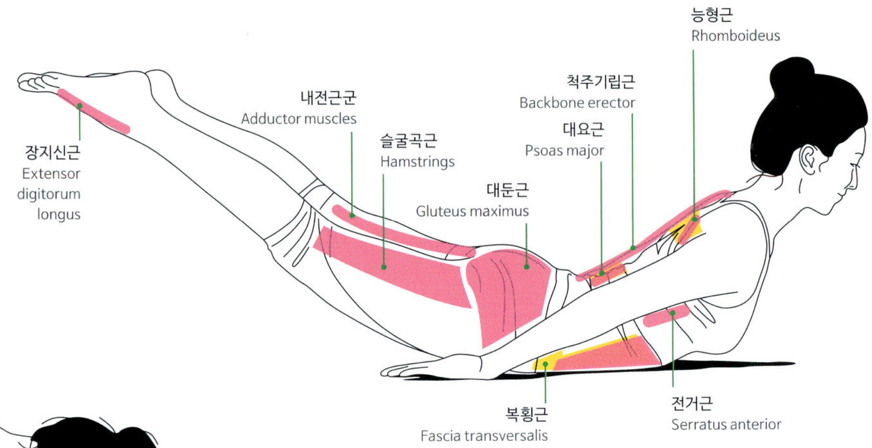

✱ 비틀기 자세(Ardha Matsyendrasana)

- 척추의 균형을 잡아준다.
- 복부와 골반을 마사지하는 효과가 있다.
- 소화기를 자극하여 기능 활성화에 도움이 된다.
- 복부와 허리 비만에 도움이 된다.
- 전립선, 방광, 생식선을 자극하여 활성화한다.

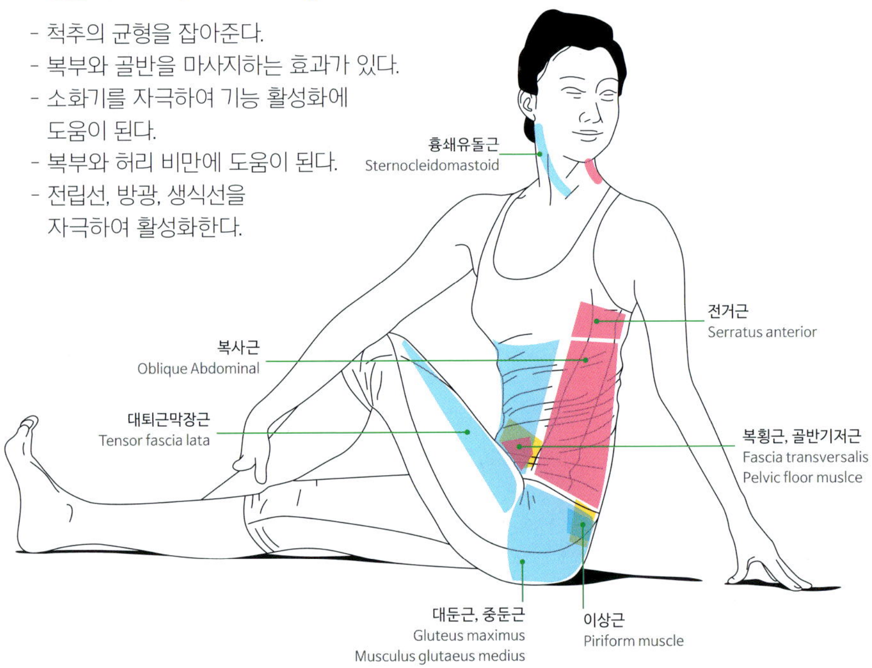

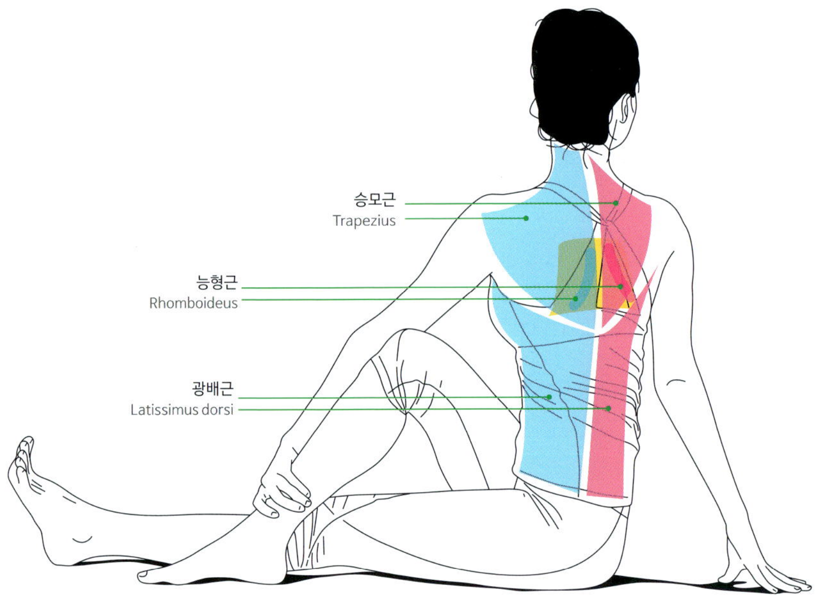

기본 자세 컬러 범례 심부 근육 deep muscle　스트레칭(이완) stretching　강화와 안정화 Strengthening & Stability

❋ 나무 자세(Vrksasana)

- 척추, 다리 근육, 하지 관절을 강화한다.
- 복부와 허벅지 비만을 감소한다.
- 집중력이 강화된다.
- 균형감각이 향상된다.

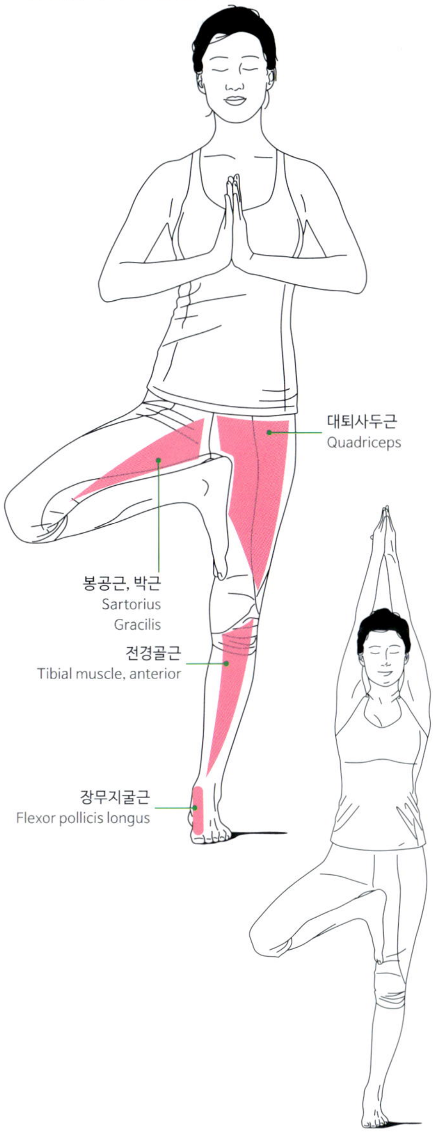

❋ 의자 자세(Utkata-asana)

- 팔, 다리, 대퇴, 복부 근육을 발달시킨다.
- 견관절, 족관절, 슬관절의 관절 기능을 강화한다.
- 허벅지와 종아리를 가늘게 한다.
- 견관절의 경직을 완화한다.
- 복부, 둔부, 등 근육을 강화한다.

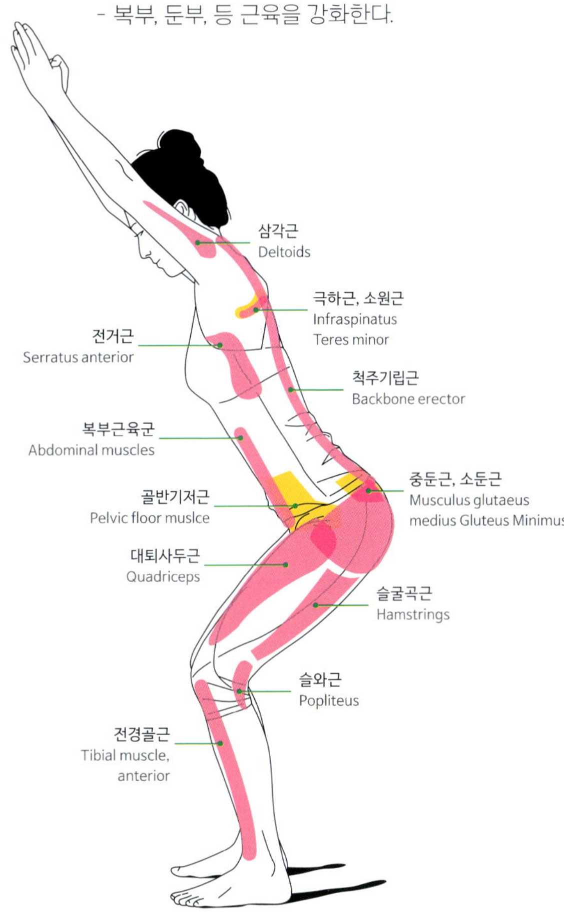

❋ 서서 발끝 잡기 자세 (Utthita Hasta Padangusthasana)

- 다리, 발목, 고관절, 무릎관절을 강화한다.
- 복부와 둔부, 대퇴근을 강화한다.
- 들어올리는 다리의 오금과 종아리 근육과 발목관절을 이완한다.
- 집중력이 향상된다.
- 전신의 힘과 유연성 모두 필요하며 다이어트 효능이 있다.

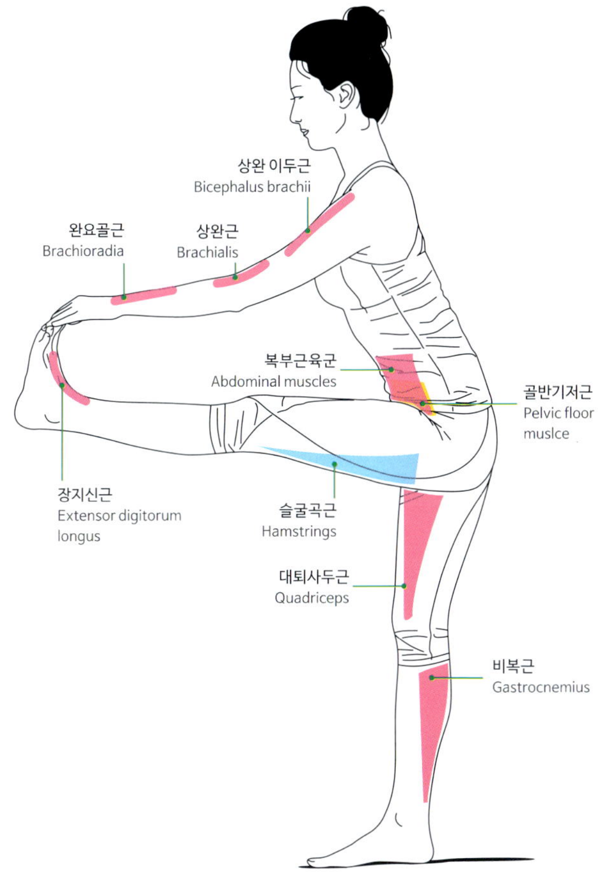

기본 자세 컬러 범례 심부 근육 deep muscle 스트레칭(이완) stretching 강화와 안정화 Strengthening & Stability

❋ 독수리 자세(Garuda-asana)

- 허벅지, 발목을 강화한다.
- 견관절, 주관절, 수관절을 이완한다.
- 팔, 종아리, 허벅지 비만에 효과적이다.
- 골반, 생식기 혈액순환에 좋다.
- 균형감 향상에 좋다.

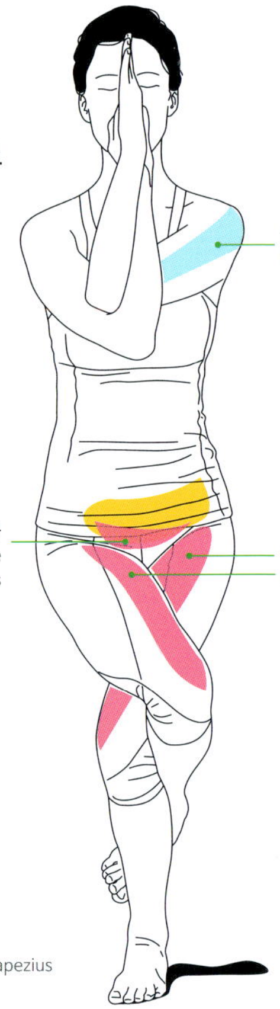

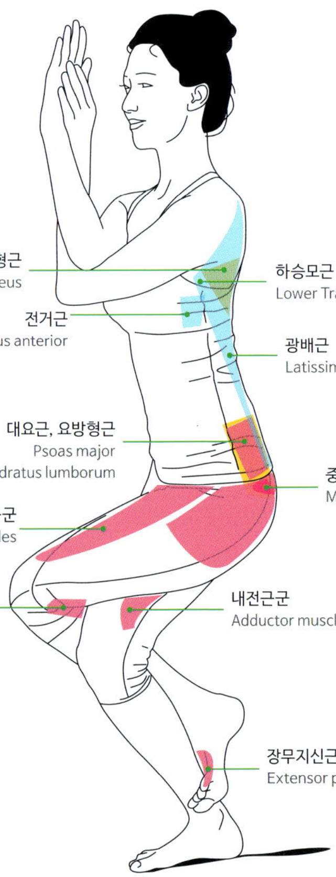

❋ 삼각 자세(Trikonasana)

- 몸통 부위의 균형을 맞춰준다.
- 무릎, 발목, 다리 근육을 강화한다.
- 등과 목의 통증을 해소한다.
- 허리와 골반 부위 혈액순환을 촉진한다.
- 복사근과 대퇴부의 지방을 감소시킨다.

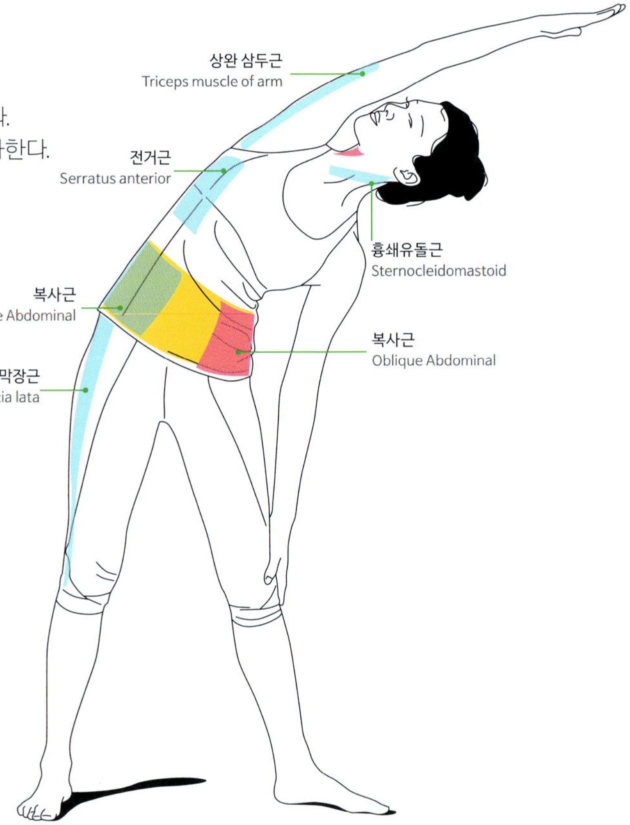

❋ 옆을 늘인 각 자세 (Utthita Parshva-kona-asana)

- 목, 등, 허리, 복부, 둔부 근육을 강화한다.
- 복부비만과 장의 연동운동에 도움을 준다.

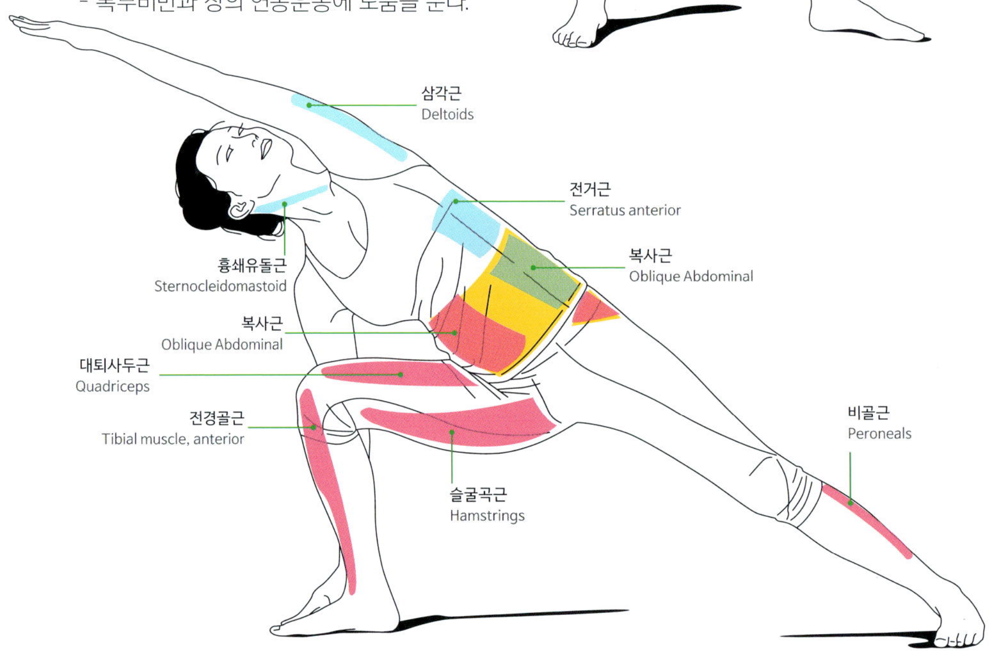

기본 자세 컬러 범례: 심부 근육 deep muscle / 스트레칭(이완) stretching / 강화와 안정화 Strengthening & Stability

✱ 옆을 비튼 각 자세 (Parivritta Parshva-kona-asana)

- 척추를 유연하게 하고 등 통증에 도움을 준다.
- 옆구리 군살 제거와 복부비만에 효과적이다.
- 둔부의 힘을 길러준다.
- 장의 연동운동에 도움을 준다.
- 하지관절 전체의 강화 효능이 있다.
- 흉근과 견관절 이완의 효능이 있다.

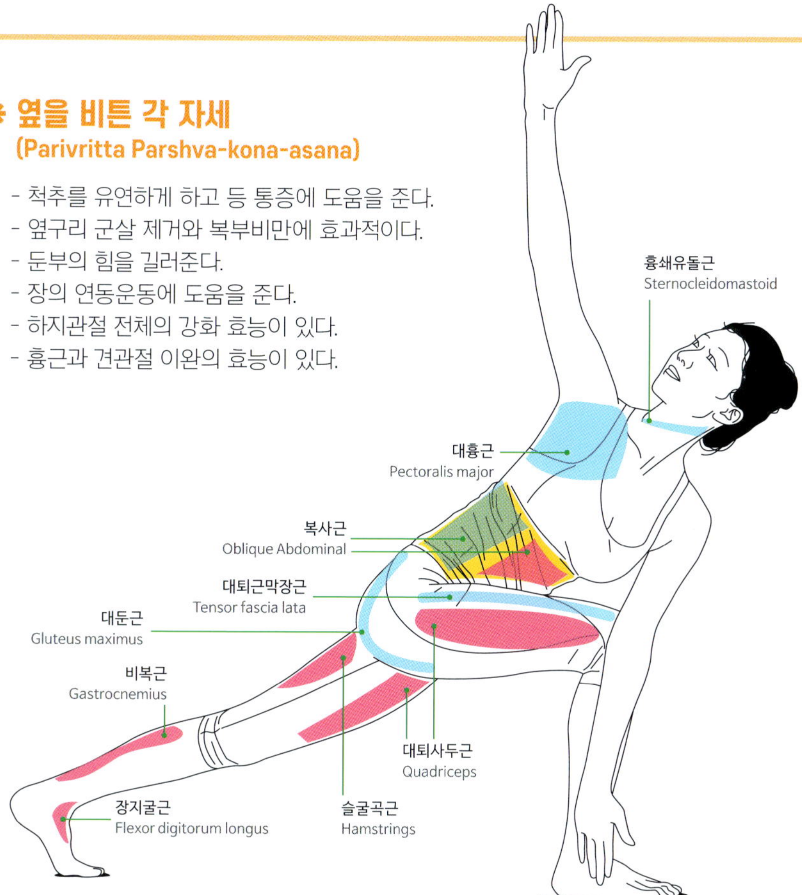

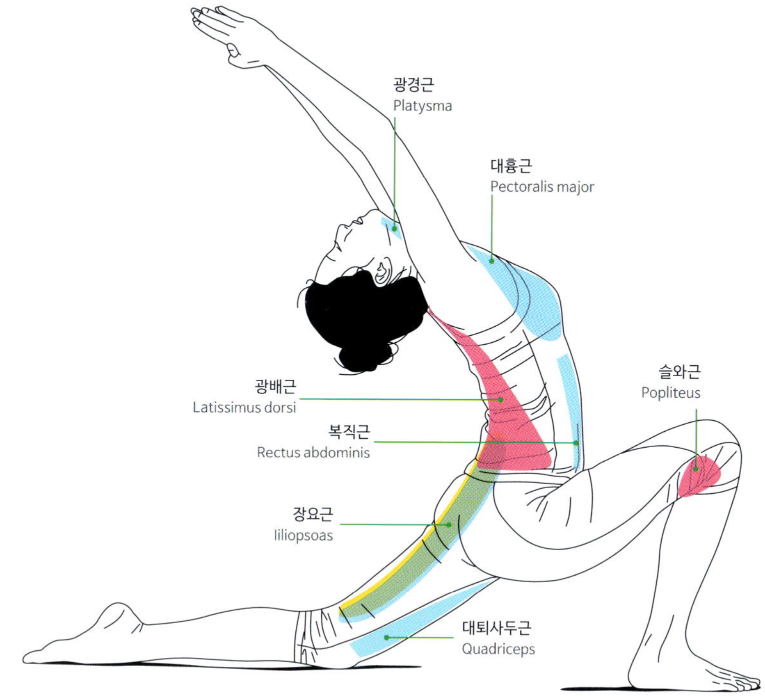

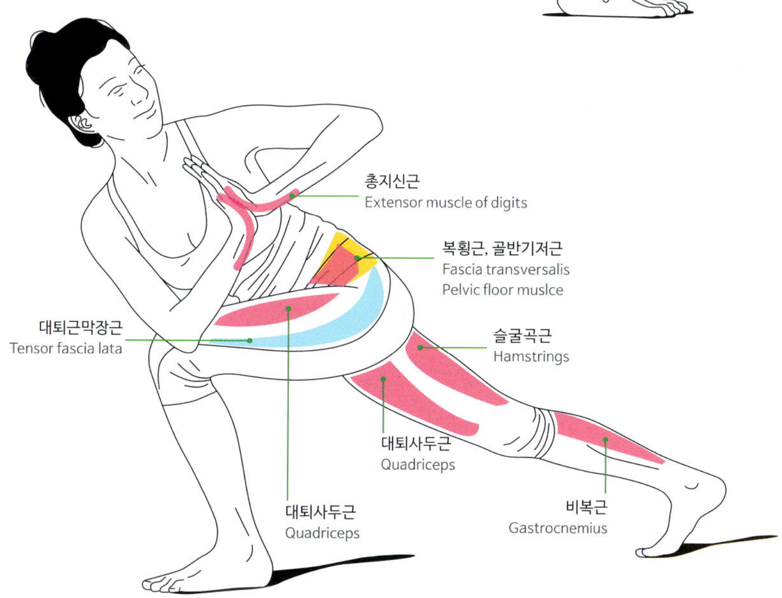

✱ 영웅 자세(Virabhadrasana)

- 척추를 곧게 한다.
- 골반 울혈을 해소시켜 준다.
- 허리, 골반, 고관절을 동시 이완하여, 모든 척추질환에 도움을 준다.
- 발목과 무릎관절을 강화한다.
- 다리, 발목, 무릎을 강화.
- 척추와 경부 주변을 강화한다.
- 심폐 기능을 강화.
- 둔부와 허벅지 비만에 효과적이다.

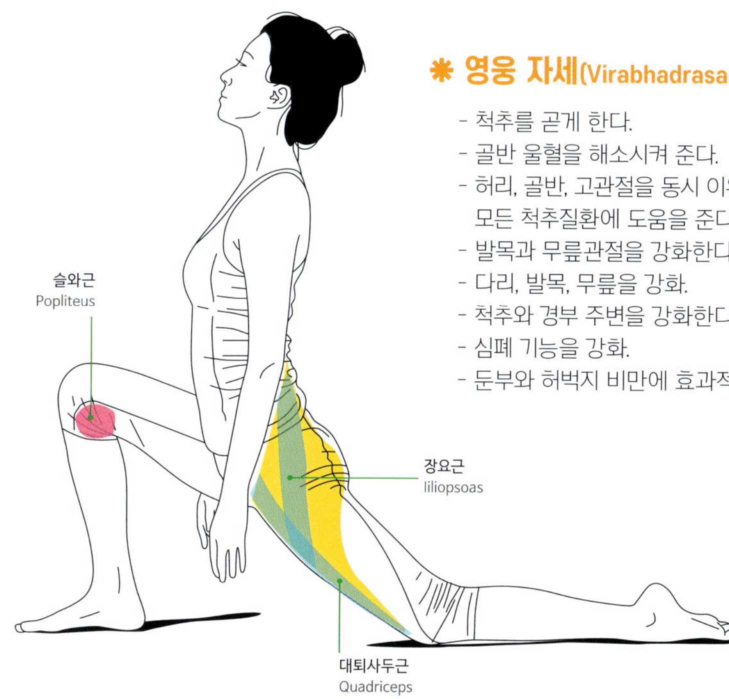

기본 자세 컬러 범례 심부 근육 deep muscle 스트레칭(이완) stretching 강화와 안정화 Strengthening & Stability

❋ 누운 영웅 자세(Supta Virasana)

- 골반 부위 울혈을 풀어준다.
- 대퇴, 종아리 근육을 가늘게 해준다.
- 발목, 무릎, 종아리를 이완시켜 준다.
- 심폐 기능을 강화시켜 주고, 복부 내장 기관 이완 효과가 있다.

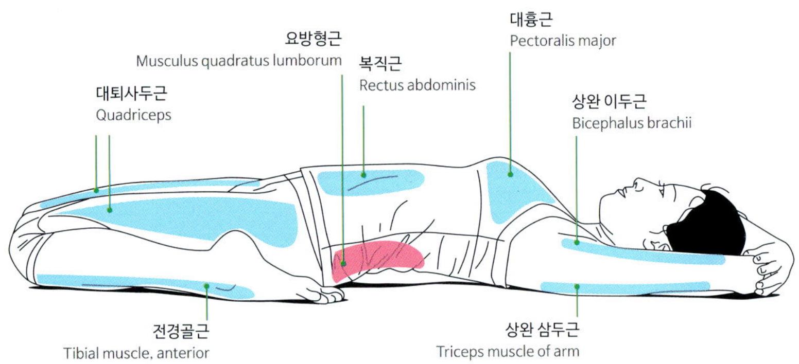

❋ 배 비틀기 자세(Jathara Parivrtti)

- 복부와 요부, 경부의 이완 효능이 있다.
- 복사근 이완 효능이 있다.
- 내장 마사지 효과가 있다.
- 외전근이 이완된다.
- 허리 통증 감소 효능이 있는 대표 자세다.

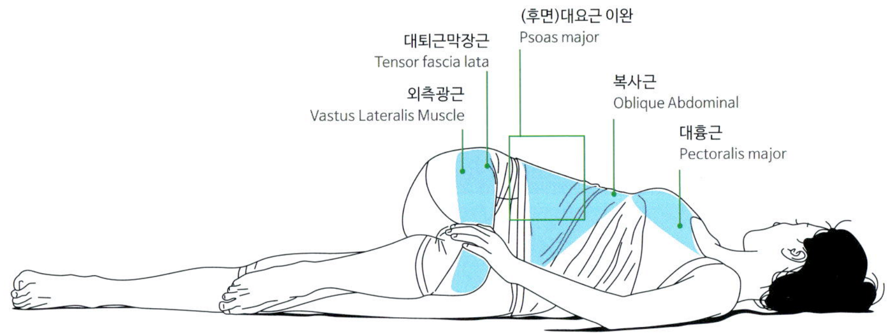

❋ 박쥐 자세 (Upavistha Konasana)

- 대퇴, 종아리와 오금을 이완한다.
- 골반과 고관절 부위의 혈액순환을 원활하게 해준다.
- 생리통에 도움을 주고, 안산에 도움을 준다.

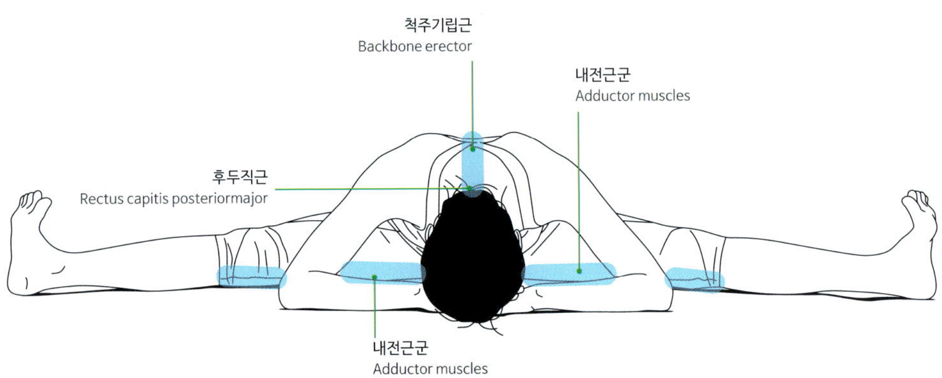

❋ 아기 자세(Balasana)

- 고관절, 슬관절, 족관절 이완 효능이 있다.
- 경부, 흉부, 요부 이완 효능이 있다.
- 복부 마사지 효능이 있다.
- 근력 강화 동작 후의 휴식 자세로 좋다.

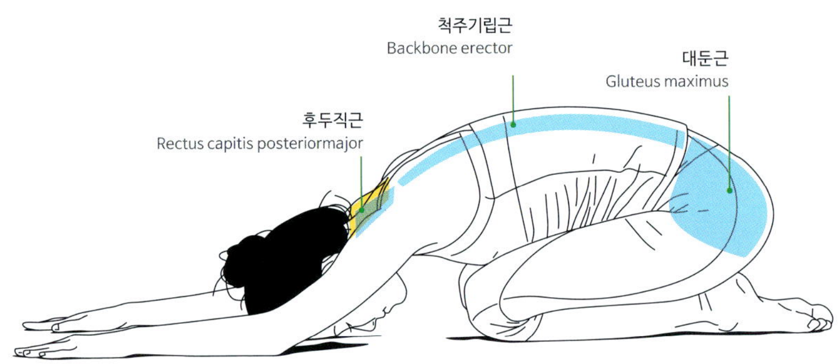

기본 자세 컬러 범례 심부 근육 deep muscle / 스트레칭(이완) stretching / 강화와 안정화 Strengthening & Stability

✱ 고양이 자세(Vidalasana)

- 허리와 등의 통증을 예방한다.
- 장의 연동운동을 촉진시키고, 복부비만에 효과적이다.
- 등 마사지 효과가 있고 견갑골과 척추기립근, 승모근, 견관절을 이완한다.
- 호흡 관련 근육의 긴장을 풀어주어, 호흡기를 원활하게 해준다.

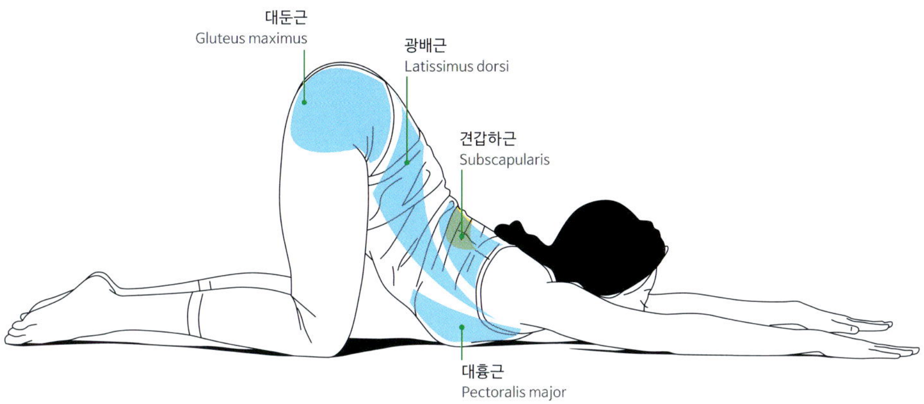

✱ 외다리 비둘기 왕 자세 (Eka Pada Rajakapotasana)

- 고관절 굴곡근 이완의 효능이 있다.
- 골반부 울혈 해소의 효능이 있다.
- 가슴 근육이 이완되어 심폐 기능이 향상된다.
- 굽은 어깨를 펴준다.
- 견관절을 이완한다.

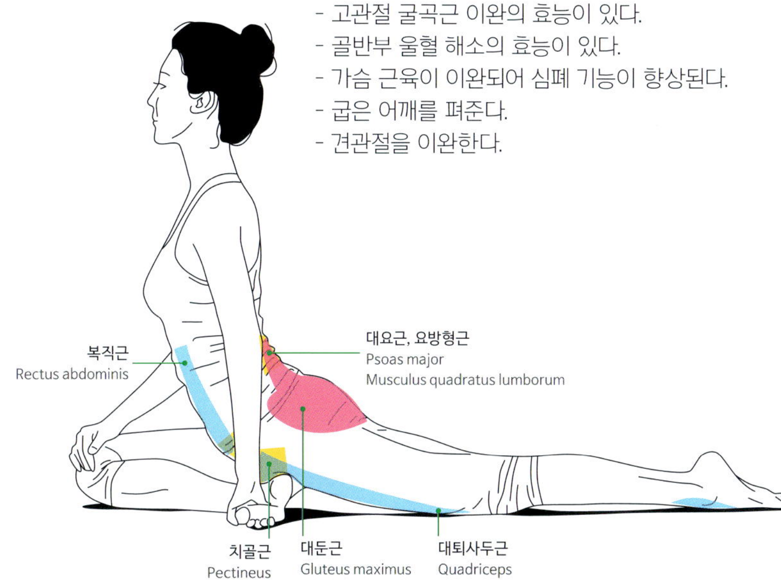

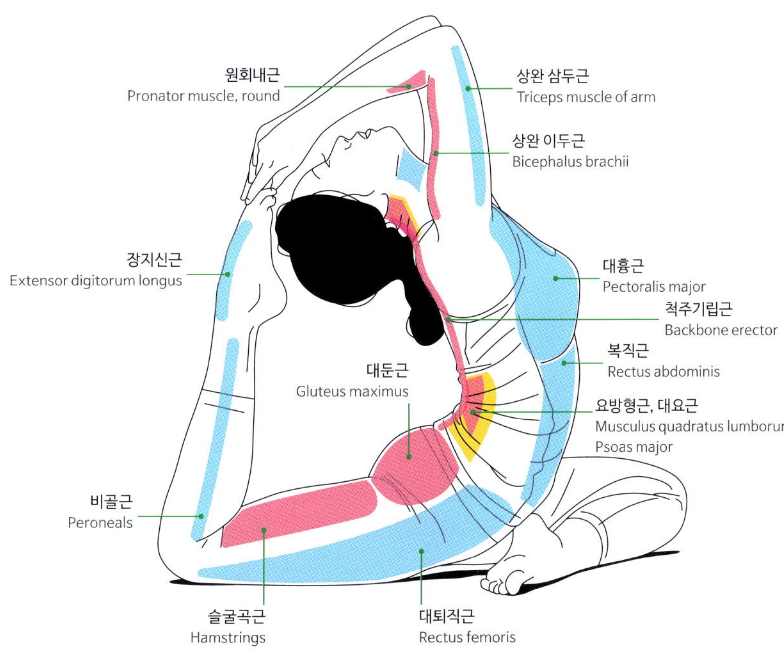

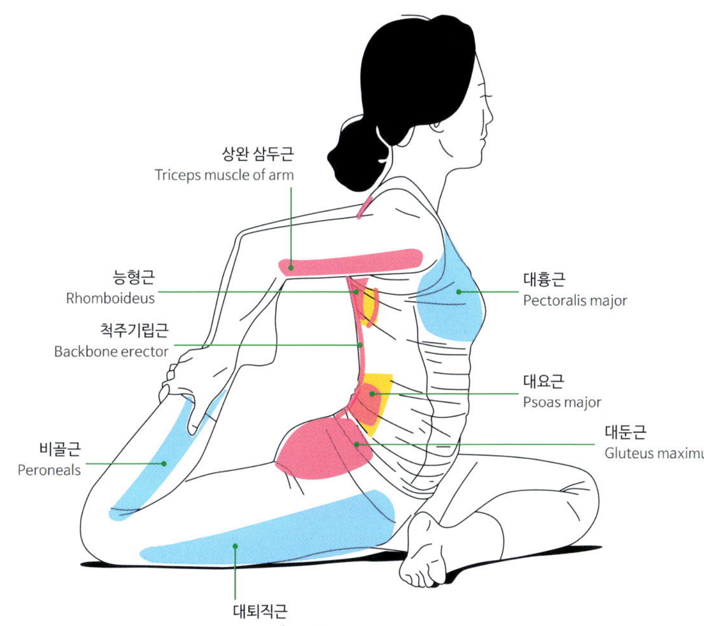

❋ 무용수의 왕 자세(Natarajasana)

- 고관절 굴곡근 이완의 효능이 있다.
- 척추 신전근이 강화된다.
- 고관절, 슬관절, 족관절을 강화한다.
- 균형감과 집중력 향상 효능이 있다.
- 가슴 근육과 견관절이 이완된다.

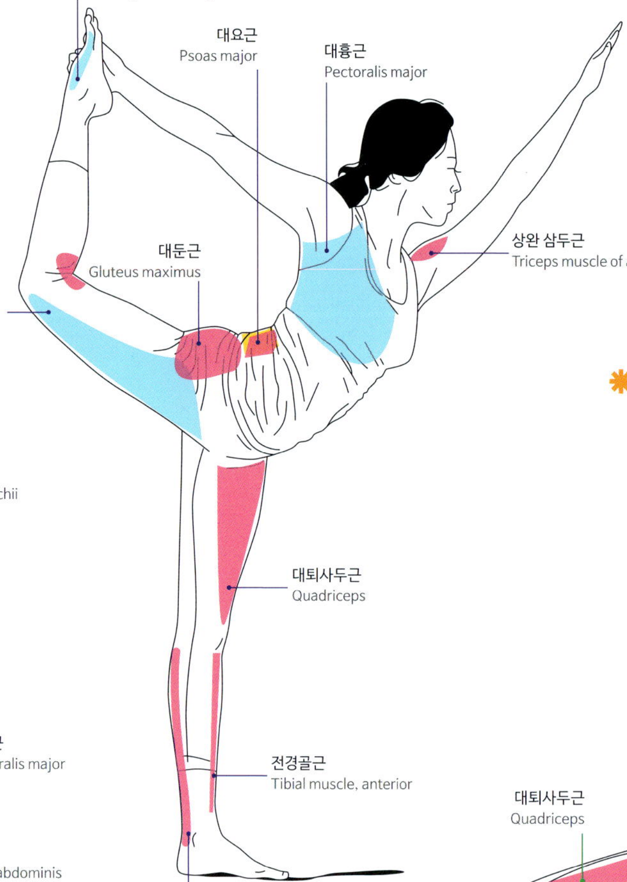

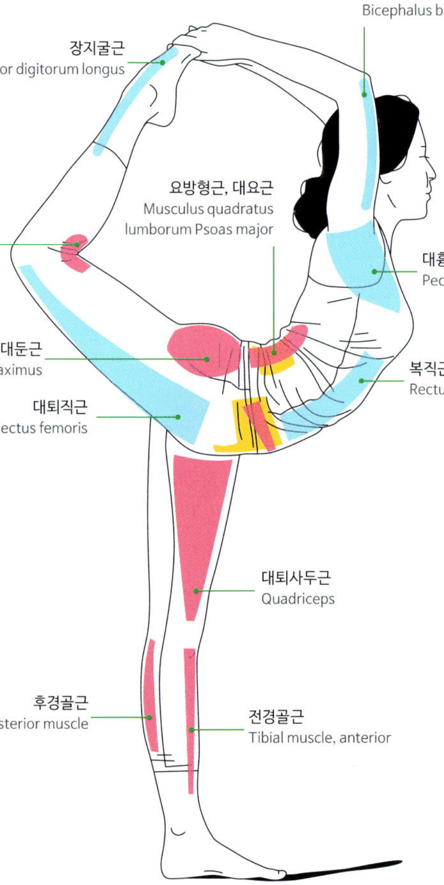

❋ 아치 자세(Urdhva Dhanurasana)

- 흉근 이완으로 심폐 기능이 향상된다.
- 척추와 대퇴, 둔부 근육이 매우 강화된다.
- 팔과 다리 비만 해소 효능이 있다.
- 굽은 어깨와 목을 이완한다.
- 일반 아치 자세보다 허벅지 대퇴, 허리와 팔의 근력이 더욱 요구된다.

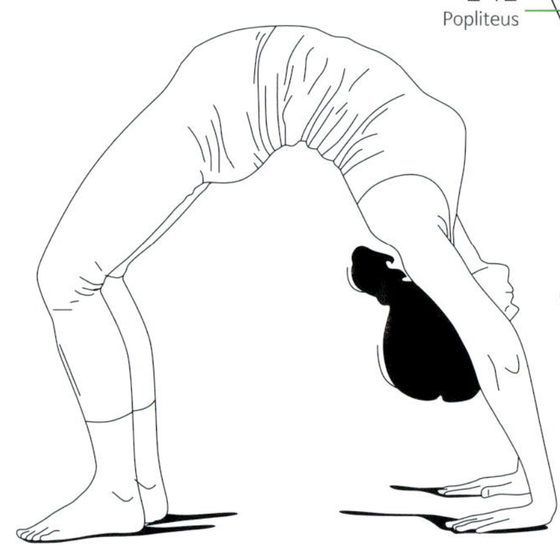

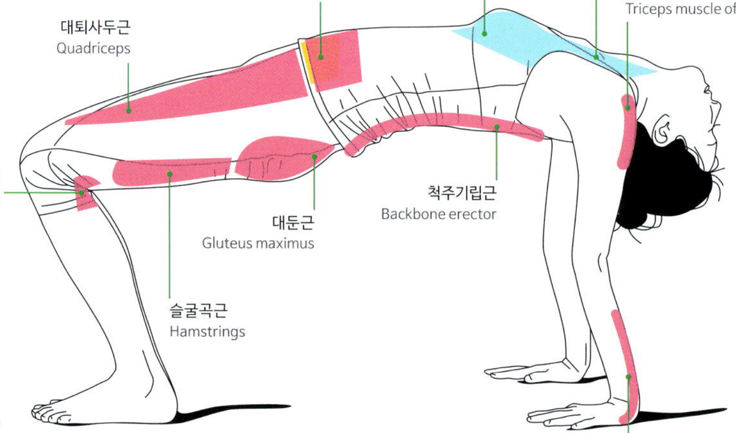

기본 자세 컬러 범례 심부 근육 deep muscle　스트레칭(이완) stretching　강화와 안정화 Strengthening & Stability

✱ 현(弦) 자세

- 골반을 균형 있게 잡아준다.
- 골반 부위의 혈액순환을 좋게 한다.
- 외복사근을 이완, 허리 지방 연소에 도움이 된다.
- 호흡 관련 근육 이완, 심폐 기능 향상에 도움이 된다.
- 슬관절과 고관절을 이완한다.
- 하지관절 안정에 도움을 준다.

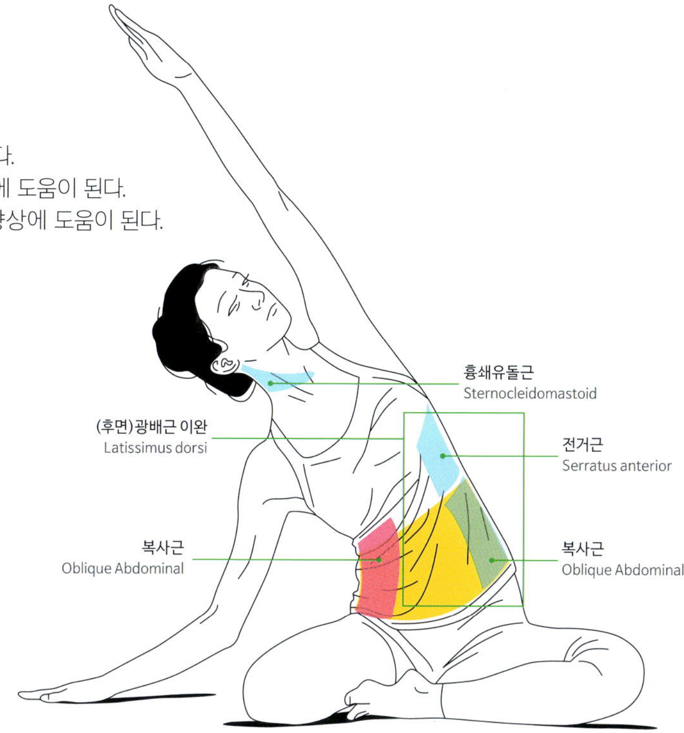

✱ 원숭이 자세(Hanumanasana)

- 골반 근육 이완의 효능으로 골반부 울혈을 해소한다.
- 고관절과 슬관절 굴곡근 이완의 효능이 있다.
- 좌골 신경 활성화에 도움이 된다.
- 허리를 들면 기립근이 강화되다가,
  상체 전굴 시에는 기립근 이완의 효능이 있다.

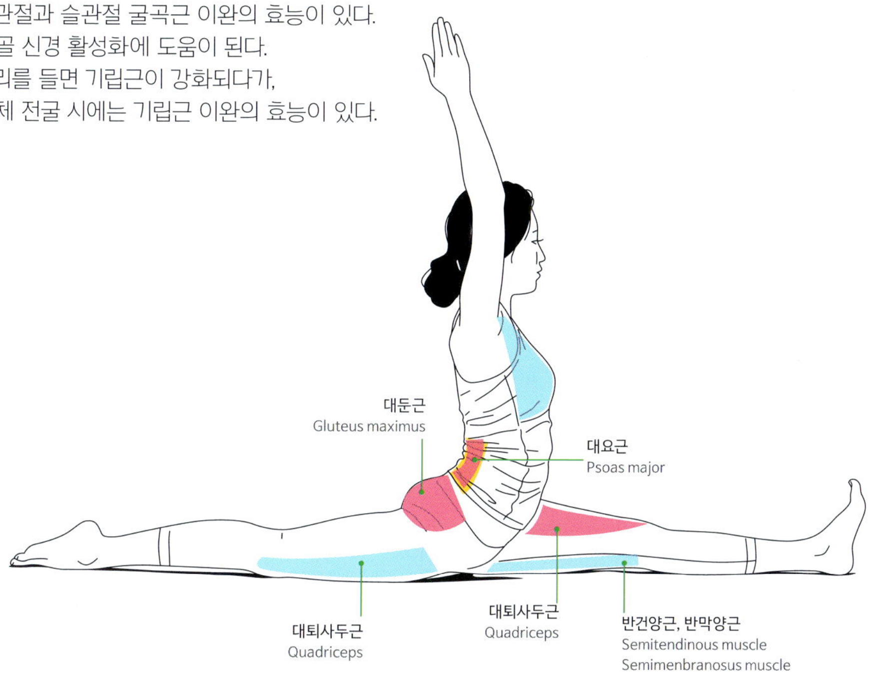

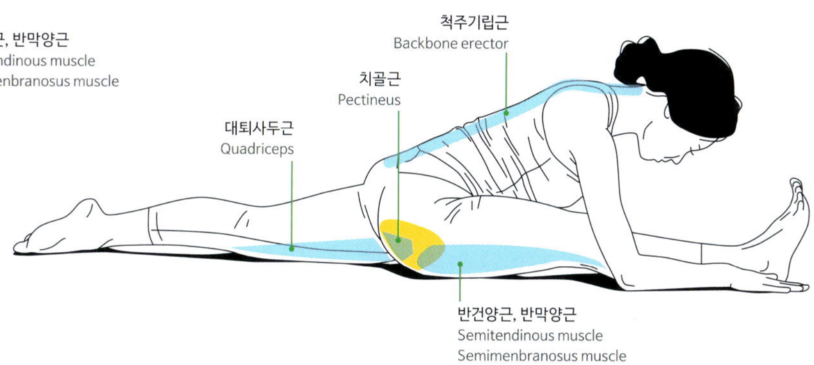

기본 자세 컬러 범례 심부 근육 deep muscle 스트레칭(이완) stretching 강화와 안정화 Strengthening & Stability

❋ 두루미 자세(Bakasana)

- 복부 근육과 내전근 강화 효능이 있다.
- 승모근과 주관절, 수관절이 강화된다.
- 집중력과 평형감각 향상 효능이 있다.

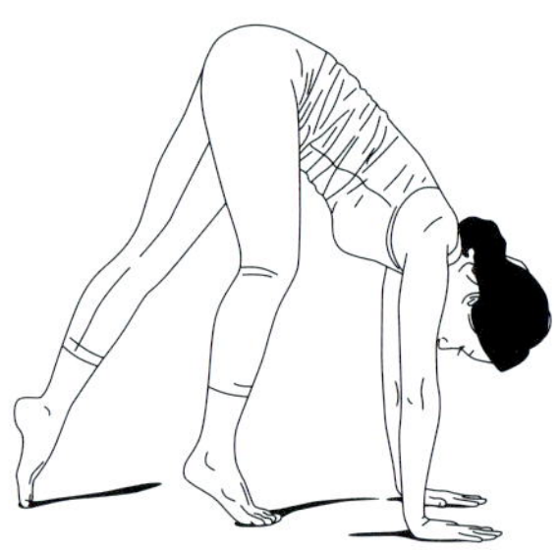

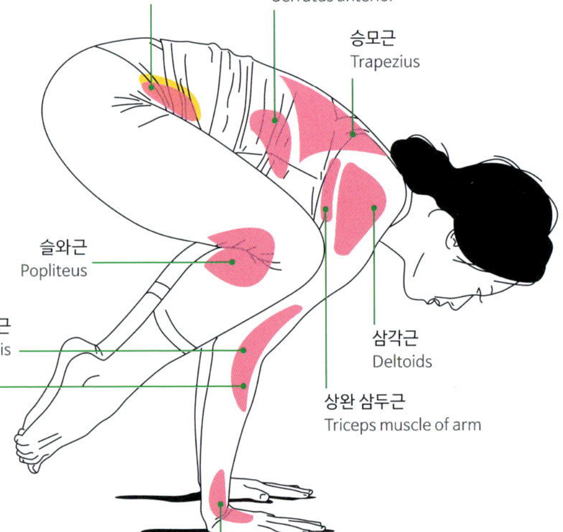

❋ 물구나무서기 자세(Salamba Sirsasana)

- 척추의 힘을 길러준다.
- 뇌로 가는 혈액순환이 증진된다.
- 어깨와 경부 주변이 강화된다.
- 집중력이 향상된다.
- 정맥순환에 좋다.
- 내장 하수증 예방과 치유에 좋다.
- 하체 비만에 도움된다.
- 머리가 맑아지고, 전신의 힘이 강화된다.

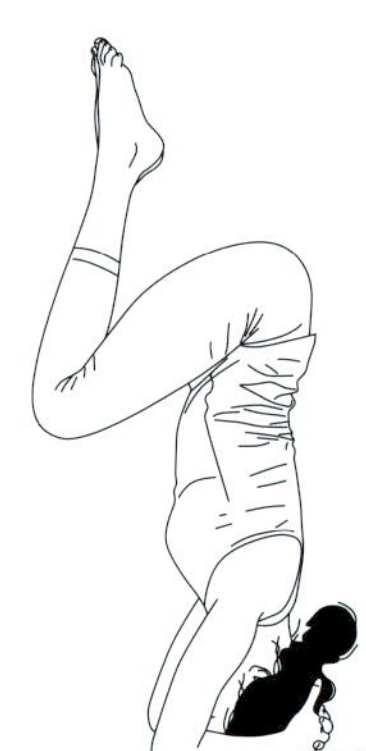

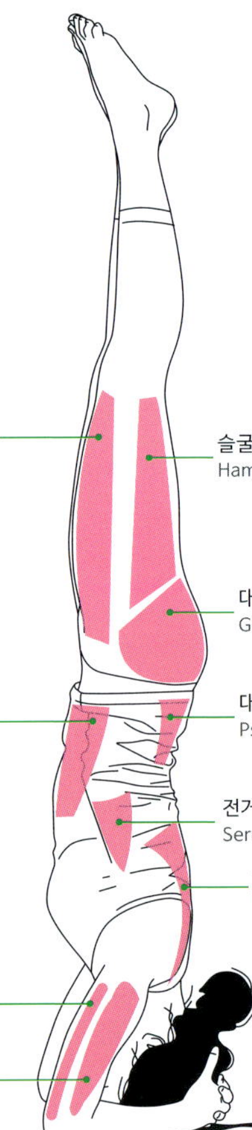

기본 자세 컬러 범례 심부 근육 deep muscle 스트레칭(이완) stretching 강화와 안정화 Strengthening & Stability

✱ 낙타 자세(Ustrasana)

- 굽은 등과 어깨를 펴준다.
- 경직된 경부의 긴장을 이완한다.
- 흉근을 이완시켜 심폐기능을 강화시킨다.
- 척추, 둔부, 대퇴 근육을 강화시킨다.
- 허벅지 비만에 효과적이다.

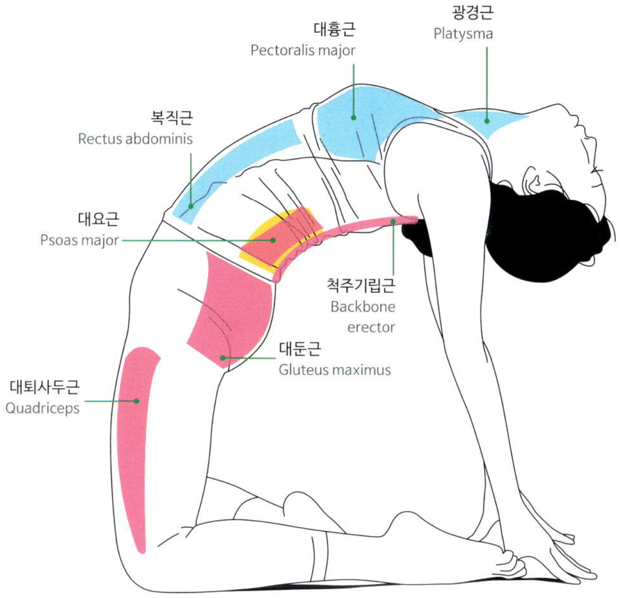

✱ 가슴 앞, 무릎 구부리기(Vatayanasana)

- 요부를 이완하고 허리 통증을 예방한다.
- 장의 연동운동을 촉진시키고, 복부비만에 효과적이다.
- 고관절과 슬관절 이완 효과가 있다.

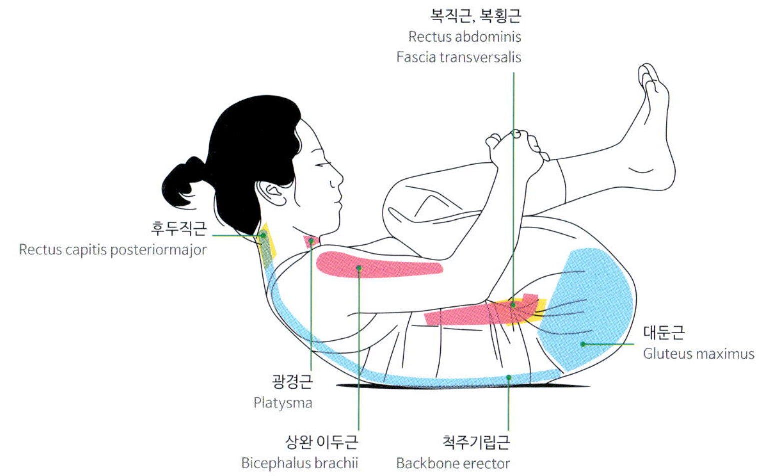

✱ 송장 자세(Shavasana)

- 다른 자세의 수행으로 인한 긴장과 피로감을 풀어준다.
- 기와 에너지를 저장한다.
- 혈압, 맥박, 기본 신진대사를 감소시켜 안정에 도움이 된다.
- 정신과 마음을 고요하게 한다.

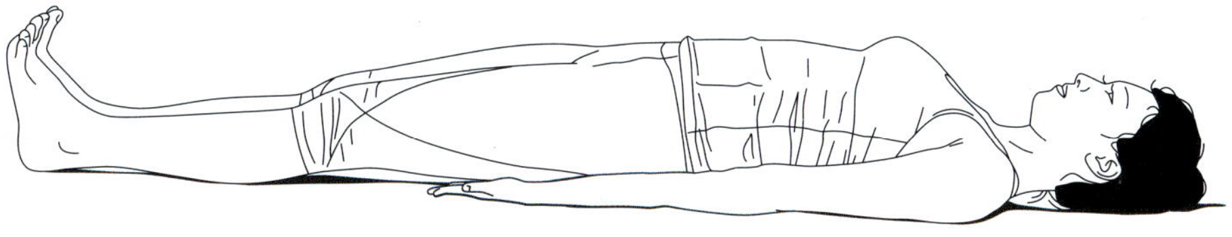

기본 자세 컬러 범례 심부 근육 deep muscle 스트레칭(이완) stretching 강화와 안정화 Strengthening & Stability

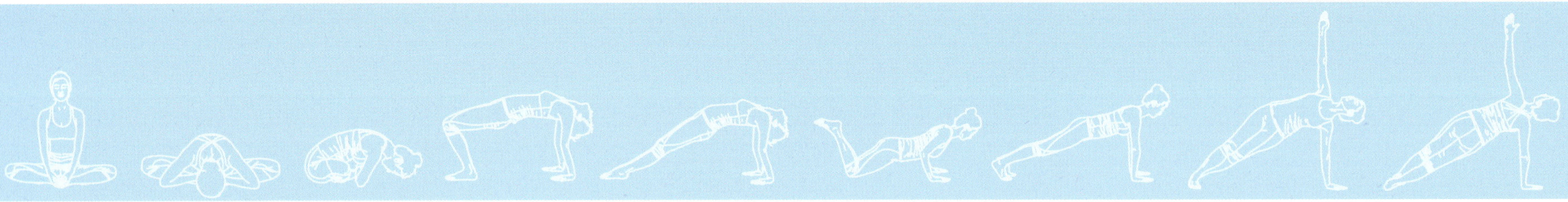

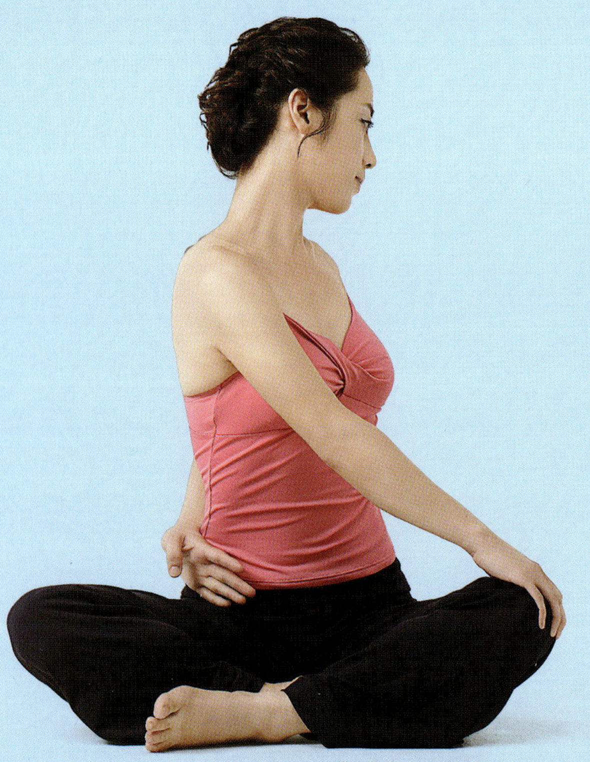

C

자연치유 요가 기본 자세

반드시 기본 자세 동작을 먼저 수행한 후
질환별 자연치유 요가를 선택 실시하세요.
매일매일 순서에 따라 운동하십시오.

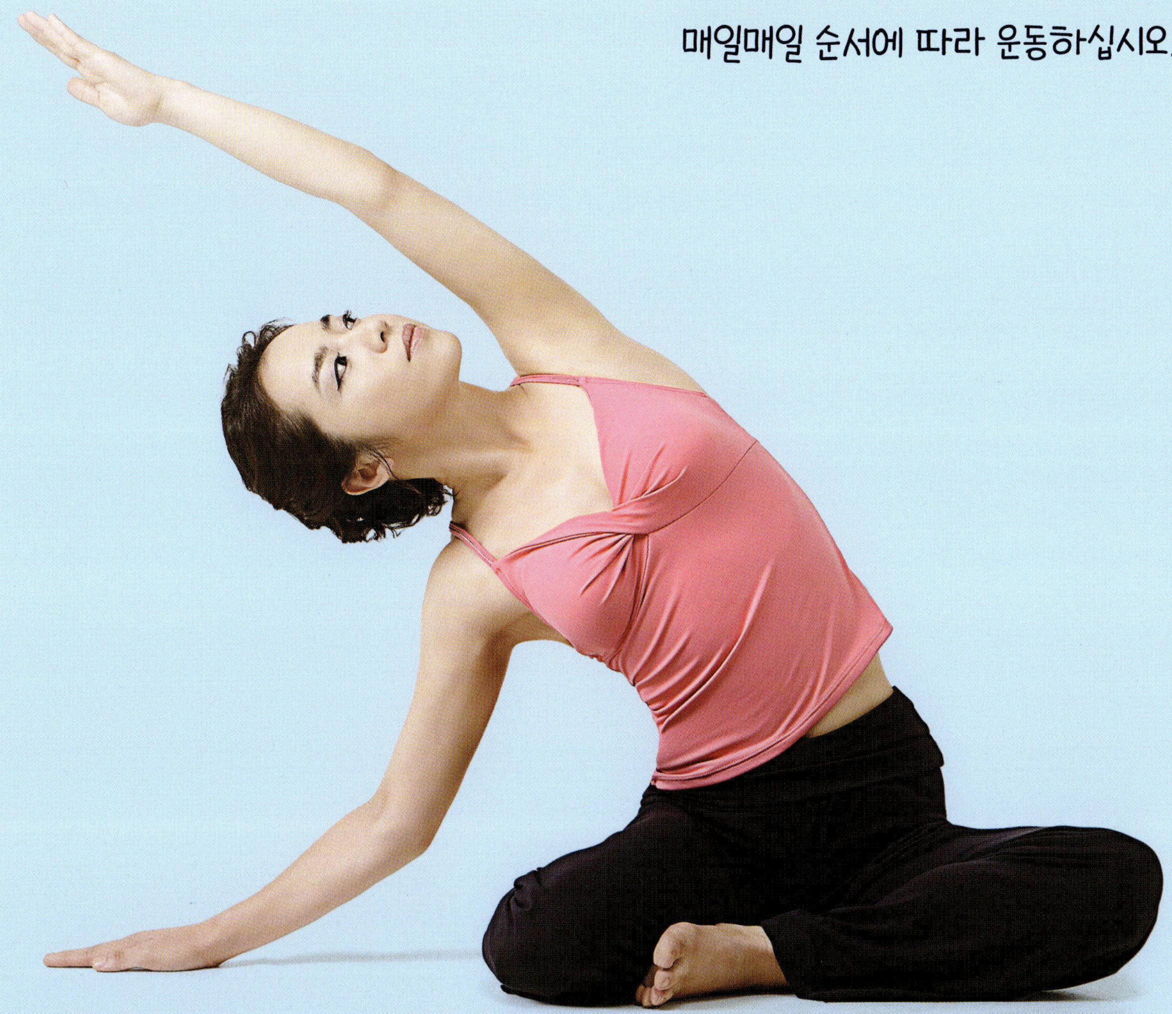

자연치유 요가 기본 자세

자연치유 요가 기본 자세

요가 자세 하기 전에 꼭 해야 하는 심상 훈련(Interoceptive attention)

Imagination was more powerful than knowledge(Einstein)

1. 방바닥이나 침대에 등을 대고 눕는다(잠이 들어서는 안 된다. 이때 몸이 충분히 따뜻해야 하는데, 만약 실온이 낮을 때는 담요를 덮는다.
2. 조용히 눈을 감아라.
3. 숨을 들이쉬고 내쉴 때마다 복부가 오르락내리락하는 것을 느끼도록 한다.
4. 발끝에서 머리끝까지 몸 전체가 '하나가 되고' 그것을 피부가 감싸고 있다는 생각을 하라. 그리고 방바닥이나 침대에 몸이 닿고 있는 부분의 감촉을 느끼도록 한다.
5. 발의 발가락에 주의를 집중하라. 발가락 끝에 주의를 집중하면서 마치 그곳에 호흡이 드나드는 통로가 있어 이곳을 통해 호흡이 들어가고 호흡이 나가는 것처럼 느껴라.
6. 발가락 사이에서 일어나는 모든 감각을 느끼도록 한다. 발가락마다 일으키는 감각의 차이를 구분하고, 이 부분에서 밀려오는 감각을 관찰하라. 만약 이 순간 아무것도 느낄 수 없다 하더라도 그것으로 좋다. '아무것도 느낄 수 없다'는 그 느낌을 그대로 받아들여라.
7. 발가락에서 주의를 다른 곳으로 옮길 준비가 되면 우선 발가락까지 닿을 수 있도록 깊이 숨을 들이쉬고 내쉴 때는 '마음의 눈'으로 감각을 '녹여 버린다'고 생각하라. 그런 후 몇 차례 호흡을 더 계속한 후 발바닥, 발꿈치, 발등, 발목으로 주의를 옮기면서 각 장소에서 일어나는 감각을 관찰하면서 동시에 호흡을 계속한다. 몸의 곳곳에서 호흡과 함께 감각을 경험하면 그곳을 떠나 다음 위치로 이동한다.
8. 주의가 산만해지면 주의를 일단 호흡으로 되돌리고, 그런 후에 주의를 집중하고 있는 신체 부위로 되돌아가도록 한다.
9. 앞서 기술한 방법대로 호흡에 의식을 집중한 채 주의를 왼쪽 다리에서 서서히 옮긴 후 계속해서 다른 신체 부위로 옮긴다. 주의를 집중한 개개 부위에서 일어나는 감각을 느끼고 그 부위와 함께 호흡을 한 후 다음 부위로 주의를 옮긴다.
10. 만약 의식이 깨어 있는 상태를 유지하기가 어려우면 눈을 뜬 채 할 수도 있다.
11. 내 신체의 불편한 곳으로 의식을 옮겨 간다. 아프거나 불편한 신체 그곳에서 숨이 들고 나간다고 주의를 집중한다.

12. 영롱하고 반짝이는 빛이 누워 있는 내 몸 위에서 날 비추고 있다고 상상한다.
빛 줄기 하나가, 아프거나 불편한 내 신체의 그곳을 비추고 있다고 상상한다.
내쉬는 호흡마다 더욱 밝고 따뜻한 빛이 아픈 내 몸을 비추고 있다고 상상한다.

기지개를 하면서 눈을 뜨고, 앉아서 매트 위에서 동작을 시작한다.

한 동작에서 다음동작으로 넘어갈 때 느껴지는 신체의 반응을 충분히 자각하면서, 물 흐르듯이 따라해 본다. 머무는 시간은 쉽게 느껴지는 동작은 10초, 몸의 경직이 많이 느껴지는 동작은 호흡과 같이 20초씩 머물러 본다.

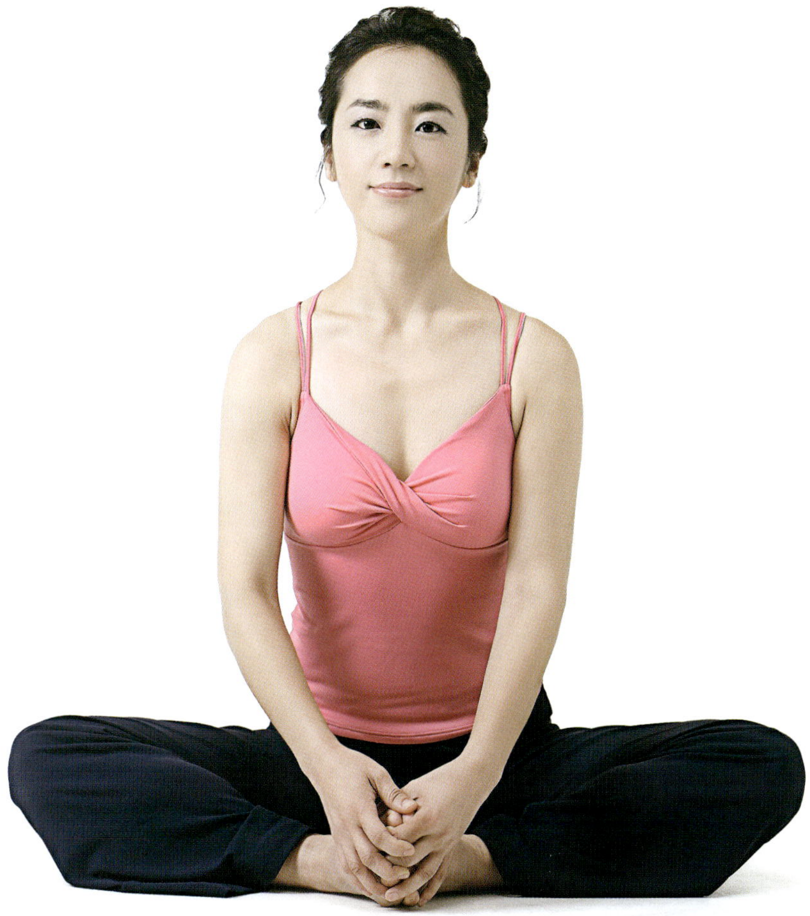

자연치유 요가 기본 자세

1

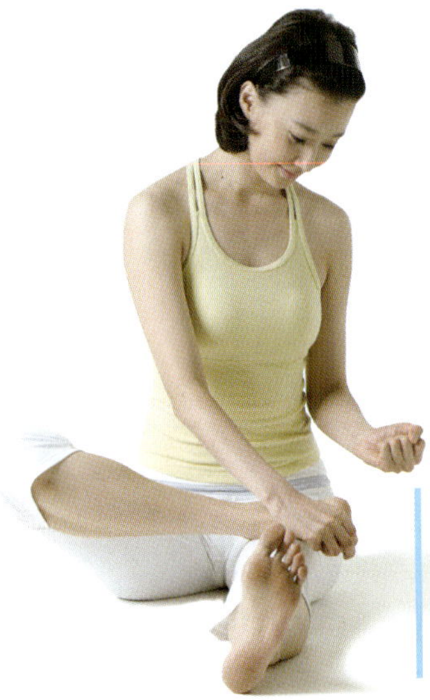

- 앉아서 한쪽 다리를 반대쪽 다리 위에 얹는다.
- 주먹 쥔 손으로 발바닥 전체를 골고루 두드려 준다.

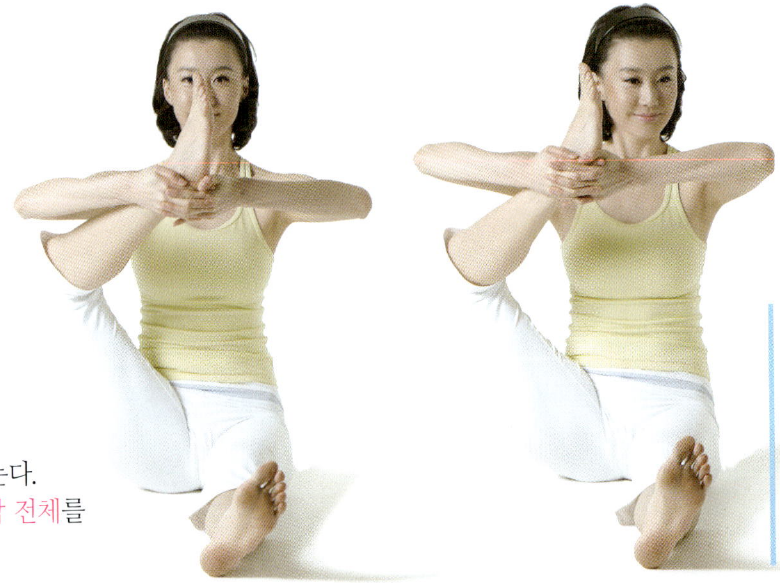

- 두드린 발바닥에 양손으로 깍지를 끼고 다리를 가슴 높이로 들어올린다.
- 내쉬면서 무릎을 천천히 앞, 뒤로 움직인다.
- 반대쪽도 같은 요령으로 실시한다.

1-1

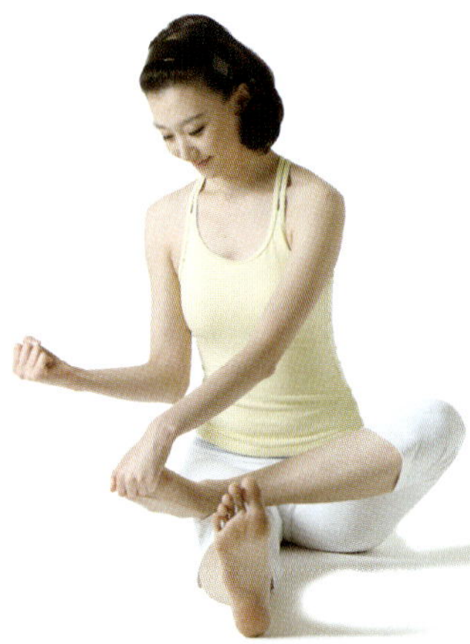

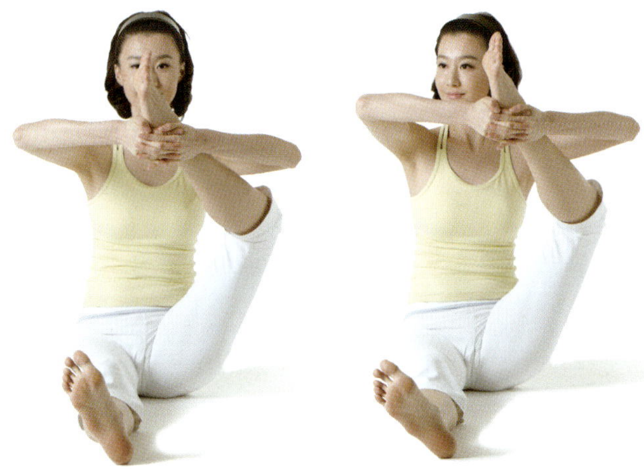

- 반대쪽

2

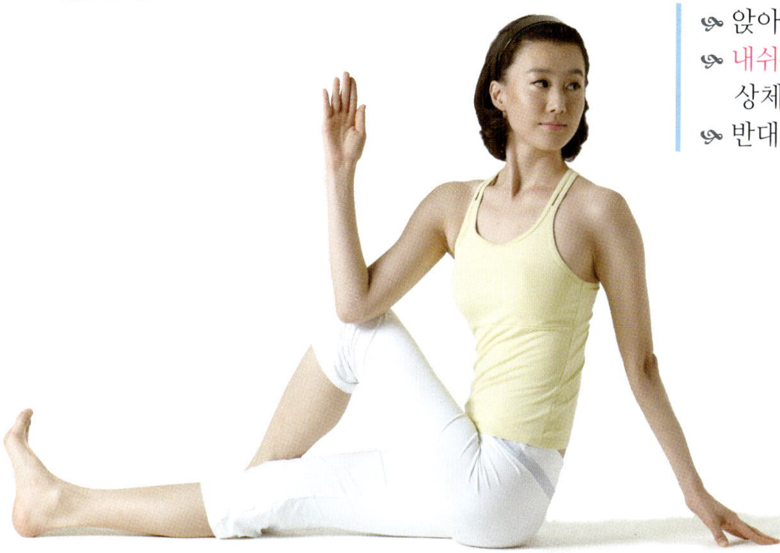

- 앉아서 한쪽 발을 반대쪽 무릎 바깥쪽에 세운다.
- 내쉬는 호흡에 반대쪽 팔꿈치로 무릎을 안쪽으로 밀면서 상체를 바깥쪽으로 비틀기를 10~20초씩 3회 실시한다.
- 반대쪽도 같은 요령으로 실시한다.

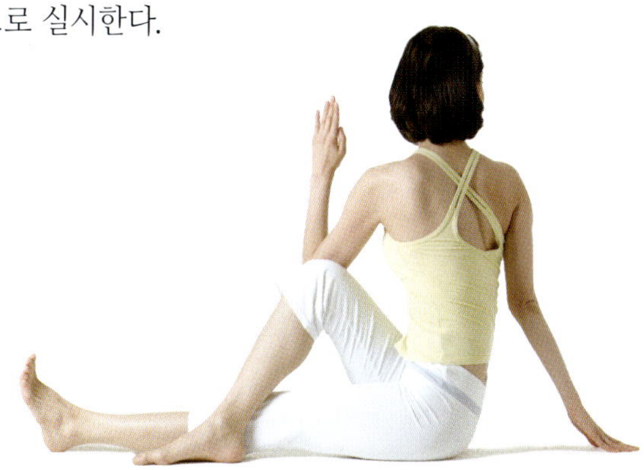

반대쪽

3

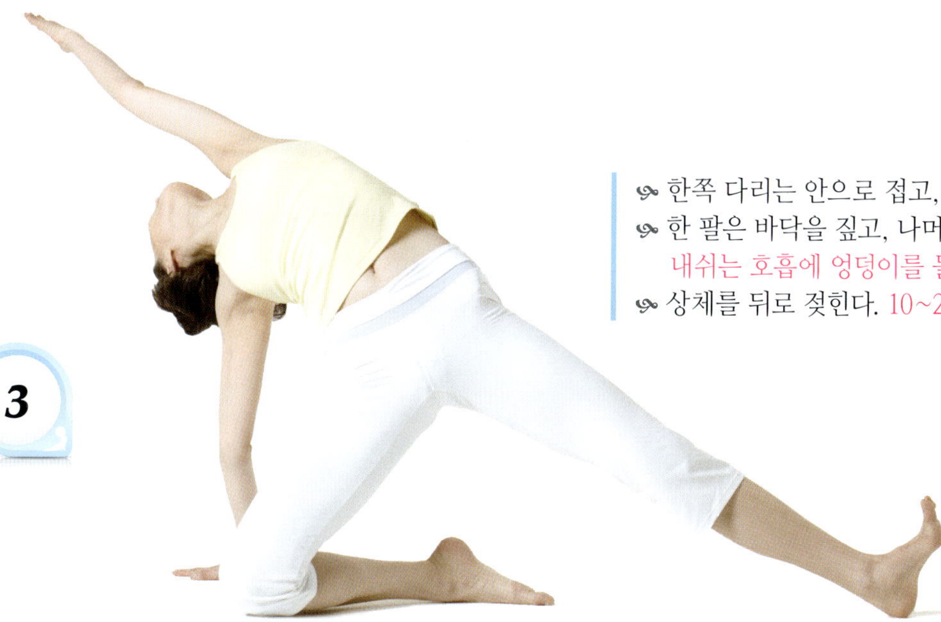

- 한쪽 다리는 안으로 접고, 나머지는 옆으로 뻗고 앉아서
- 한 팔은 바닥을 짚고, 나머지 팔로 크게 원을 그리면서 내쉬는 호흡에 엉덩이를 들어 올리고
- 상체를 뒤로 젖힌다. 10~20초 유지하기를 3회 실시한다.

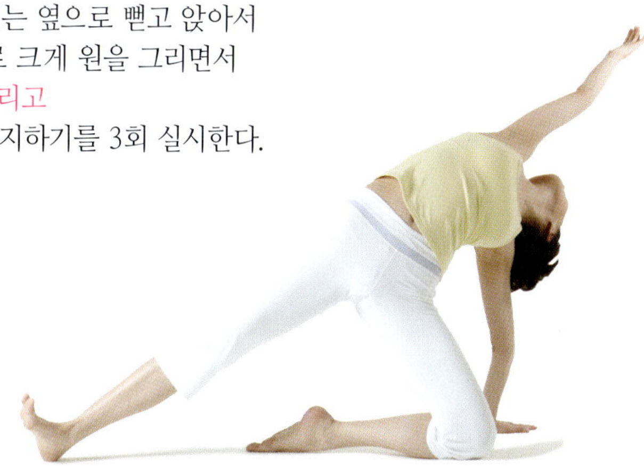

반대쪽

자연치유 요가 기본 자세

4

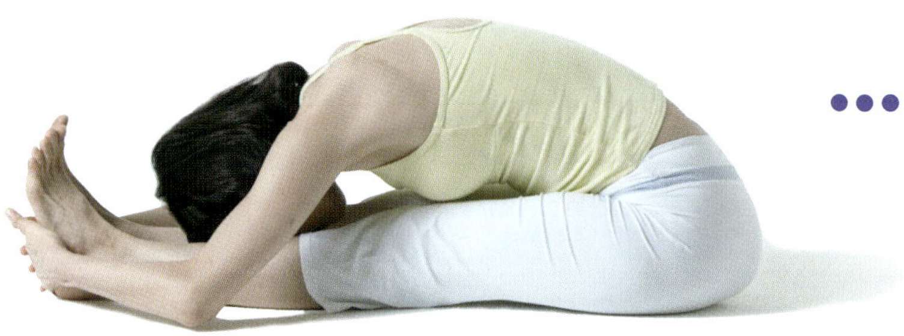

- 다리를 모아 앞으로 뻗고
  내쉬는 호흡에 등을 편 채로 천천히 상체를 내린다.
- 10~20초간 유지하기를 3회 실시한다.

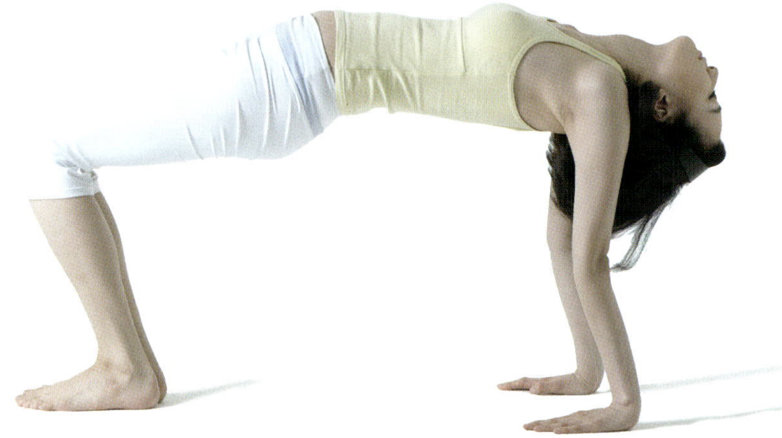

- 무릎을 세우고 앉아 두 손끝을 엉덩이 쪽으로 향하게 뻗고
- 내쉬는 호흡에 엉덩이를 들어 고개를 뒤로 젖힌다.
- 10~20초간 유지하기를 3회 실시한다.

5

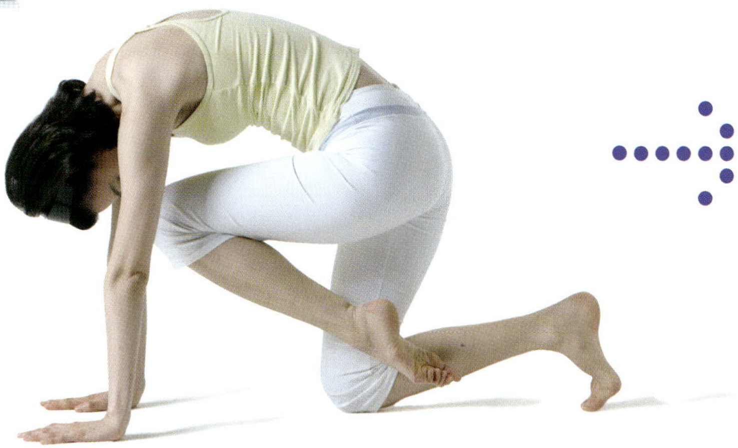

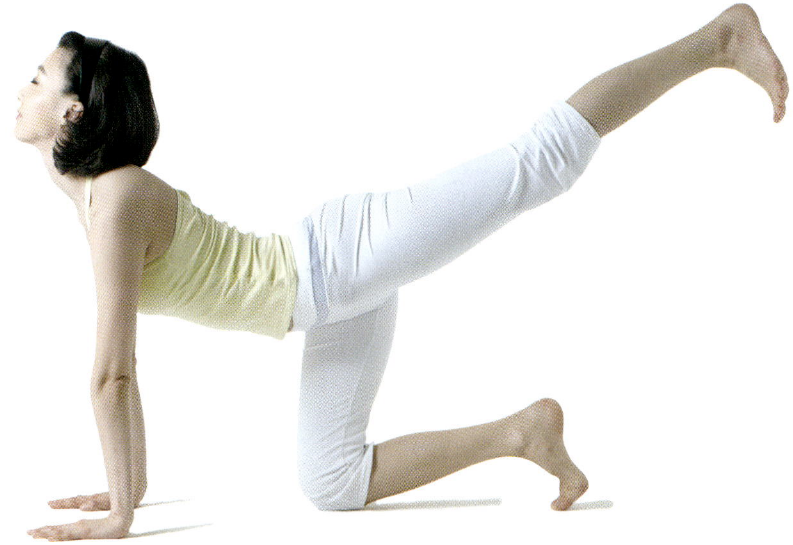

- 기어가는 자세에서 마시는 호흡에 등을 동그랗게 말고
- 한쪽 무릎을 이마 가까이 가져온다.

- 내쉬는 호흡에 접은 무릎을 뒤로 뻗고 시선은 천장을 향한다.
- 한 동작별로 10~20초 정도 3회 실시한다.
- 반대쪽도 같은 요령으로 실시한다.

5-1

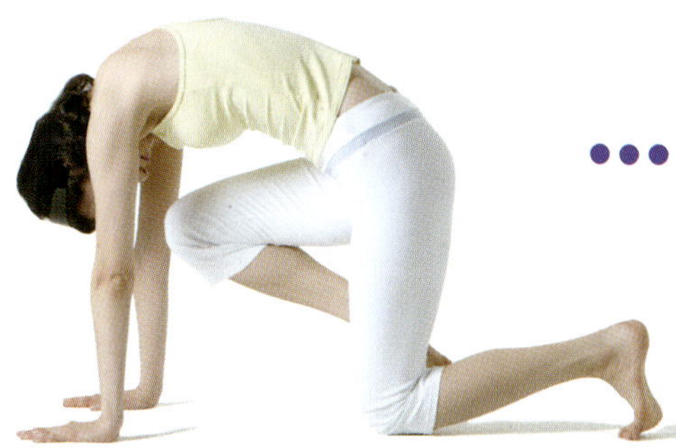

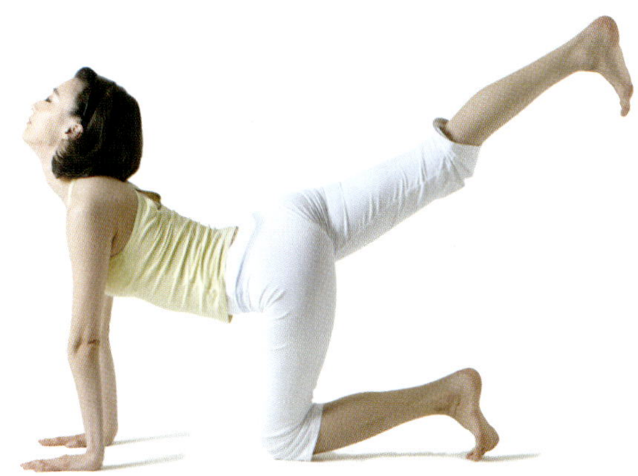

- 반대쪽

6

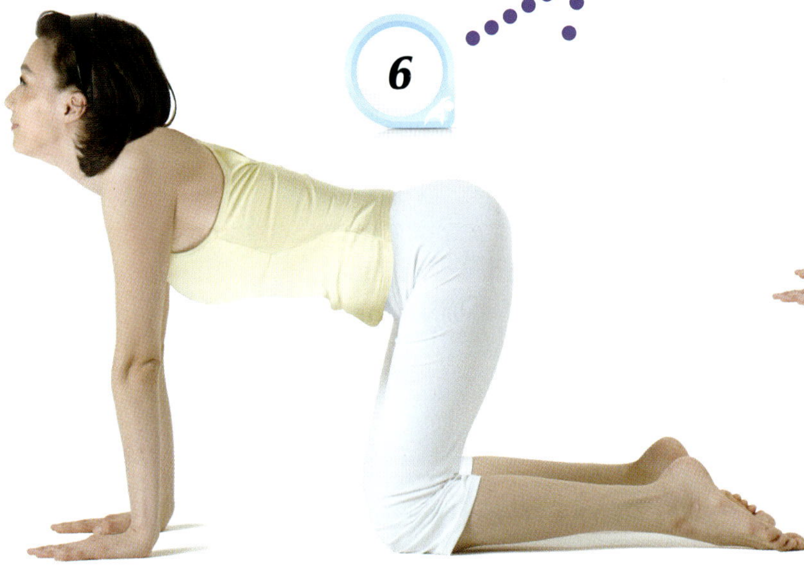

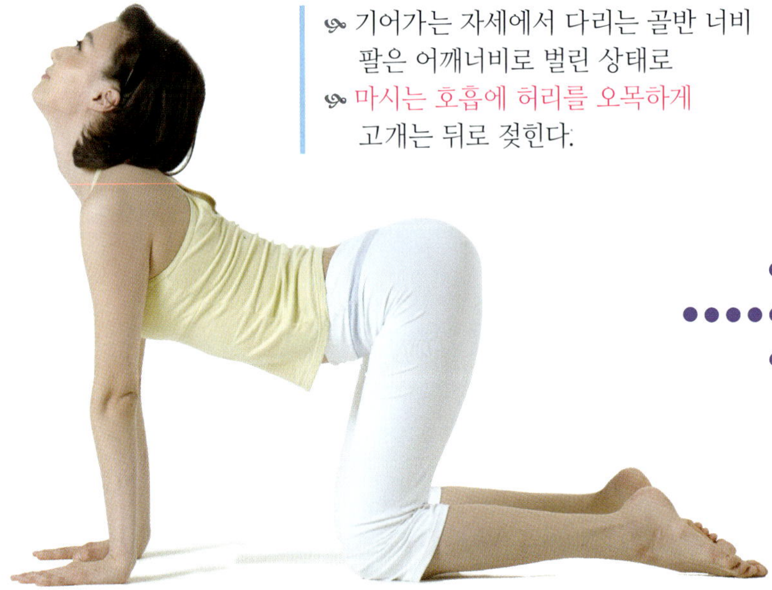

- 기어가는 자세에서 다리는 골반 너비 팔은 어깨너비로 벌린 상태로
- 마시는 호흡에 허리를 오목하게 고개는 뒤로 젖힌다.

기어가는 자세
자주 사용하는 동작이니 잘 기억해 두세요.

7

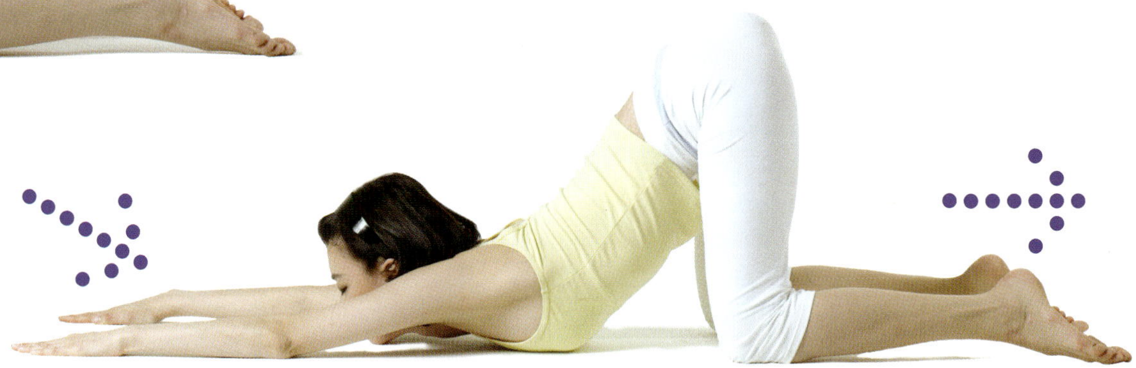

- 기어가는 자세에서 두 팔을 앞으로 두 뼘 정도 뻗고
- 내쉬는 호흡에 가슴을 바닥에 닿게 한다.
- 10~20초 유지하기를 3회 실시한다.

- 내쉬는 호흡에 등을 동그랗게 말고, 시선을 배꼽에 둔다.
- 10~20초 정도 유지하기를 3회 실시한다.

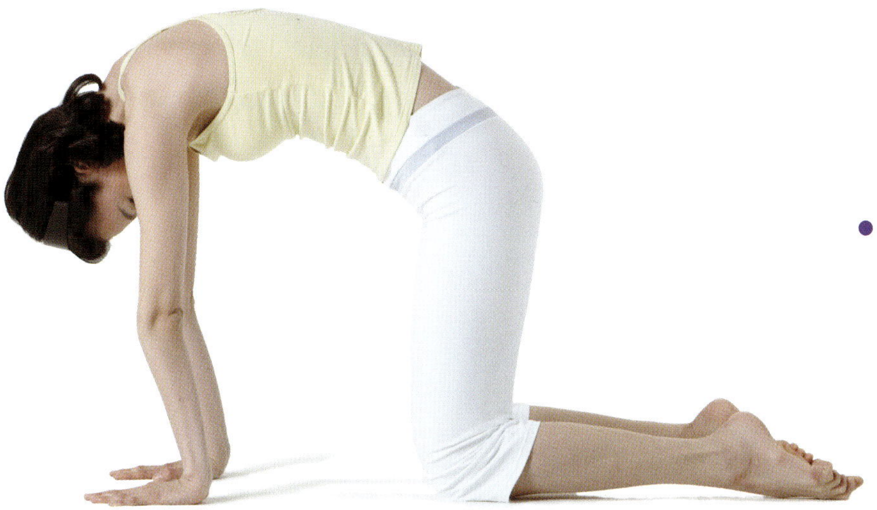

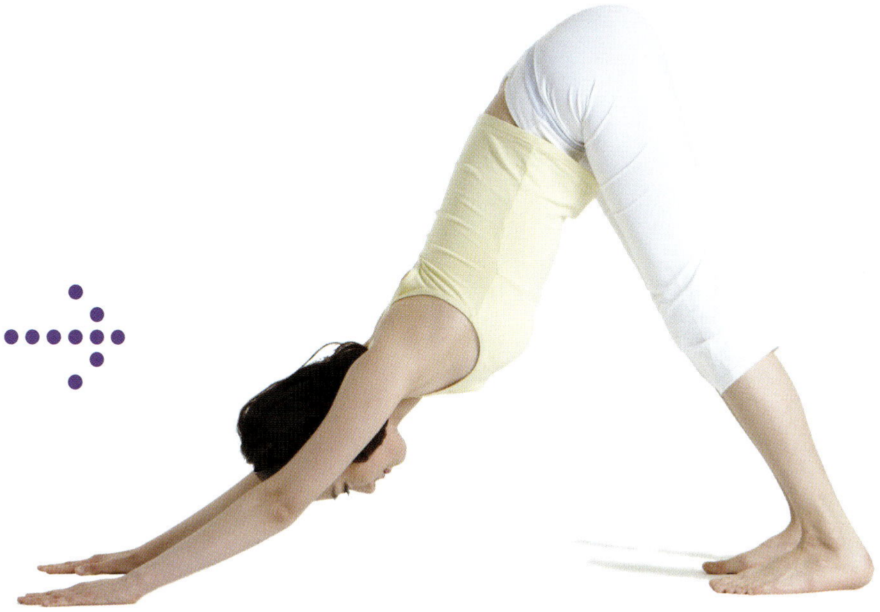

- 기어가는 자세에서 마시는 호흡에 엉덩이를 위로 들어 무릎을 펴고
- 내쉬면서 뒤꿈치를 바닥에 댄다.
- 10~20초 정도 유지하고
- 기어가는 자세로 돌아온다.
- 3회 실시한다.

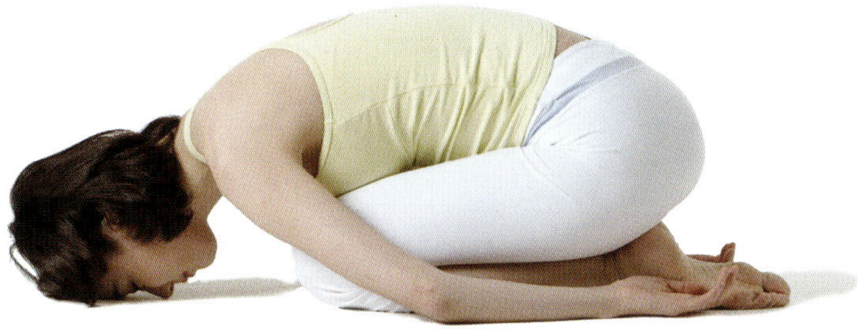

휴식 자세
자주 사용하는 동작이니
잘 기억해 두세요.

- 천천히 내쉬면서 엉덩이를 뒤꿈치 위에 얹고
- 이마를 바닥에 대고 휴식 취하기를 10~20초가량 유지한다.

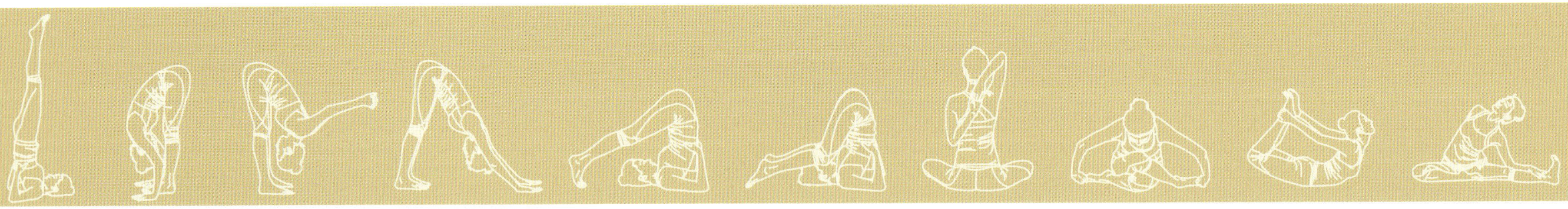

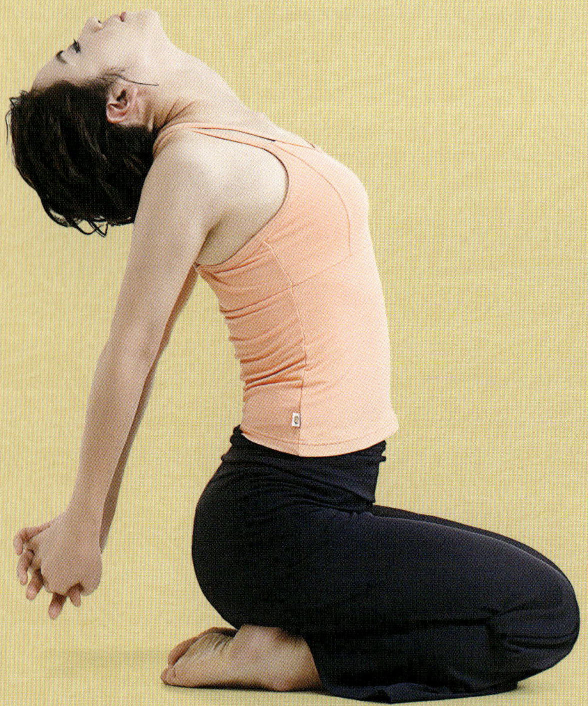

1 척추 질환 치유를 위한 자연치유 요가

1-1 척추 바로 세우기
1-2 만성 요통
1-3 추간판 헤르니아: 디스크
1-4 척추 측만증
1-5 척추관 협착증
1-6 일자 목, 일자 허리
1-7 굽은 어깨 & 노인성 후만
1-8 척추 전만증과 복부비만
1-9 경통: 목디스크 (두통)
1-10 골반 형태 변위

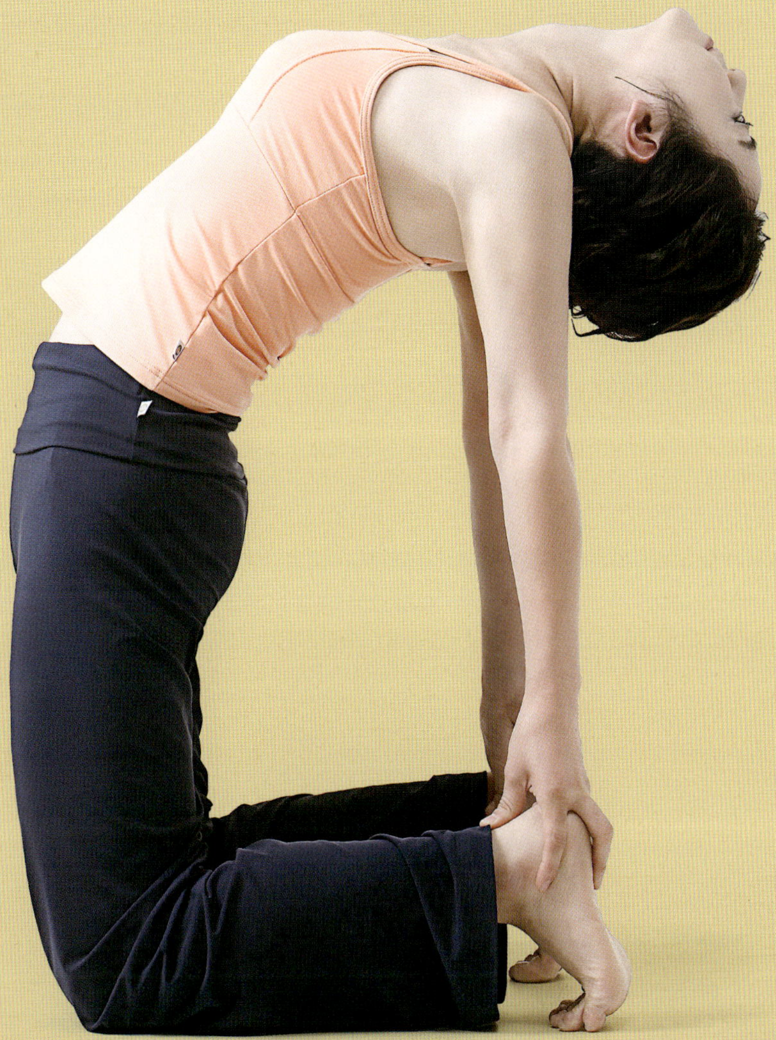

1-1

척추 바로 세우기

Supine Stabilization Movement

우리 몸의 구조는 네 발로 다니는 동물과 비슷하게 구성되어 있는데 실제로는 두 발로 걷는다. 두 발 직립 보행의 문제점은 자세가 나빠지고 신체의 각 근육을 골고루 사용하지 못해 근육 저하가 생길 수 있다는 점이다. 그 결과 **척추가 비정상적으로 굽어 목과 어깨 통증, 요통, 신경통을 비롯한 각종 통증이 생긴다.**

신경의 통로가 되는 척추가 휘어 있거나, 구조물이 하나씩 아탈구되어 틀어져 있는 경우엔 해당 신경선의 비활성화로 인해 인체 내 대사장애를 일으킨다. 피로함이나 체력 저하, 소화불량, 호흡 곤란, 변비, 숨 가쁨 등의 생체 리듬의 저하로 인해 삶 자체가 무기력해지고 건강도 해치게 된다.

S자형의 만곡은 인간이 두 다리로 보행을 하기 위한 균형감각의 표출이다. 우리의 척추는 후면에서는 일(I)자, 옆면에서는 S자형의 만곡을 유지할 수 있도록 유연성과 적절한 근력, 근지구력 유지를 강화시키는 자연치유 요가를 꾸준히 해주어야 한다.

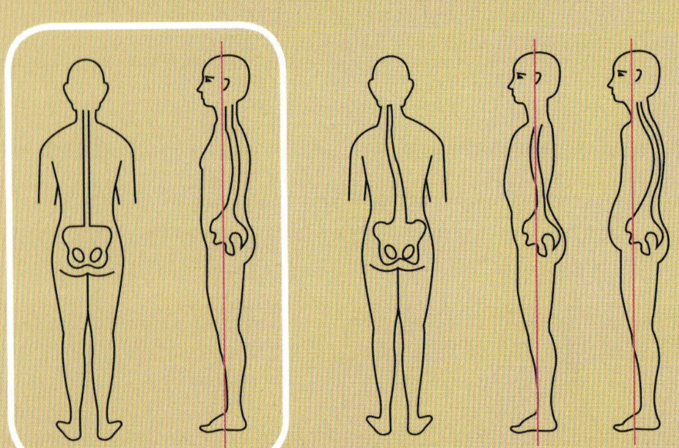

1

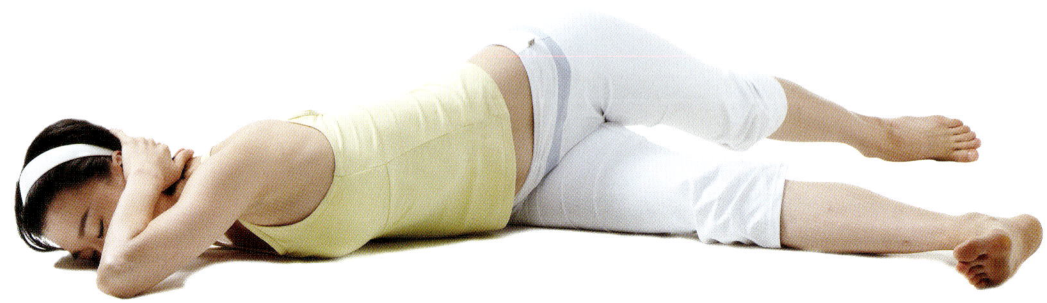

- 등을 대고 누워 양손은 머리 뒤에서 깍지를 끼고 다리를 넓게 벌린다.
- 마시는 호흡에 한쪽 팔꿈치를 높게 들어 내쉬는 호흡에 반대쪽 바닥에 내려놓는다.
- 10~20초간 유지하고 돌아오기를 3회 정도 실시한다.
- 반대쪽도 같은 요령으로 실시한다.

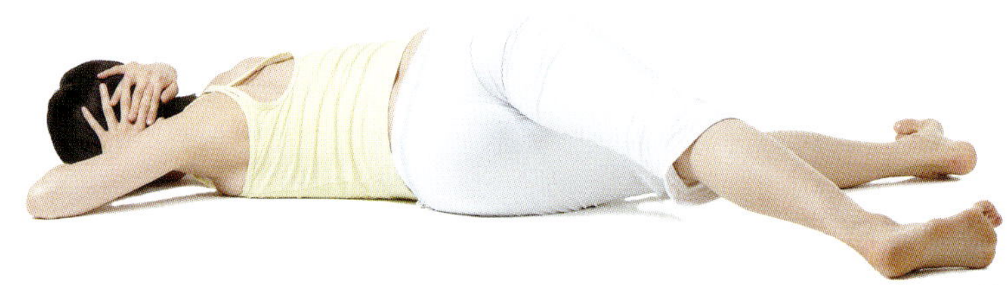

반대쪽

2

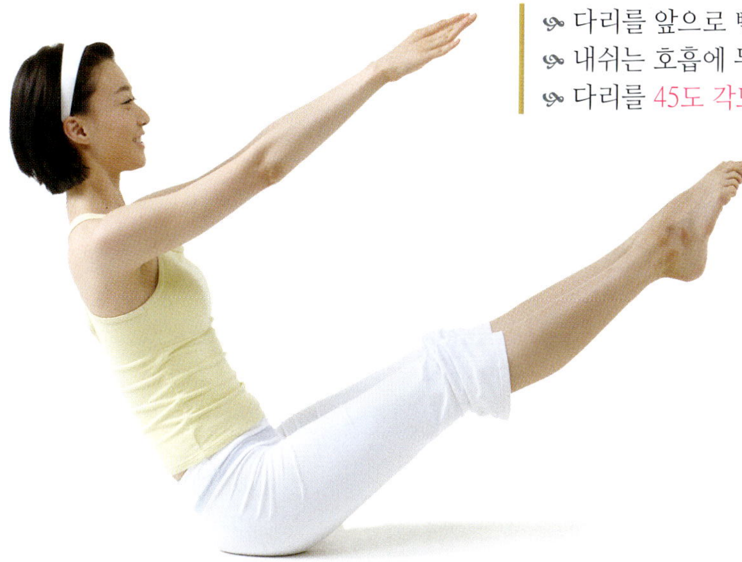

- 다리를 앞으로 뻗고 앉아서 허리를 곧게 펴고
- 내쉬는 호흡에 두 팔을 앞으로 뻗고
- 다리를 45도 각도로 들어올려 10~20초간 유지하기를 3회 실시한다.

3

- 다리를 넓게 벌리고
  내쉬는 호흡에 오른 다리를 직각으로 내린다.
- 두 손은 등 뒤에서 깍지 끼고 팔 뒤로 뻗으면서
  시선은 천장을 바라본다.
- 10~20초간 유지하고 돌아오기를 3회 정도 실시한다.
- 반대쪽도 같은 요령으로 실시한다.

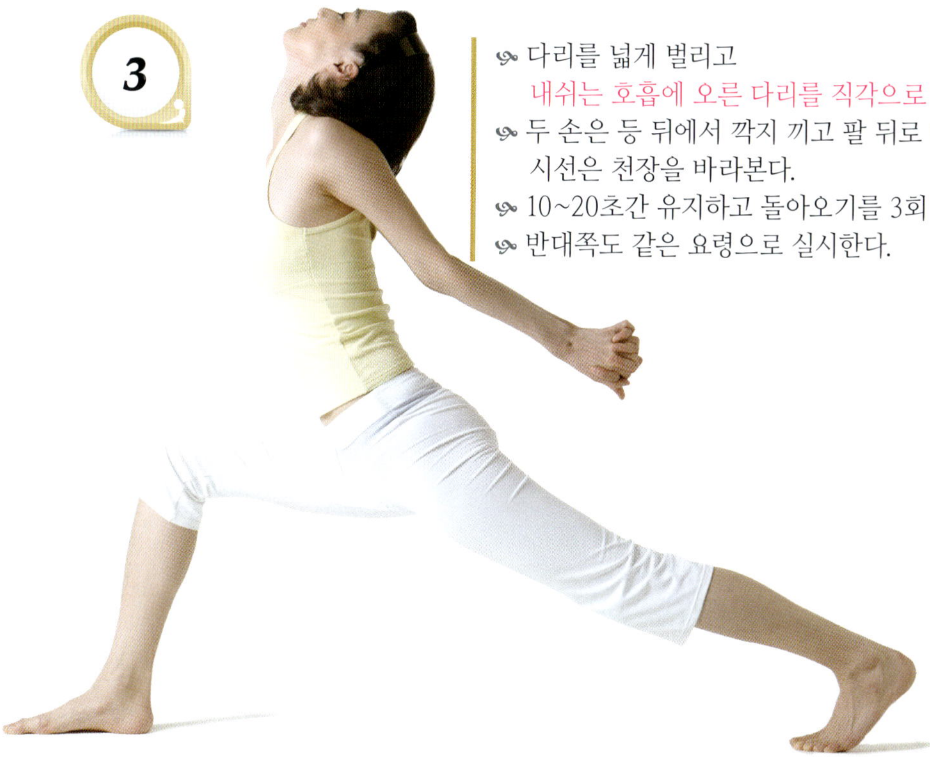

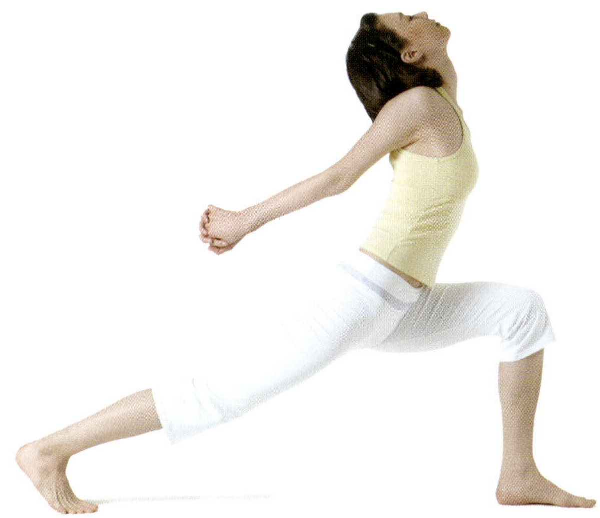

반대쪽

척추 바로 세우기

4

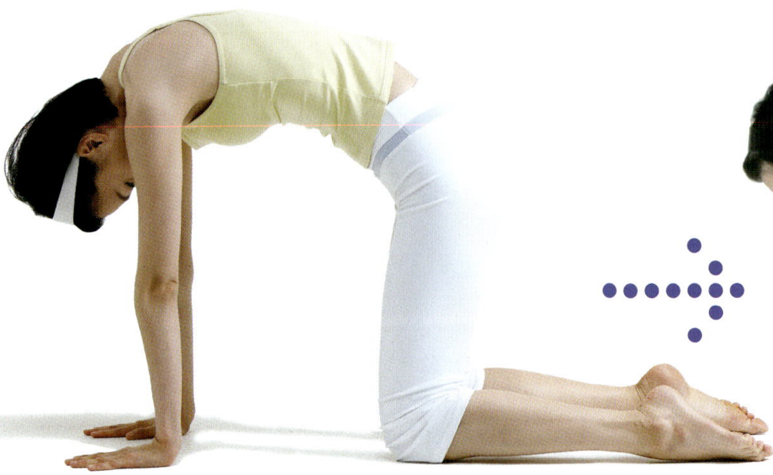

- 기어가는 자세에서
  내쉬는 호흡에 등을 동그랗게 말고 시선은 배꼽을 바라본다.
- 10~20초간 유지하고 돌아오기를 3회 정도 실시한다.

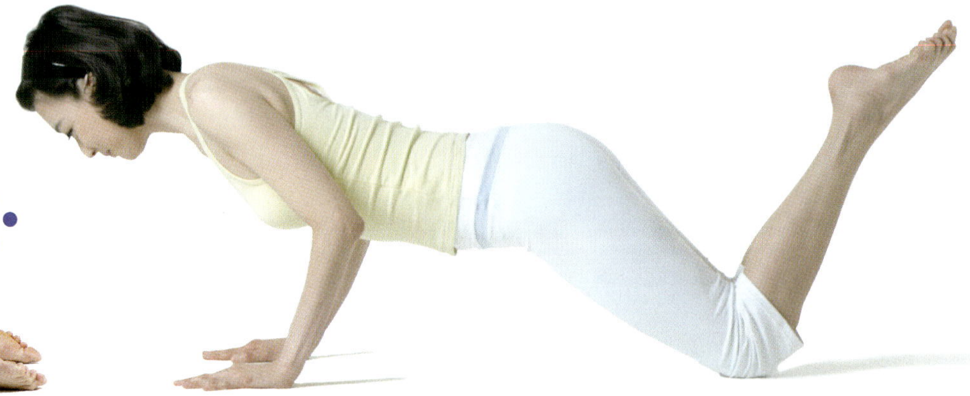

- 기어가는 자세에서
  두 발을 바닥에서 띄워 무릎만 바닥에 댄 채
- 팔굽혀펴기를 10~15개 정도 3회씩 한다.

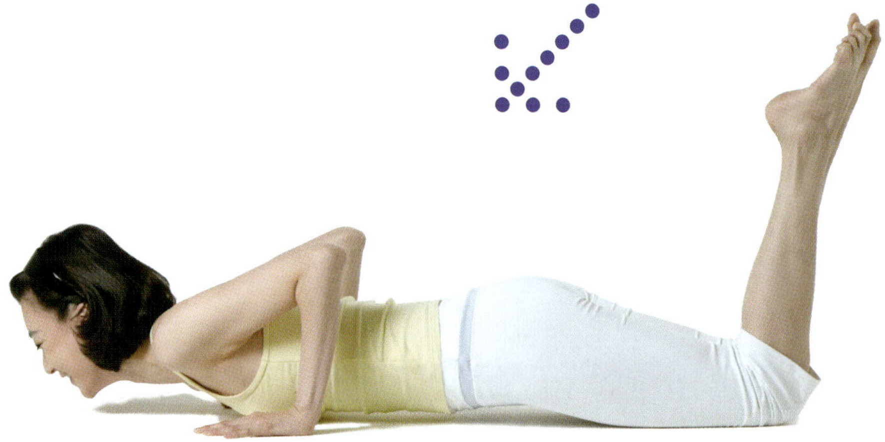

5

- 팔굽혀펴기 하는 자세에서 마시는 호흡에 오른발을 왼발 뒤로 보내고 오른팔을 천장으로 뻗으며 몸 세운다.
- 10~20초간 버티고 돌아오기를 3회 정도 한다.
- 반대쪽도 같은 요령으로 실시한다.

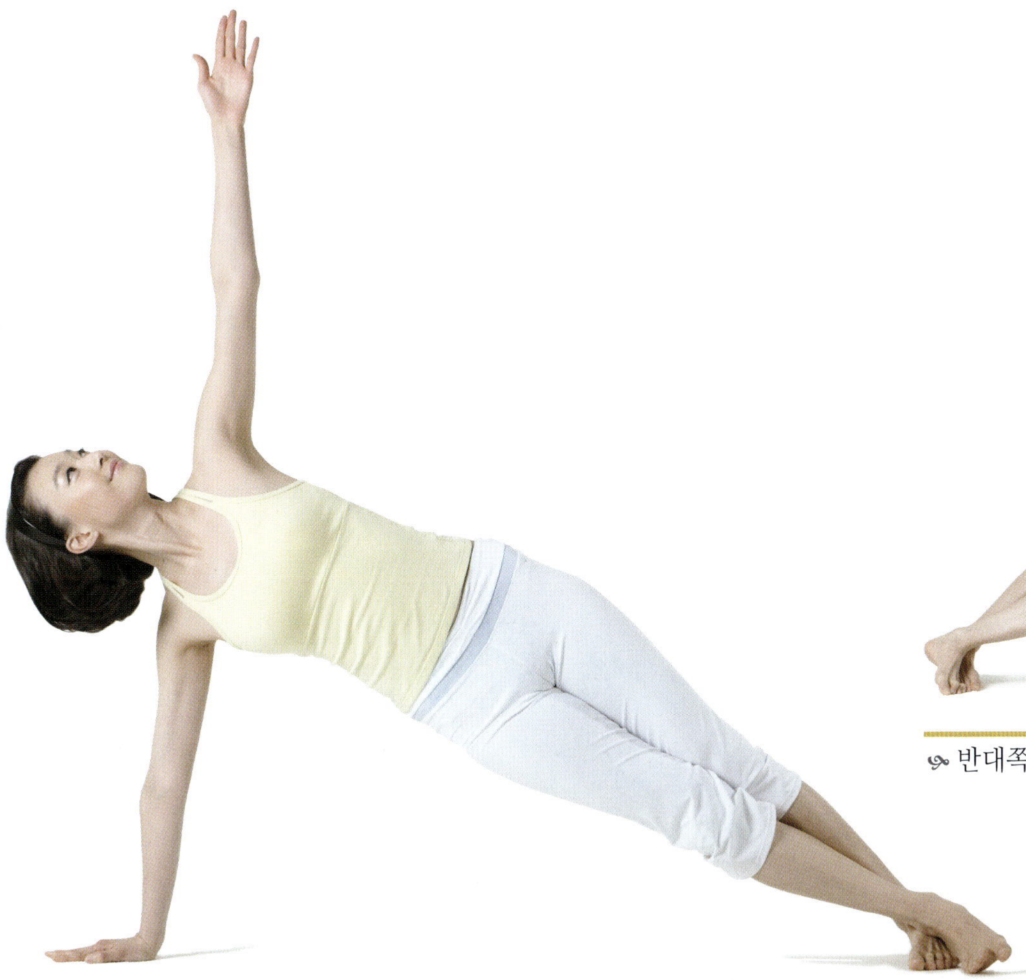

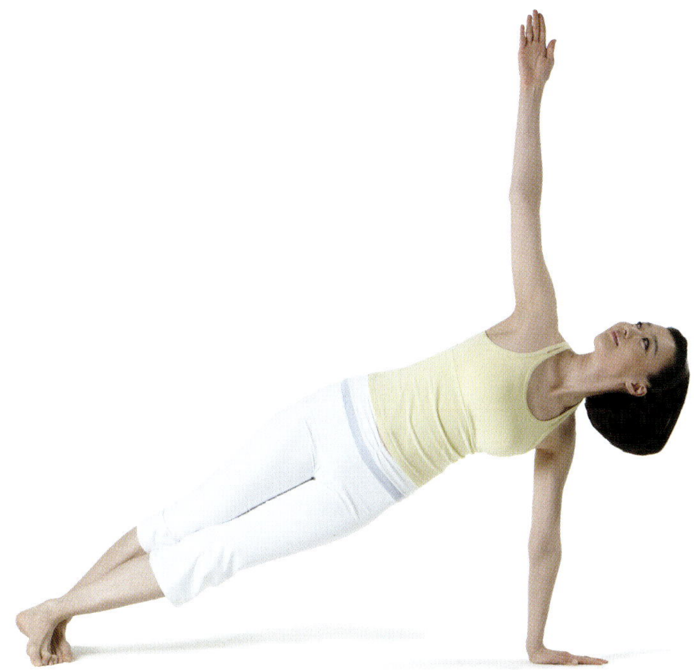

반대쪽

1-2
만성 요통
Chronic low-back pain

요통은 불량한 자세, 갑작스런 물건 들기, 움직임 부족, 비만, 허리 인대와 근육의 손상, 약한 허리, 척추 결핵 및 내장 질환, 허리 디스크, 척추의 종양 등으로 인하여 흔히 발생한다.

만성 요통은 허리뼈와 골반부의 불안정성으로 인한 불규칙한 척추 분절 운동이 원인이 되어 근육 손상, 디스크, 척추 후관절의 반복적 손상으로 이어진다. 또한, 허리의 반복적 움직임이나 과다 사용, 외상, 운동 부족, 안 좋은 자세 등으로 한 번 손상을 입은 연부 조직은 재생 과정에서 근육에 반흔(scar tissue), 즉 상처가 남게 되면서 반복적인 통증을 동반한 만성 요통을 유발한다.

요통은 통증이 허리에만 머무르는 경우와 허벅지나 종아리, 발가락까지 저리거나 비슷한 통증으로 이어지는 방사통(주변으로 확산해가는 통증)을 동반하기도 한다. 종아리나 발가락 저림 증세가 심하다면 반드시 MRI 등의 정밀 검사를 받아야 한다.

날씨나 컨디션에 따라 가끔씩 혹은 주기적으로 생기는 만성적 요통은 자연치유 요가로 개선이 가능하다. 요통을 앓고 있는 많은 환자는 척추 질환 자체의 문제라기보다는 근육과 인대, 관절 등 척추 주변의 연부 조직이 약해서 생기는 문제가 전체의 80% 이상을 차지한다. 요부와 하지 관절의 유연성 회복과 복부와 허리 근육을 강화해 주는 자연치유 요가로 요통을 개선해 갈 수 있다.

1

- 무릎을 벌리고 양손으로 발바닥을 마주 잡고 앉아서
- 내쉬는 호흡에 상체를 천천히 숙여 이마를 바닥까지 내린다.
- 10~20초 유지하기를 3회 실시한다.

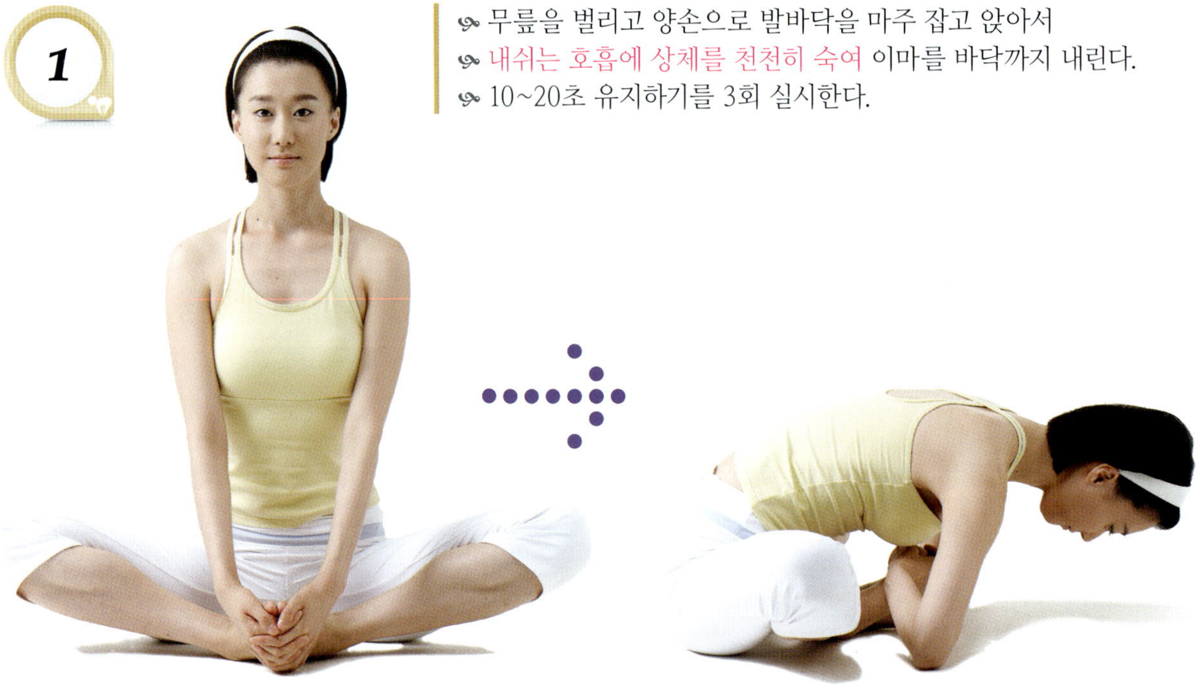

2

- 등을 대고 누워 두 팔을 옆으로 펴고
  한쪽 무릎을 세워, 반대쪽 무릎 위에 발바닥을 올려놓는다.
- 반대 손으로 세운 무릎을 잡고,
  내쉬는 호흡에 무릎을 바닥으로 내리고 고개는 반대로 돌린다.
- 10~20초 정도 유지하기를 양쪽 3회씩 실시한다.
- 반대쪽도 같은 요령으로 실시한다.

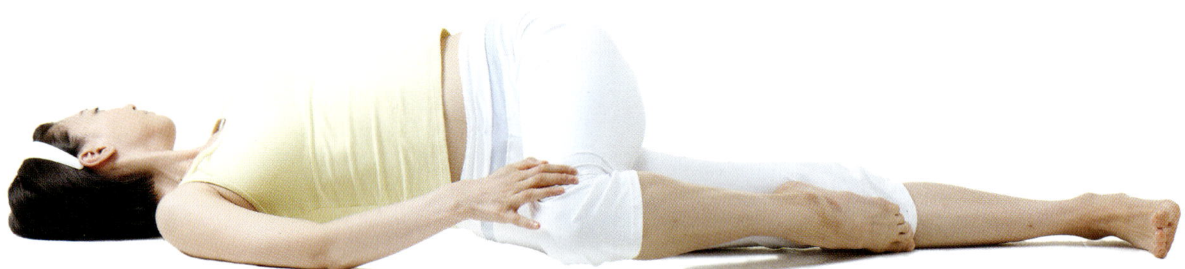

3

- 등을 대고 누워 양손은 머리 뒤에서 깍지를 끼고 다리를 넓게 벌린다.
- 마시는 호흡에 한쪽 팔꿈치를 높게 들어 내쉬는 호흡에 반대쪽 바닥에 내려 놓는다.
- 10~20초간 유지하고 돌아오기를 3회 정도 실시한다.
- 반대쪽도 같은 요령으로 실시한다.

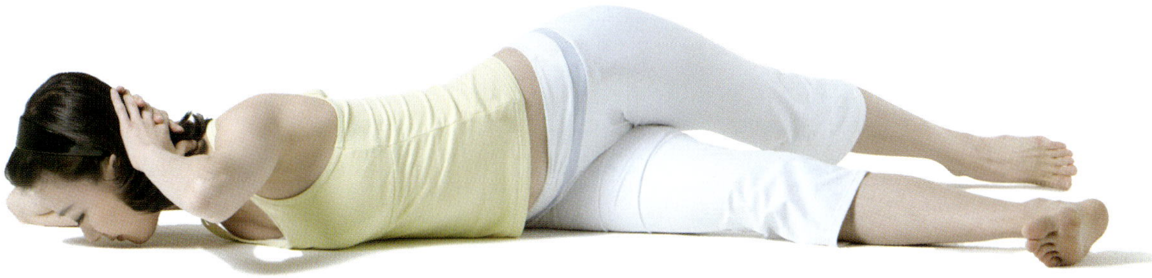

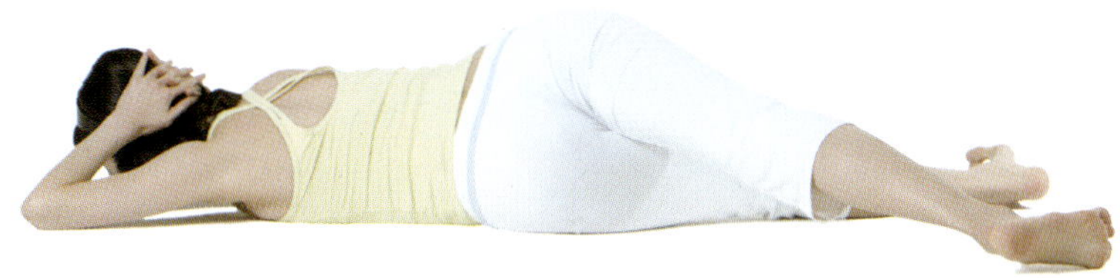

반대쪽

4

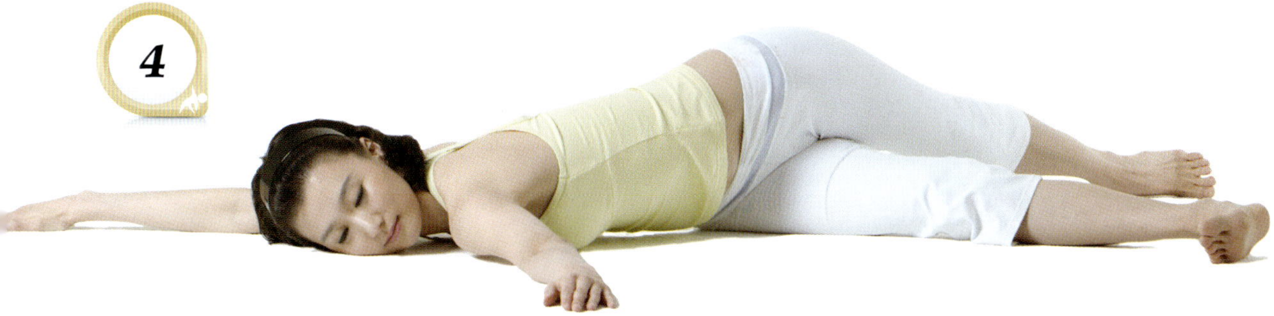

- 등을 대고 누워, 오른손은 위로, 왼손은 옆으로 뻗고, 다리를 넓게 벌린다.
- 마시는 호흡에 옆으로 뻗은 왼손을 들어, 내쉬는 호흡에 반대쪽 바닥을 짚는다.
- 10~20초간 유지하고 돌아오기를 3회 정도 실시한다.
- 반대쪽도 같은 요령으로 실시한다.

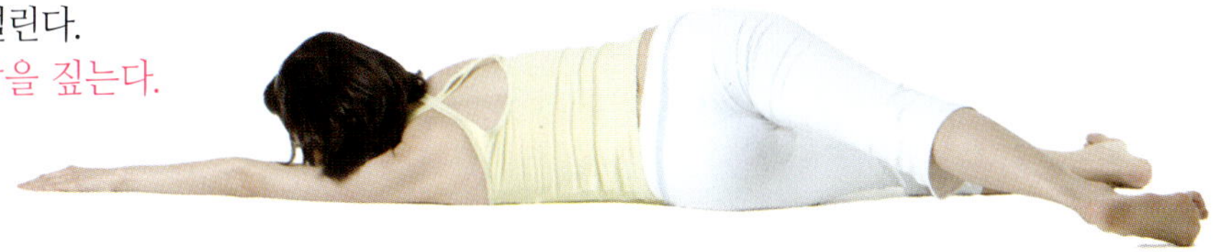

반대쪽

만성 요통

5

- 등을 대고 누워서 양쪽 무릎을 모아 감싸서
- 내쉬는 호흡에 무릎을 가슴 가까이 끌어당기고 고개를 살짝 들어 올려서 10~20초 정도 유지하기를 3회 실시한다.

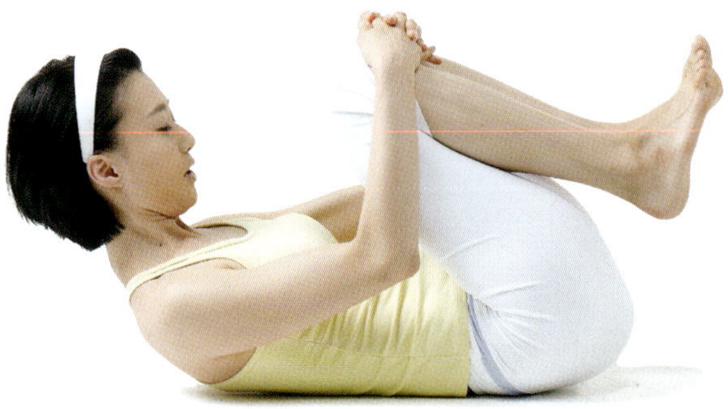

6

- 등을 대고 누워 무릎을 반접고
- 두 팔은 머리 위로 뻗는다.
- 내쉬는 호흡에 상체를 올리며 두 손을 무릎에 얹는다.
- 10~20초 정도 유지하고 내려오기를 3회 정도 실시한다.

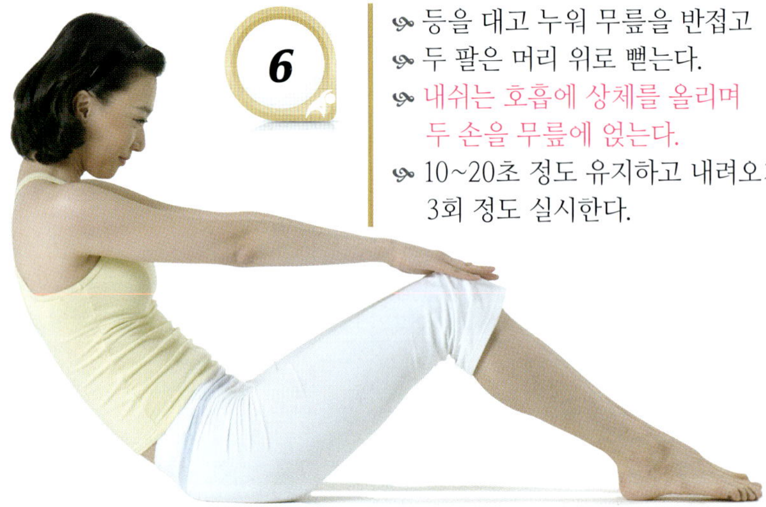

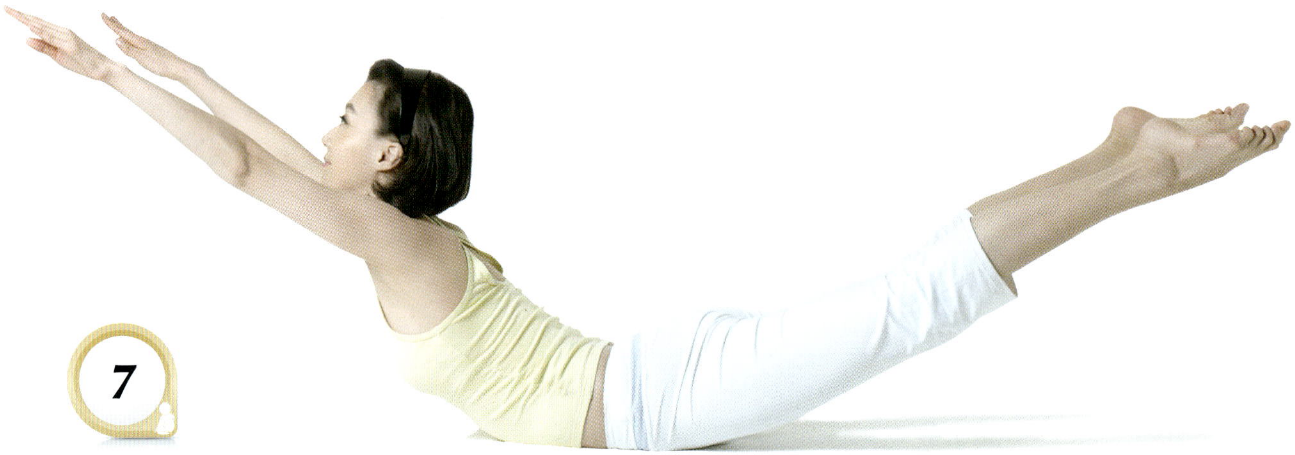

7

- 배를 바닥에 대고 누운 상태에서 두 팔을 앞으로 뻗고
- 내쉬는 호흡에 팔과 다리를 동시에 올린다.
- 10~20초간 유지하고 내려오기를 3회 정도 실시한다.

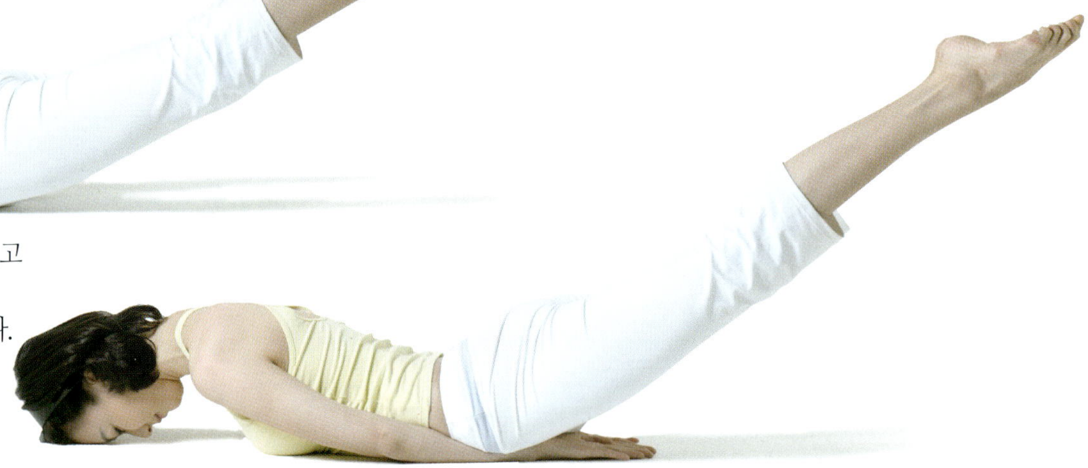

8

- 배를 바닥에 대고 누운 상태에서 두 팔을 배 밑으로 넣고, 이마를 바닥에 댄다.
- 마시는 호흡에 다리를 위로 올린다.
- 10~20초간 유지하고 내려오기를 3회 정도 실시한다.
- 본인의 능력에 따라 횟수를 최대한 늘려 본다.

9

- 배를 바닥에 대고 누워 손은 어깨 옆 바닥을 짚고
- 마시는 호흡에 팔을 펴면서 상체를 들어 올린다.
- 10~20초간 유지하고 내려오기를 3회 정도 실시한다.

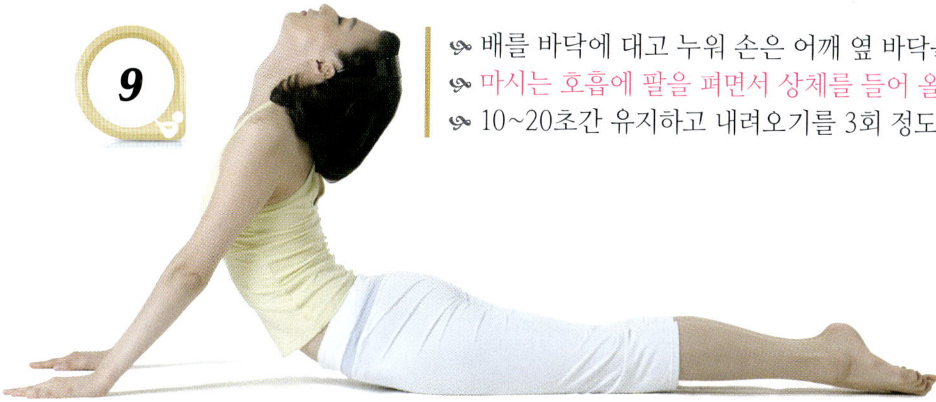

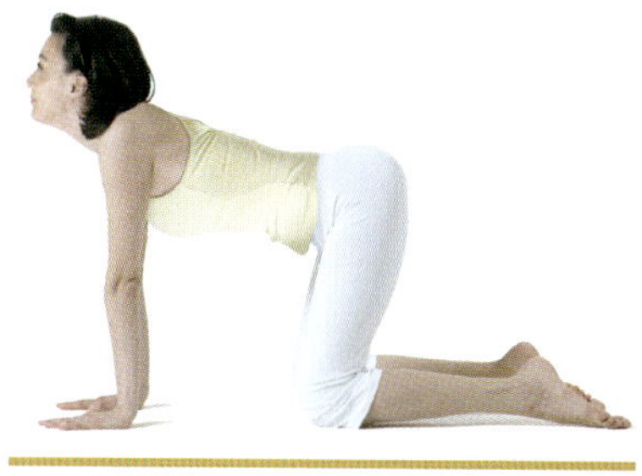

- 기어가는 자세

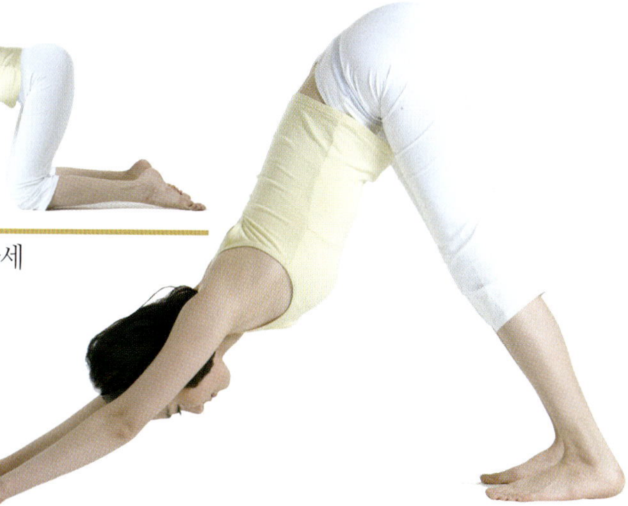

- 기어가는 자세에서 마시는 호흡에 엉덩이를 위로 들어 무릎을 펴고
- 내쉬면서 뒤꿈치를 바닥에 댄다.
- 10~20초 정도 유지하고, 기어가는 자세로 돌아온다.
- 3회 실시한다.

10

- 배를 바닥에 대고 누운 상태에서 팔은 뒤로 뻗고
- 내쉬는 호흡에 상체와 하체를 동시에 들어 올린다.
- 10~20초간 버티고 내려오기를 3회 정도 실시한다.

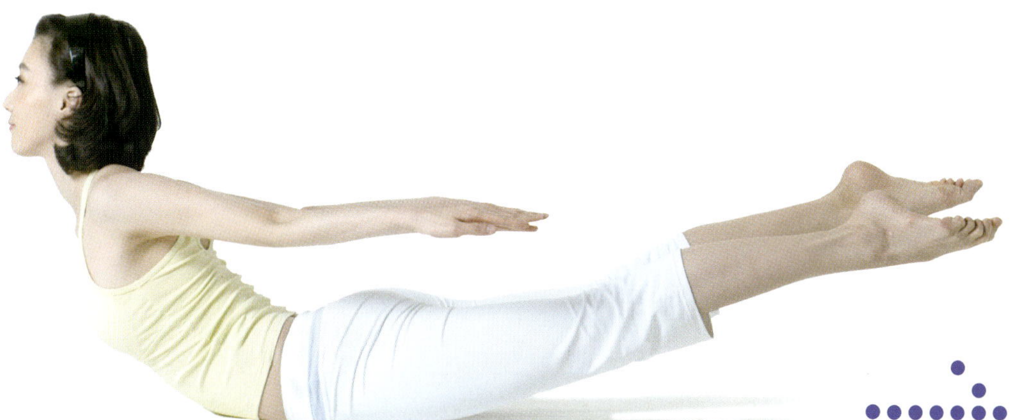

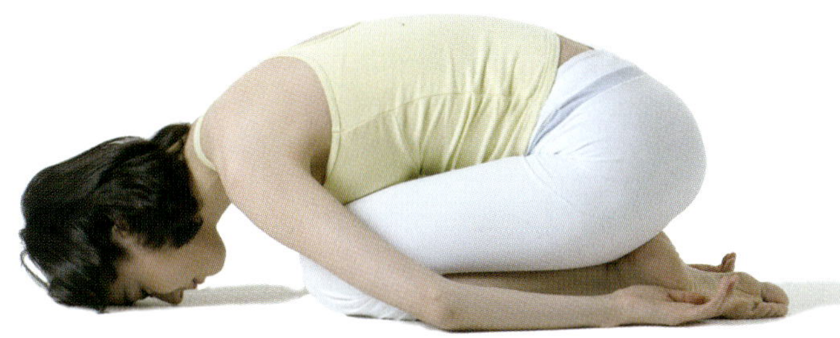

- 무릎과 이마를 바닥에 댄 뒤 팔을 몸 옆으로 둔다.
- 깊게 호흡하면서 잠시 휴식 취한다.

1-3

추간판 헤르니아: 디스크

hernia of intervertebral discs

허벅지 뒤에서부터 종아리, 발까지 당기거나 방사통이 발생하면 우선 디스크 탈출을 의심해야 한다.

여러 원인으로 인해 요추 추간판의 일부가 뒤쪽으로 밀리거나 섬유륜이 파열되고, 그로 인한 염증이 다리로 내려가 신경을 자극하게 되어 통증이 느껴지는 것이 디스크의 일반적인 증세다.

추간판은 척추뼈 사이의 완충 역할을 하는 조직으로서 18~23층의 양파 구조로 되어 있으며, 99%가 수분으로 구성된 얇은 막이며 그 외 콜라겐, 칼슘, 단백질 등으로 구성되어 있다.

추간판을 뒤에서 지탱하고 있는 인대 조직이 파열되어 추간판이 뒤로 밀리면 그 후방에 위치한 신경근이나 척수 경막을 압박하여 통증을 일으킨다. 무리한 움직임이나 갑작스런 물건 들기, 오랜 시간 앉은 자세 유지 등에 의해 유발된다. 심한 경우엔 하지 근육 저하로 근육이 위축되면서 대소변장애를 일으키기도 한다. 이러한 경우엔 반드시 의학적 치료를 받아야 한다.

경미한 디스크나 디스크 탈출은 수술 후에 반드시 자연치유 요가로 진행을 예방하고, 수술 후유증과 재발을 방지해야 한다.

1

- 등을 대고 누워 두 다리는 어깨너비로 벌려 발끝을 세우고 두 팔은 머리 위로 뻗어 깍지 낀다.
- 내쉬는 숨에 엉덩이를 살짝 들어 올린다. 10~20초 정도 3회 실시한다.

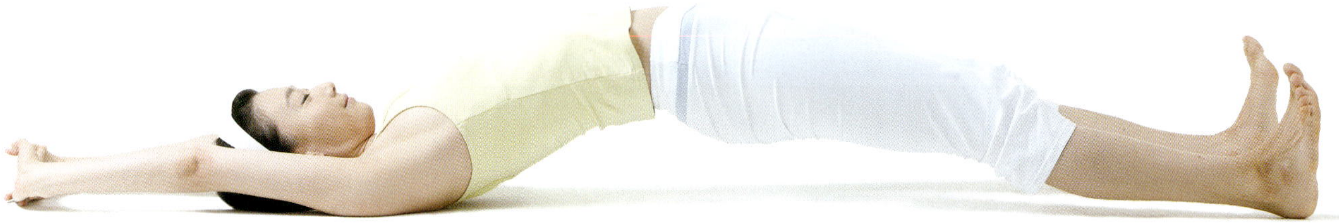

2

- 등을 대고 누워 마시는 숨에 다리를 들어 머리 위로 넘긴다.
- 양손으로 허리를 받치고, 자세가 안정되면 두 팔을 뻗어 바닥에 내려놓는다.
- 10~20초 정도 버티고 등을 말아서 제자리로 내려놓는다. 3회 정도 실시한다.

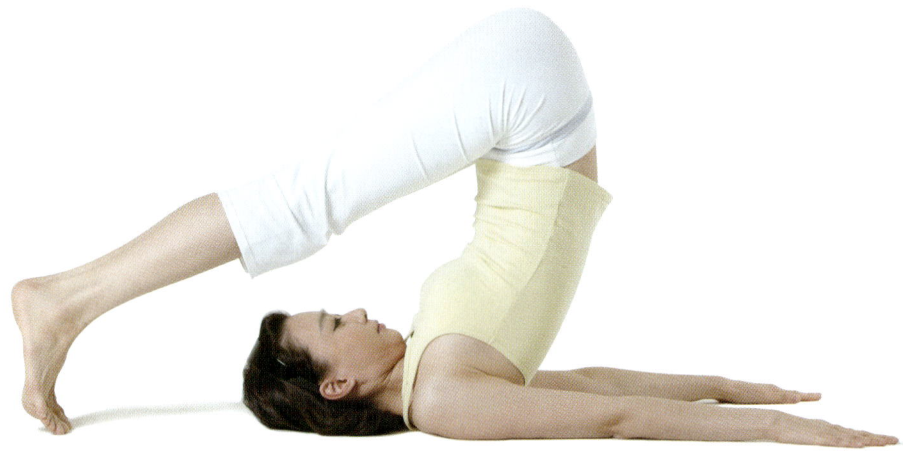

3

- 오른 다리를 안으로 접고, 왼다리는 옆으로 뻗고 앉아서
- 상체를 오른쪽으로 돌리면서 왼 다리를 일직선으로 뻗어 무릎과 발등이 바닥에 닿게 앉는다.
- 한 손은 무릎, 나머지 손은 발바닥 위에 올리고, 허리를 바르게 펴서 마시는 호흡에 고개를 천천히 뒤로 젖힌다.
- 10~20초간 유지하고 돌아오기를 3회 정도 실시한다.
- 반대쪽도 같은 요령으로 실시한다.

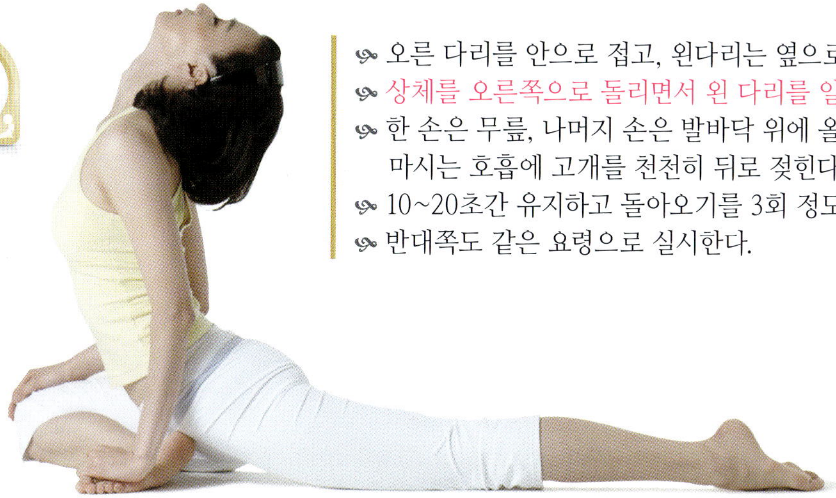

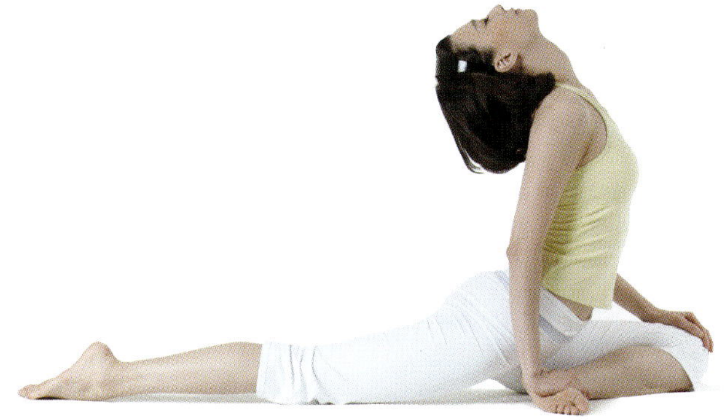

반대쪽

4

- 등을 대고 누워 무릎을 골반 너비로 벌려 세우고 두 팔을 발뒤꿈치 가까이 뻗는다.
- 내쉬는 호흡에 엉덩이를 들어 올린다. 10~20초간 유지하고 돌아오기를 3회 정도 실시한다.

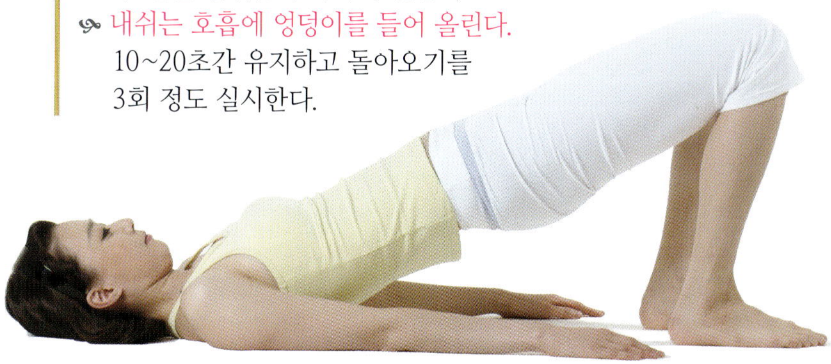

- 등을 대고 누워 마시는 호흡에 오른 다리를 90도 각도 위로 뻗는다.
- 10~20초간 유지하고 돌아오기를 3회 정도 실시한다.
- 반대쪽도 같은 요령으로 실시한다.

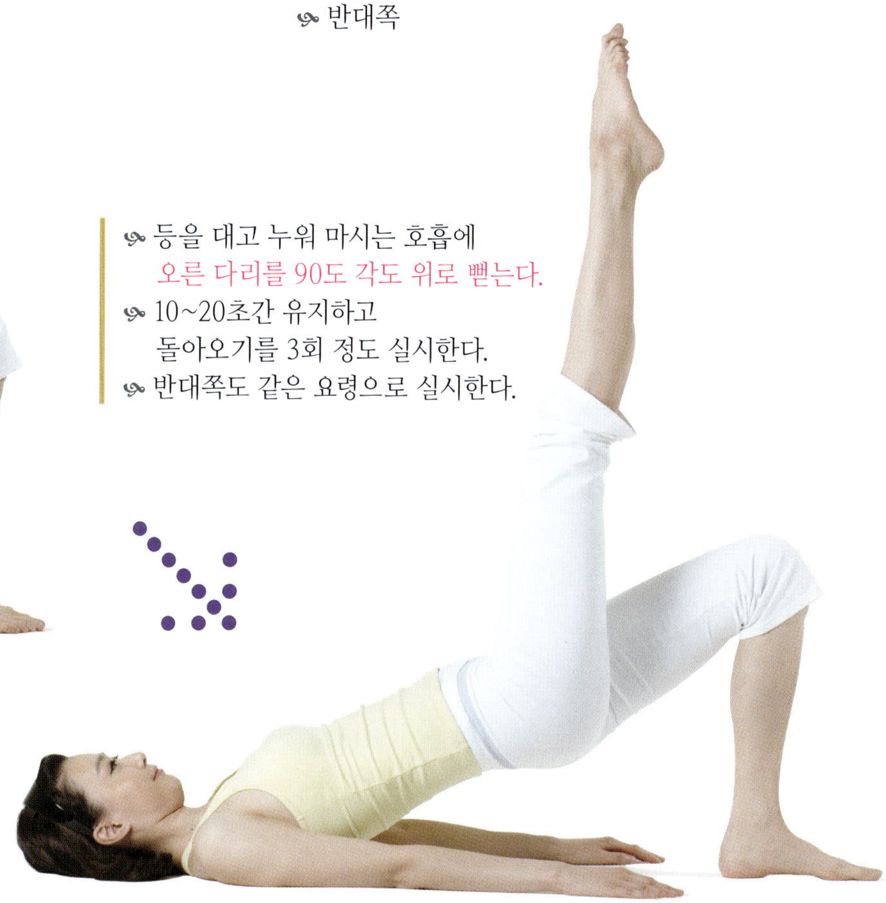

추간판 헤르니아: 디스크

5

- 기어가는 자세에서 무릎을 살짝 뒤로 보내어 허벅지가 바닥과 45도를 이루게 하고, 다리를 들어 올린다.
- 내쉬는 호흡에 팔꿈치를 접어서 상체를 천천히 내렸다 올렸다 15~20회 정도 반복하기를 3번 한다.

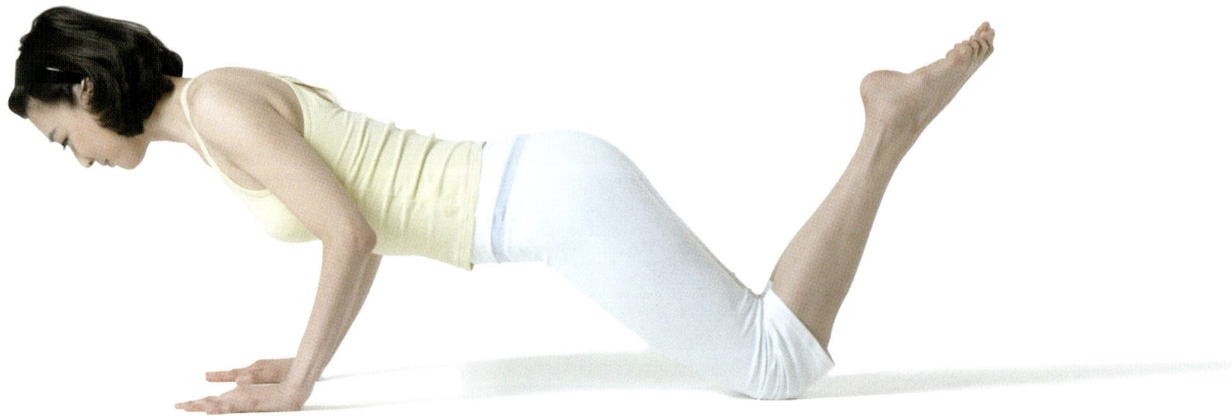

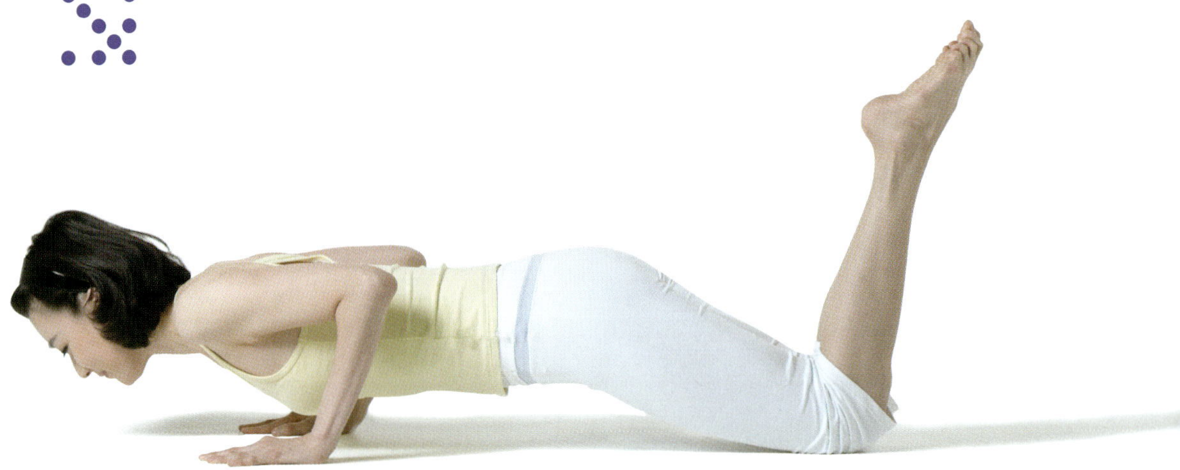

6

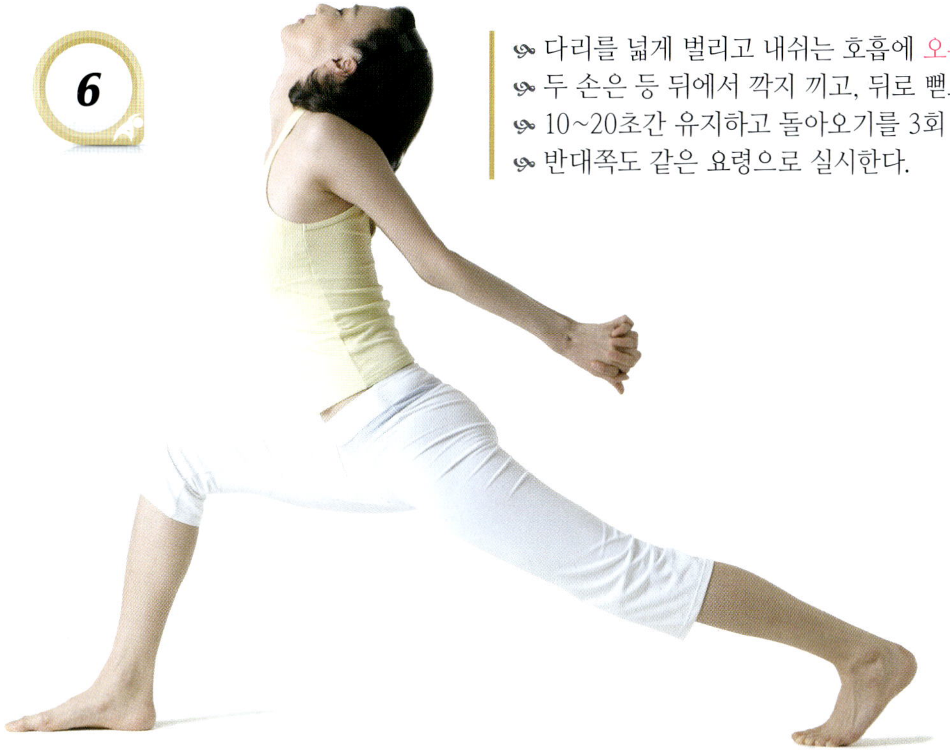

- 다리를 넓게 벌리고 내쉬는 호흡에 오른다리를 직각으로 내린다.
- 두 손은 등 뒤에서 깍지 끼고, 뒤로 뻗으면서 시선은 천장을 바라본다.
- 10~20초간 유지하고 돌아오기를 3회 정도 실시한다.
- 반대쪽도 같은 요령으로 실시한다.

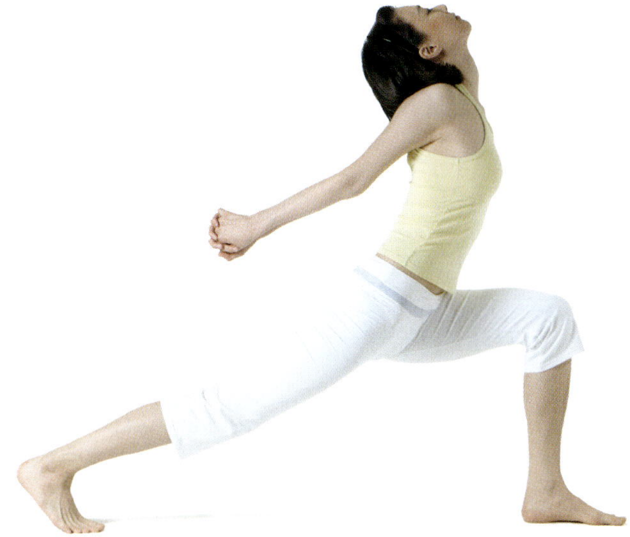

반대쪽

7

- 배를 바닥에 대고 누운 상태에서 팔은 뒤로 뻗고 내쉬는 호흡에 상체와 하체를 들어 올린다.
- 10~20초간 버티고 내려오기를 3회 정도 실시한다.

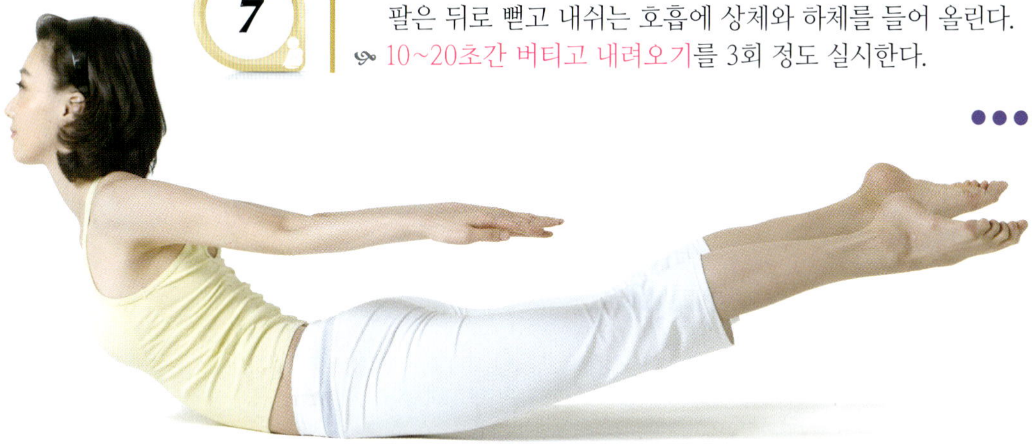

- 무릎과 이마를 바닥에 대고 팔은 몸 옆으로 둔다.
- 깊게 호흡하면서 잠시 휴식 취한다.

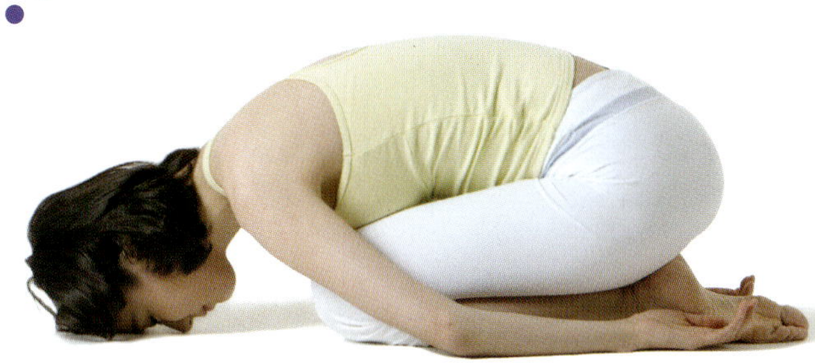

1-4

척추 측만증

Scoliosis

척추 측만이란 뒤에서 봤을 때 일자여야 할 척추가 옆으로 활처럼 굽은 상태를 말한다. 처음엔 별 증상이나 통증 없이 서서히 진행되는데, 심해지면 내장 압박을 비롯한 여러 대사적 장애를 일으킨다. 굽어서 만곡을 그리는 부위가 심장 쪽이나 폐 쪽으로 많이 치우쳐 있다면 예사로이 넘길 일이 아니다. 심하면 생명에 지장을 줄 수도 있다.

측만은 S자나 C자의 형태를 이루는데 오른손을 많이 사용하는 문화와 밀접한 관련이 있다. 이러한 측만증을 기능적 척추 측만증이라 하는데 생활 습관의 교정 등으로 치료가 가능하다. 그러나 특별한 원인을 알 수 없는 구조적 척추 측만증은 교정이 매우 어렵다.

카이로프락틱 치료와 운동요법을 병행하면서 통증 완화와 만곡의 각도를 20도 내로 유지하고 관리하는 것을 목표로 삼아야 한다.

청소년의 척추 측만은 자세를 바로잡는 것만으로 치료 효과를 볼 수 있으며 등뼈 주위 근력 강화, 골반 근육 강화 운동으로 70% 예방과 50% 교정이 가능하다. 흉곽 확장 호흡, 횡격막 호흡 교정 등으로 흉곽의 가동성을 증진시키고, 경직된 근육의 유연성을 증진시킨 후 척추 관절의 움직임을 증가시켜 척추의 확장 능력을 향상시켜야 한다.
척추 만곡도가 심하지 않은 경우 자연치유 요가 치료가 가장 효과적이다.

1

- 서 있는 자세에서 가슴 앞에서 두 손을 합장한 뒤 마시는 호흡에 팔을 위로 뻗고, 상체를 뒤로 젖힌다.
- 10~20초간 유지하고 내쉬는 호흡에 천천히 상체를 숙여 손끝이 땅에 닿을 때까지 내려간다.
- 10~20초간 유지하고 제자리로 돌아온다.
- 반복해서 3회 정도 실시한다.

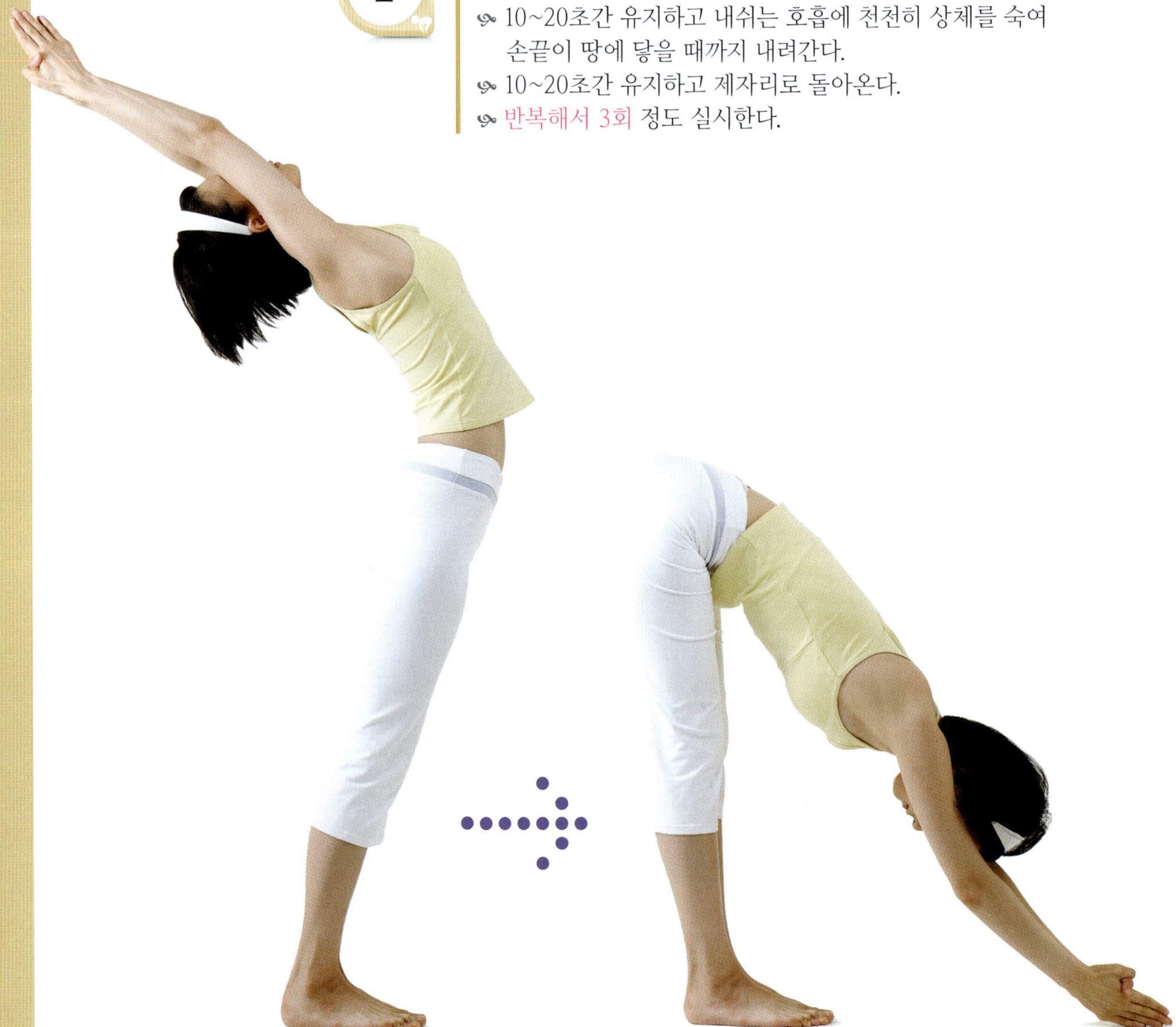

2

- 서 있는 자세에서
  두 손을 가슴 앞에서 합장한 뒤
  마시는 호흡에 팔을 위로 뻗고
- 내쉬는 호흡에
  오른쪽으로 상체를 기울인다.
- 10~20초간 유지하고 돌아온다.
- 반대쪽도 같은 요령으로 실시한다.
- 조금 더 어색했던 방향으로
  두 번 더 실시한다.

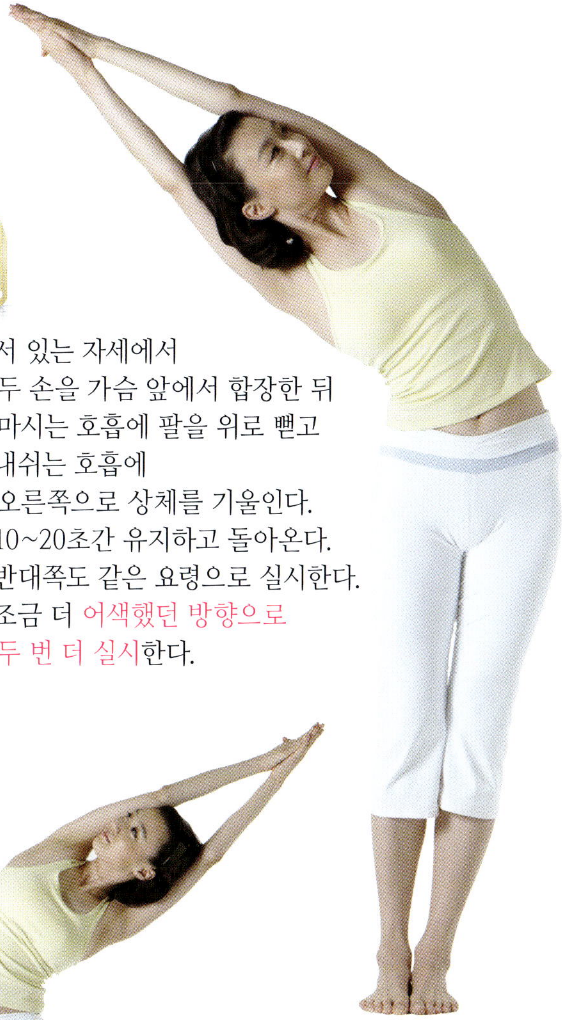

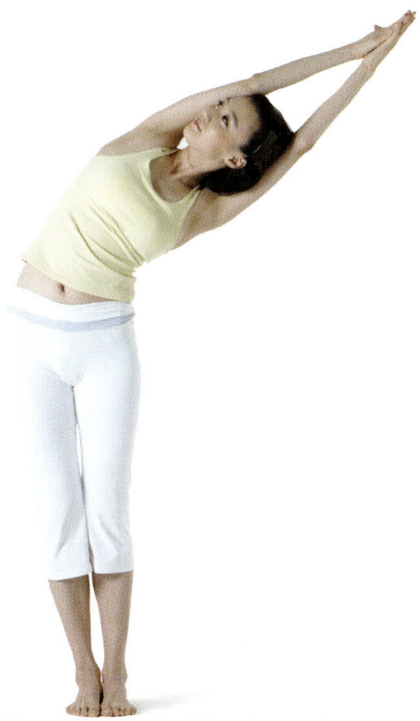

반대쪽

3

- 다리를 어깨너비 1.5배 정도로 벌리고 서서
  왼발은 왼쪽으로 전부 틀고
  오른발도 왼쪽으로 살짝 틀어 준다.
- 어깨와 가슴을 나란히 하여 상체 모두 왼쪽을
  바라보게 하고 내쉬는 호흡에 상체를 아래로 내린다.
- 오른손으로 가능한 만큼의 다리 부위를 잡고
  내쉬는 호흡에 왼팔을 천장으로 뻗으며 상체 비튼다.
- 10~20초간 유지하고 돌아온다.
- 반대쪽도 같은 요령으로 실시한다.
- 조금 더 어색했던 방향으로 두 번 더 실시한다.

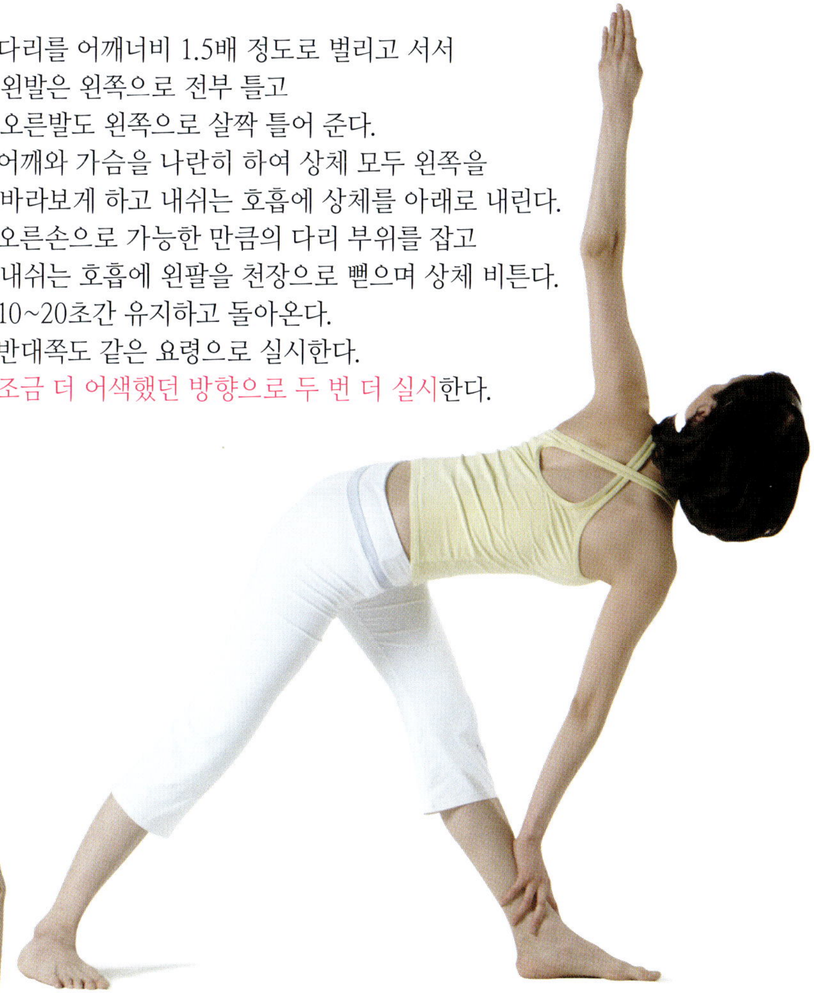

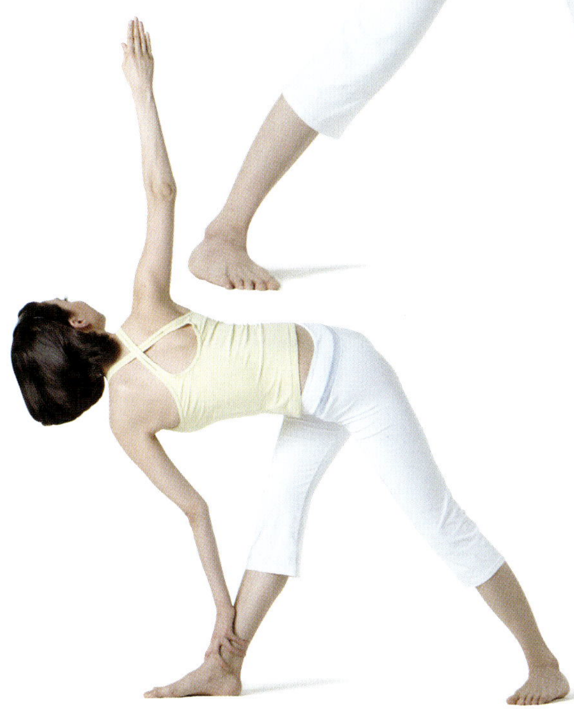

반대쪽

척추 측만증

4

- 왼 다리는 바깥쪽, 오른 다리는 안쪽으로 접고 앉아 왼손은 목을 잡고 오른손은 왼팔 팔꿈치를 잡는다.
- 내쉬는 호흡에 상체를 오른쪽으로 비틀며 아래로 내려간다.
- 10~20초간 유지하고 돌아온다.
- 반대쪽도 같은 요령으로 실시한다.
- 조금 더 어색했던 방향으로 두 번 더 실시한다.

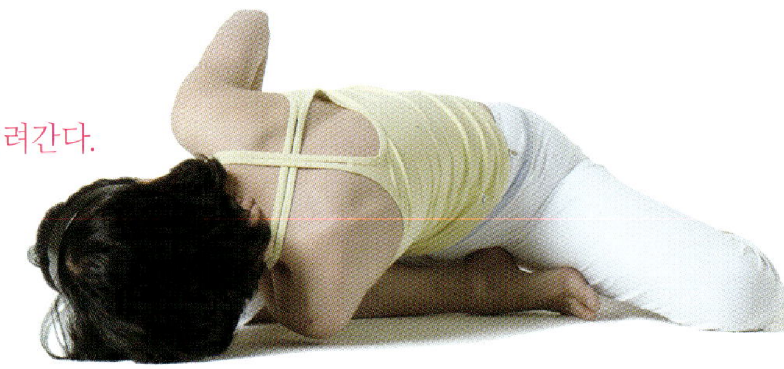

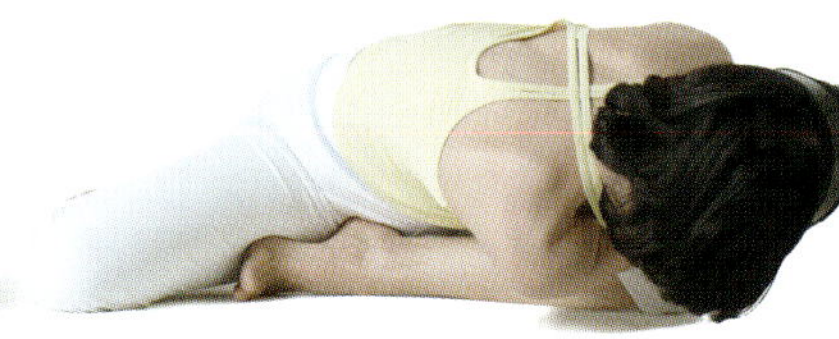

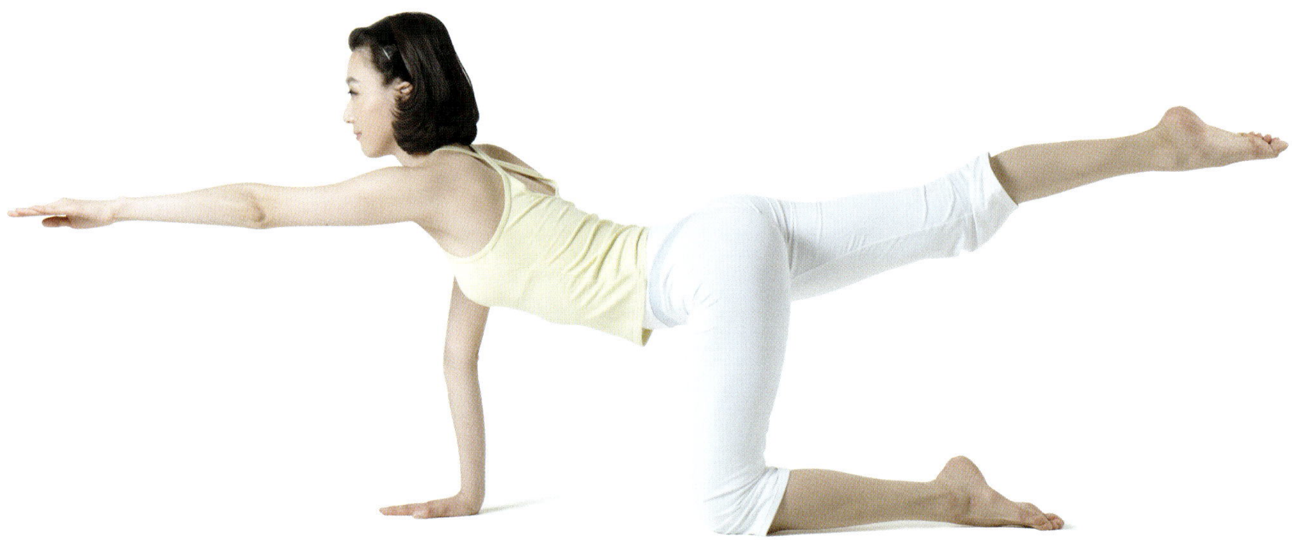

5

- 기어가는 자세에서 내쉬는 호흡에 팔과 다리를 반대로 들고 10~20초간 유지하고 돌아온다.
- 반대쪽도 같은 요령으로 실시한다.
- 조금 더 어색했던 방향으로 두 번 더 실시한다.

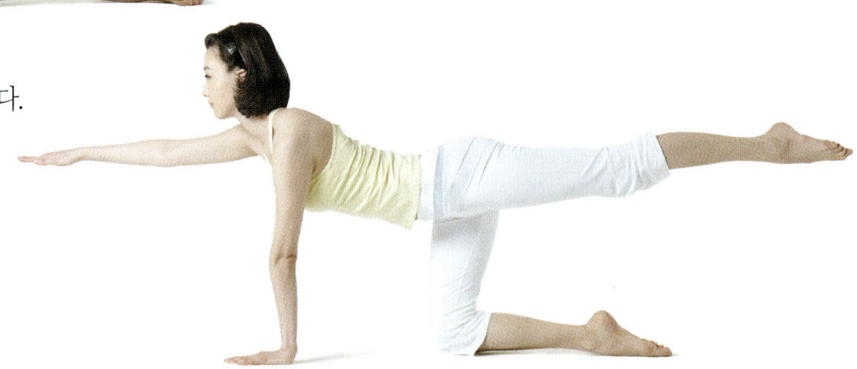

반대쪽

6

- 엎드린 자세에서 내쉬는 호흡에 왼팔과 왼다리를 들어 올리고 고개는 오른쪽으로 돌린다.
- 10~20초간 유지하고 돌아온다.
- 반대쪽도 같은 요령으로 실시한다.
- 조금 더 어색했던 방향으로 두 번 더 실시한다.

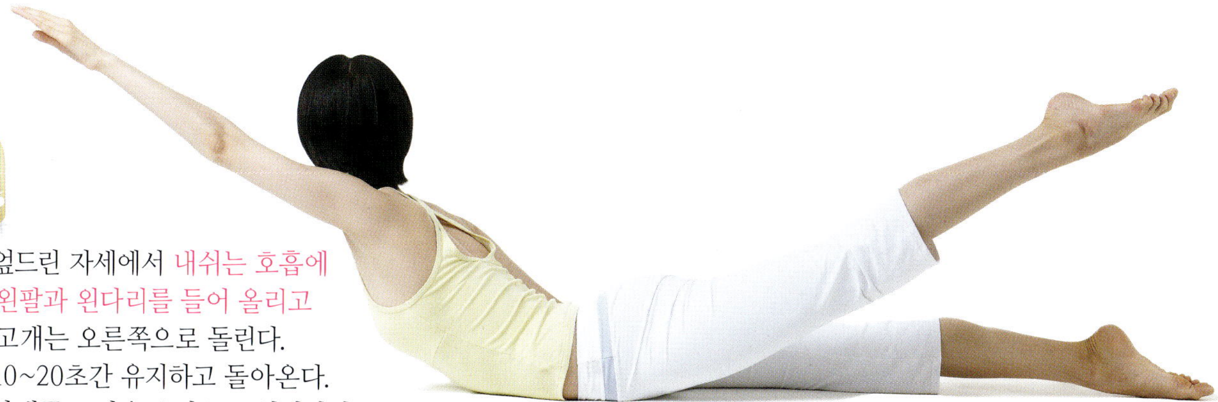

7

- 엎드린 자세에서 오른손으로 오른쪽 발을 잡고 내쉬는 호흡에 배만 바닥에 대고 몸을 들어 올린다.
- 10~20초간 유지하고 돌아온다.
- 반대쪽도 같은 요령으로 실시한다.
- 조금 더 어색했던 방향으로 두 번 더 실시한다.

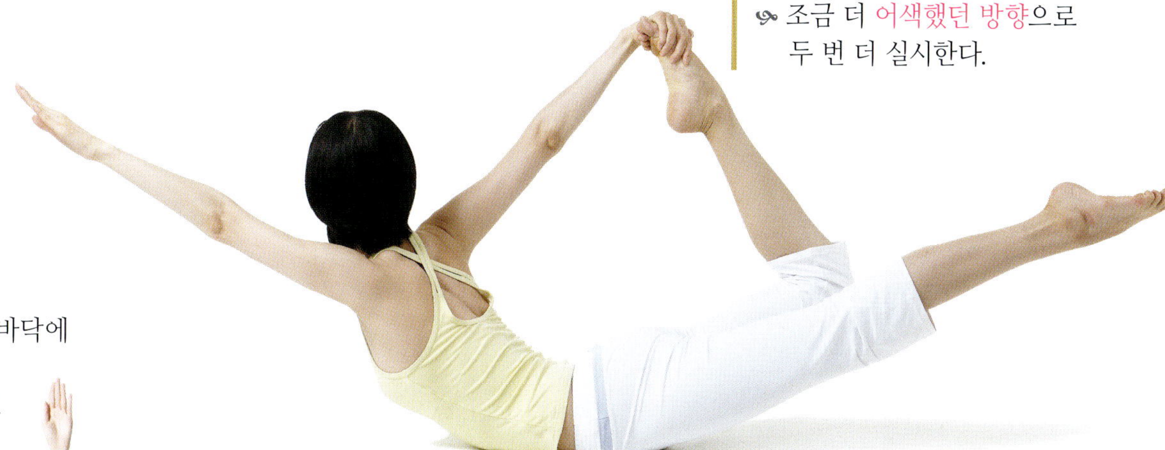

8

- 기어가는 자세에서 왼팔을 오른 손목 뒤로 뻗어 어깨가 바닥에 닿게 한 뒤 두 손을 합장한다.
- 내쉬는 호흡에 오른팔을 천장 쪽으로 들며 시선은 손끝을 바라본다.
- 10~20초간 유지하고 돌아온다.
- 반대쪽도 같은 요령으로 실시한다.
- 조금 더 어색했던 방향으로 두 번 더 실시한다.

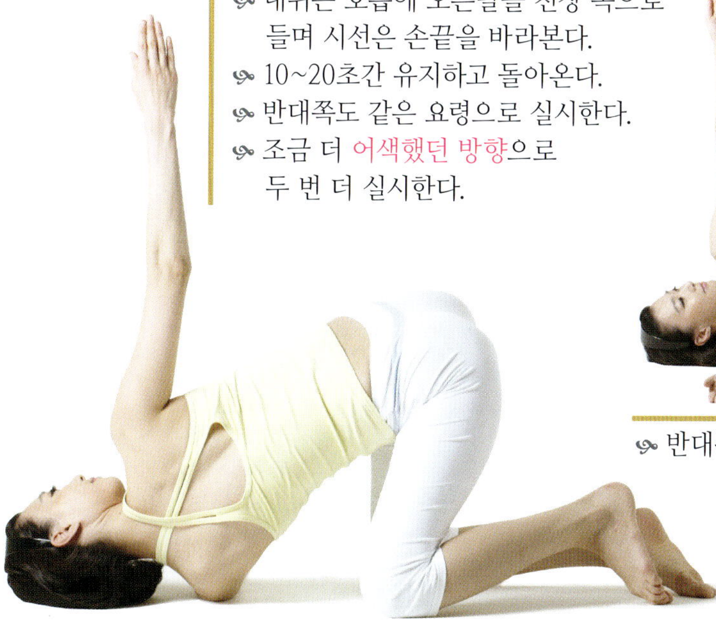

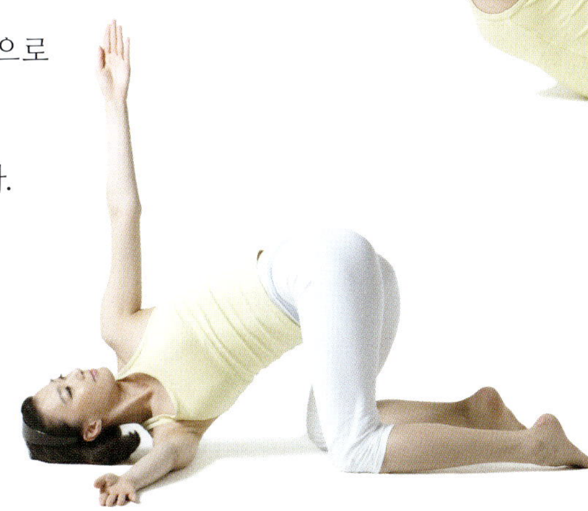

- 반대쪽

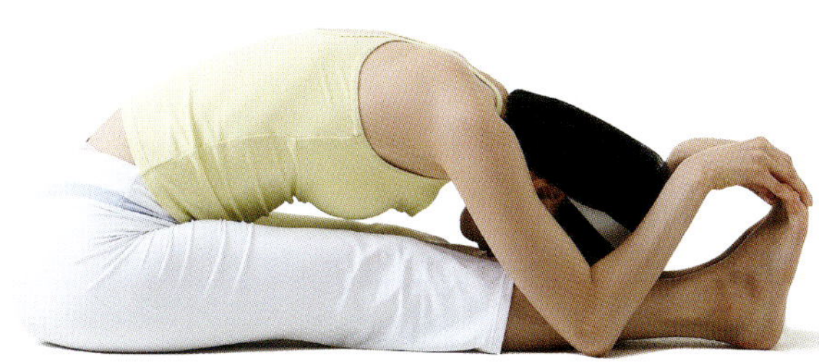

9

- 두 다리를 펴고 양손으로 발끝을 잡고 내쉬는 호흡에 상체가 내려간다.
- 10~20초간 3회 정도 유지하고 돌아온다.

1-5

척추관 협착증

Spinal stenosis

척추관 협착증은 요추부 중앙의 척추관, 신경근관, 추간공이 좁아져서 허리 마비 혹은 통증을 유발하는 질환이다.

디스크와는 달리 엉덩이나 항문 쪽으로 찌르는 듯한 또는 쥐어짜는 듯한 통증을 일으킨다. 통증과 함께 다리의 감각 장애와 근력 저하가 동반된다.
찬 곳에 있거나 활동을 하면 악화되고 따뜻하게 해주거나 안정을 취하면 호전되는 것이 일반적인 현상이다.

증상이 심해지면 보행 거리가 짧아진다. 허리를 굽히거나 걸음을 멈추고 쪼그리고 앉아 쉬면 통증이 사라지지만 보행을 하면 다시 통증이 반복된다. 보통 종아리, 발목, 무릎, 허벅지, 엉덩이 및 배의 아래쪽 부위를 따라 감각 소실 및 저림증 같은 증상이 생길 수 있다.

마지막에는 괄약근장애가 나타난다. 보행장애, 배뇨장애 등의 증상이 나타나기도 한다. 척추관 협착증은 퇴행성 질환이기 때문에 평상 시에 척추에 무리가 가는 행동은 삼가야 한다.

척추의 바른 자세 유지와 체중 조절이 중요하고 척추에 무리가 가지 않도록 주변 근육의 긴장을 이완시켜야 한다. 약한 허리 근육을 강화시키는 자연치유 요가 동작이 효과적이다.

1

- 다리를 넓게 벌리고 무릎을 반 접어 손을 올려놓은 뒤 내쉬는 호흡에 오른쪽으로 기울이며 내려가고 왼 다리는 옆으로 뻗는다.
- 10~20초간 유지하고 돌아오기를 3회 정도 실시한다. 반대쪽도 같은 요령으로 실시한다.

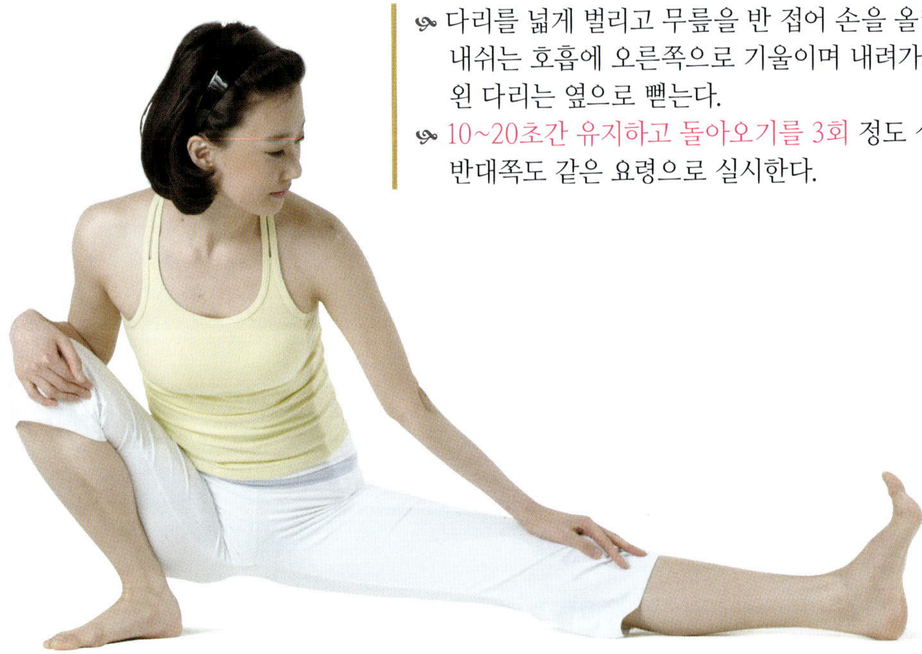

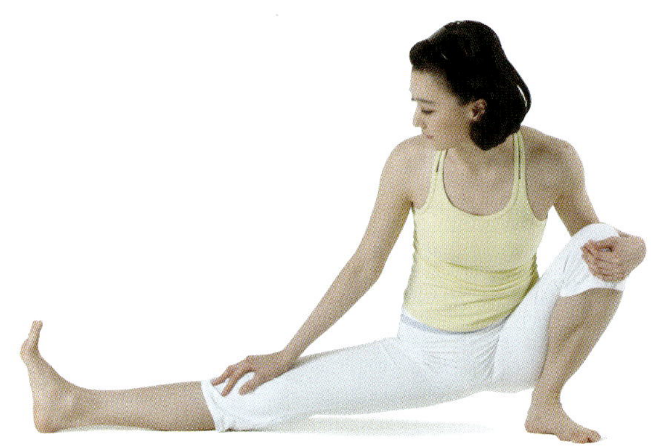

반대쪽

2

- 다리를 모으고 서서 가슴 앞에서
  두 손을 합장한다.
- 마시는 호흡에 합장한 손을 천장으로 뻗는다.

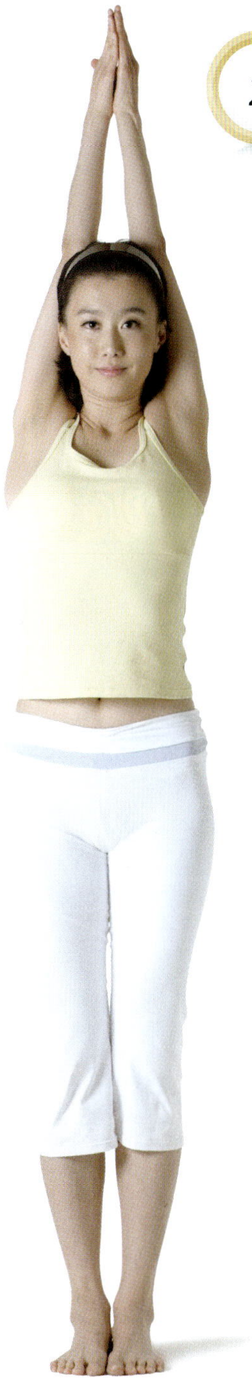

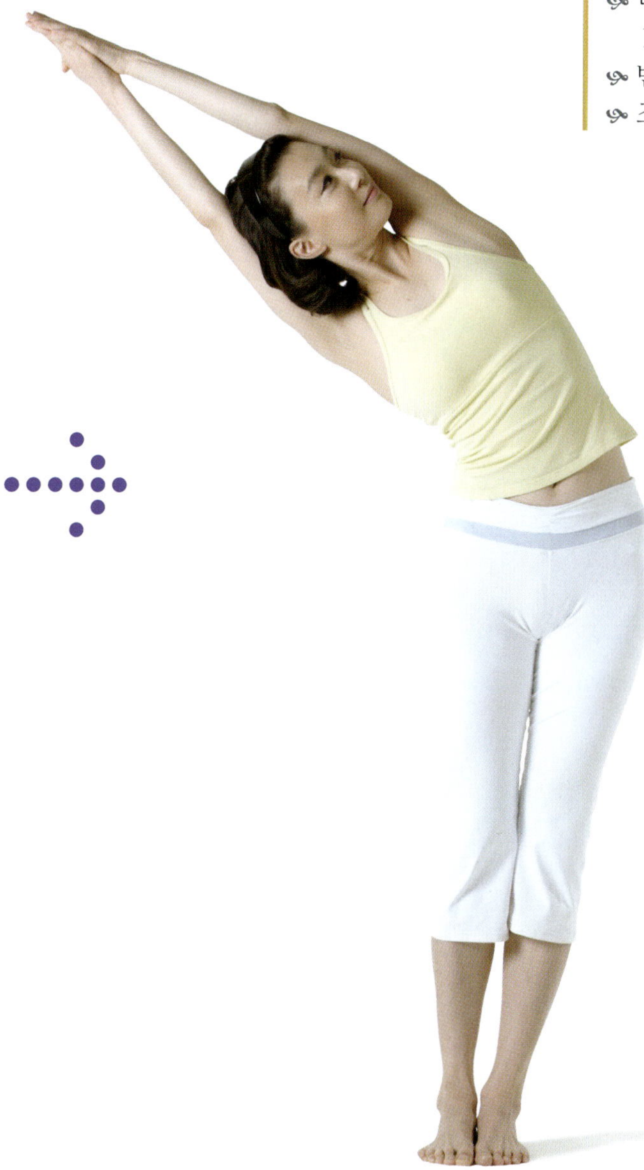

- 내쉬는 호흡에 상체를 오른쪽으로 기울이기를
  10~20초간 유지하고 돌아온다.
- 반대쪽도 같은 요령으로 실시한다.
- 조금 더 어색했던 방향으로 두 번 더 실시한다.

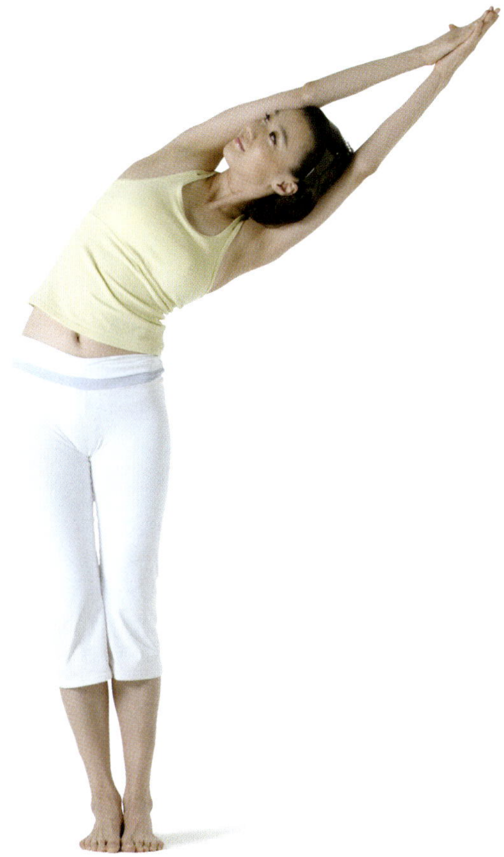

반대쪽

3

- 두 손은 허리를 받치고 내쉬는 호흡에 허리 뒤로 젖혀 시선은 천장을 바라본다.
- 10~20초간 유지하고 돌아오기를 3회 정도 실시한다.

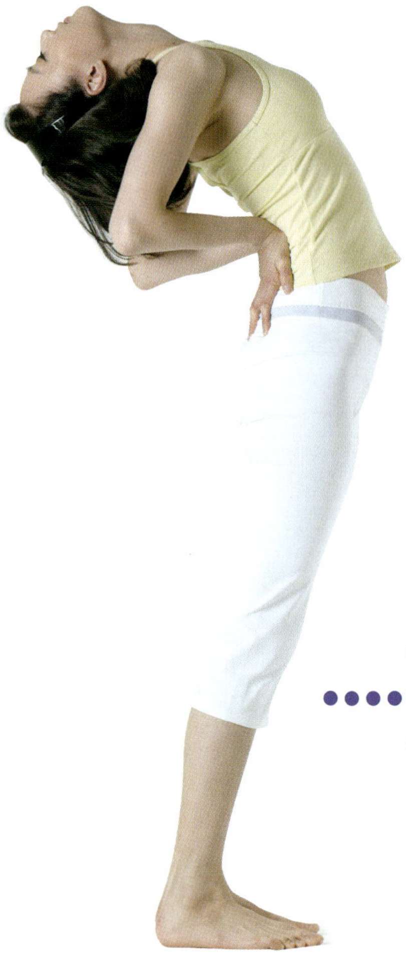

- 다리를 골반 너비 정도로 벌리고 두 손은 등 뒤에서 깍지 낀다.
- 내쉬는 호흡에 상체를 오른 다리 쪽으로 기울이며 내려간다.
- 10~20초간 유지하고 올라온다.
- 반대쪽도 같은 요령으로 실시한다.
- 조금 더 어색했던 방향으로 두 번 더 실시한다.

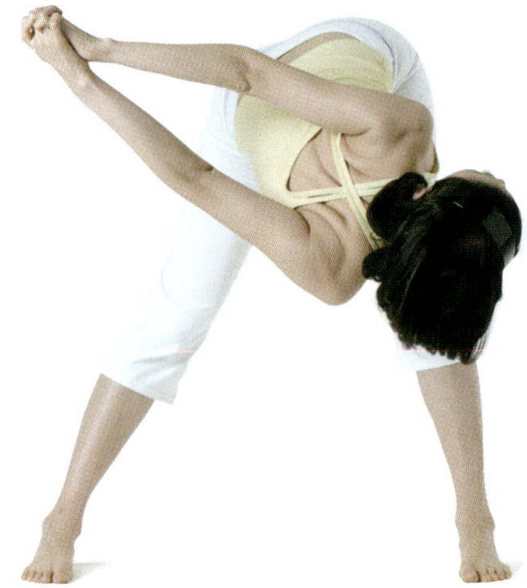

반대쪽

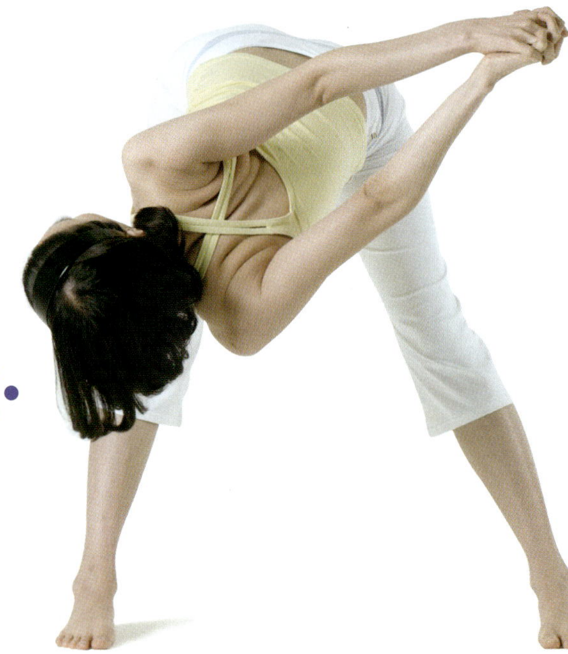

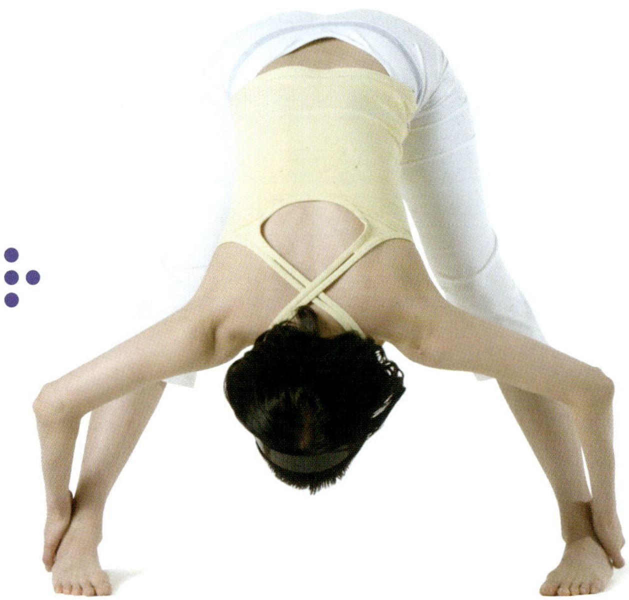

- 다리 어깨너비 정도로 벌리고 서서 내쉬는 호흡에 상체를 내리고
- 손으로 발뒤꿈치를 잡고 조금 더 아래로 내려간다.
- 10~20초간 유지하고 올라오기를 3회 정도 실시한다.

4

- 등을 바닥에 대고, 무릎을 세워 눕는다.
- 두 손은 무릎을 향해서 뻗고 내쉬는 호흡에 상체를 올린다.
- 10~20초간 유지하고 돌아오기를 3회 정도 실시한다.

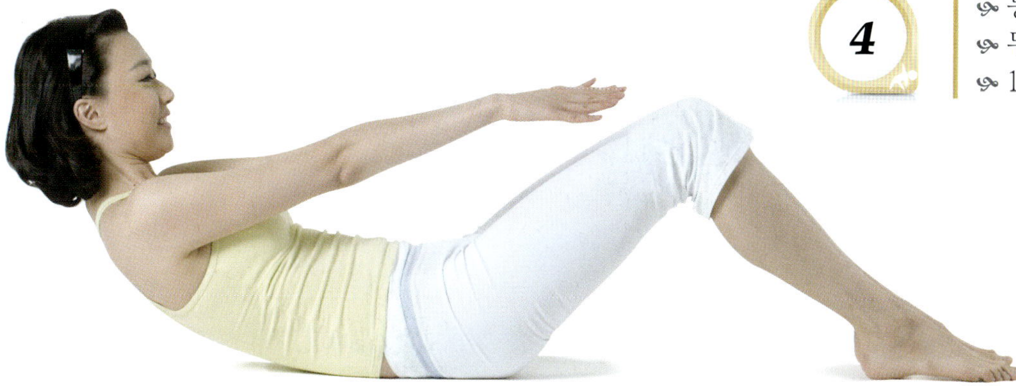

- 등을 대고 누워서 양쪽 무릎을 모아 감싸고
- 내쉬는 호흡에 무릎을 가슴 가까이 끌어당기고

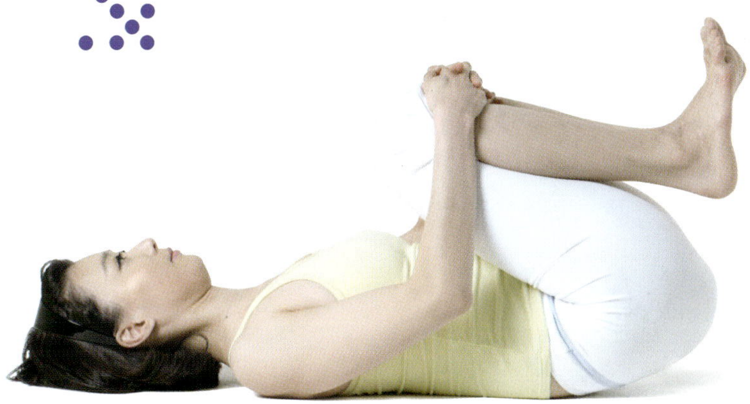

- 고개를 살짝 들어 올려 10~20초간 유지하기를 3회 정도 실시한다.

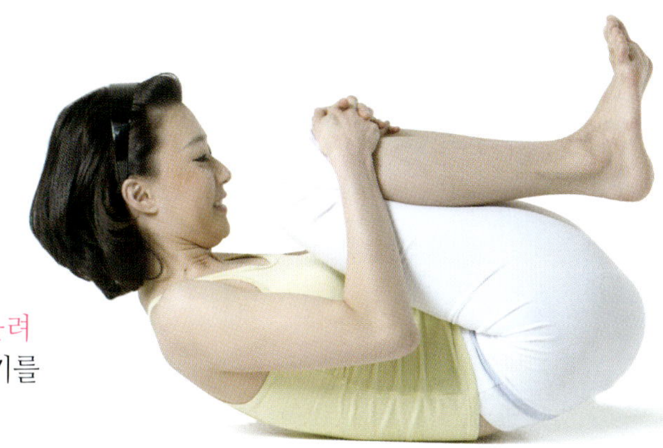

척추관 협착증

5

- 등을 대고 누운 상태에서
  무릎을 가슴 가까이 당겨 안고
  살짝 반동을 주며
- 앞, 뒤로 구르기를 10~15회 정도 실시한다.

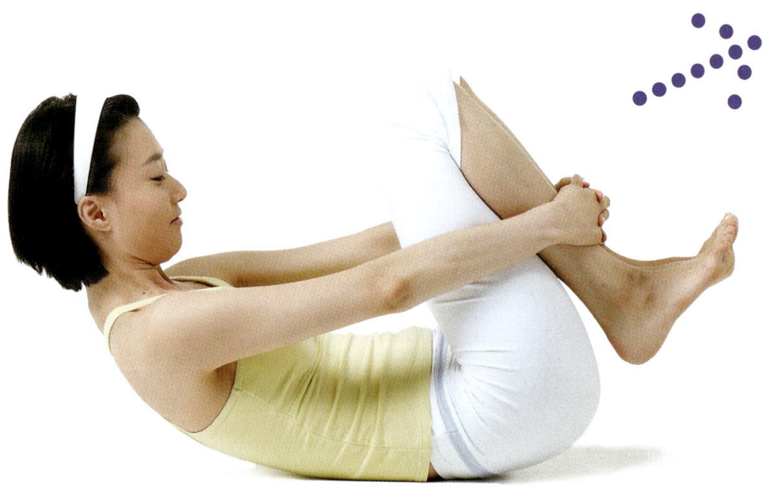

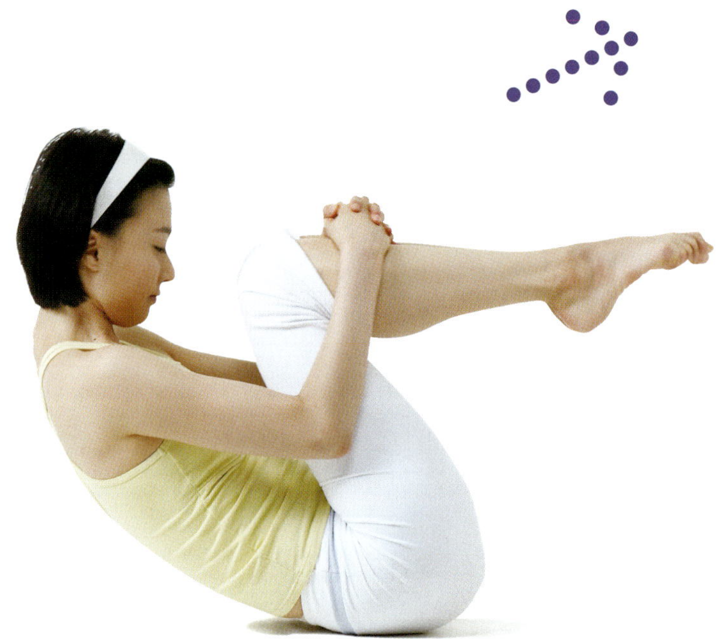

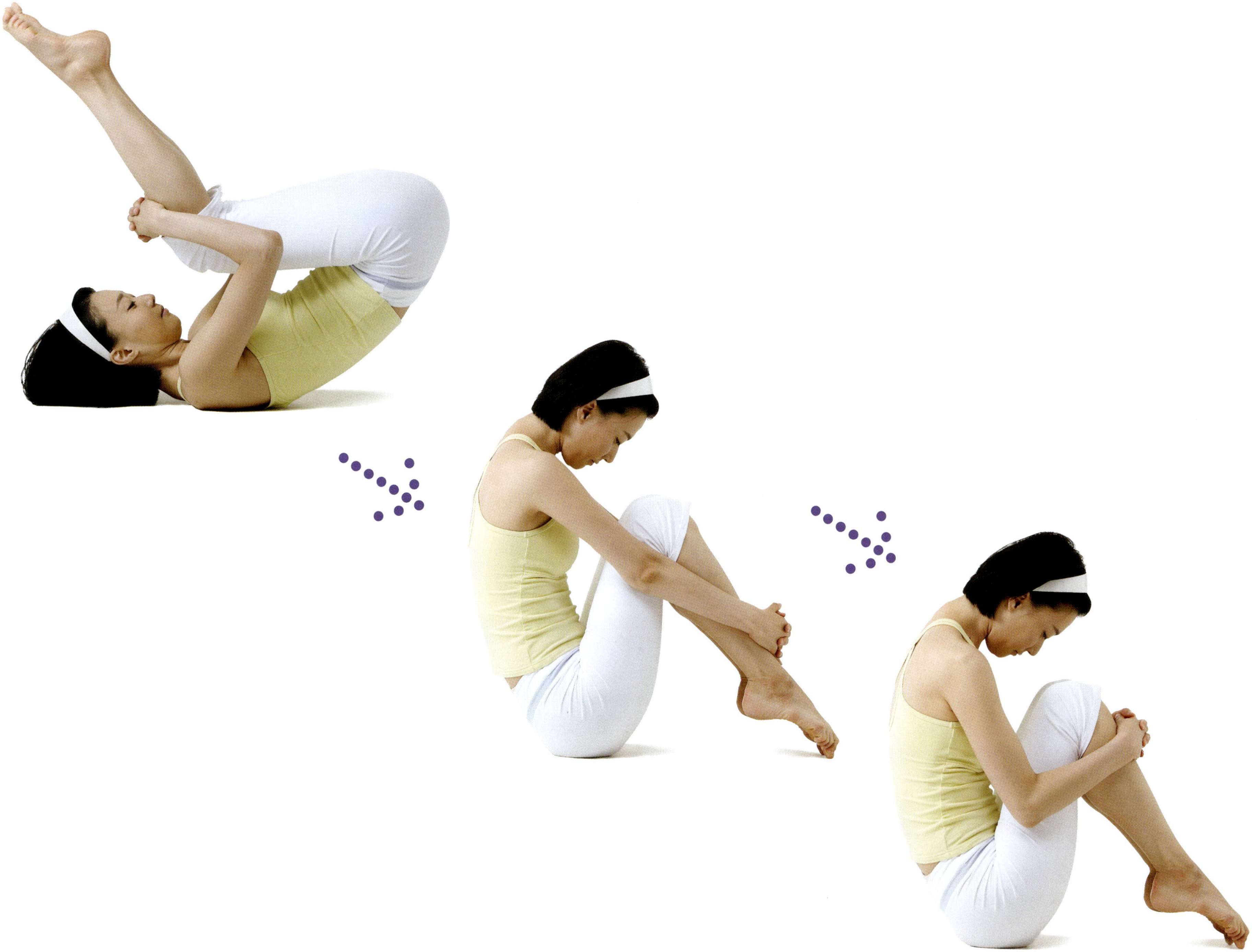

척추관 협착증

1-6
일자 목, 일자 허리
Kyphosis

자세가 바르지 않으면 척추의 만곡 형태가 무너지게 된다.

정상적 만곡 형태에서 벗어나면 통증이 유발된다. 허리와 목을 긴장시키며 한 자세로 오래 앉아 있는 학생이나 직장인에게 흔하게 나타난다.

대체로 근육 긴장으로 인해 목이나 척추가 일자로 경직되는 경우를 말한다. 근육의 긴장은 신경 압박으로 인한 통증으로 이어지고 심하면 목통증과 더불어 두통 증세를 호소하기도 한다. 마치 혈압이 높은 것처럼 뒷목이 뻣뻣하게 굳다가 어깨와 등 아래 통증으로 이어진다.

일자 목, 일자 허리는 흔히 '대나무 척추'라고도 불리어지는 척추 후만 증상이다.

목이 일자가 되면 뼈와 뼈 사이를 이어 주는 뒤쪽 관절끼리 눌리면서 그 사이 통각 기능이 자극되어 통증이 생기고 디스크와 파셋(facet)이 굳어가게 되어 척추 협착과 디스크의 원인이 된다.
척추가 일자가 되면 허리 통증이 잦게 되며, 허리를 뒤로 젖히기 힘들게 된다.

업무를 보다가 한 시간 정도씩 몸을 좌, 우 혹은 앞, 뒤로 젖혀서 풀어 준다거나 목 뒤에서 깍지를 한 채 목을 뒤로 젖히는 가벼운 자세만으로도 예방이 가능하다.

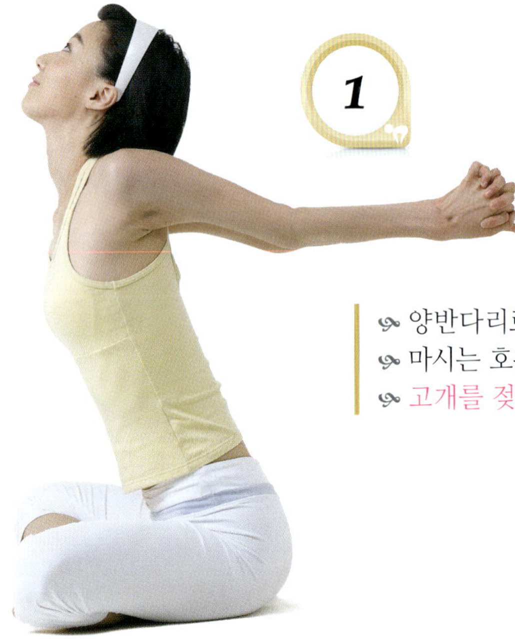

1

- 양반다리로 앉아서 양손을 등 뒤로 깍지를 끼고
- 마시는 호흡에 팔을 뒤로 뻗고
- 고개를 젖혀 10~20초간 유지하기를 3회 정도 실시한다.

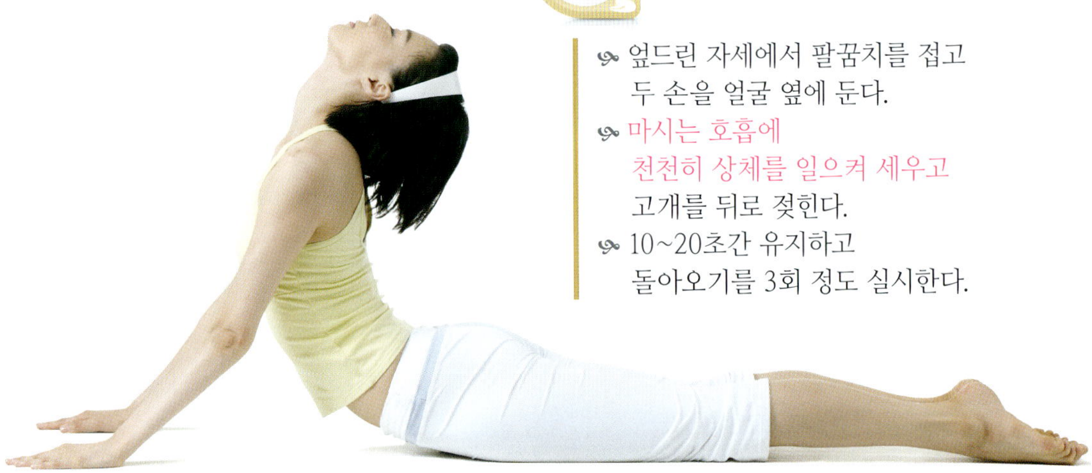

2

- 엎드린 자세에서 팔꿈치를 접고 두 손을 얼굴 옆에 둔다.
- 마시는 호흡에 천천히 상체를 일으켜 세우고 고개를 뒤로 젖힌다.
- 10~20초간 유지하고 돌아오기를 3회 정도 실시한다.

3

- 무릎을 세우고 앉아 한 손은 발목을 잡고 나머지 한 손은 마시는 호흡에 위로 뻗었다가
- 내쉬는 호흡에 고개 젖히면서 뒤로 뻗는다.
- 10~20초간 유지하고 돌아온다.
- 반대쪽도 같은 요령으로 실시한다.

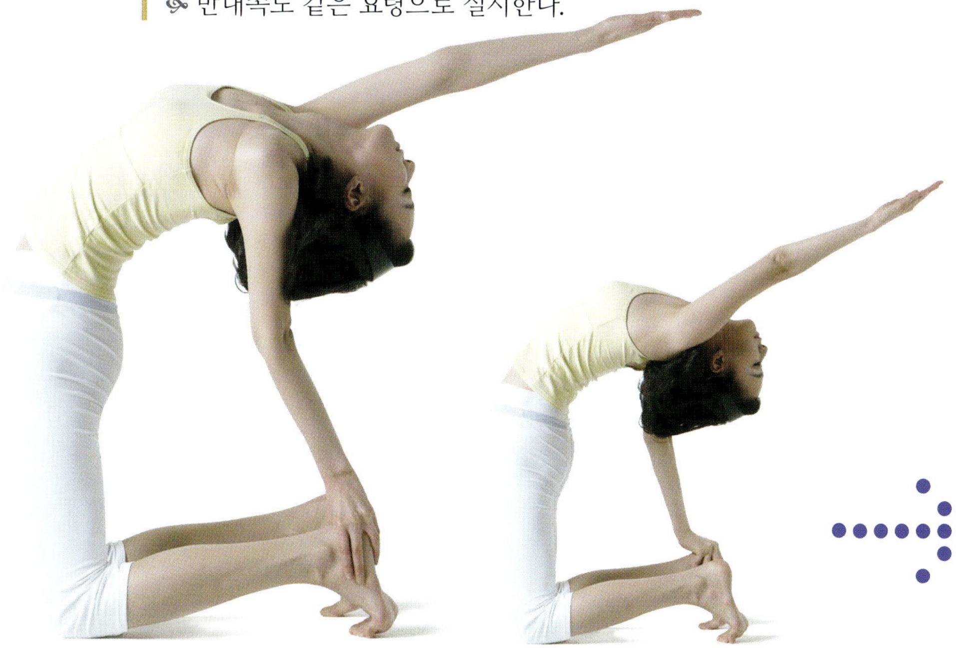

반대쪽

- 무릎을 세우고 앉아 두 손은 허리를 받치고 한 손씩 차례대로 발목을 잡는다.
- 내쉬는 호흡에 골반을 앞으로 밀면서 상체를 뒤로 젖힌다.
- 10~20초간 유지하고 돌아온다.

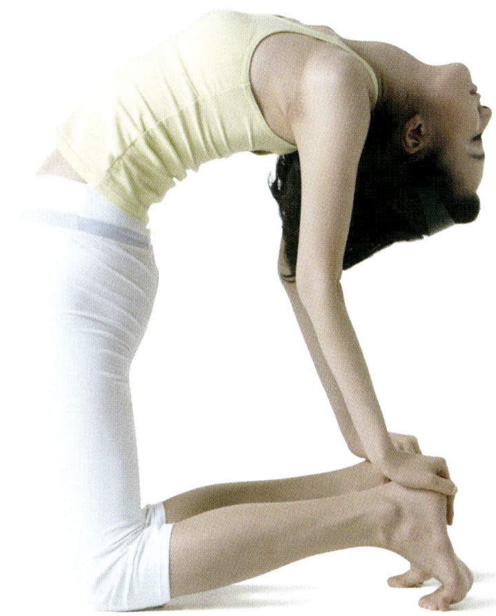

4

- 누운 자세에서 다리를 모아, 두 손은 엉덩이 밑으로 넣고
- 마시는 호흡에 가슴을 높이 들고
- 내쉬는 호흡에 고개를 젖혀 정수리를 바닥에 닿게 한다. 10~20초간 유지하고 돌아오기를 3회 정도 실시한다.

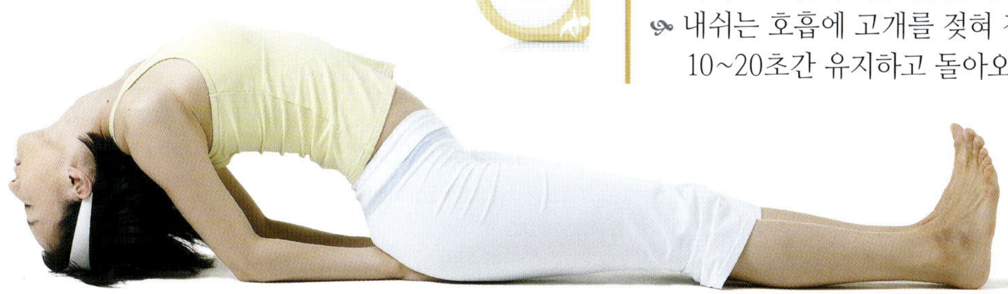

일자 목, 일자 허리

5

- 엎드린 자세에서 마시는 호흡에 다리를 들고 내쉬는 호흡에 상체를 들어, 앞뒤로 몸 구르기를 실시한다.
- 10회 연속으로 실시한 뒤

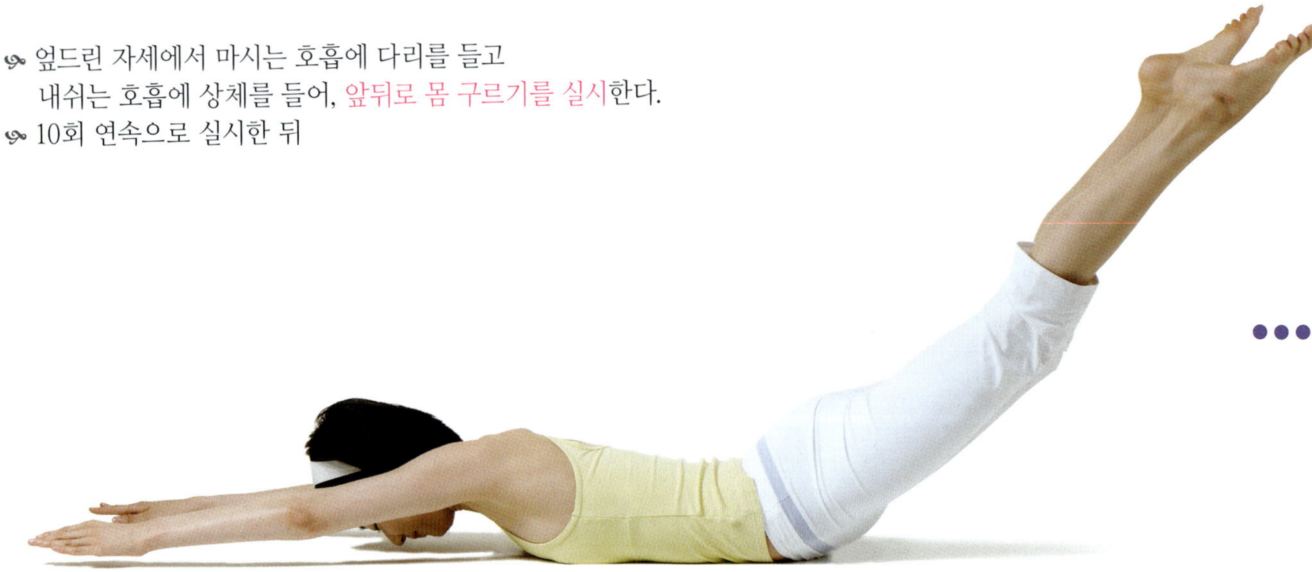

6

- 엎드린 자세에서 두 발목을 잡고 마시는 호흡에 몸을 들어 올려 고개를 젖히고 시선은 천장을 향한다.
- 10~20초 정도 유지하기를 3회 실시한다.

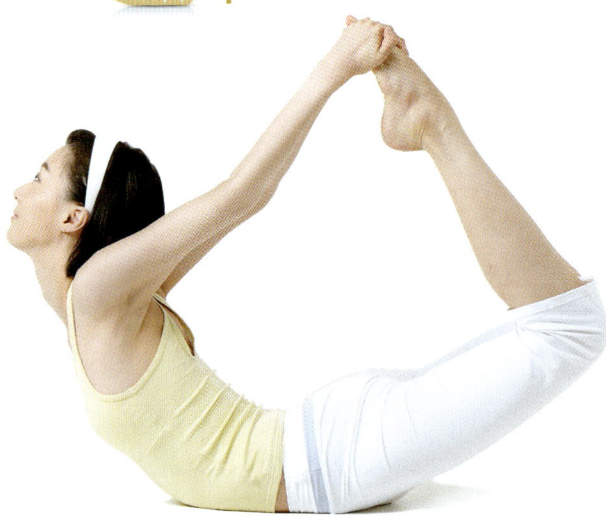

- 숨을 천천히 내쉬면서 엉덩이를 뒤꿈치 위에 얹고
- 이마를 바닥에 대고 휴식 취하기를 10~20초가량 유지한다.

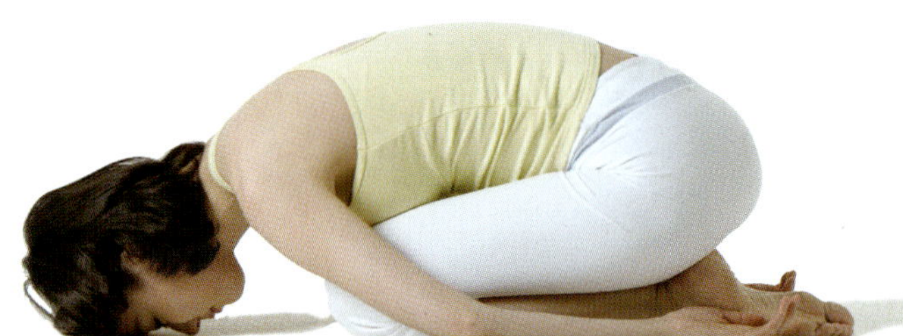

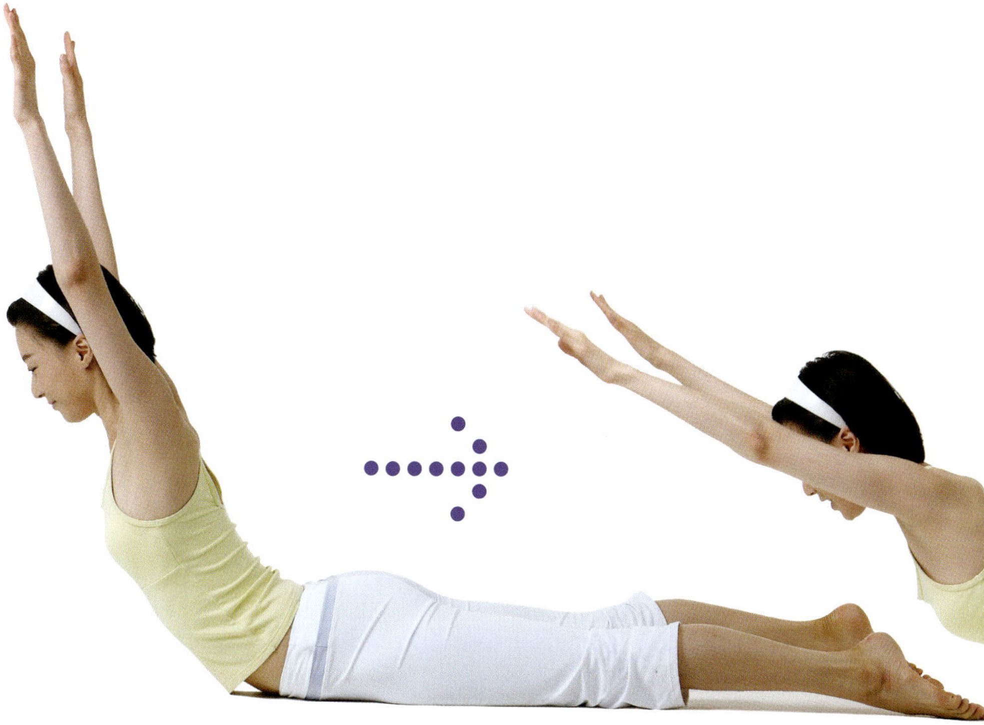

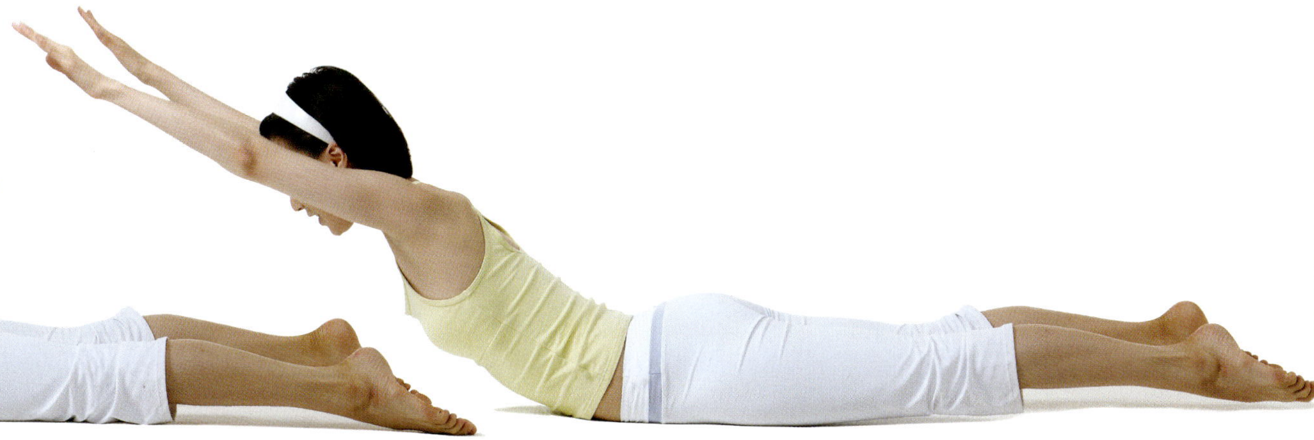

두 팔과 다리를 모두 들어 올린 채 10초이상 3회 실시한다.

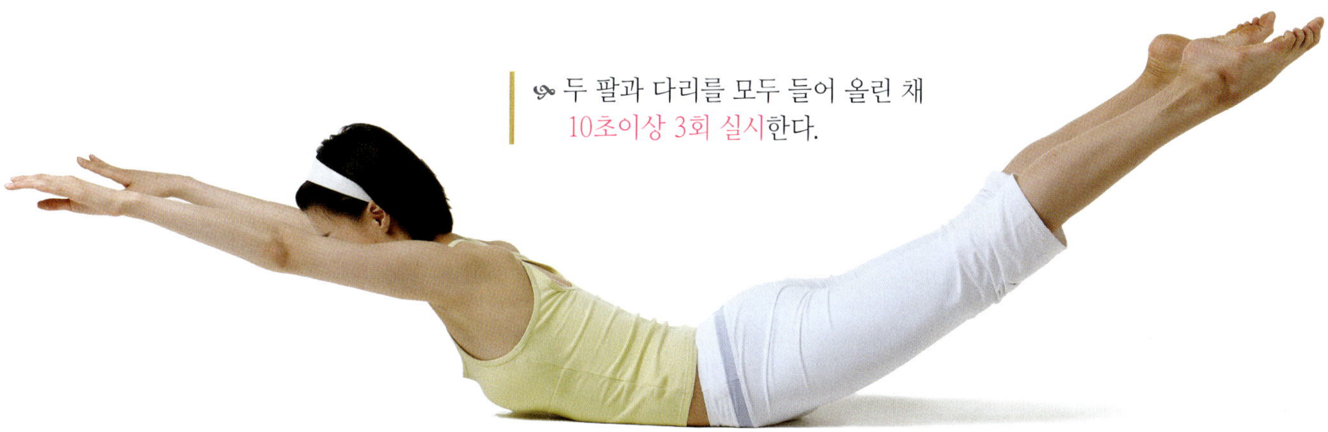

1-7

굽은 어깨 & 노인성 후만

Rounded shoulder

온종일 허리를 굽히고 앉아 있거나, 습관적으로 허리를 구부정하게 하고 있는 경우, 책상에 엎드리듯 앉아서 책을 보거나, 소파나 의자 끝에 누운 듯이 걸터앉아 있기를 즐기는 경우 어깨가 앞으로 굽는다.

뼈의 성장이 완전히 이루어지지 않은 어린 학생의 경우는 척추 만곡을 해칠 수 있으므로 자세를 교정해 주어야 한다.

똑바로 누워 허리에 손을 넣었을 때 손이 잘 들어가지 않으면 어깨와 척추에 문제가 있는 것이다. 이 질환은 노인들에게 더욱 심각하게 나타난다. 폐경 후 척추 후만증(뒤로 볼록한 모양), 요추 퇴행성 후만증 등이 대표적이다. 이러한 퇴행성 변화는 허리는 일자가 되면서 어깨만 앞으로 굽는다.

노년기나 폐경기에 이르면 호르몬 작용 등으로 골다공증이 일어나 작은 충격에도 쉽게 척추의 압박 골절이 유발되며, 추간판에 퇴행성 변화가 일어나 두께가 얇아지게 되는데 이러한 변화는 후방보다 전방이 더 심해 척추 후만을 일으키게 된다.

척추 전체에서 발생 가능하나, 특히 흉추에 더욱 심하게 나타난다. 증세로는 척추 통증과 피로감이 나타날 수 있다.

자세를 바로잡도록 노력하며, 등을 많이 펴고 특히 배 근육을 강화시키는 자연치유 요가를 하면 효과가 있다.

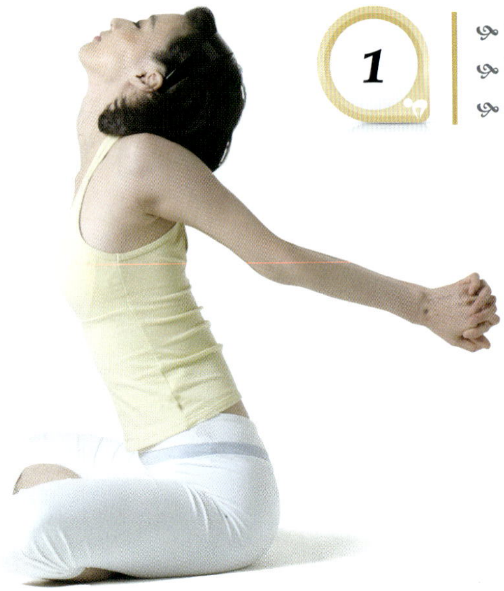

1

- 양반다리로 앉아서 양손을 등 뒤에서 깍지를 끼고
- 마시는 호흡에 팔을 뒤로 뻗고 고개를 젖히고
- 10~20초 정도 유지하기를 3회 실시한다.

2

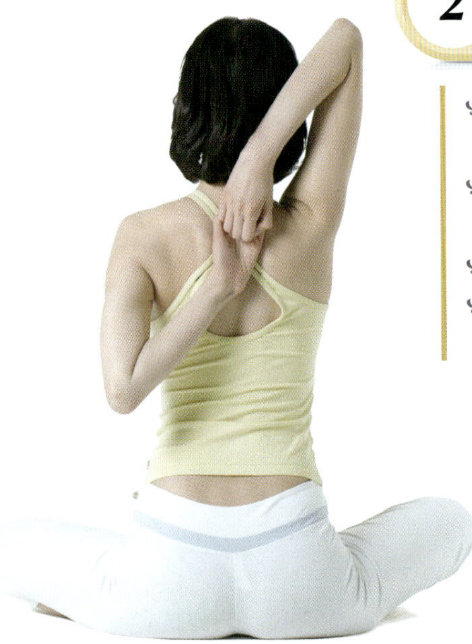

- 양반다리로 앉아서 양팔을 등 뒤에서 위, 아래로 깍지 끼고
- 서로 당겨주기를 10~20초 정도 유지하고 돌아온다.
- 반대쪽도 같은 요령으로 실시한다.
- 조금 더 어색했던 방향으로 두 번 더 실시한다.

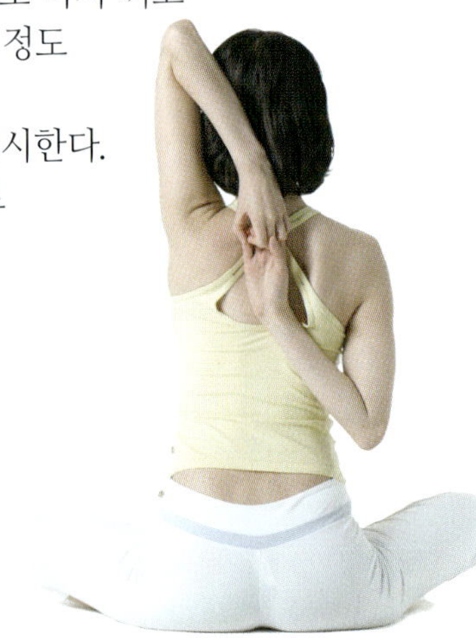

반대쪽

3

- 고양이 기어가는 자세에서 한 손을 멀리 짚고
- 내쉬는 호흡에 천천히 상체를 내려 가슴을 바닥에 대고
- 10~20초 정도 유지하기를 3회 실시한다.
- 반대쪽도 같은 요령으로 실시한다.

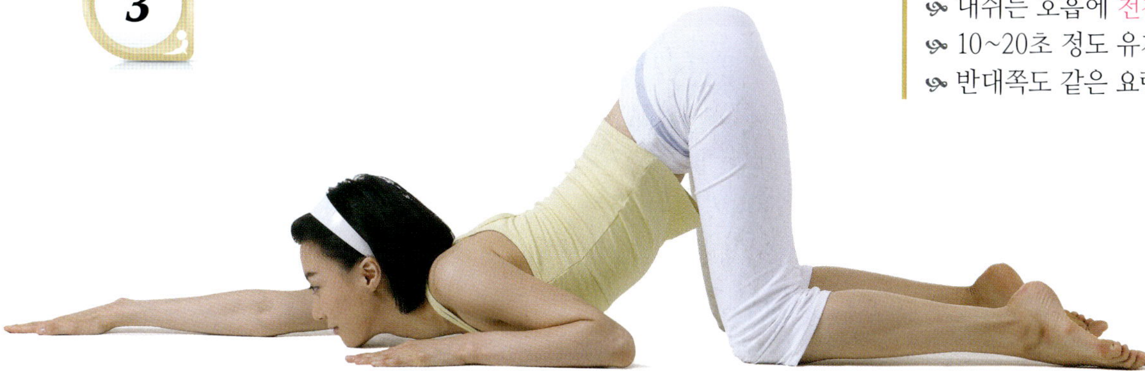

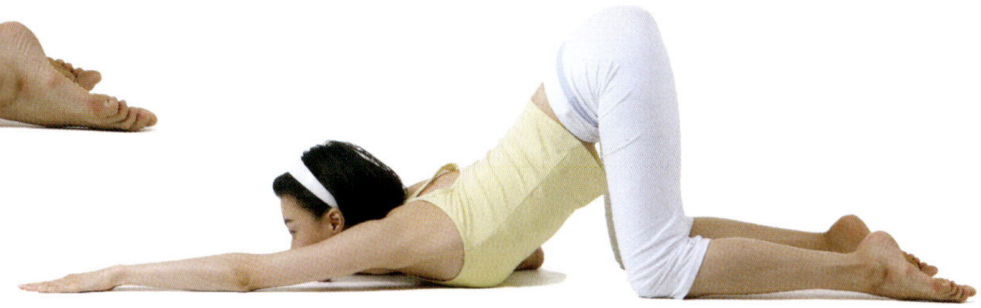

반대쪽

4

- 배를 대고 누워 두 팔을 옆으로 뻗는다.
- 한 손으로 발목을 잡고 내쉬는 호흡에 천천히 반대쪽으로 들어 넘겨 10~20초 정도 유지하기를 3회 정도 실시한다.
- 반대쪽도 같은 요령으로 실시한다.

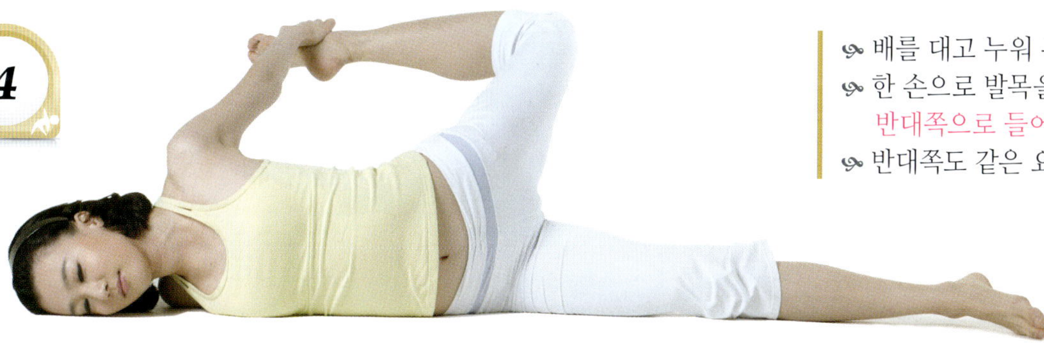

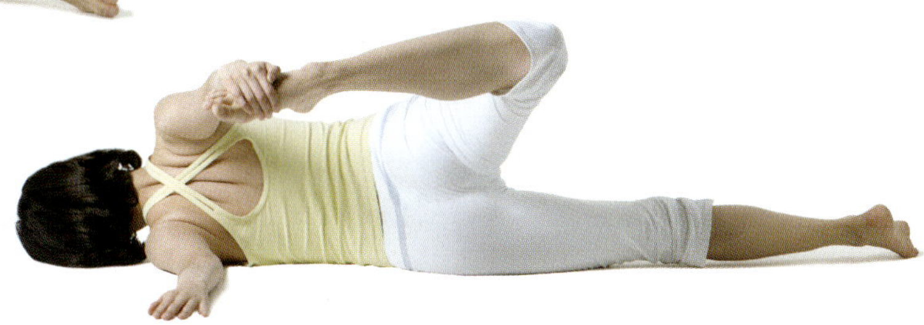

반대쪽

굽은 어깨 & 노인성 후만

5

- 누운 자세에서 다리를 모으고, 두 손은 엉덩이 밑에 집어넣고
- 마시는 호흡에 가슴을 높이 들고
- 내쉬는 호흡에 고개를 젖혀 정수리를 바닥에 닿게 한다.
- 10~20초 정도 유지하고 3회 실시한다.

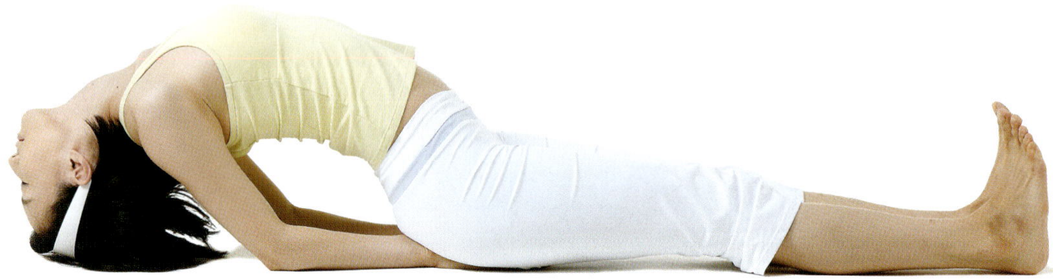

6

- 엎드린 자세에서 팔꿈치를 접어 두 손을 얼굴 옆에 둔다.
- 마시는 호흡에 천천히 상체를 일으켜 세우고, 고개를 뒤로 젖힌다.
- 10~20초 유지하기를 3회 실시한다.

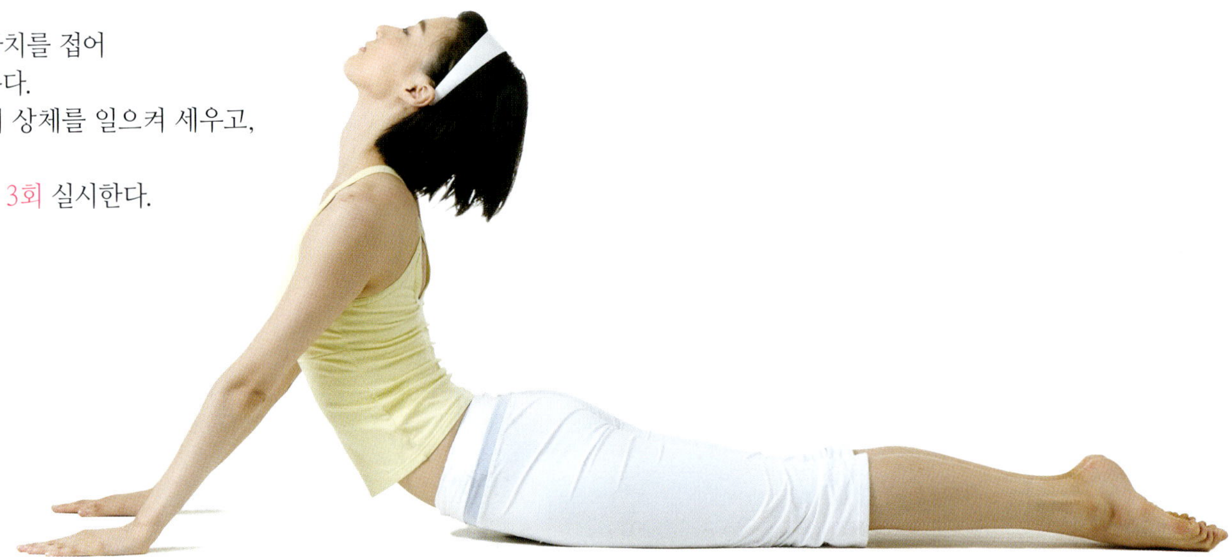

7

- 배를 대고 누워 팔을 아래로 뻗고
- 내쉬는 숨에 다리와 상체를 들어 올려
- 10~20초 정도 유지하기를 3회 실시한다.

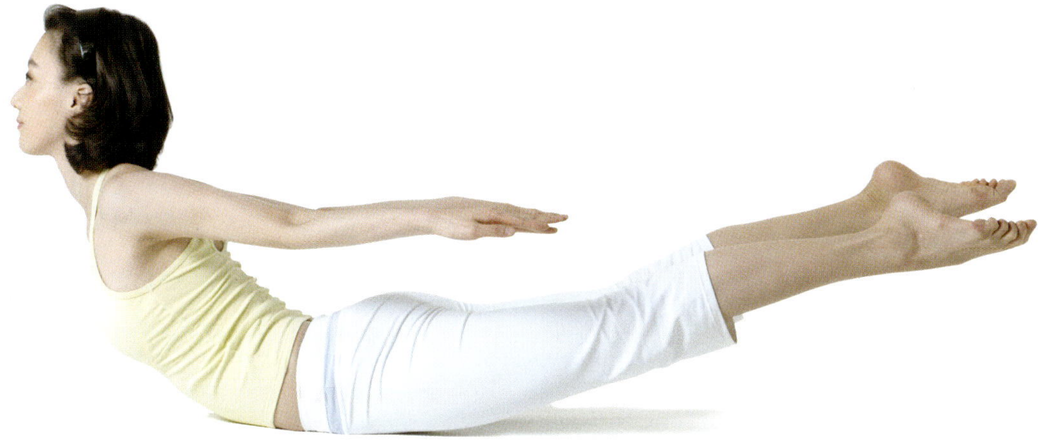

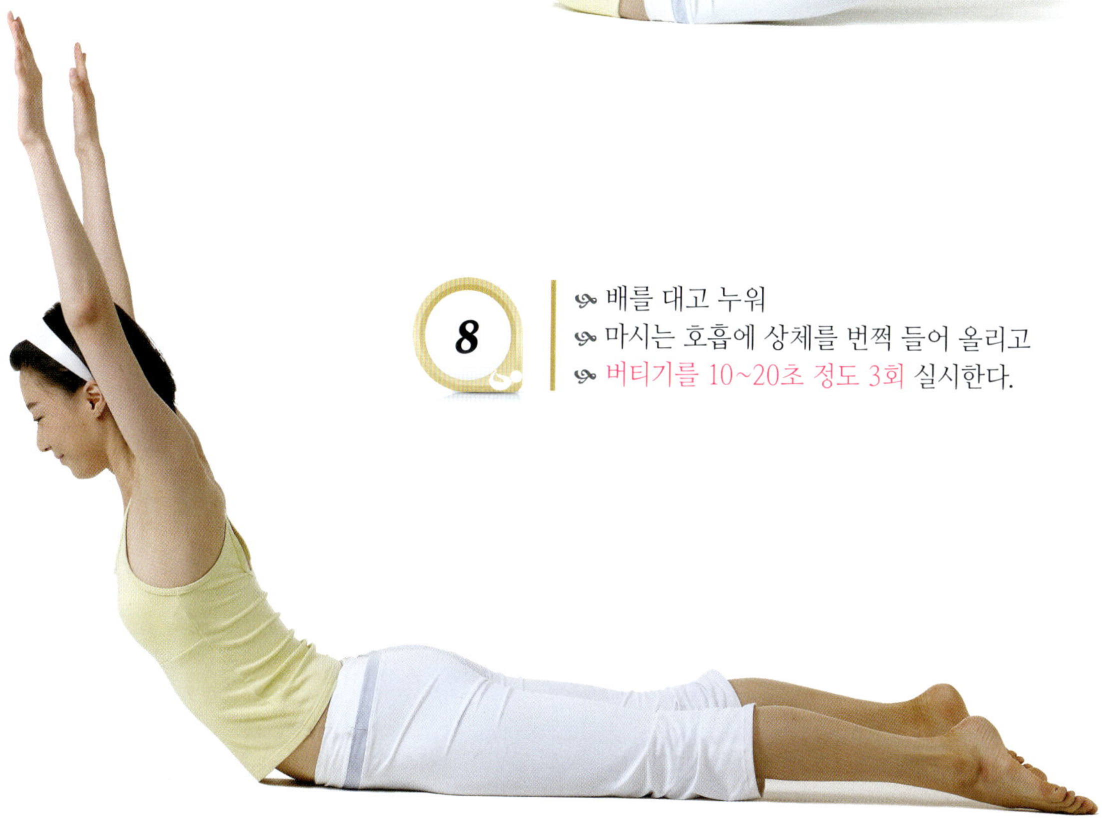

8

- 배를 대고 누워
- 마시는 호흡에 상체를 번쩍 들어 올리고
- 버티기를 10~20초 정도 3회 실시한다.

1-8

척추 전만증과 복부비만

Lordosis

척추 전만증(허리가 앞으로 볼록한 모양)은 측면에서 봤을 때 S자형의 척추 만곡이 과도하게 앞으로 쏠려 척추뼈가 몸통의 중심 전면과 배 가까이 쏠려 있는 형태를 말한다. 허리가 약해지면서 전면으로 쏠리는데, 복부가 잡아주지 못하면 척추 전만 형태가 된다. 요추와 천골의 만곡은 균형 획득을 위해 약 60도 경사가 있고, 이 때문에 서 있을 때 요추는 끊임없이 미끄러져 떨어지려는 힘이 작용된다. 요추 전만의 각이 커지면 미끄러지려는 힘(전력)이 커지면서 추간 관절에 부하가 실리게 되고, 이 부분에 장애를 일으켜 요통의 위험이 증가하게 된다.

척추 전만은 경직성 근육통 정도의 통증이지만 심해지면 척추 전만 전위증이라는 디스크 탈출 질환으로 진행될 수 있어 심각하다. 이는 척추뼈가 전면으로 만곡 형태를 이루다가 복근이 부족한 경우 요추 일부가 앞으로 빠져 디스크가 신경을 자극하게 되는 경우이다.

얼핏 복부비만과 척추 전만은 다른 개념인 것처럼 보이지만 매우 밀접한 관계에 있다. 복부비만이 되면 전면에서 척추를 지지하는 복근이 약해지고, 척추뼈가 힘없이 복부 가까이 쏠리게 되면서 전만의 형태를 이루다가 심해지면 전만 전위증(Spondylolisthesis)이 된다.

복부비만은 뇌혈관장애나 당뇨 등 각종 대사성 질환을 일으키는 성인병과 그에 따른 합병증의 위험으로 심각성이 자각되어 왔으나, 척추 전만으로 인한 근육통과 척추 전만 전위증(Spondylolisthesis) 같은 디스크 탈출 예방 차원에서도 해결되어야 할 질환이다.

1

- 다리를 앞으로 뻗고 앉은 뒤 오른다리를 반 접고, 두 손으로 발바닥을 깍지 끼고 잡는다.
- 내쉬는 호흡에 무릎 펴면서 다리를 뻗는다.
- 10~20초 유지하고 돌아오기를 3회 정도 실시한다.
- 반대쪽도 같은 요령으로 실시한다.

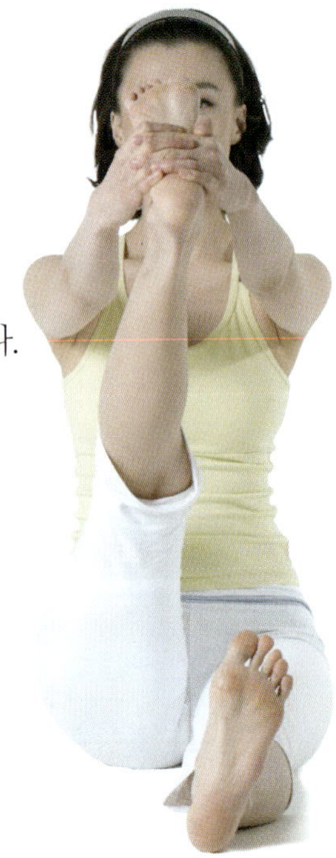

2

- 다리 앞으로 모아 뻗고 손으로 발바닥을 감싸고
- 내쉬는 호흡에 상체를 아래로 내려 등을 편다.
- 10~20초 유지하고 올라오기를 3회 정도 실시한다.

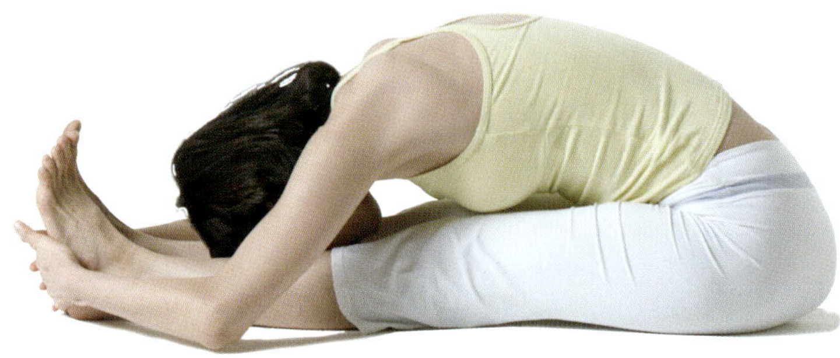

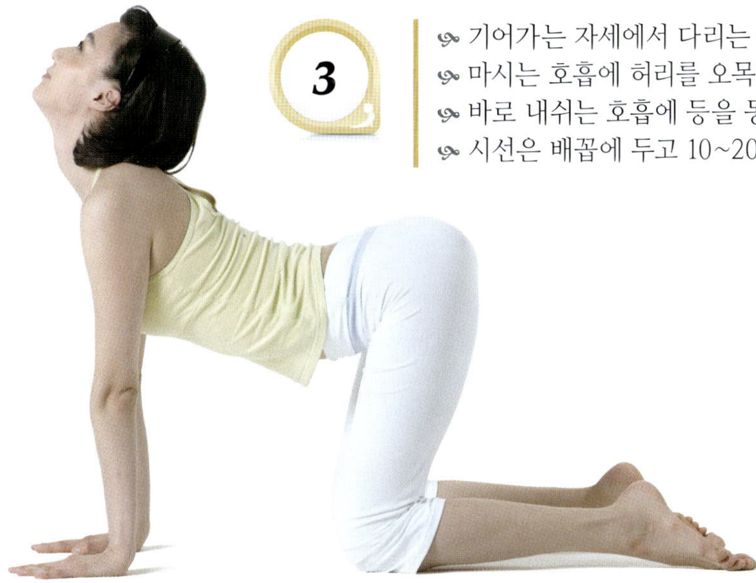

3

- 기어가는 자세에서 다리는 골반너비, 팔은 어깨너비로 벌리고
- 마시는 호흡에 허리를 오목하게 하고 고개를 뒤로 가볍게 젖히고
- 바로 내쉬는 호흡에 등을 동그랗게 말아 올려
- 시선은 배꼽에 두고 10~20초 유지하기를 3회 실시한다.

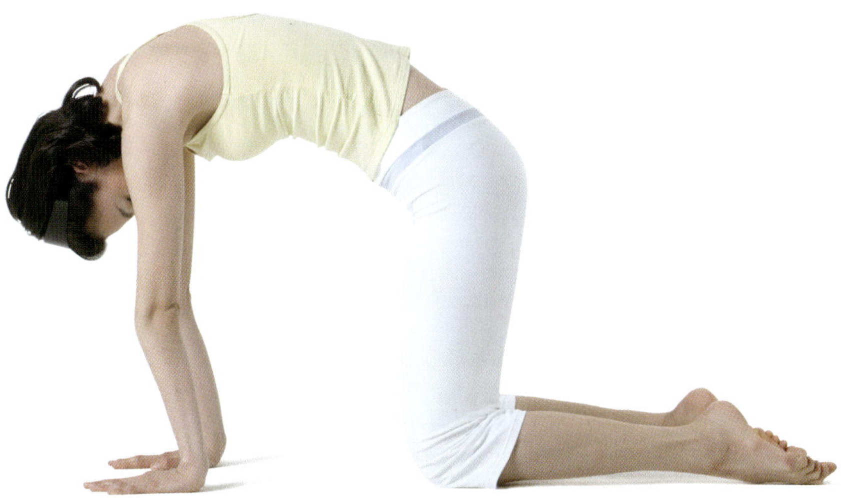

4

- 등을 대고 누워 두 팔은 옆으로 뻗고
  다리를 ㄱ자가 되게 들어 무릎을 모아 접고
- 내쉬는 호흡에 다리를 오른쪽 바닥 가까이 내리고
  고개는 반대로 돌린다.
- 10~20초 유지하기를 3회 정도 실시한다.
- 반대쪽도 같은 요령으로 실시한다.

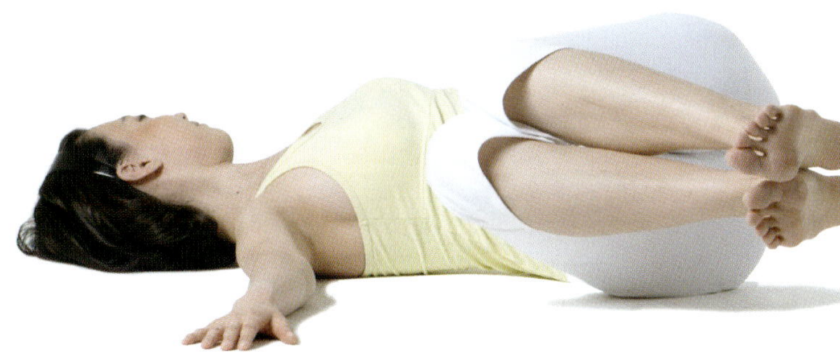

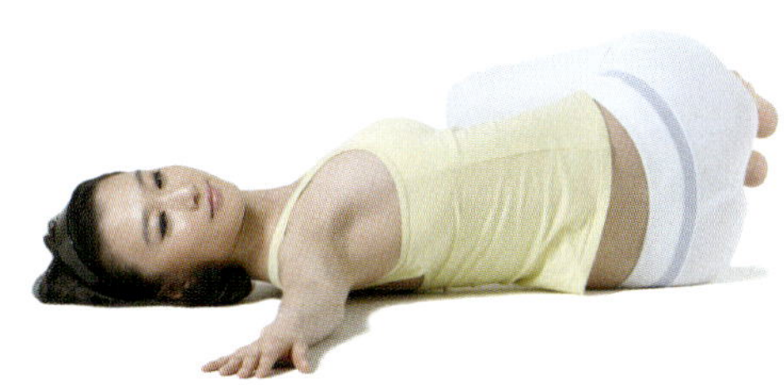

반대쪽

척추 전만증과 복부비만

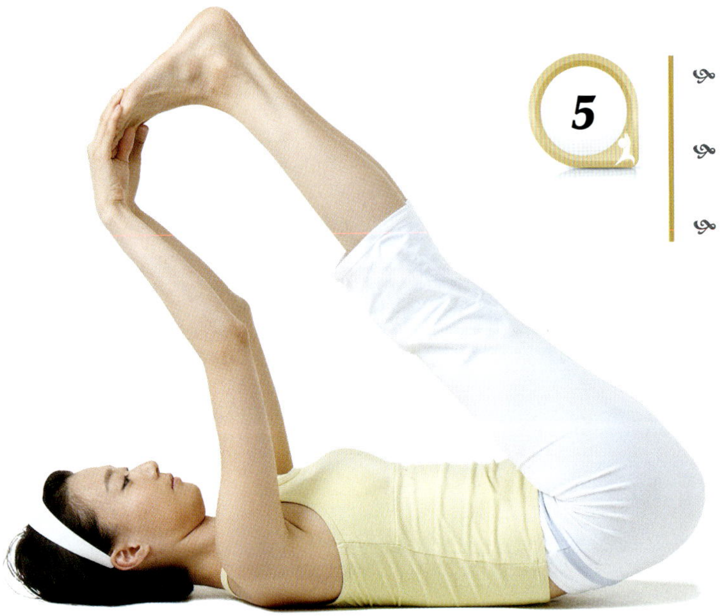

5

- 등을 대고 누워 다리를 들어 두 손으로 발바닥 혹은 엄지발가락을 잡고
- 내쉬는 숨에 뻗은 다리를 얼굴 가까이 당겨 엉덩이를 살짝 든다.
- 10~20초 유지하기를 3회 실시한다.

6

- 등을 대고 누워 무릎을 접어 세우고 두 손을 모아 아랫배 위에 포개어 둔다.
- 내쉬는 호흡에 포갠 손으로 배꼽 부위를 지그시 눌러주기를 10~20초 유지하기를 3회 실시한다.

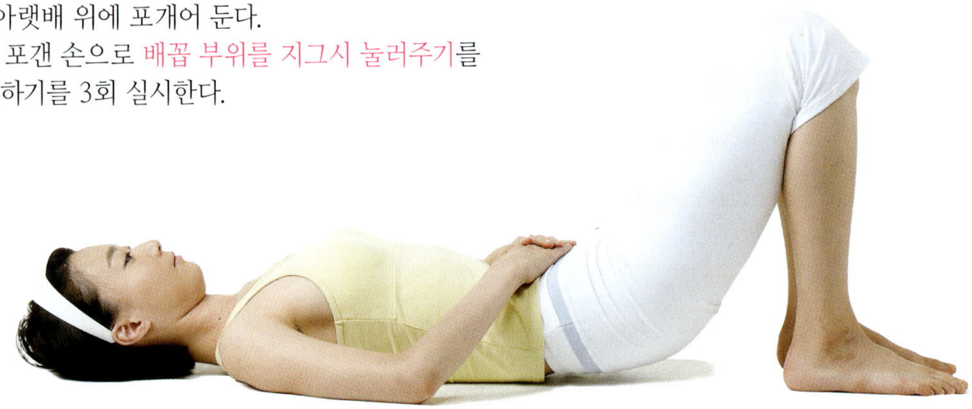

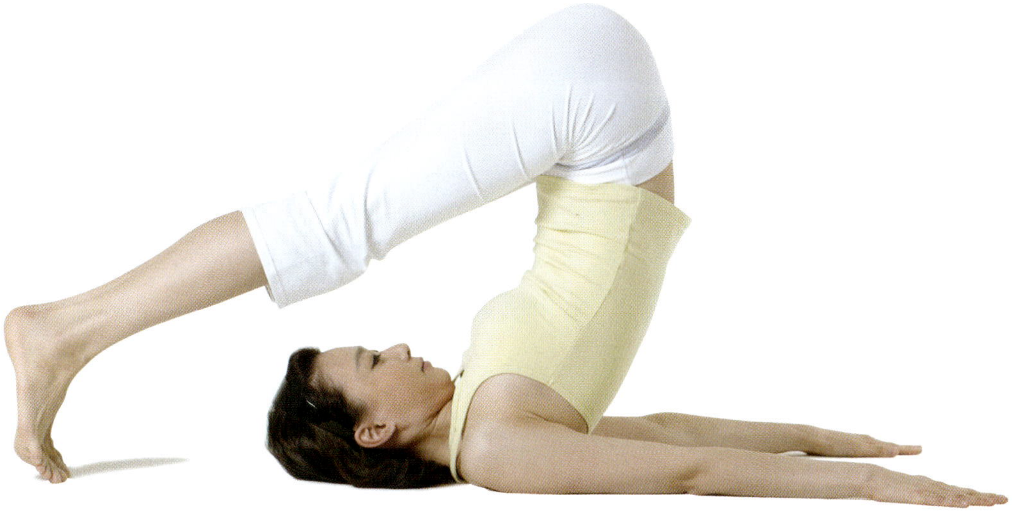

7

- 등을 대고 누워 두 손으로 엉덩이를 받치고 내쉬는 호흡에 발끝을 머리 위로 넘긴다.
- 두 손은 바닥에 뻗은 채로 둔다.
- 10~20초 유지하기를 3회 실시한다.

8

- 등을 대고 누워 무릎을 반 접고
- 내쉬는 호흡에 두 팔을 앞으로 뻗어 손끝이 무릎 가까이 가도록 상체를 일으켜 세운다.
- 10~20초 유지하기를 10회 이상 실시한다.

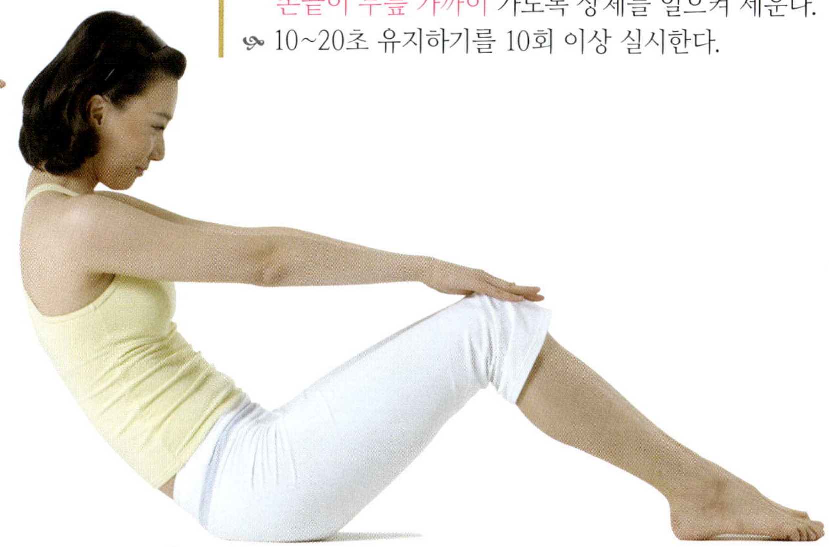

9

- 등을 대고 누워 무릎을 감싸 안고
- 내쉬는 호흡에 고개를 들어 턱과 무릎을 최대한 가까이 둔다
- 10~20초 유지하기를 3회 실시한다.

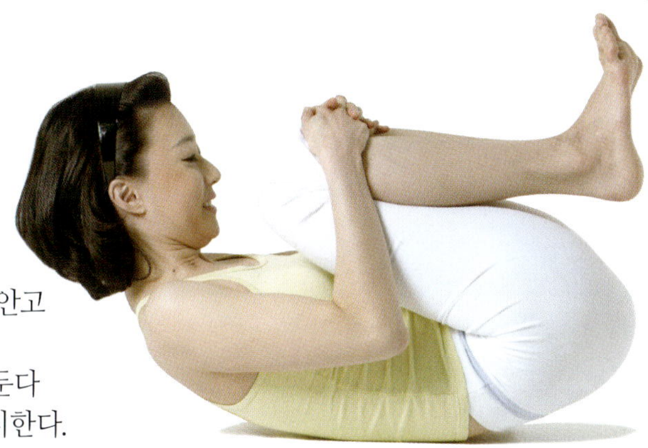

1-9

경통: 목디스크(두통)

Posterior Neck Pain

경통은 목과 목 주변의 통증을 말한다. 경통은 목디스크에 의한 통증과, 목뼈 주변의 연부 조직의 손상이나 압박으로 인한 통증으로 나눌 수 있다.

목디스크는 사고나 만성적인 목의 이상 형태를 방치하는 경우 목뼈 디스크가 탈출하면서 생기는 신경 압박으로 팔과 손가락까지 저림 증세가 나타나는 경우이다.

연부 조직에 의한 통증은 자세 불량이나 경부 근육의 반복적 사용이나, 무거운 물건을 갑작스럽게 들었을 때 등의 요인으로 근육이 뭉쳐 있거나 경추(목뼈)의 아탈구(Subluxation)에 의한 신경 압박이 목통증의 70% 이상을 차지한다.

목 부위 근육들은 많은 경우가 어깨나 등까지, 자세를 유지하는 큰 근육들로 연결이 되어 있어서 목에 머물던 통증은 어깨나 등의 통증으로 이어지는 것이 일반적이다.

통증은 마치 혈압이 높은 것처럼 뒷목이 뻐근하거나 목, 어깨로 이어지는 통증, 경추 움직임의 제한, 치아나 목과 어깨의 감각이 이상하거나 흉골통과 두통, 헛기침, 어지러움, 이명 등을 유발한다.
경부 주변과 어깨의 긴장성을 해소하고, 경추의 C커브를 유지할 수 있는 자세 교정과 경부 주변의 이완과 근력 강화를 통한 자연치유 요가로 치료 가능하다.

1

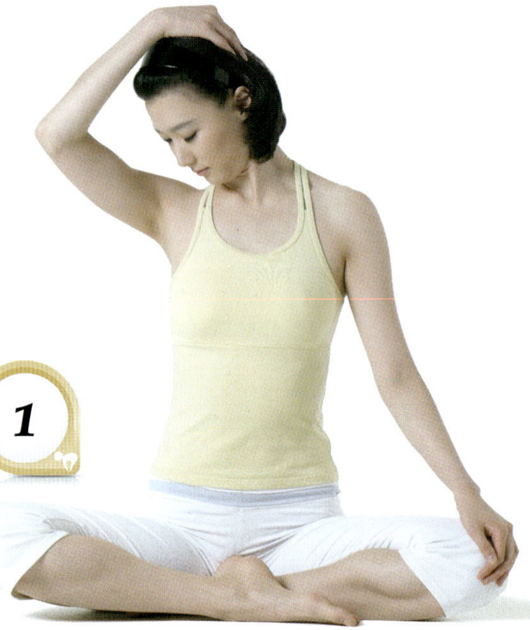

- 바르게 앉아, 한 손은 무릎 위에 한 손은 반대쪽 관자놀이 위에 두고
- 내쉬면서 고개를 아래로 숙여 10~20초 유지하기를 3회 정도 실시한다.
- 반대쪽도 같은 요령으로 실시한다.

2

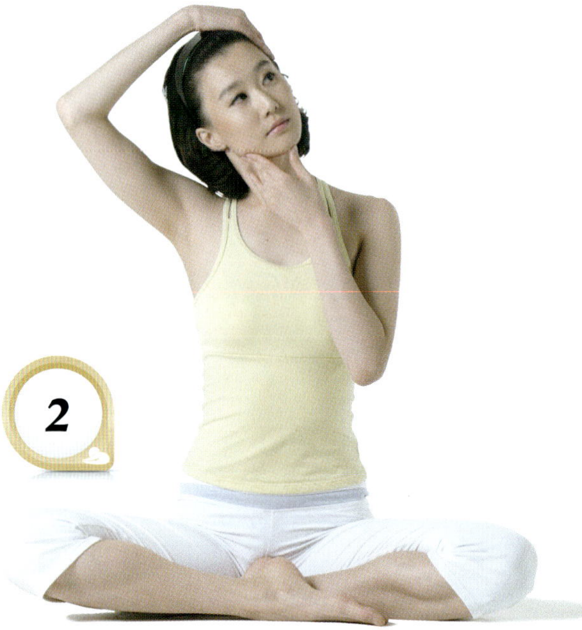

- 바르게 앉아 한 손은 턱 아래에 한 손은 반대쪽 관자놀이 위에 두고
- 내쉬는 호흡에 천천히 고개를 위로 45도 정도 비틀어 올려 10~20초 유지하기를 3회 정도 실시한다.
- 반대쪽도 같은 요령으로 실시한다.

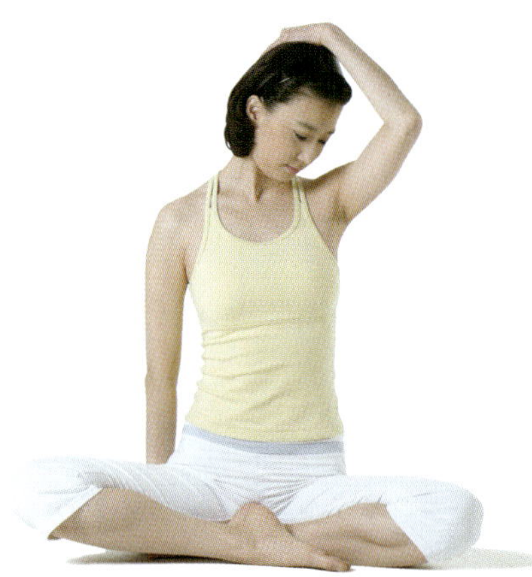

반대쪽

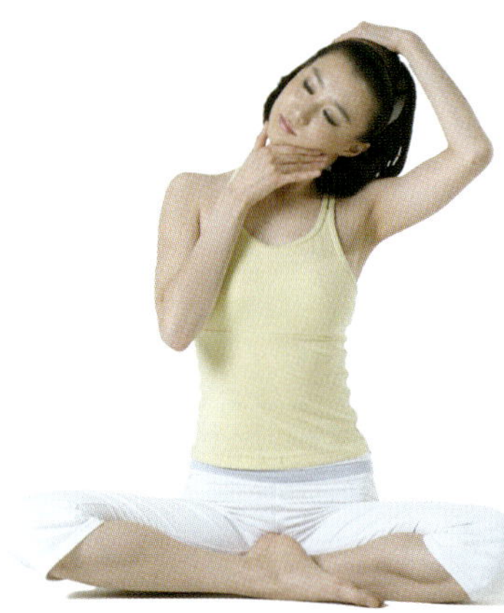

반대쪽

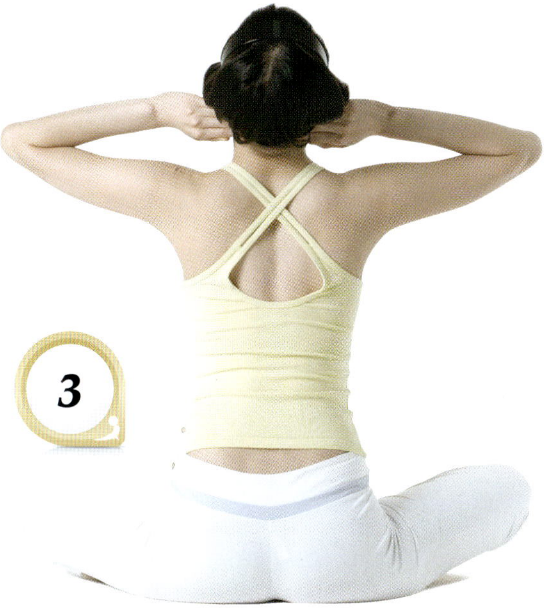

3

- 바르게 앉아 양 손가락을 목 뒤 횡돌기를 누르고
- 마시는 호흡에 고개를 뒤로 젖혀
- 내쉬는 호흡에 목에 힘을 풀고
- 10~20초 유지하기를 3회 실시한다.

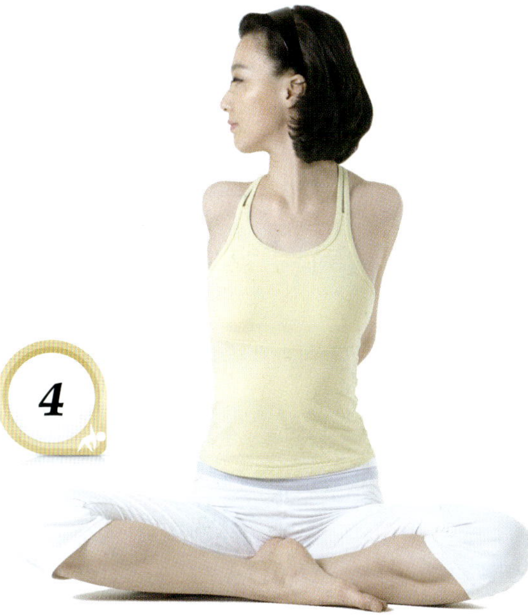

4

- 바르게 앉아, 두 팔은 등 뒤에서 깍지해서 뻗고
- 내쉬는 호흡에 고개를 왼쪽으로 천천히 돌려
- 10~20초 유지하기를 3회 정도 실시한다.
- 반대쪽도 같은 요령으로 실시한다.

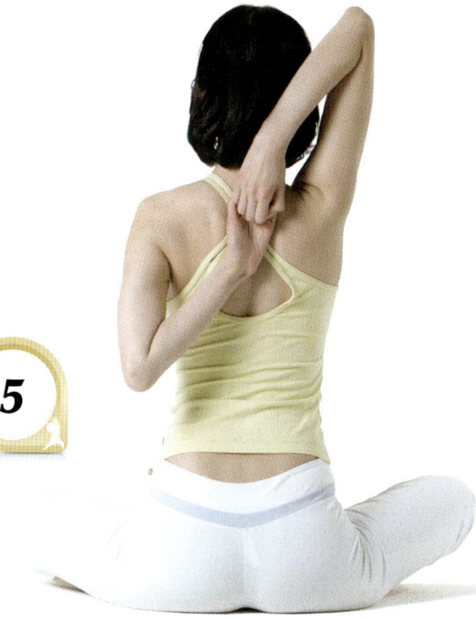

5

- 바르게 앉아 한 팔은 밑에서 위로 나머지 팔은 위에서 아래로 뻗어 깍지를 하고
- 서로 강하게 당겨주며 10~20초 유지하기를 3회 정도 실시한다.
- 반대쪽도 같은 요령으로 실시한다. 조금 더 어색한 방향으로 두 번 더 한다.

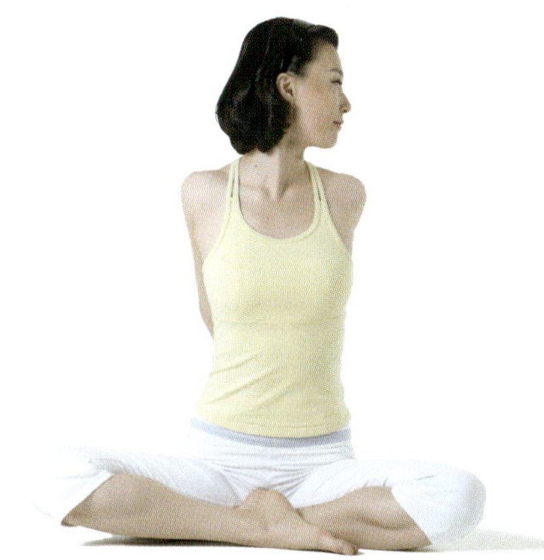

- 반대쪽

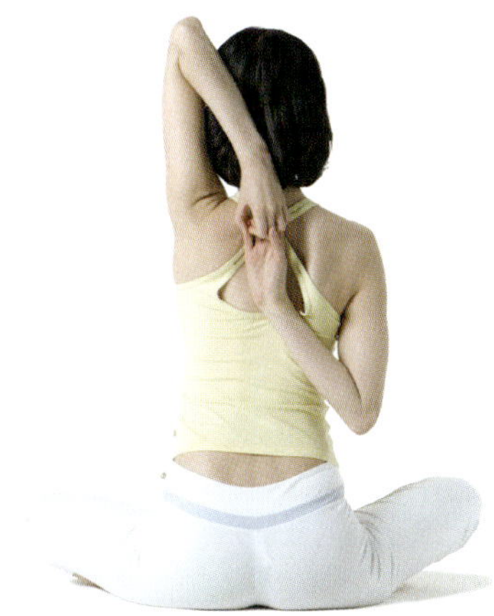

- 반대쪽

6

- 바르게 앉아, 한 손으로 얼굴 옆쪽을 막고 서로 밀어주는 힘으로 버틴다.
- 10~20초 버티기를 3회 정도 실시한다.
- 반대쪽도 같은 요령으로 실시한다.

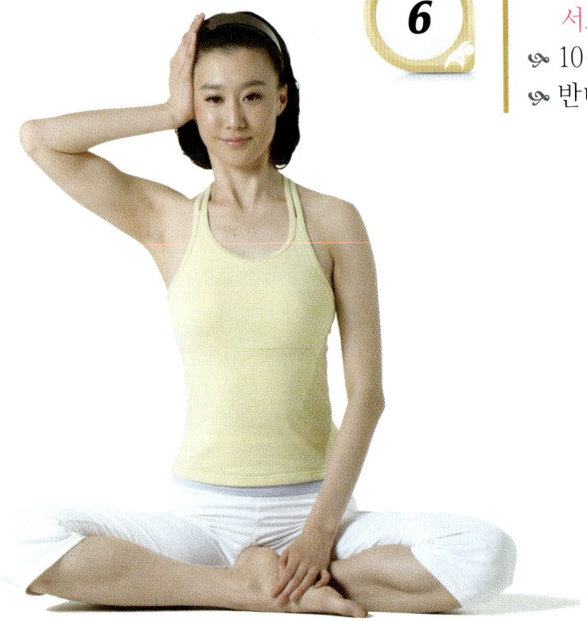

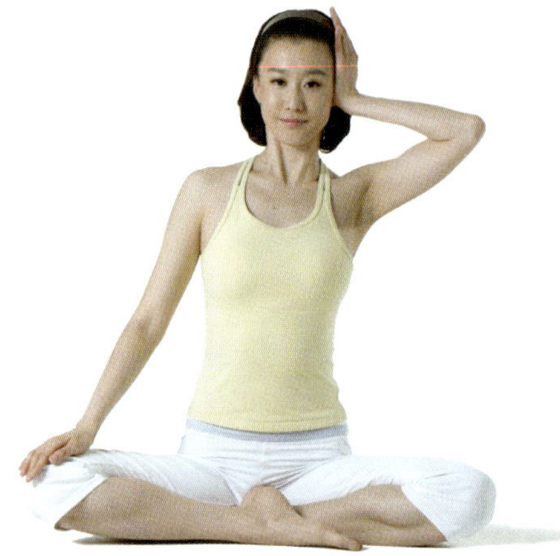

반대쪽

7

- 바르게 앉아 양손을 깍지 끼고 머리 앞쪽과 뒤쪽을 서로 밀어주는 힘으로 버틴다.
- 10~20초 버티기를 3회 정도 실시한다.

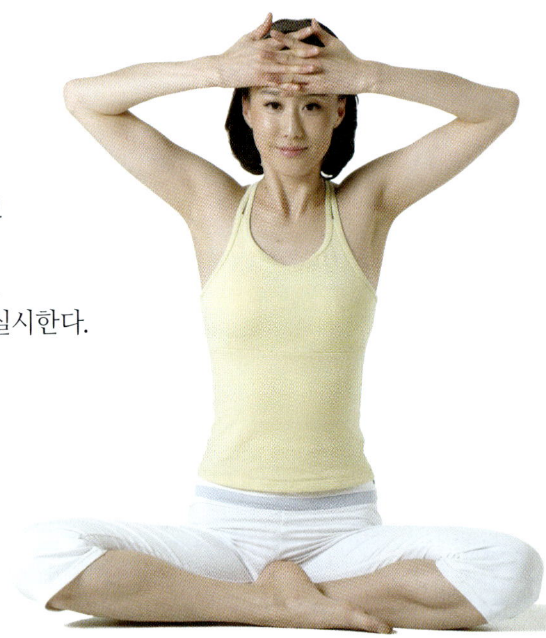

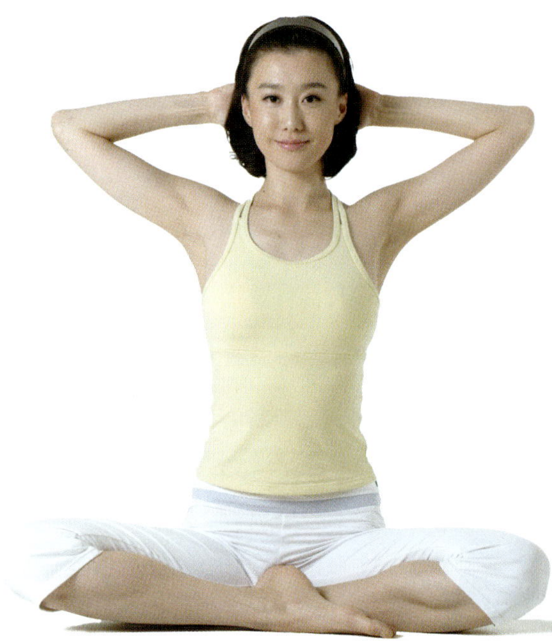

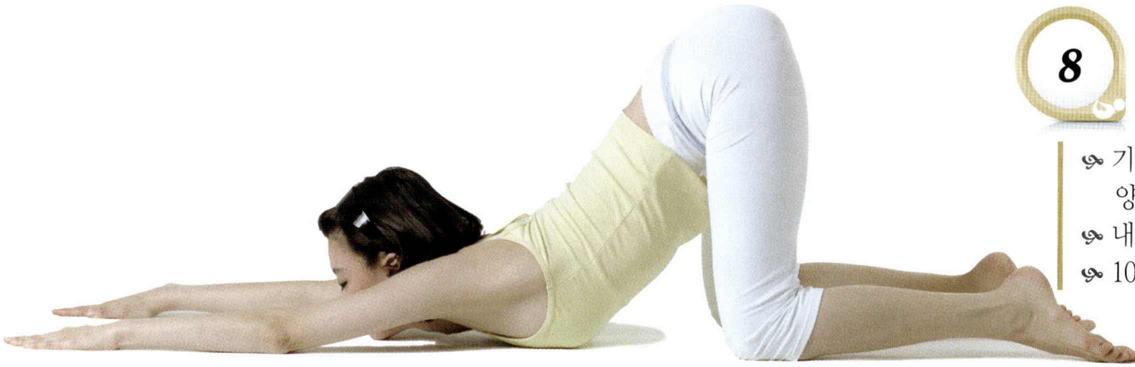

8

- 기어가는 자세에서 무릎과 엉덩이를 일자로 세운 후 양손을 한 뼘 정도 앞으로 뻗고
- 내쉬는 호흡에 가슴이 바닥에 닿을 만큼 깊숙이 내려간다.
- 10~20초 정도 머물고 아기 포즈로 웅크려 휴식을 취한다.

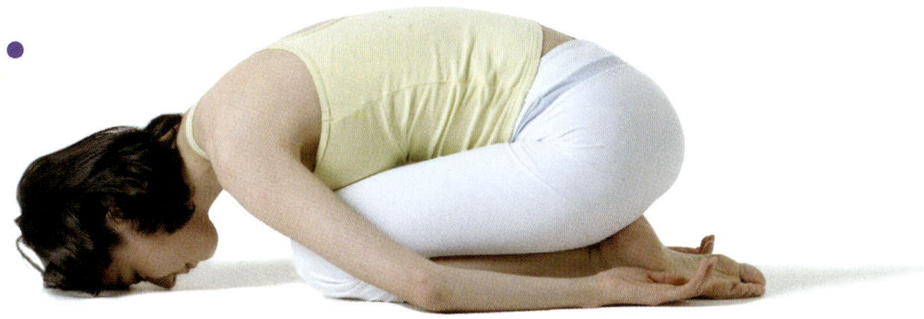

9

- 배를 대고 엎드려 양팔은 옆으로 뻗고, 한 손으로 발목을 잡고
- 마시는 호흡에 다리를 들었다가 내쉬면서 반대쪽으로 넘겨 든다.
- 10~20초 유지하기를 3회 정도 실시한다.
- 반대쪽도 같은 요령으로 실시한다.

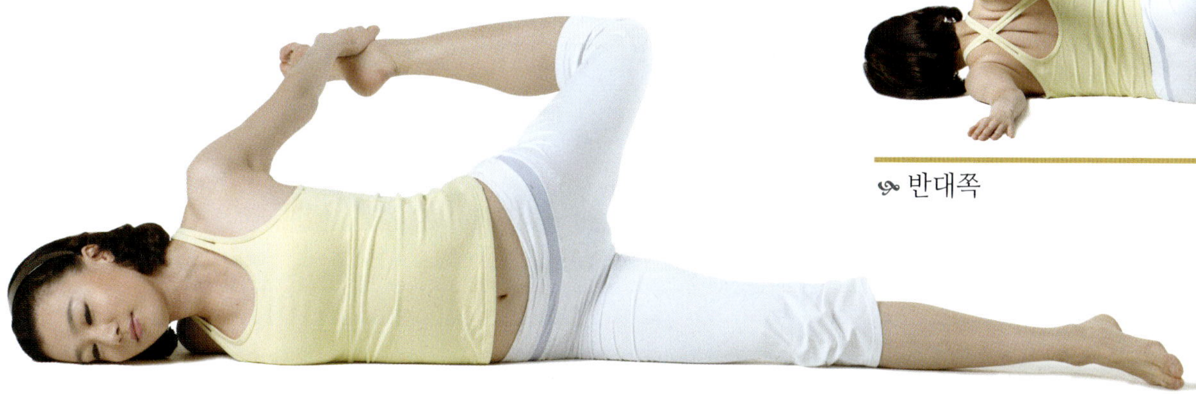

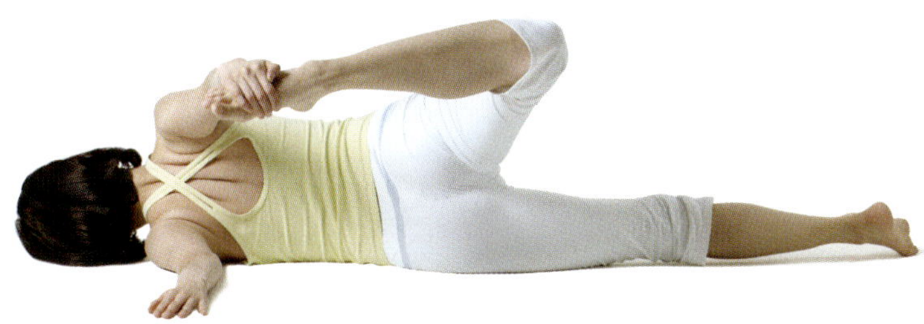

반대쪽

1-10

골반 형태 변위

Malposition of the pelvis

골반은 보행과 체중 지지에 중요한 역할을 한다. 그리고 내장 기관의 용기로서 중요한 기관이다.

자궁, 난소, 전립선, 방광과 하부 창자의 기능장애나 염증은 골반의 기능과 중요한 관계가 있다.
골반의 비정상적 형태를 골반 변위라 하는데 생리통, 호르몬 불균형으로 인한 불임, 순환과 신경 기능의 장애로 인한 좌골신경통, 하체 부종이나 하체 비만으로까지 이어질 수 있다.

서 있을 때 한쪽으로만 몸을 지지하거나, 종일 앉아 있거나 다리를 꼬는 습관으로 인해 골반 변위가 일어난다. 경추 자체의 비이상적 변위가 어깨, 척추까지 영향을 주면서 골반에도 영향을 주어 디스크나 요통으로도 이어질 수 있다.

골반 자체의 불균형을 체크하기에 앞서 인체의 전체적인 균형을 회복하는 것이 골반 변위를 예방 치유하는 관건이 될 수 있다.

1

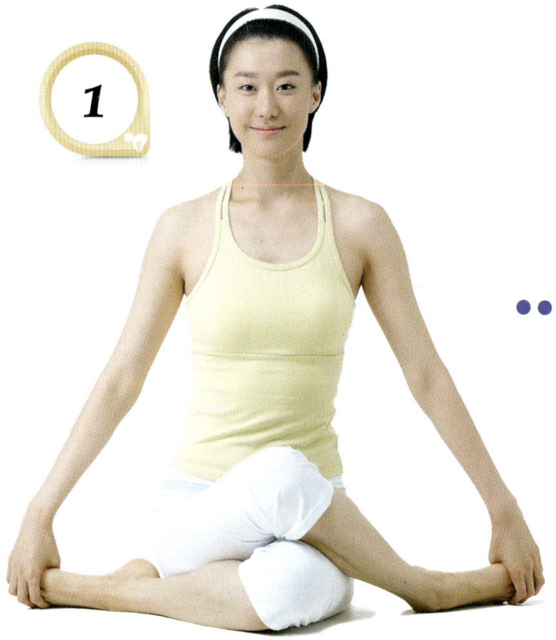

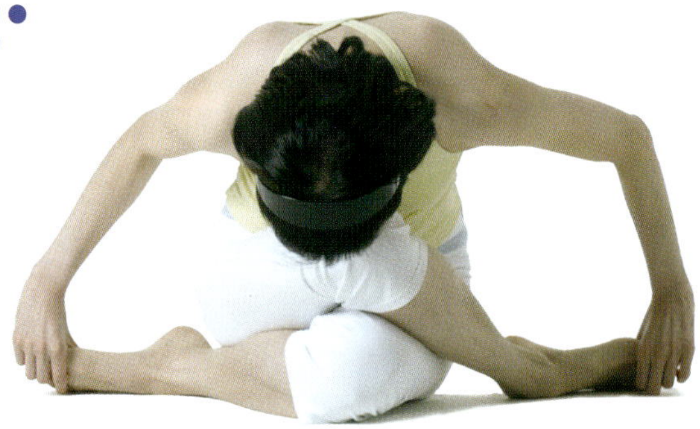

- 앉은 자세에서 두 무릎이 만나도록 다리를 포개어 앉는다.
  그 상태에서 내쉬는 호흡에 상체를 숙여 10~20초 유지하다가 올라온다.
- 반대쪽도 같은 요령으로 실시한다.
- 좌우 한 번씩 다리를 꼬아 실시한 후 어색한 방향을 찾아 두 번 더 실시한다.

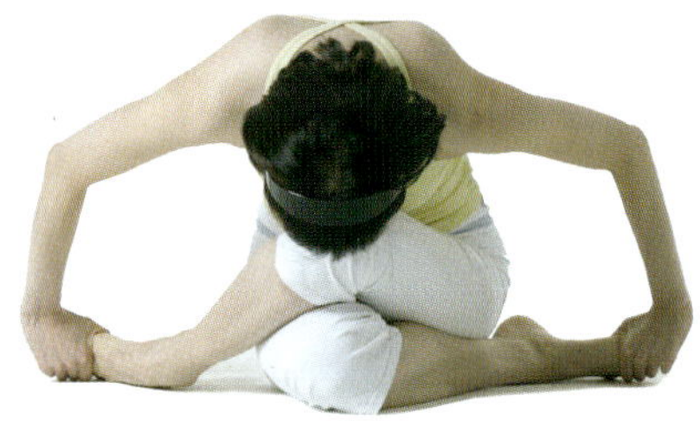

반대쪽

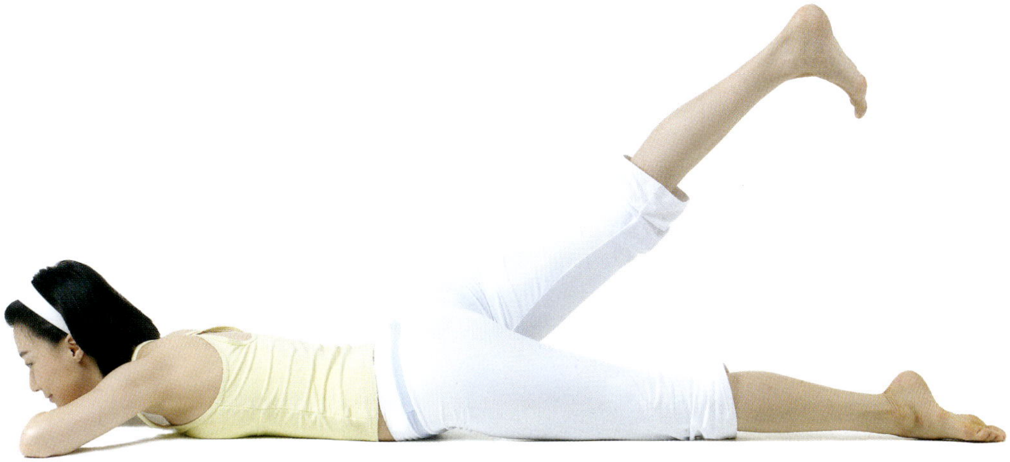

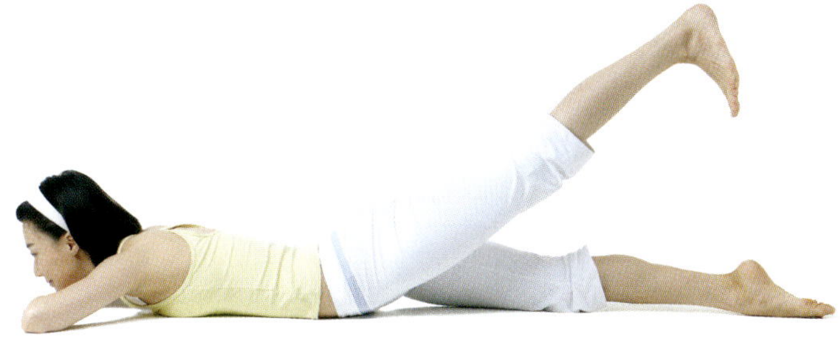

반대쪽

2

- 배를 대고 바닥에 누워 왼다리를 내쉬는 숨에 뒤꿈치가 하늘로 올라간다는 느낌으로 똑바로 들어 올려 10~20초간 유지하고 내려놓는다.
- 반대쪽도 같은 요령으로 실시한다.
- 양쪽 비교해 보고 어색한 쪽을 한 번 더 실시한다.

- 배를 대고 바닥에 대고 누워 고개를 왼쪽으로 돌리고 마시는 호흡에 오른 다리 들어서 내쉬는 호흡에 왼쪽으로 넘긴다.
- 반대쪽도 같은 요령으로 실시한다.
- 어색한 쪽을 찾아 10~20초간 3회 유지한다.

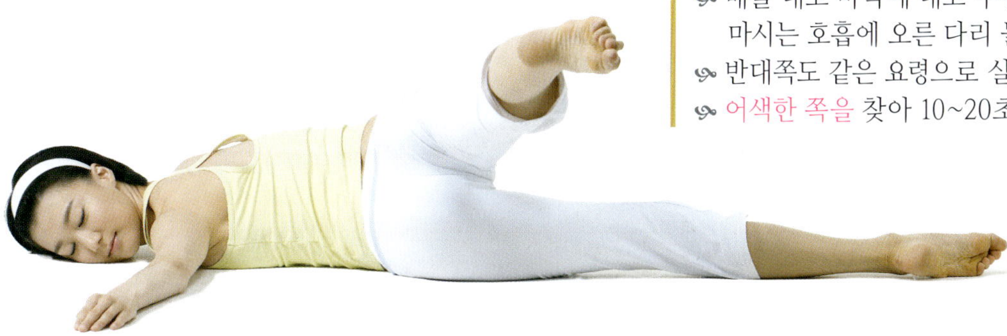

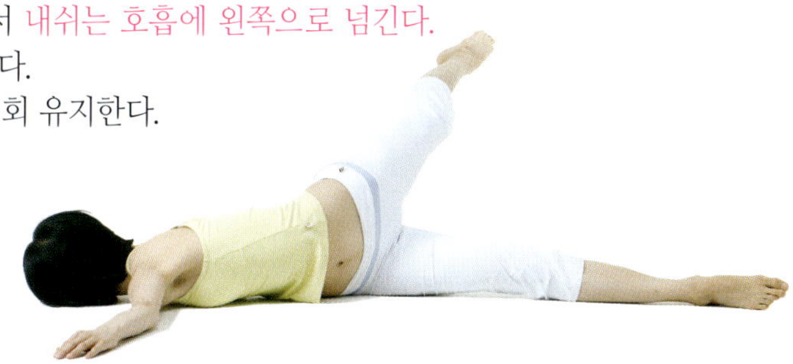

반대쪽

3

- 등을 대고 누운 상태에서 양팔을 옆으로 벌리고
- 마시는 호흡에 왼다리를 위로 들어
- 내쉬는 호흡에 오른손 가까이 내리고 시선은 반대쪽을 바라본다.
- 10~20초간 유지하고 돌아온다.
- 반대쪽도 같은 요령으로 실시한다.
- 양쪽 비교해 보고 조금 더 어색한 방향으로 두 번 더 실시한다.

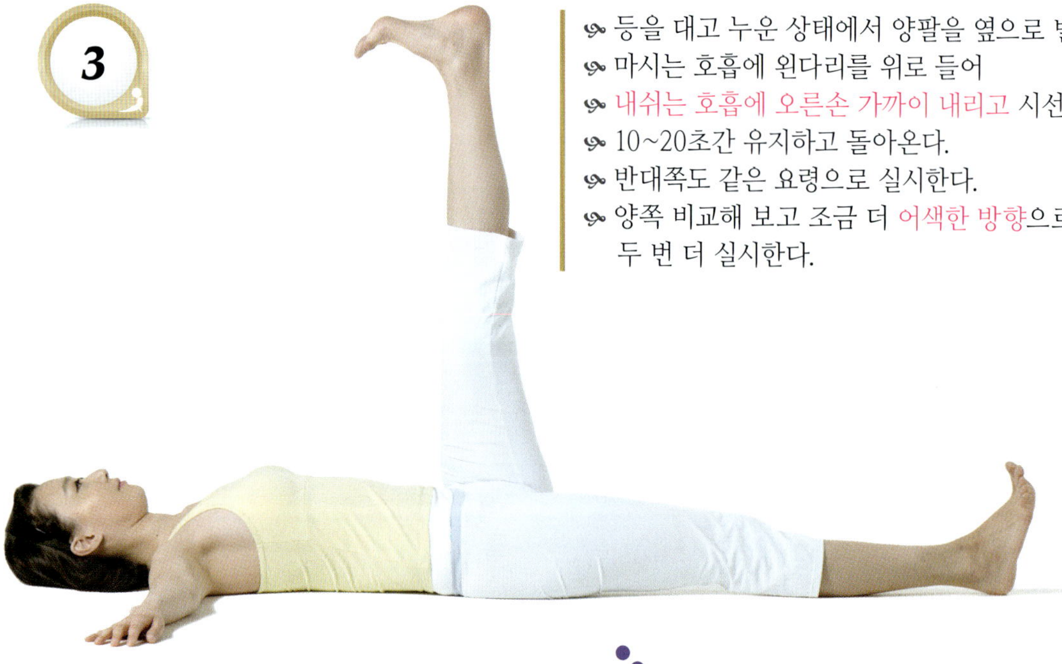

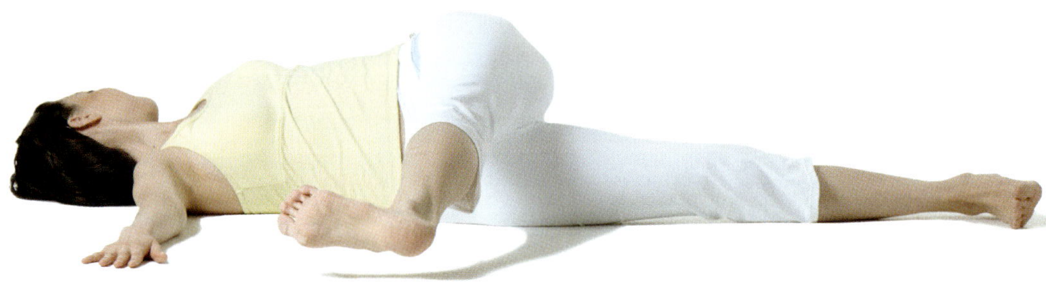

4

- 11자로 무릎을 세우고 누운 자세에서 양손은 뒤꿈치 가까이 뻗고
- 내쉬는 호흡에 엉덩이를 천천히 들어 올리면서
- 괄약근을 지그시 조여 준다.
- 10~20초간 유지하고 제자리로 돌아온다.

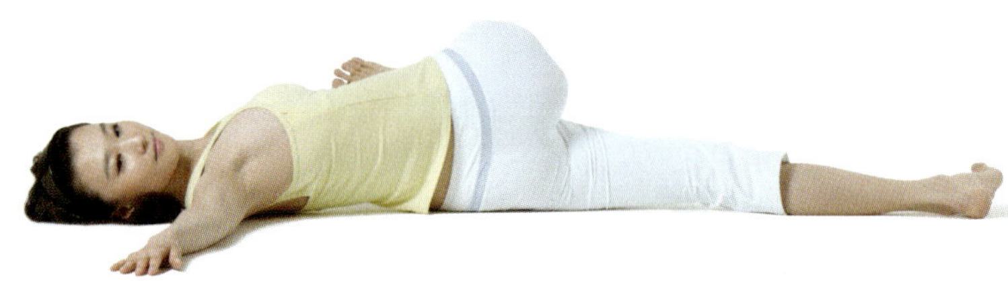

반대쪽

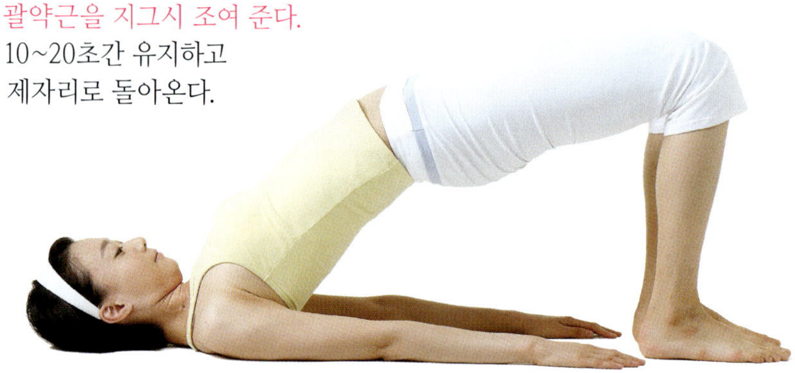

5

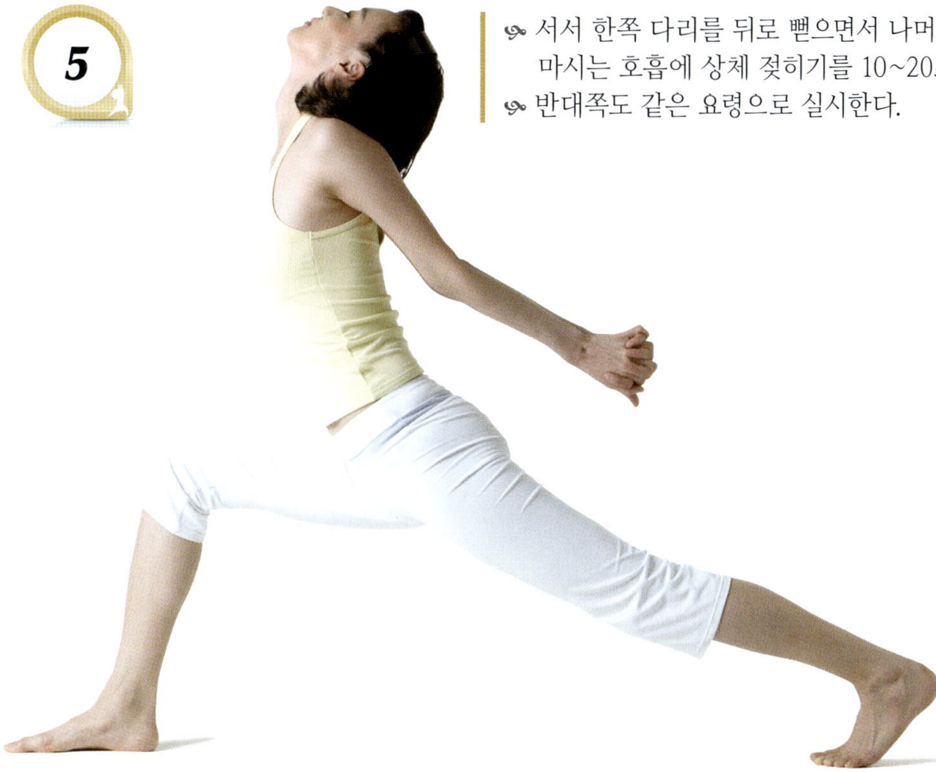

- 서서 한쪽 다리를 뒤로 뻗으면서 나머지 다리는 무릎을 90도 각도로 접고 마시는 호흡에 상체 젖히기를 10~20초 정도 3회 실시한다.
- 반대쪽도 같은 요령으로 실시한다.

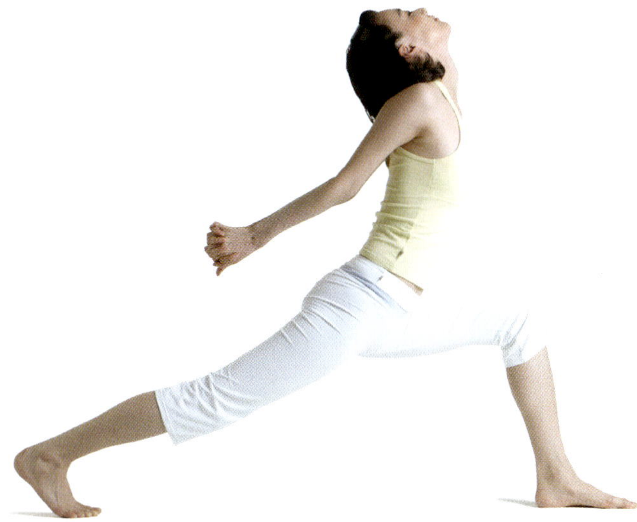

반대쪽

6

- 배를 대고 누운 자세에서 양손은 치골 옆으로 집어넣고
- 마시는 호흡에 다리를 높게 들어 올려 7초간 유지하기를 3회 실시한다.

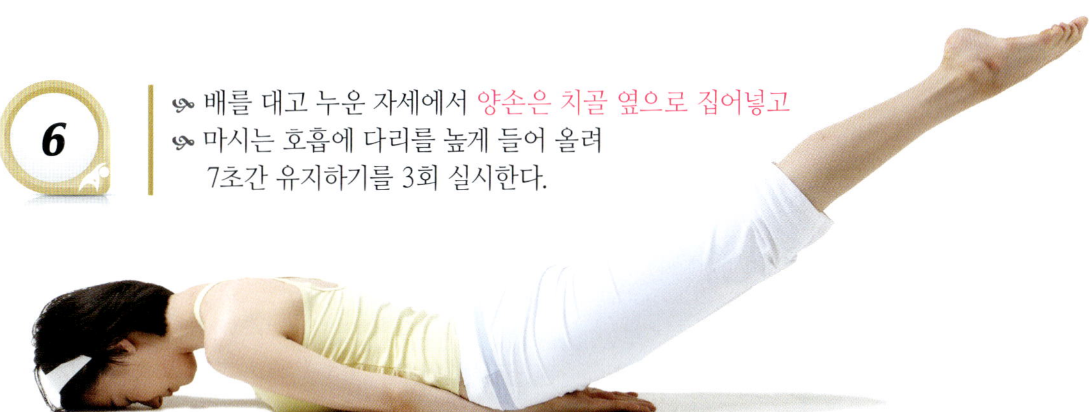

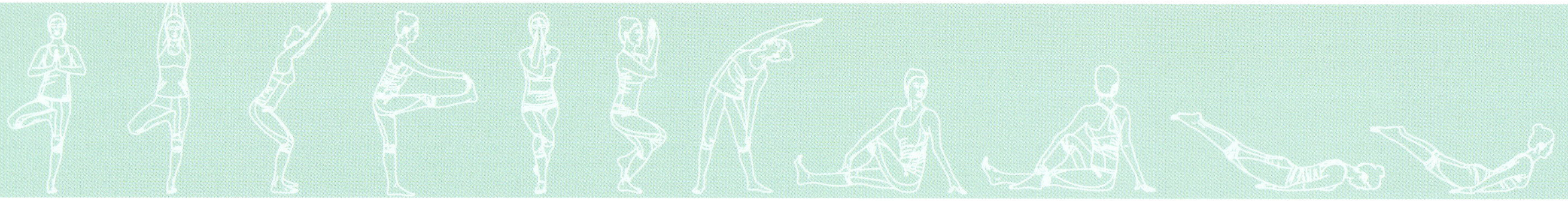

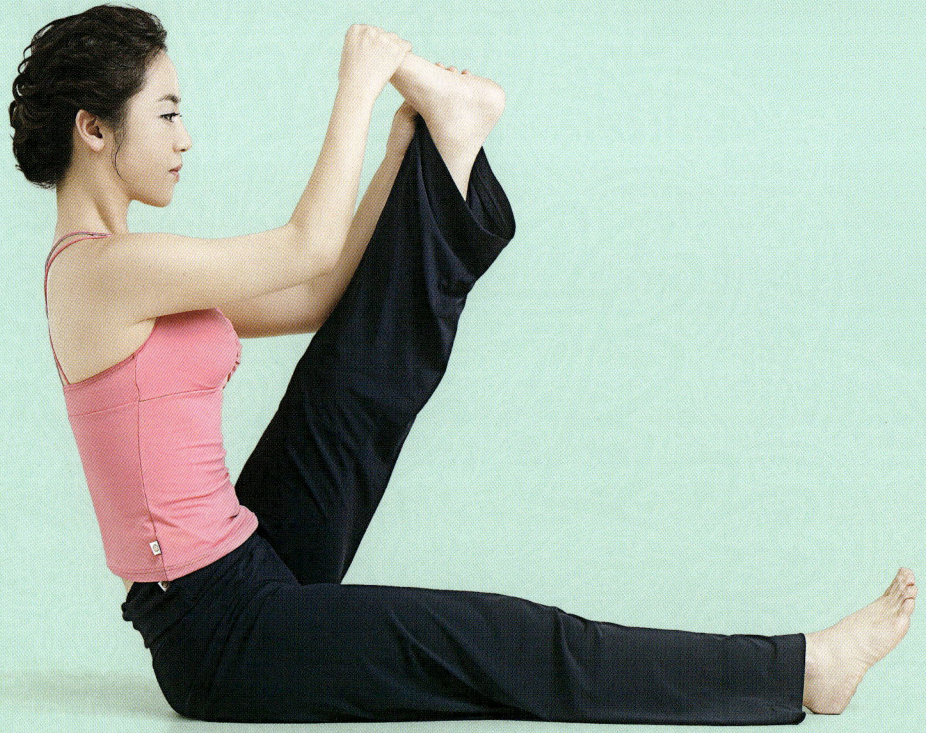

2 성인 질환 치유를 위한 자연치유 요가

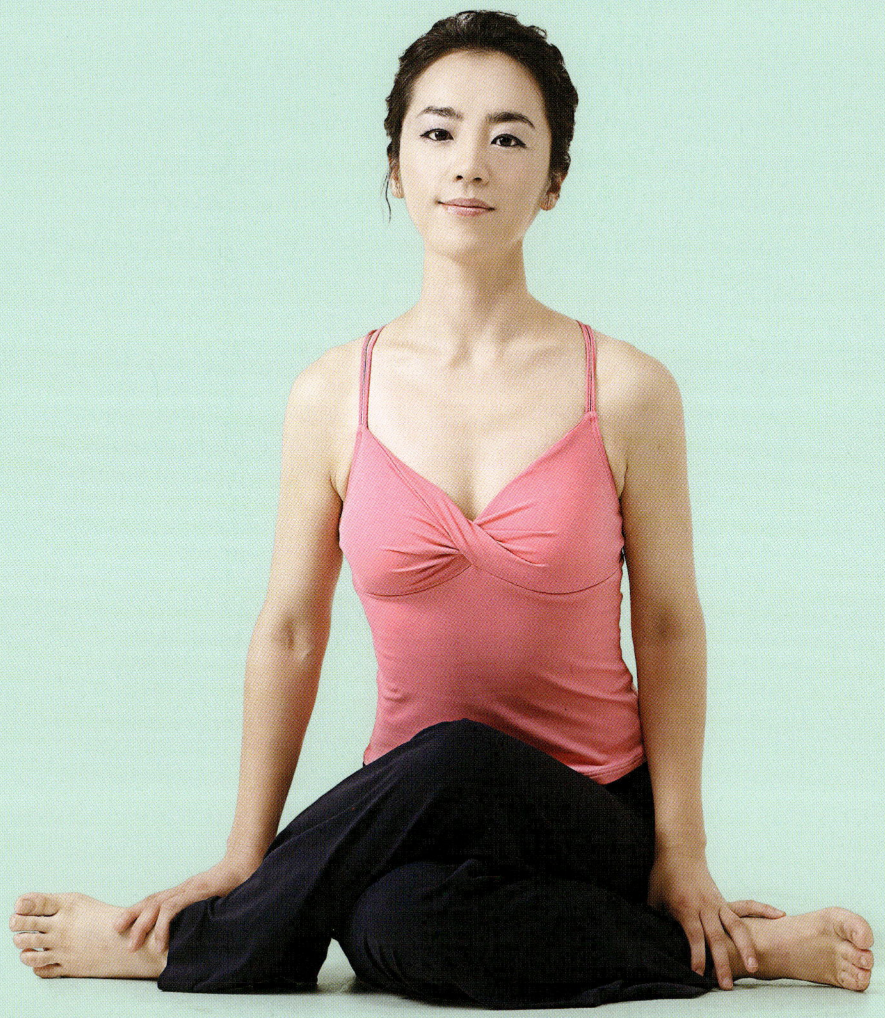

2-1
오십견
Frozen Shoulder

오십견이란 어깨 통증과 관절의 운동 범위 제한을 동반하는 일련의 증후군을 통칭하는 것으로 주로 50대에 많이 발생한다고 알려져 있으나 최근엔 앉아서 공부나 일을 많이 하는 젊은 분들에게도 흔하게 발생한다. 근육은 항상 충분한 산소와 영양이 포함된 혈액을 공급받아야 한다. **근육이 운동하지 않으면 근육 안 혈액 흐름이 상당히 느려져 주위 근육들이 영양 부족에 의한 피로 상태에 놓이게 되면서 결림 증상이 나타난다.**

오십견의 원인은 정확히 알려지지 않았지만 외상에 의한 경우를 제외하고는 40세 이상에서 발생하는 것으로 보아 퇴행성과 관련이 있다고 여겨진다. 원인으로는 어깨관절에 관계되는 근육과 인대 등의 파열, 염증 등을 들 수 있다.

통증은 팔을 앞으로 펴거나 옆으로 뻗거나 들어 올릴 때 악화되며 점차 심해지면 아픈 쪽으로 누워 잠자는 것도 힘들 정도로 통증이 심해져 나중에는 옷을 입거나 벗기도 어려워진다. 초기에는 통증의 원인이 되는 국소 부위에 주로 나타나지만 점점 등이나 목 주변으로 옮겨 간다.

오십견이 심한 경우엔 팔을 뒤로 가볍게 보내는 동작부터 차츰 어깨보다 높이 드는 동작으로 조심스럽게 실시해야 하며 동작이 익숙해지면 적극적으로 실시한다. 무엇보다도 일상생활에서 어깨회선근을 자주 움직여 주는 습관과 자연치유 요가 수련을 통한 예방이 중요하다.

1

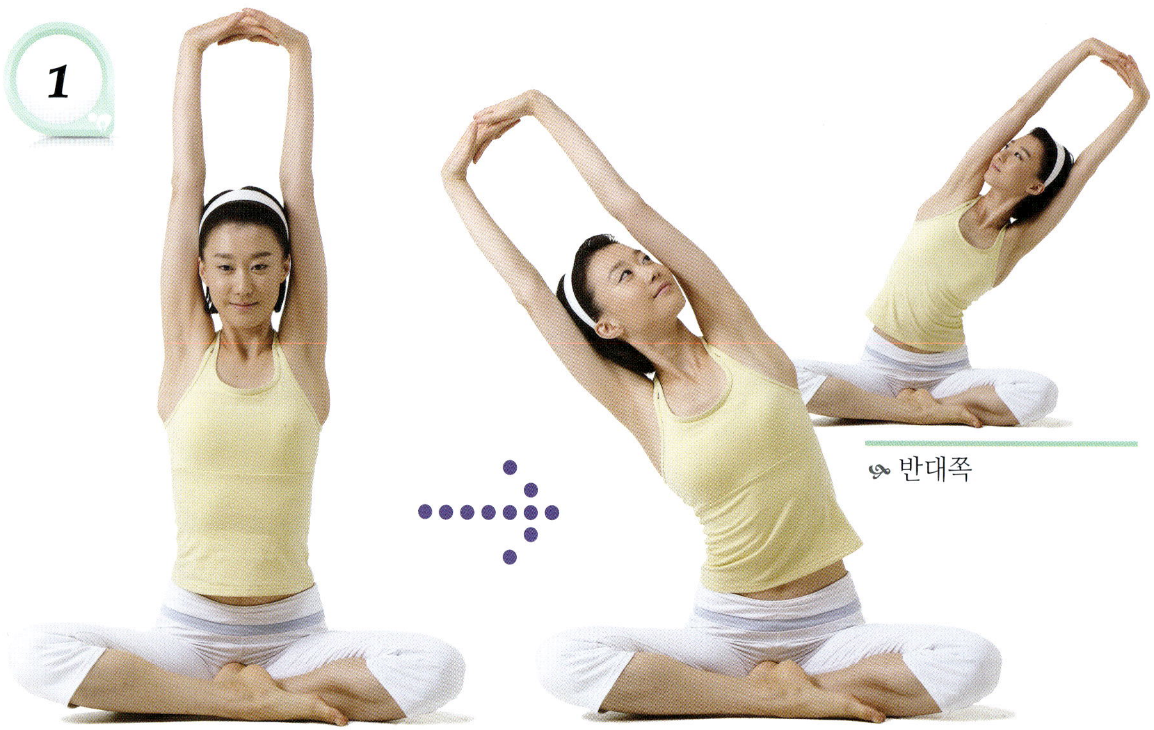

반대쪽

- 깍지 낀 두 손을 위로 뻗고
- 내쉬는 호흡에 좌, 우로 한 번씩 번갈아 가며 상체를 기울인다.
- 기울인 상태로 10~20초 유지하고, 양쪽 3회씩 실시한다.

2

- 등 뒤로 깍지 끼고 앉아서
- 마시는 호흡에 팔을 뒤로 뻗었다가 내쉬면서 좌, 우로 움직이고
- 고개는 반대 방향으로 돌리기를 10회 정도 반복한다.

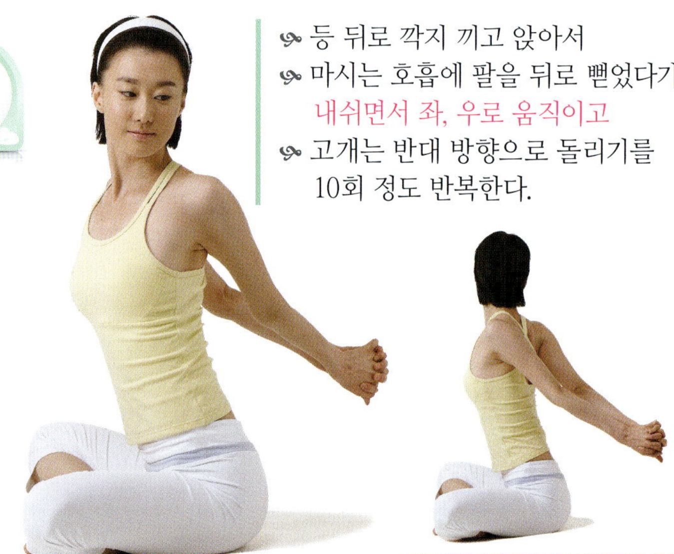

반대쪽

3

- 무릎을 옆으로 접고 앉아서 양손을 등 뒤로 깍지 끼고
- 마시는 호흡에 위로 올렸다가 내쉬는 호흡에 아래로 내리기를 10회 정도 반복한다.

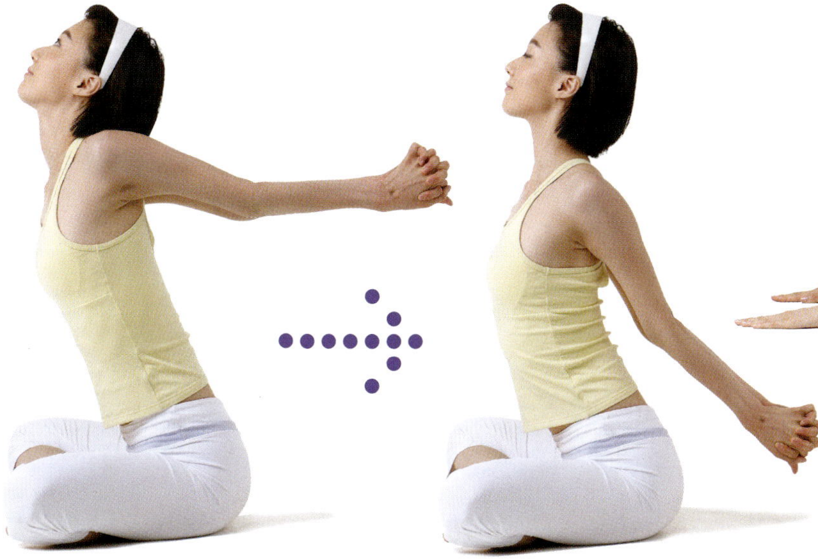

4

- 무릎을 옆으로 접고 앉아서 한 손은 위에서 아래로 한 손은 아래에서 위로 올려 서로 깍지를 낀다.
- 어깨를 최대한 펴서 10~20초 유지하기를 3회 실시한다.
- 반대쪽도 같은 요령으로 실시한다.

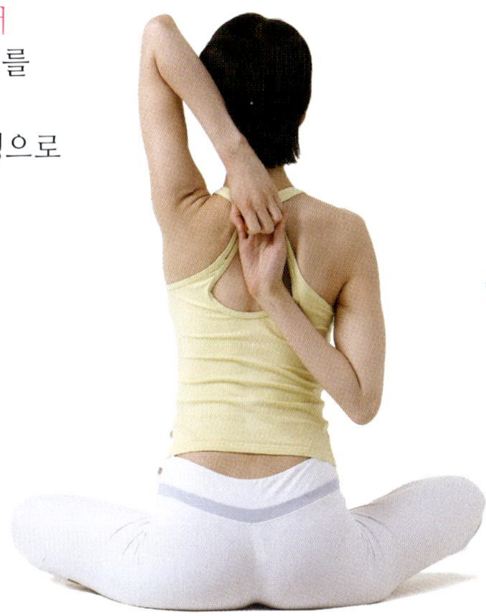

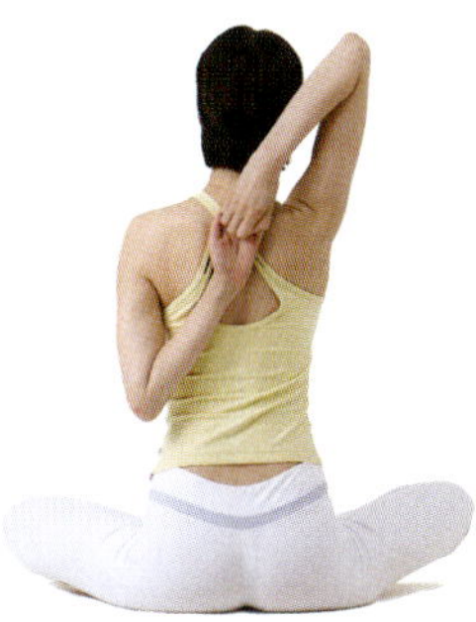

반대쪽

5

- 고양이 기어 가는 자세에서 두 팔을 멀리 짚고 엉덩이는 바닥과 90도 각도를 유지하고
- 내쉬는 호흡에 천천히 상체를 내려 가슴을 바닥에 댄다.
- 어깨에 긴장을 빼고 10~20초 정도 유지하기를 3회 실시한다.

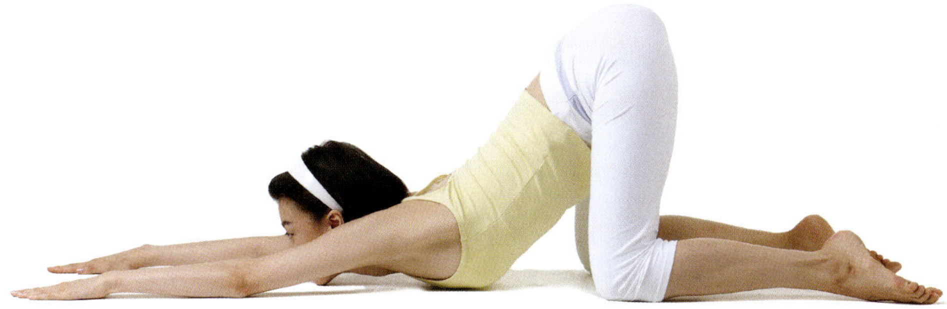

6

- 바닥에 배를 대고 엎드려서 한쪽 팔은 옆으로 뻗고 한쪽 손은 발목을 잡는다. 마시는 호흡에 다리를 들어 올리고
- 내쉬는 호흡에 반대 방향으로 들어 넘겨서 10~20초 정도 유지하기를 3회 실시한다.
- 반대쪽도 같은 요령으로 실시한다.

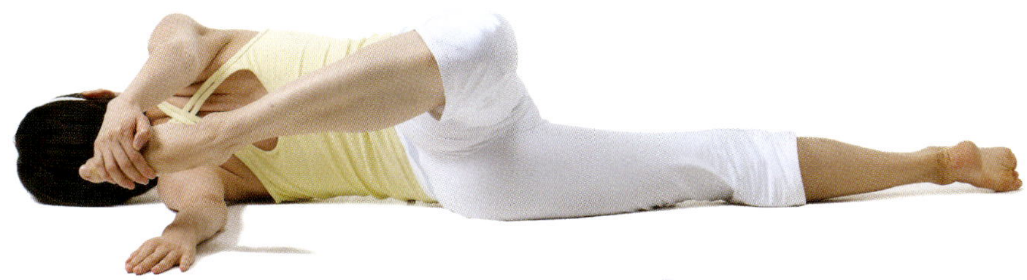

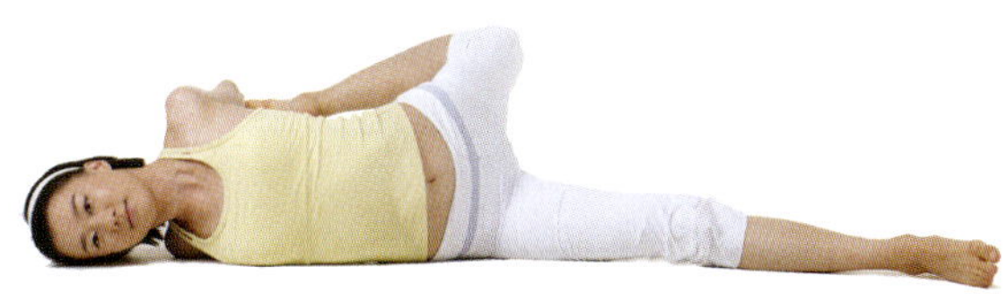

반대쪽

2-2
요실금과 성기능 강화
Urinary incontinence

요실금은 40대 중년이 겪는 여러 질환 중에서 가장 민감한 것 중 하나로 자신의 의지와는 관계없이 요도를 통해 소변이 나오는 증상을 말한다.

최근 노령층이 증가하면서 발병률이 증가하고 있다. 요실금의 종류에는 아무 유발 요인 없이 소변이 배출되는 진성 요실금, 기침 등에 의해 복압이 올라갔을 때 발생하는 복압성 요실금, 소변을 참지 못하는 절박 요실금, 방광에 소변이 가득 차 넘쳐흘러서 발생하는 일류성 요실금이 있다.
요실금의 다양한 원인 중 대표적인 것은 방광 또는 괄약근 등의 골반기저근 약화다.
요실금은 건강 측면에서 뿐만 아니라 행복한 삶을 원하는 중년층 삶의 질을 떨어뜨린다는 점에서 반드시 치유되어야 할 질환이다.

요실금은 근력이 떨어져 생기는 현상으로, 수술이나 약물 치료보다는 자연치유 요가 수련 같은 운동 치료로도 충분히 개선이 가능한 질환이다.

요가 치료는 요실금은 물론 발기부전을 겪고 있는 남성에게는 발기 회복을, 여성에게는 질 근육 강화로 성적 만족도를 높일 수 있어 인체와 정서적 젊음 유지에 많은 도움을 준다.

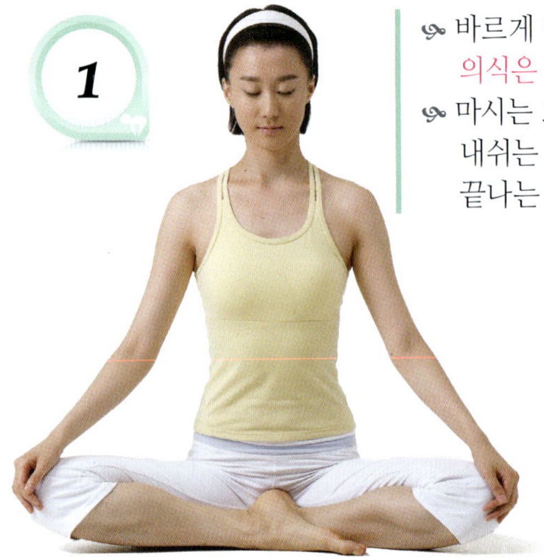

1

- 바르게 앉아, 두 눈을 감고 복식 호흡을 실시한다.
  의식은 배꼽 아래를 향한다.
- 마시는 호흡에 배를 부풀렸다가,
  내쉬는 호흡에 아랫배를 강하게 끌어당기다가
  끝나는 호흡에 괄약근을 지그시 조이기를 몇 분 정도 실시한다.

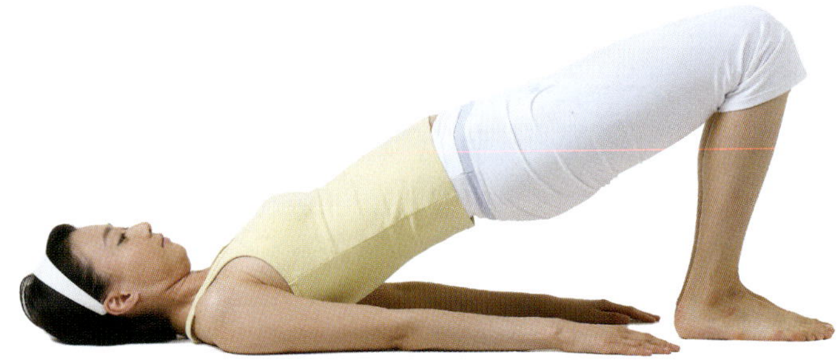

2

- 등을 대고 바닥에 누워 무릎을 붙여 세운 후
- 내쉬는 호흡에 엉덩이를 높이 들어
  괄약근을 지그시 조이기를 10~20초 정도 실시한다.

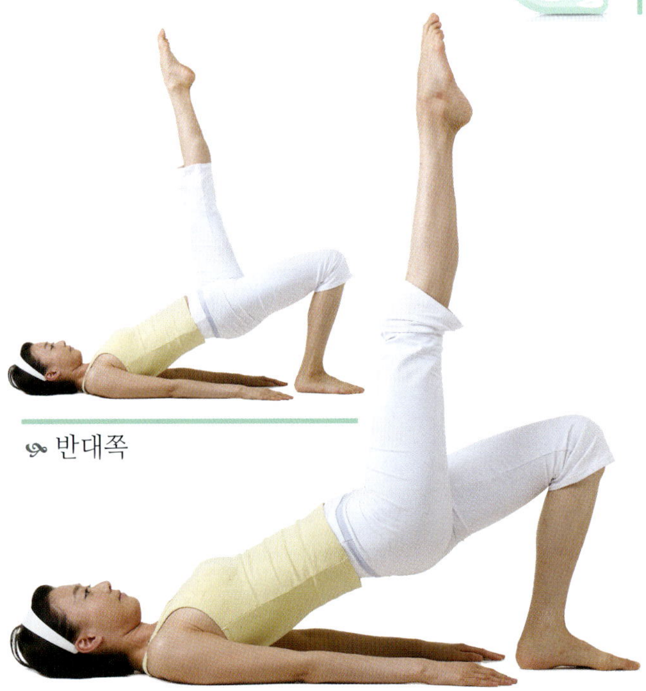

- 반대쪽

4

- 등을 대고 바닥에 누워 무릎을 붙여 세운 후
- 내쉬는 호흡에 엉덩이를 높이 들고
  다리를 하나씩 교대하면서 반복한다.
- 한쪽씩 복식호흡을 3회 번갈아 가며 실시한다.

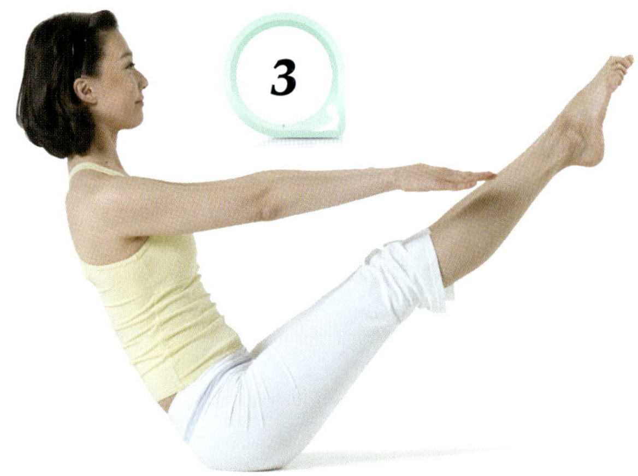

3

- 다리를 앞으로 뻗고 앉아서
  허리를 곧게 펴고
- 내쉬는 호흡에 두 팔을 앞으로 뻗고
- 다리를 45도 각도로 들어 올려
  하복부와 괄약근을 조이며
  10~20초 유지하기를 3회 실시한다.

5

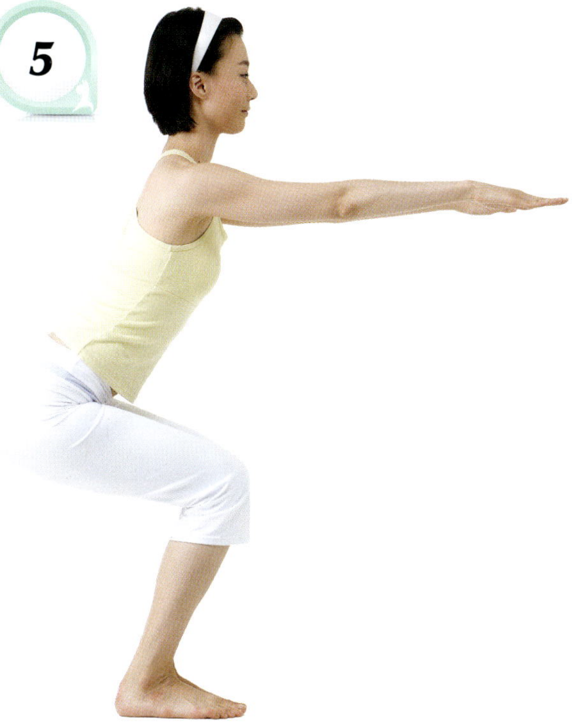

- 서 있는 자세에서 손을 앞으로 뻗어
  자세의 안정을 취한 후
  무릎이 발끝을 넘어가지 않도록
  엉덩이를 뒤로 빼고
- 내쉬는 호흡에 무릎 구부린 상태를 유지한다.
- 10초를 기준으로 3회 정도 실시한다.

6

- 배를 대고 바닥에 누워, 손을 치골 가까이 받쳐 놓고
- 마시는 호흡에 괄약근을 조이며 다리를 들어올린다.
- 낮게 높게 반복적으로 움직이기를 10초를 기준으로
  3회 정도 실시한다.

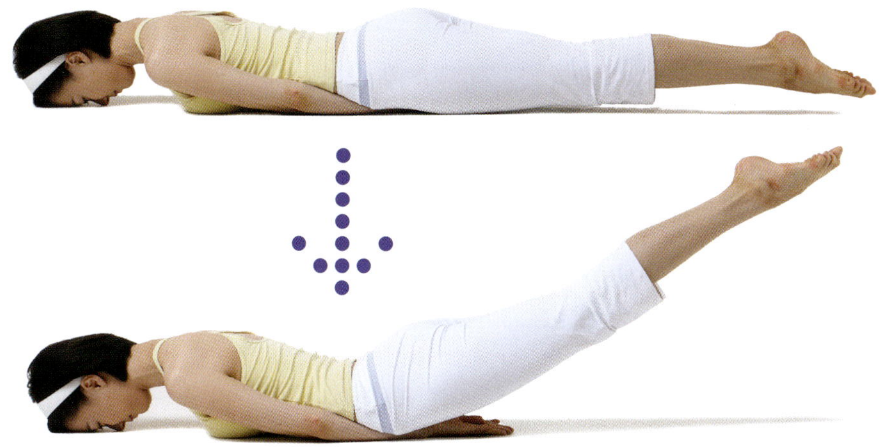

7

- 배를 대고 바닥에 누워, 두 손은 다리 쪽으로 뻗고
- 내쉬는 호흡에 상, 하체를 동시에 들어 올려
  10~20초 정도 유지하기를 3회 실시한다.

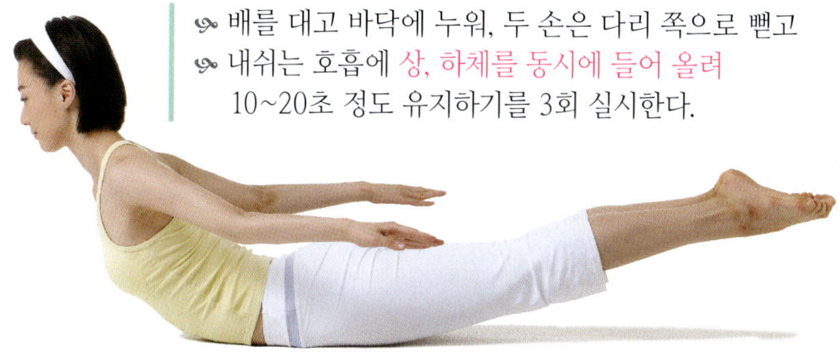

8

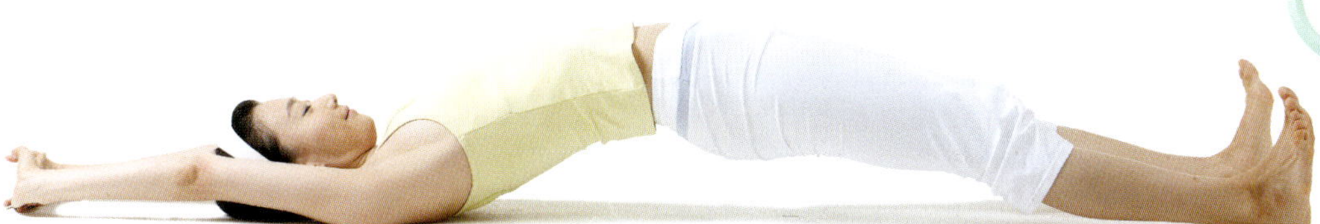

- 등을 대고 누워 머리 위로 깍지를 하고
- 내쉬는 호흡에 엉덩이를 높이 들어 올린다.
- 허리, 하복부, 둔부의 힘에 집중하면서 괄약근을 조이며 버텨 본다.
  10~20초 유지하고 내려온다.

2-3
골다공증
Osteoporosis

골다공증의 원인은 칼슘 섭취 부족, 허약 체질, 운동 부족 등이다. 남성보다 여성에게서 더 두드러지는데, 그 이유는 뼈대가 굵은 남자보다 뼈 무게의 최대치가 낮고, 칼슘 섭취량이 적으며, 폐경기 이후에는 에스트로겐 호르몬이 급격히 줄어들기 때문에 빠른 속도로 골밀도가 감소한다.

증상은 격심한 피로감과 더불어 허리와 등에 통증을 느끼는 요통뿐만 아니라, 피부가 빨갛게 달아오르고 얼굴, 배, 가슴이 화끈거린다. 골다공증이 있는 여성의 경우 가벼운 충격에도 쉽게 골절이 된다. 골절로 인한 통증 외에도 여러 가지 합병증이 발생할 수 있다. 척추 골절의 경우 허리가 휠 수 있으며, 흉추 골절의 경우에는 폐활량이 감소할 수 있다. 고관절 골절은 대부분의 경우 입원하여 수술을 받아야 하며 오랫동안 누워 있어야 하므로 심부정맥혈전증 및 폐색전증의 발생 위험이 증가한다.

관절을 이완하고 뼈를 지탱하는 근육을 강화하려면 뼈에 장력을 싣고 버티는 운동을 해야 한다. 그렇게 하면 골밀도를 높이는 데 도움이 된다. 적절한 유산소 운동과 스트레칭, 제자리 뛰기 등과 같은 운동을 하여 골밀도를 유지해야 한다. 짠 음식을 피하고, 염분과 함께 칼슘이 소실되는 것을 방지하여야 하며, 1주일에 2회씩은 약 15분 정도 햇볕을 쬐어 뼈에 필요한 비타민 D를 충분히 합성하도록 하는 것이 좋다. 뼈에 장력을 키울 수 있는 자연치유 요가 동작을 10초 이상을 번갈아 가며 하는 것이 좋다.

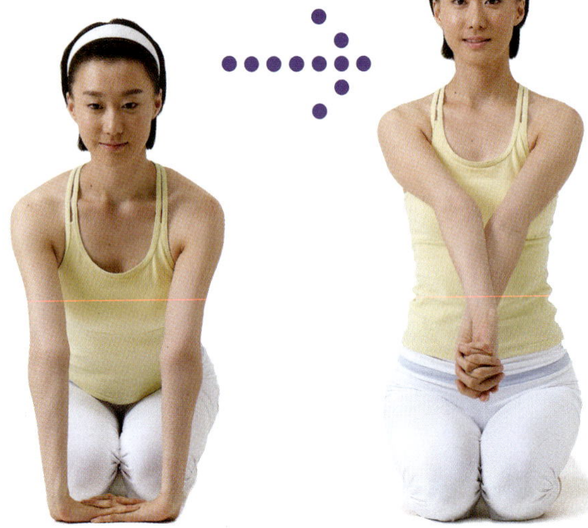

1

- 무릎을 꿇고 앉아 깍지 낀 손바닥을 바닥에 내려놓고 10초 정도 유지하고 나서
- 두 손을 엇갈리게 깍지를 끼고 팔을 한 바퀴 돌려 앞으로 뻗어 10초 정도 유지하기를 3회 실시한다.

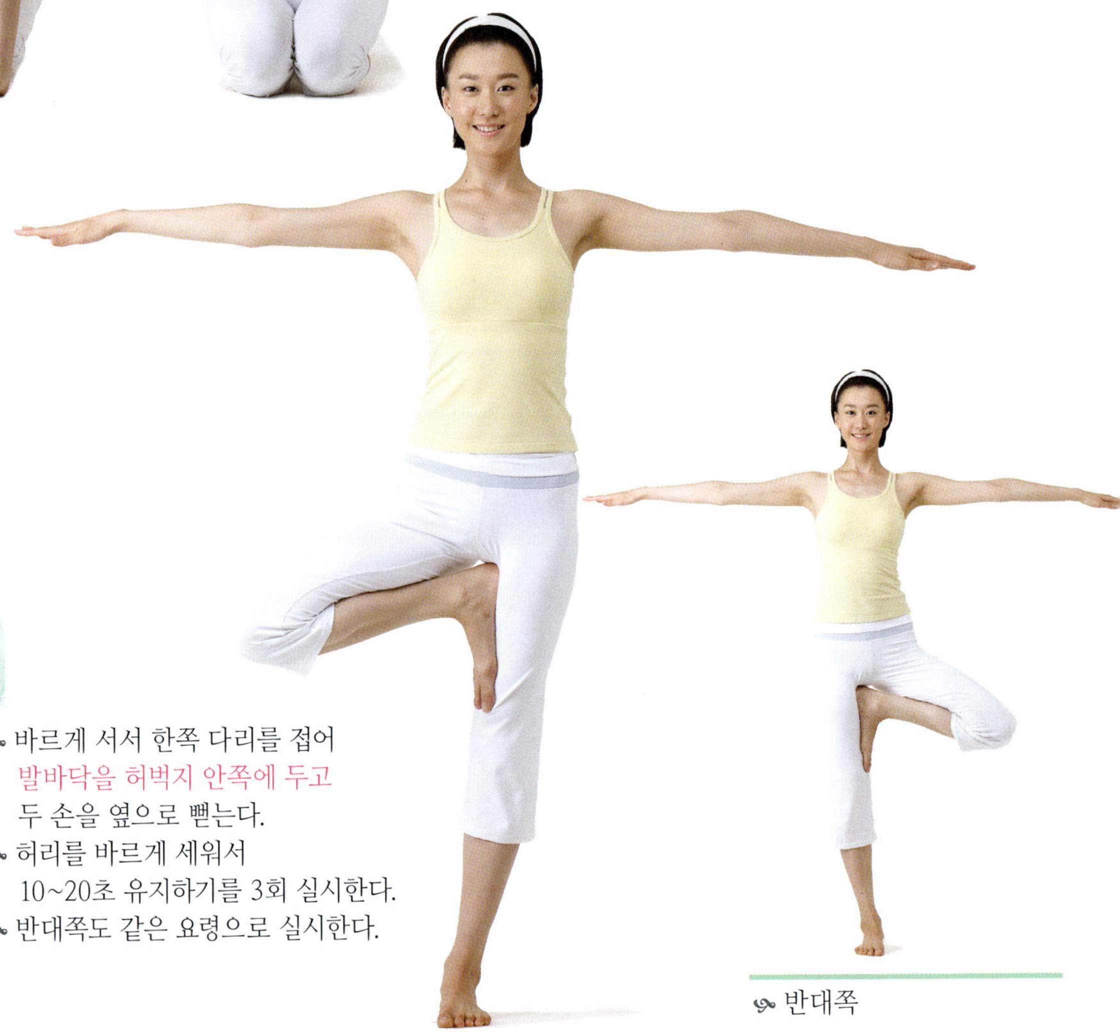

2

- 바르게 서서 한쪽 다리를 접어 발바닥을 허벅지 안쪽에 두고 두 손을 옆으로 뻗는다.
- 허리를 바르게 세워서 10~20초 유지하기를 3회 실시한다.
- 반대쪽도 같은 요령으로 실시한다.

반대쪽

3

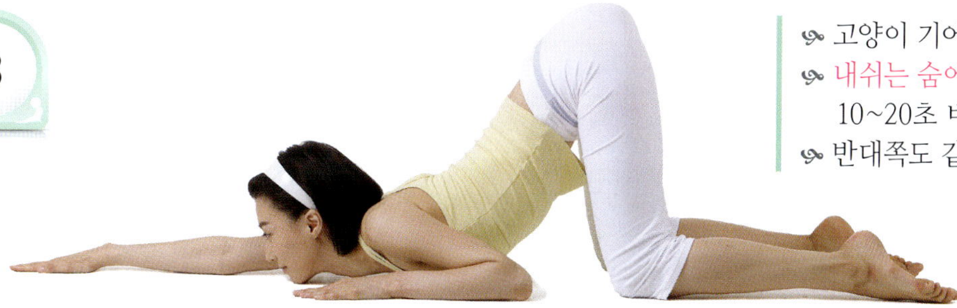

- 고양이 기어가는 자세에서 한 손은 멀리 뻗고
- 내쉬는 숨에 가슴을 바닥에 내려놓고
  10~20초 버티기를 양쪽 3회씩 실시한다.
- 반대쪽도 같은 요령으로 실시한다.

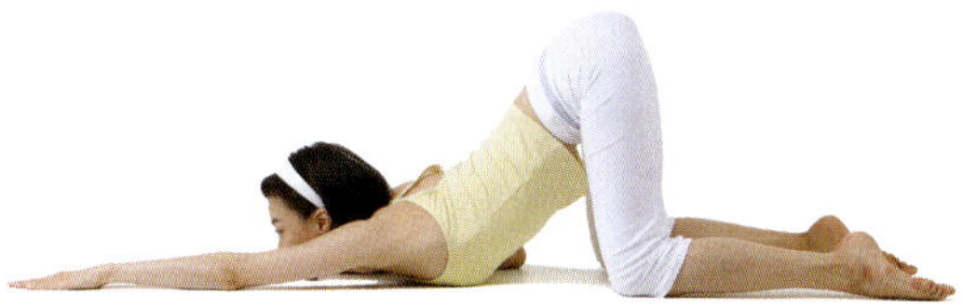

반대쪽

4

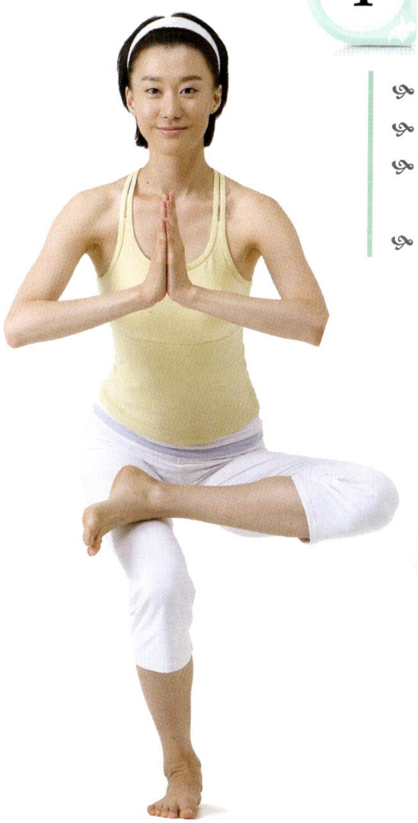

- 무릎 위에 반대쪽 발목을 얹고 서서
- 내쉬는 호흡에 무릎을 살짝 구부린다.
- 양손을 합장하여 10~20초 정도 유지하고
  3회 실시한다.
- 반대쪽도 같은 요령으로 실시한다.

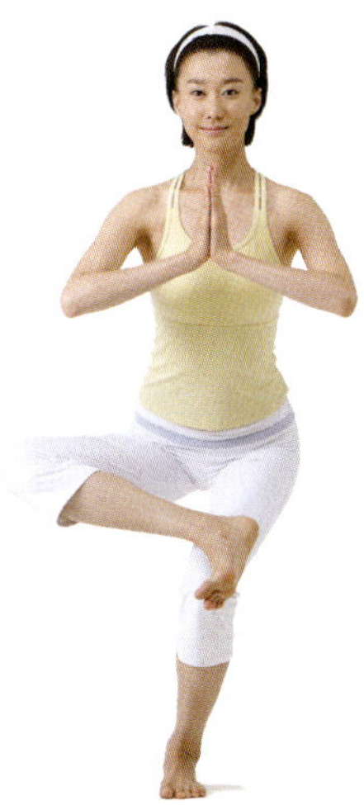

반대쪽

5

- 두 다리를 모으고 서서
- 내쉬는 호흡에 발가락을 들었다가
  발뒤꿈치 들기를 10회 이상 반복한다.

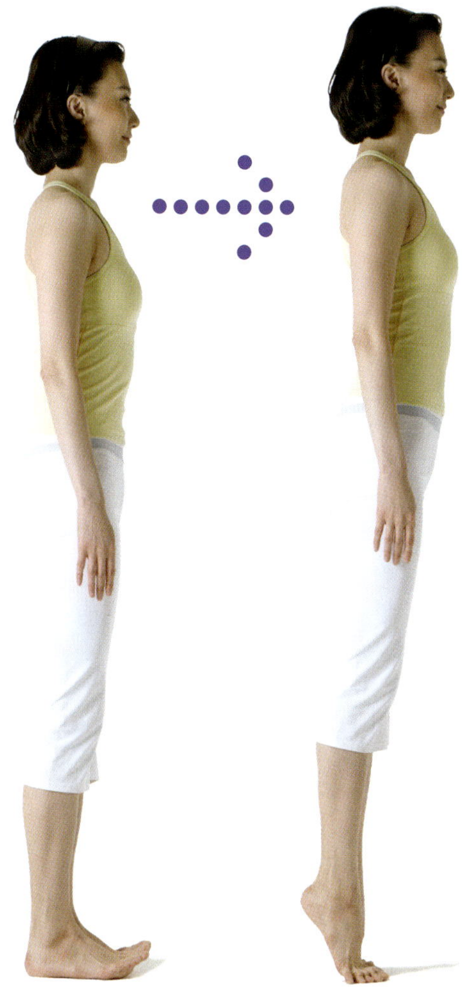

6

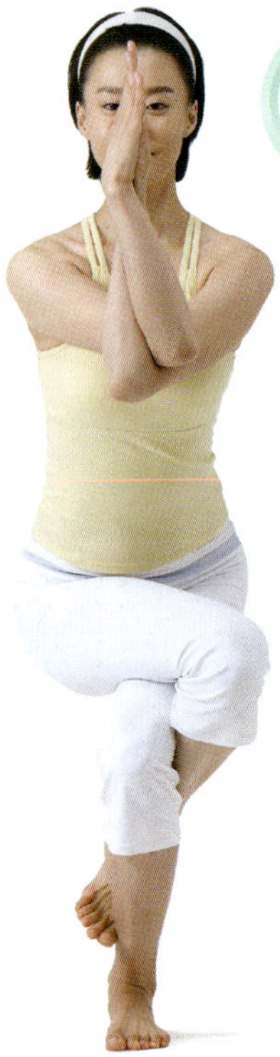

- 한 다리를 다른 다리 위로 꼬아서
- 내쉬는 호흡에 무릎을 살짝 구부리고
- 두 손을 다시 반대로 꼬아 합장하여 10~20초간 유지하기를 3회 정도 실시한다.
- 반대쪽도 같은 요령으로 실시한다.

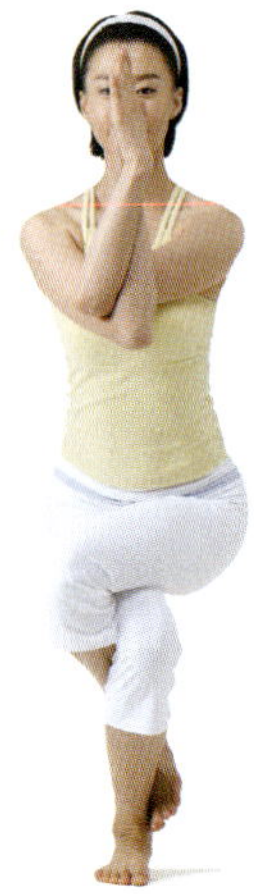

- 반대쪽

8

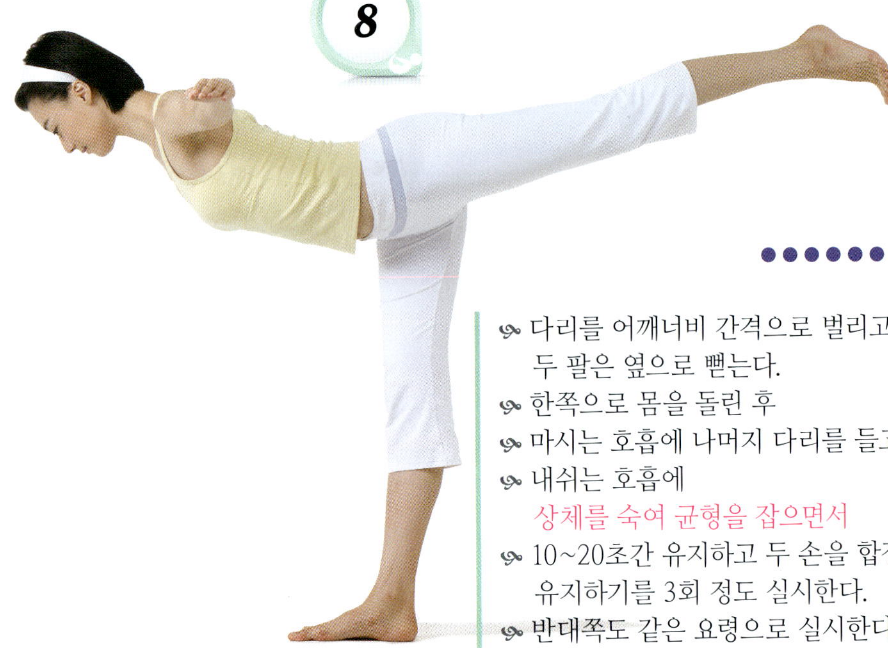

- 다리를 어깨너비 간격으로 벌리고 두 팔은 옆으로 뻗는다.
- 한쪽으로 몸을 돌린 후
- 마시는 호흡에 나머지 다리를 들고
- 내쉬는 호흡에 상체를 숙여 균형을 잡으면서
- 10~20초간 유지하고 두 손을 합장하여 유지하기를 3회 정도 실시한다.
- 반대쪽도 같은 요령으로 실시한다.

7

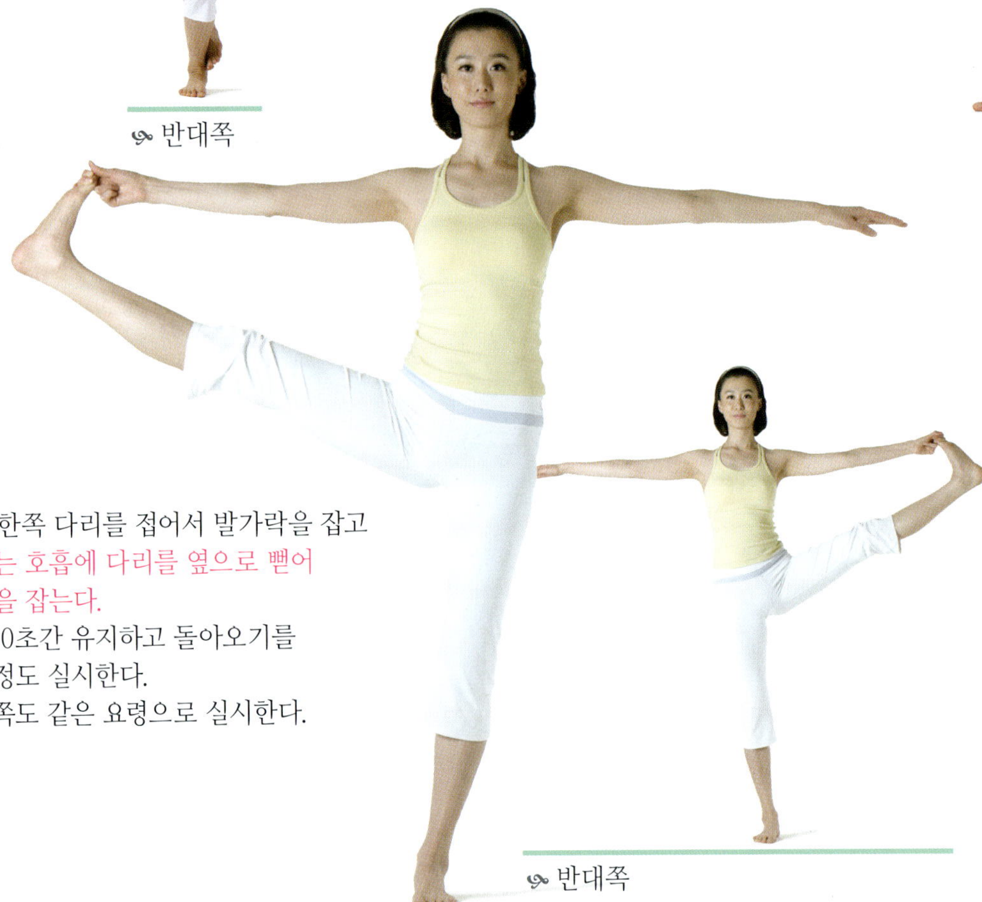

- 서서 한쪽 다리를 접어서 발가락을 잡고 내쉬는 호흡에 다리를 옆으로 뻗어 균형을 잡는다.
- 10~20초간 유지하고 돌아오기를 3회 정도 실시한다.
- 반대쪽도 같은 요령으로 실시한다.

- 반대쪽

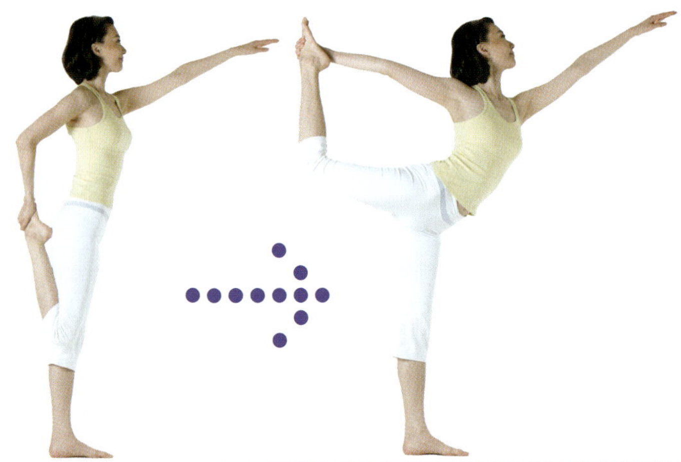

- 반대쪽

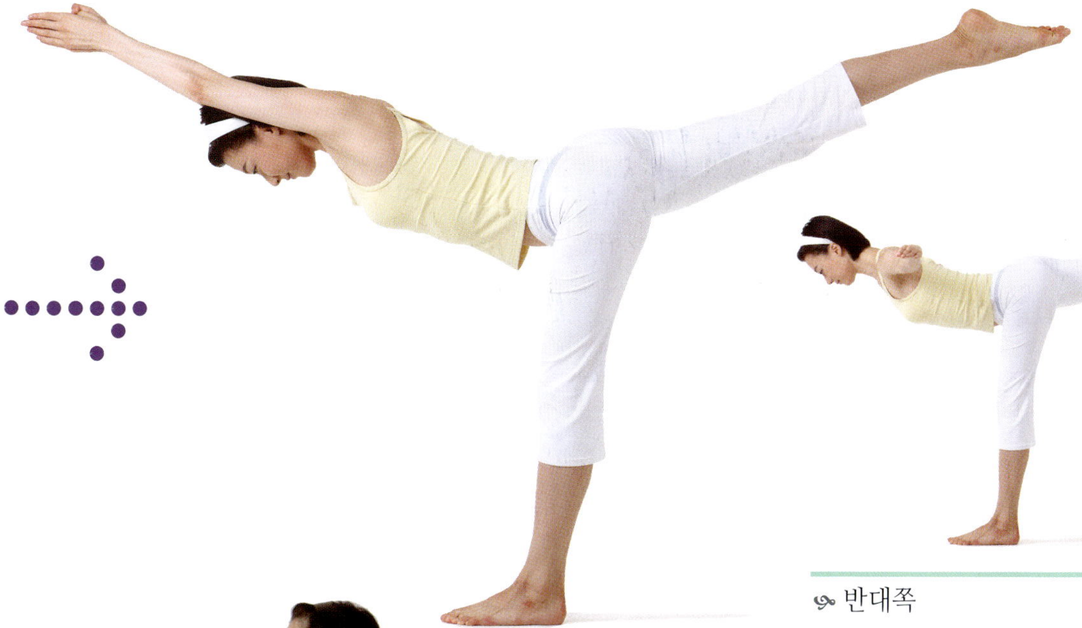

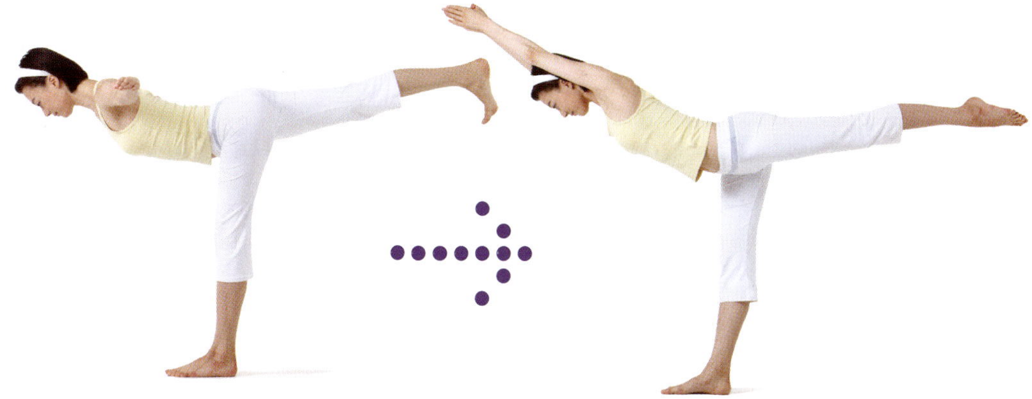

반대쪽

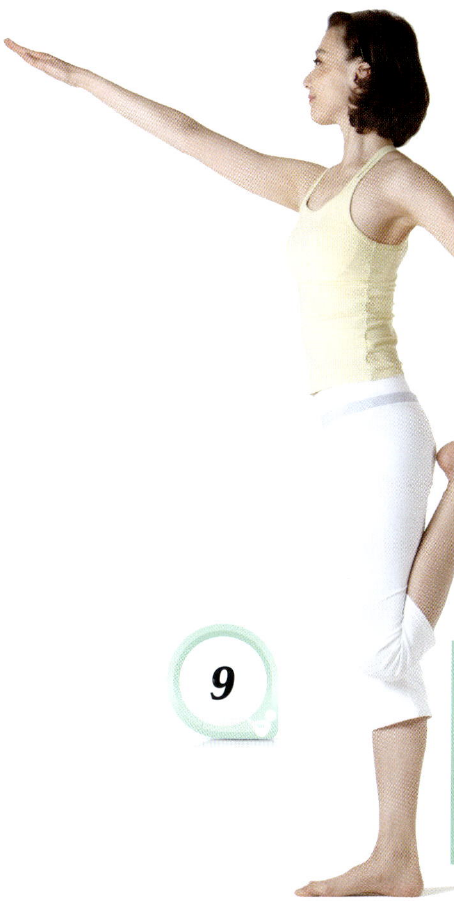

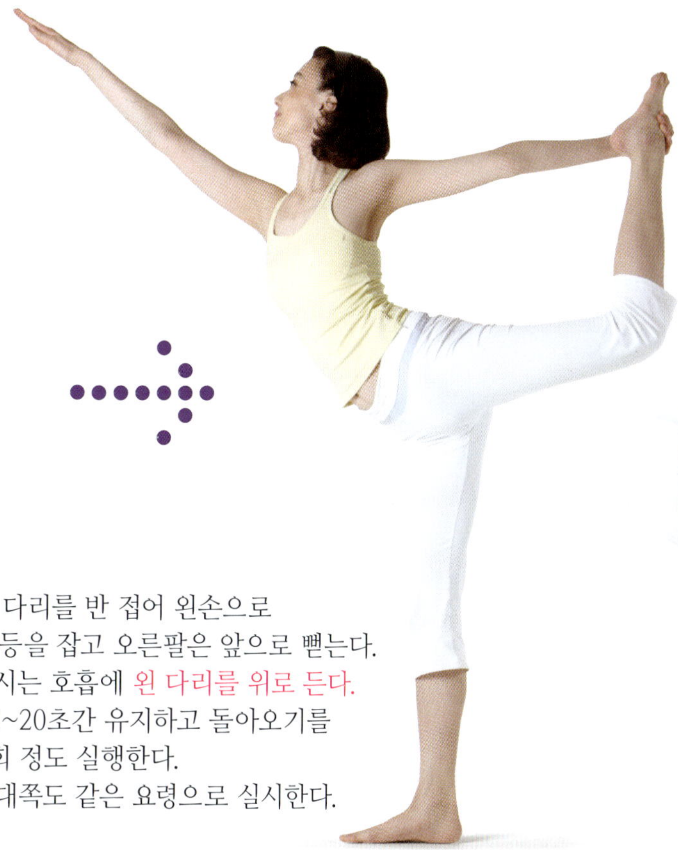

9

- 왼 다리를 반 접어 왼손으로
  발등을 잡고 오른팔은 앞으로 뻗는다.
- 마시는 호흡에 왼 다리를 위로 든다.
  10~20초간 유지하고 돌아오기를
  3회 정도 실행한다.
- 반대쪽도 같은 요령으로 실시한다.

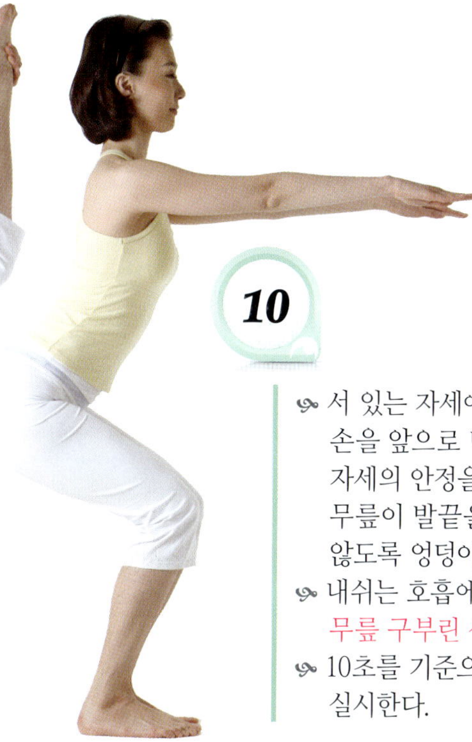

10

- 서 있는 자세에서
  손을 앞으로 뻗어
  자세의 안정을 취한 후
  무릎이 발끝을 넘어가지
  않도록 엉덩이를 뒤로 빼고
- 내쉬는 호흡에
  무릎 구부린 상태를 유지한다.
- 10초를 기준으로 3회 정도
  실시한다.

2-4
퇴행성 관절염
Degenerative arthritis

퇴행성 관절염은 관절을 보호하고 있는 연골의 점진적인 손상이나 퇴행성 변화로 인해 관절을 이루는 뼈와 인대 등에 손상이 일어나서 염증과 통증이 생기는 질환으로, 관절의 염증성 질환 중 가장 흔한 것이다.

대부분 퇴행성 노인 질환이지만, 직업적으로 반복되는 작업이나 생활 습관 등으로 인해 생기는 척추 부위, 엉덩이, 무릎관절 주변의 인대 손상 등이 원인이 되어 발병할 수도 있다. **무릎관절에 발생할 경우 관절 변형과 함께 걸음걸이에 이상을 보일 수 있고, 손가락 관절염의 경우 손가락 끝마디에 골극(가시 같은 모양으로 덧붙어 자란 뼈)이 형성되기도 한다.**

퇴행성 관절염의 확실한 원인으로는 나이, 성별, 유전적 요소, 비만을 꼽을 수 있다. 그 외에 관절 연골에 손상을 줄 수 있는 외상, 세균성 관절염이나 결핵성 관절염 후 관절 연골의 파괴, 심한 충격, 반복적인 가벼운 외상 등이 있다.

통증은 초기에는 해당 관절을 움직일 때 심해지는 양상을 보이다가 병이 진행되면 움직임 여부에 관계없이 지속적으로 나타난다. 관절운동 범위의 감소, 염증, 해당 부위 통증, 연골의 소실과 변성에 의해 관절 운동 시 마찰음이 느껴질 수도 있다.

1

- 바르게 앉아 두 손을 앞으로 나란히 해서 주먹 쥐고
- 내쉬는 호흡에 손목을 천천히 안쪽으로 당겨 주기를 3회 정도 실시한다.

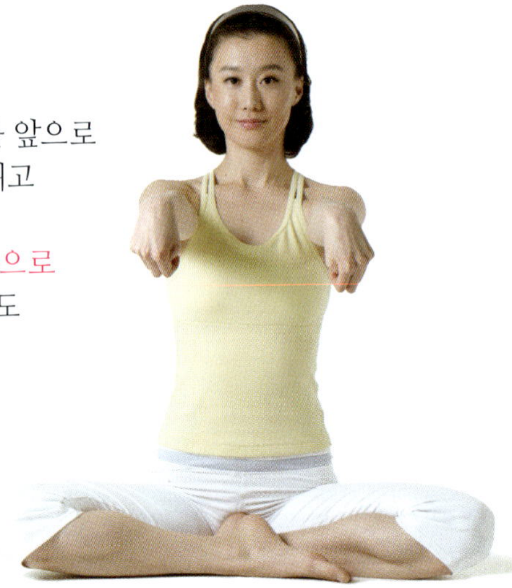

2

- 두 다리를 모으고 바르게 앉아
- 마시는 호흡에 발끝을 당기고
- 내쉬는 호흡에 발등을 멀리 밀어내고 당기고
- 좌, 우 한 번씩 5~10회 정도 반복한다.

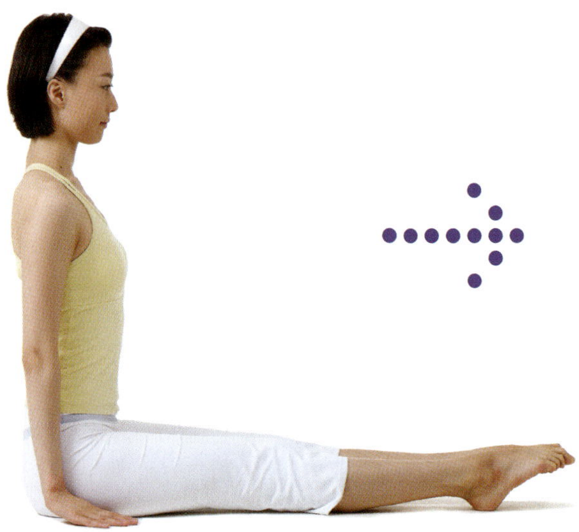

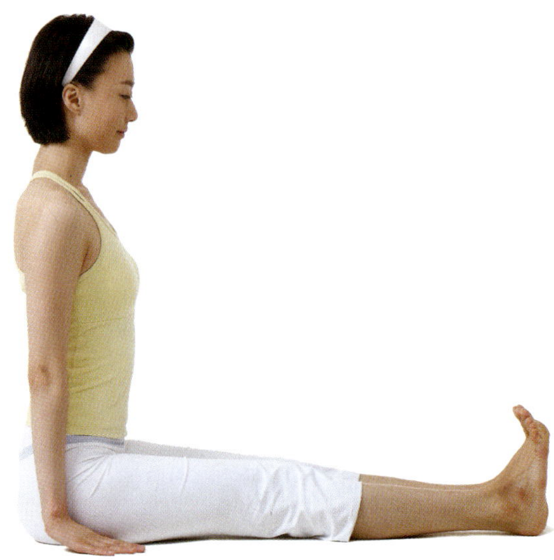

3

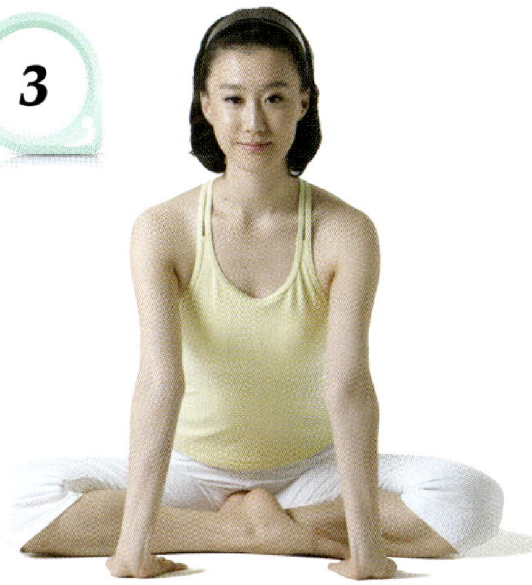

- 바르게 앉아 두 손바닥을 손끝이 몸쪽으로 향하게 내려놓고 지그시 눌러 주기를 3회 정도 실시한다.
- 두 손을 한 바퀴 돌려 손바닥을 바닥에 내려놓고 지그시 눌러 주기를 3회 정도 실시한다.

4

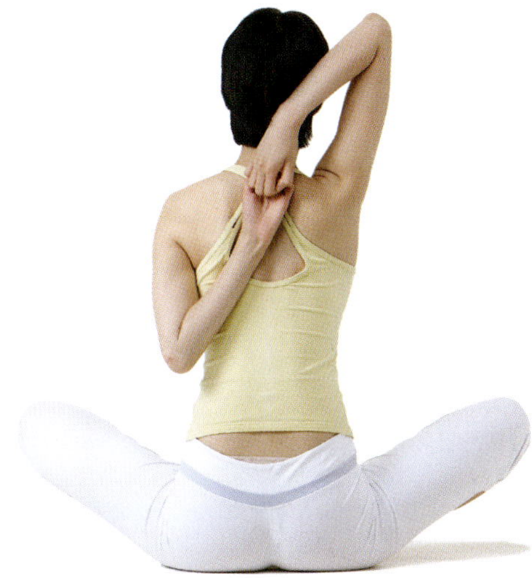

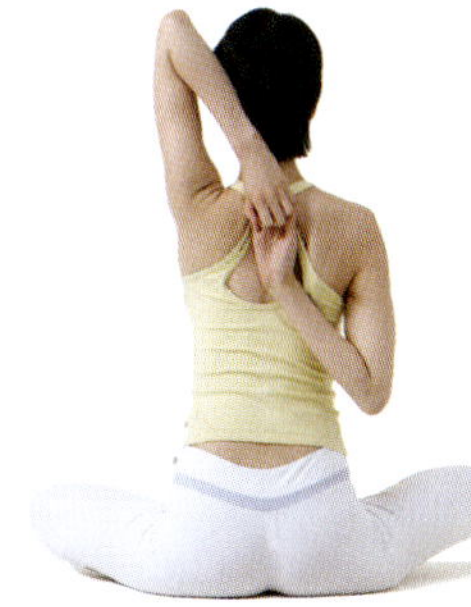

반대쪽

- 바르게 앉아, 한 손은 위에서 아래로 한 손은 아래에서 위로 뻗어 등 뒤에서 깍지를 낀다.
- 10~20초간 유지하기를 3회 정도 실시한다.
- 반대쪽도 같은 요령으로 실시한다.

5

- 다리를 앞으로 뻗고 앉은 자세에서
- 한 손을 무릎 뒤쪽에 넣고 가슴 쪽으로 지그시 당긴 후
- 10~20초간 유지한다.

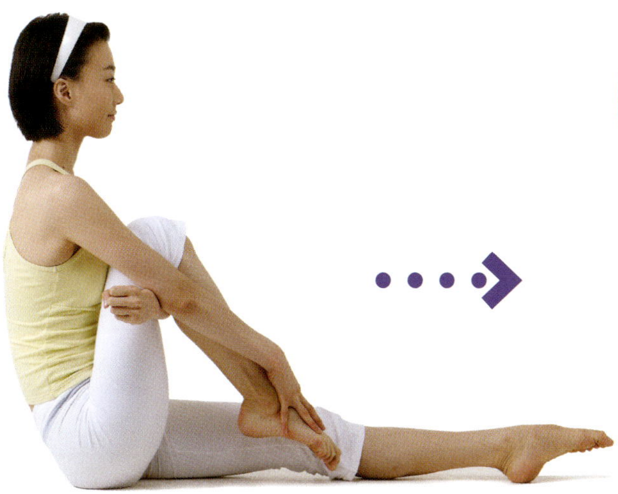

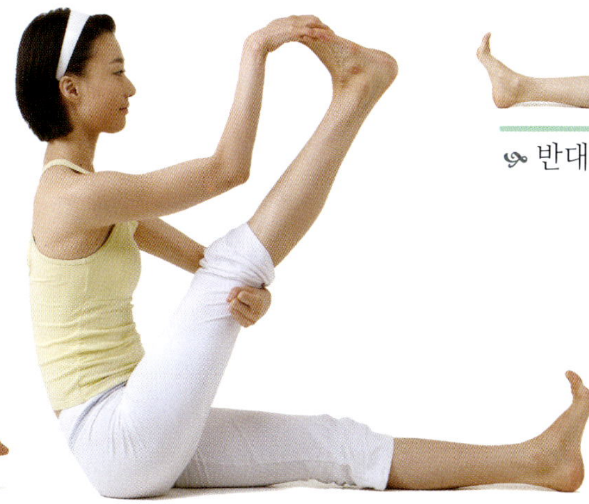

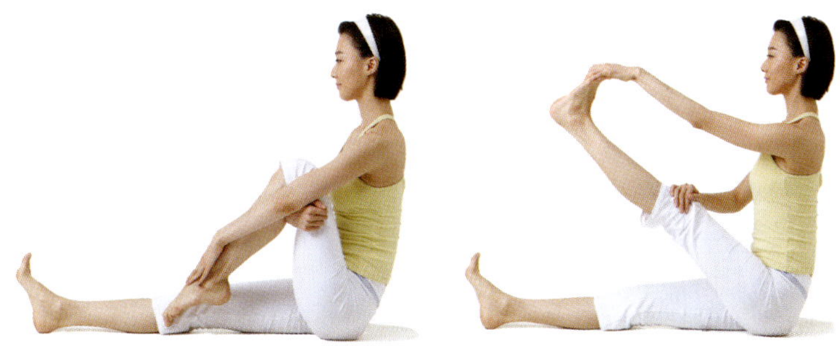

반대쪽

- 이어지는 동작에 한 손은 발끝을 잡고 무릎을 쭉 편다.
- 다리를 하나씩 내쉬는 호흡에 들어 무릎을 펴준다.
- 10~20초간 유지하기를 3회 정도 실시한다.
- 반대쪽도 같은 요령으로 실시한다.

6

- 무릎을 살짝 접고 서서 두 손을 무릎 위에 두고
- 원을 그리며 무릎을 양쪽 방향으로 번갈아 가며 10~15회 정도 돌린다.

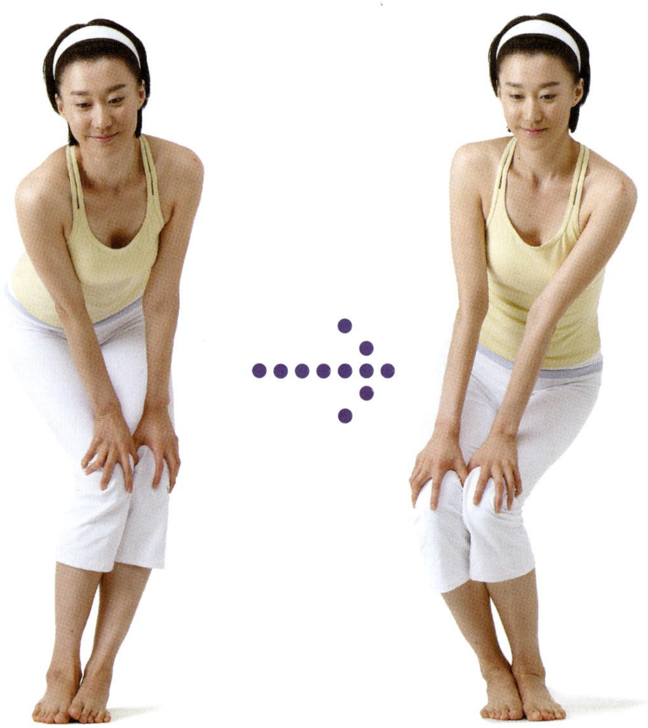

7

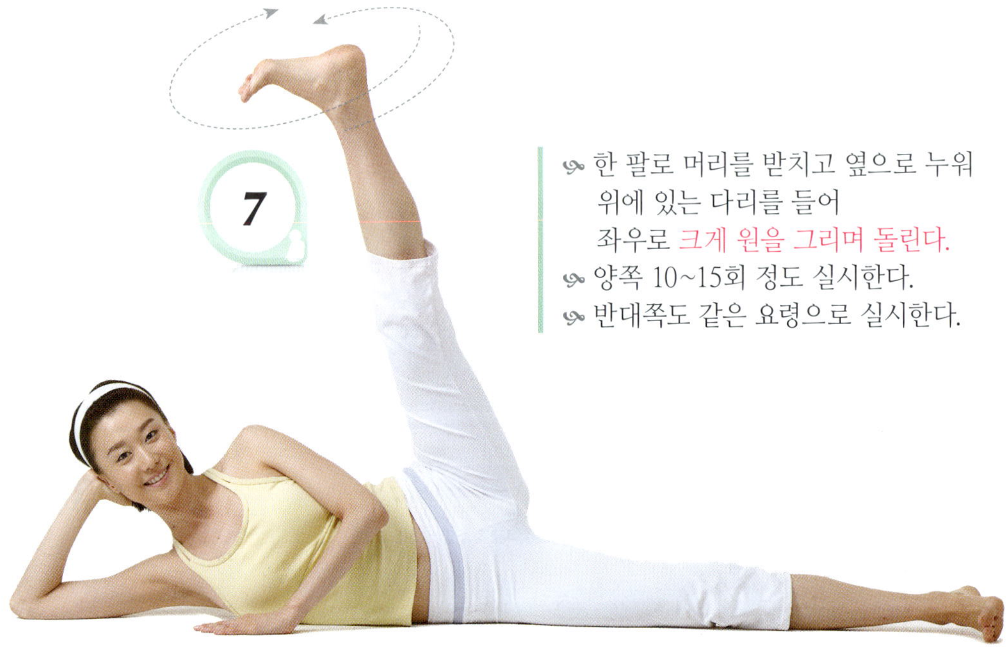

- 한 팔로 머리를 받치고 옆으로 누워 위에 있는 다리를 들어 좌우로 크게 원을 그리며 돌린다.
- 양쪽 10~15회 정도 실시한다.
- 반대쪽도 같은 요령으로 실시한다.

8

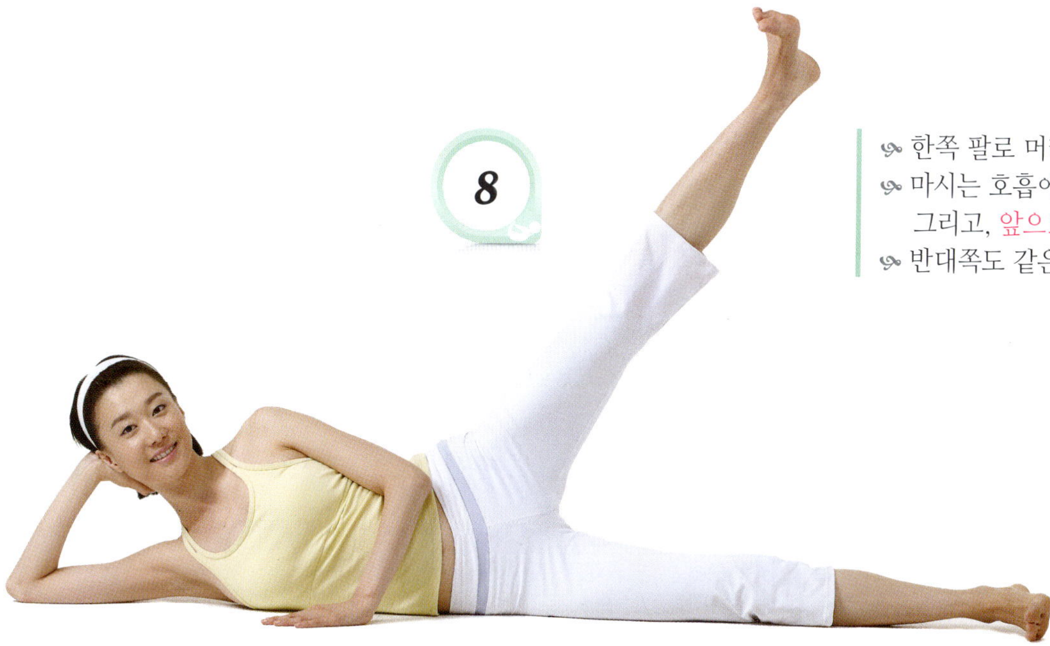

- 한쪽 팔로 머리를 받치고 옆으로 누워
- 마시는 호흡에 위에 있는 다리를 높게 들었다 내렸다 그리고, 앞으로 뒤로 보내기를 10~15회 정도 실시한다.
- 반대쪽도 같은 요령으로 실시한다.

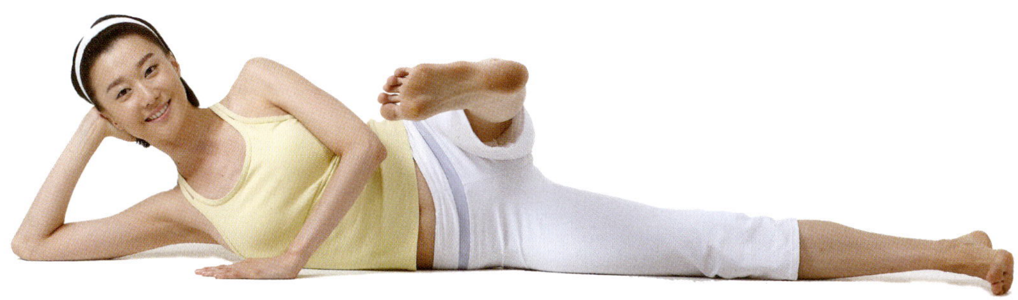

2-5
갱년기장애
Menopausal disorder

보통 갱년기는 폐경 전후 약 10년간을 말하며 이 시기에 난소 기능의 감퇴로 월경 불순과 홍조, 두근거림, 불면증, 요통 등의 단기 증상이 나타난다. 시간이 가면서 비뇨생식기 위축으로 인해 요실금, 배뇨장애, 성교통, 노인성 질염 등이 나타난다.

또한, 골다공증, 심혈관 질환, 치매 등 장기적 문제점이 발생되기 시작한다. 폐경기 시점은 일률적이지 않고 대개 40대 중후반에 점진적으로 발생하지만 준비 없이 갑자기 시작되기도 한다.

전체 환자의 증상 빈도순으로 보면 요통, 관절통, 열성홍조, 잦은 배뇨, 가슴 답답함과 두근거림, 불면증, 기억력 감소, 요실금 그 외에 피로, 근육통, 두통 등의 순서로 나타난다.

폐경 이후에는 골밀도의 급속한 감소로 골다공증의 위험성이 커지게 된다.

남성의 갱년기장애는 과로와 과도한 스트레스로 인한 간과 신장 기능의 저하를 꼽을 수 있고, 중년 이후 신체적 변화와 더불어 대인관계를 포함한 사회생활 전반에 고통을 초래할 수 있다. 눈의 피로, 만성 피로, 성기능장애와 같은 현상들이 나타난다.

자연치유 요가로 자율신경계의 조절 능력을 키우고 신진대사의 향상을 통해 탄력과 젊음을 유지할 수 있다.

1

- 허리를 바르게 세우고 앉아서
- 양쪽 검지손가락을 이용해 눈, 코 사이와 관자놀이 주변을 지그시 10~20초 정도 눌러 주기를 3회 정도 실시한다.

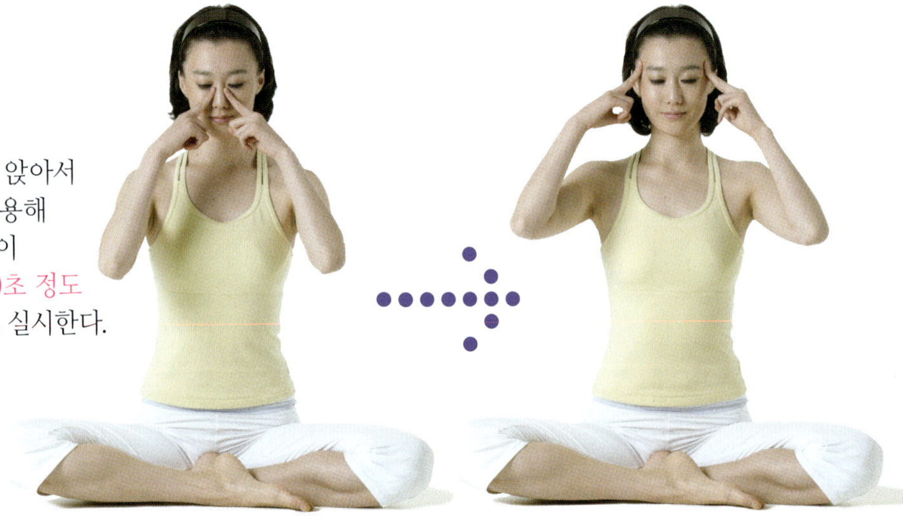

2

- 다리를 어깨너비로 벌리고 누워 한쪽 팔은 위로, 나머지 팔은 옆으로 뻗는다.
- 마시는 호흡에 옆으로 뻗은 팔을 높게 들었다가 내쉬는 호흡에 반대쪽 바닥에 내려놓고 10~20초간 유지하기를 3회 정도 실시한다.
- 반대쪽도 같은 요령으로 실시한다.

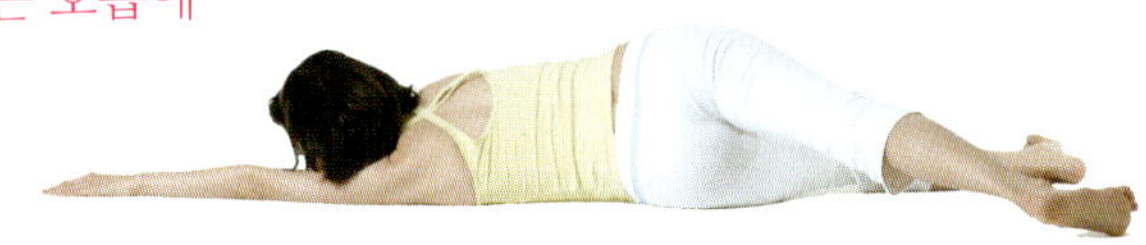

반대쪽

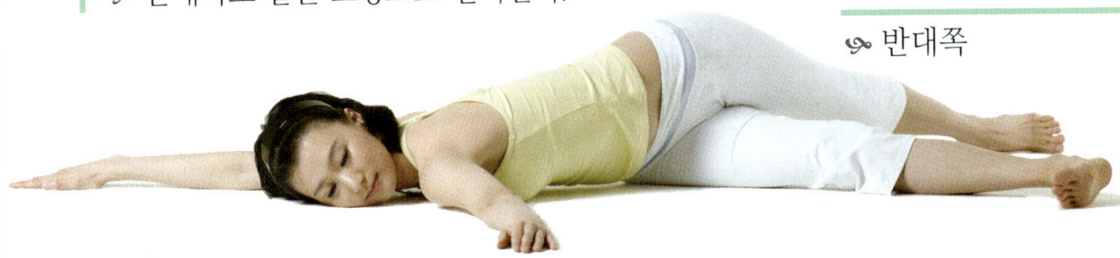

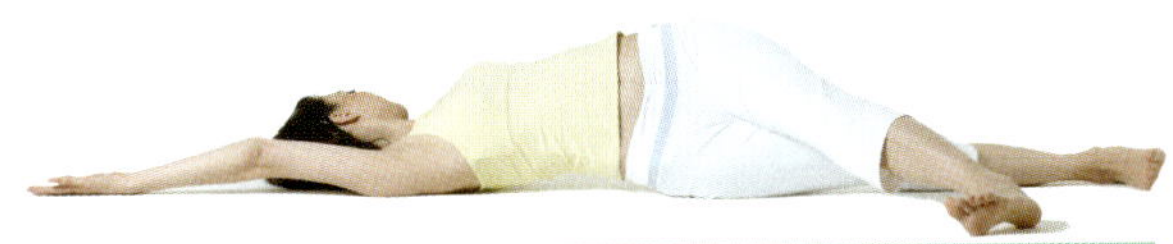

반대쪽

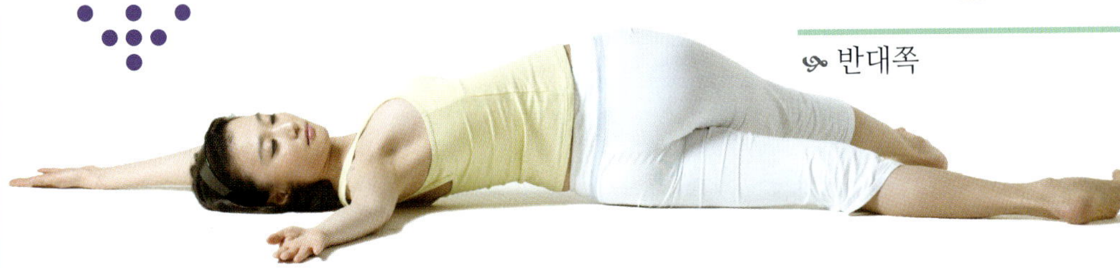

- 다리를 어깨너비로 벌리고 엎드려서 한쪽 팔은 위로, 나머지 팔은 옆으로 뻗는다.
- 마시는 호흡에 옆으로 뻗은 팔을 높게 들었다가 내쉬는 호흡에 반대쪽 바닥에 내려놓고 10~20초간 버티기를 3회 정도 실시한다. 반대쪽도 같은 요령으로 실시한다.

3

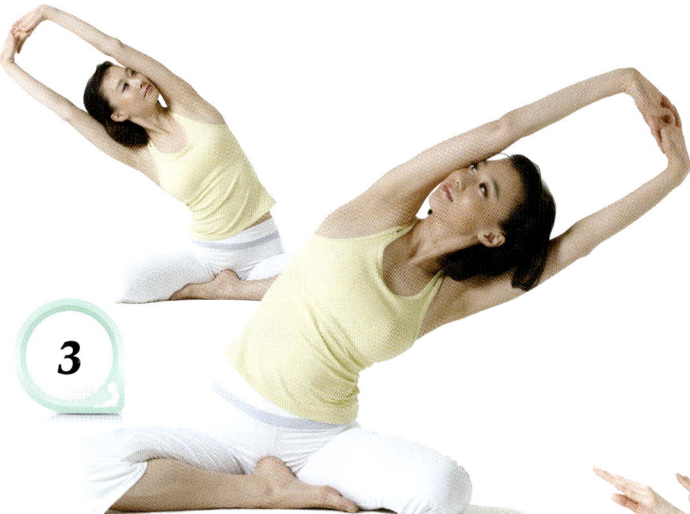

- 허리를 세우고 앉아서 양손을 머리 위로 깍지를 해서 뻗은 뒤
- 내쉬는 호흡에 상체를 기울여 10~20초간 유지하기를 3회 정도 실시한다.
- 반대쪽도 같은 요령으로 실시한다.

4

- 다리를 어깨너비로 벌리고 누워 머리 뒤에 깍지 하고
- 마시는 호흡에 팔꿈치를 들었다가
- 내쉬는 호흡에 반대쪽 바닥에 상체를 비틀어 내려놓고 10~20초간 유지하기를 3회 정도 실시한다.
- 반대쪽도 같은 요령으로 실시한다.

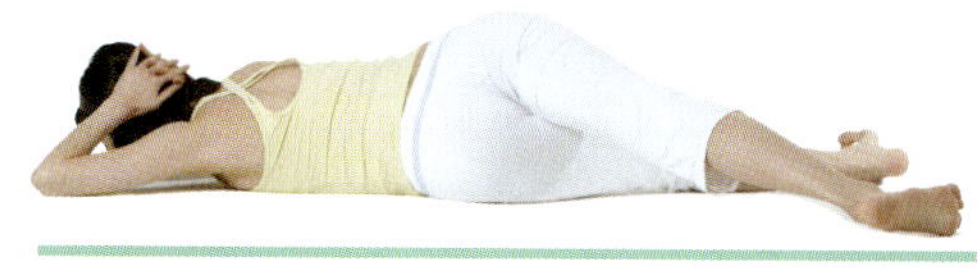

- 반대쪽

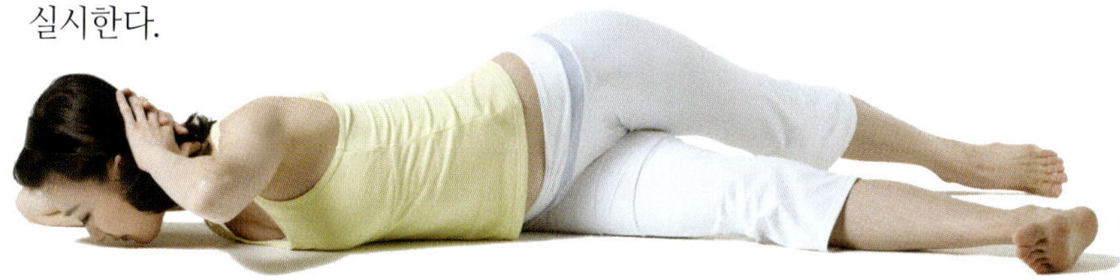

5

- 등을 대고 누워 양손으로 무릎을 감싸 안고
- 내쉬는 호흡에 고개를 살짝 들어 무릎과 이마를 가까이 두고 10~20초간 유지하기를 3회 정도 실시한다.

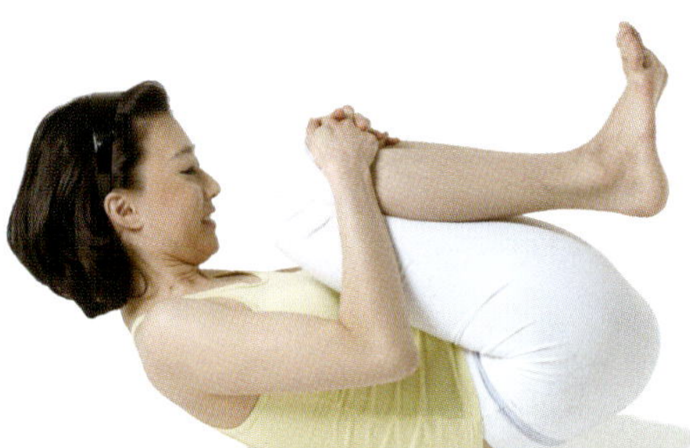

6

- 배를 대고 엎드린 상태에서
- 마시는 호흡에 다리를 들고
- 내쉬는 호흡에 상체를 들어 올려 10~20초간 유지하기를 3회 정도 실시한다.

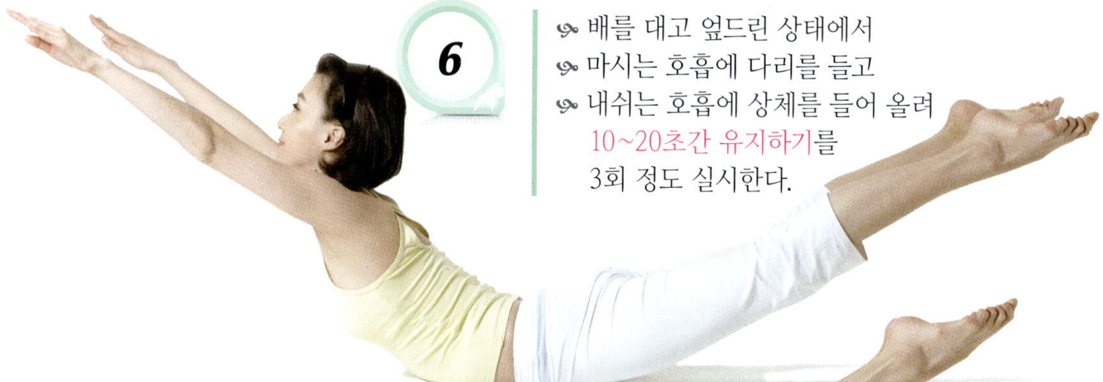

7

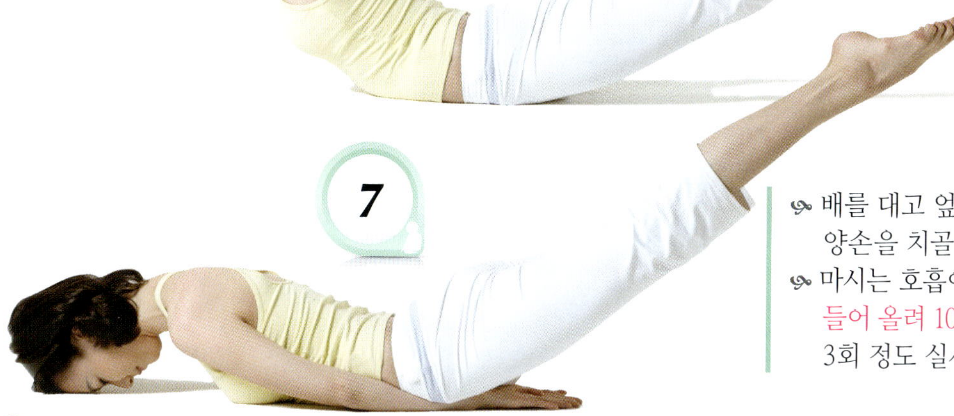

- 배를 대고 엎드린 상태에서 양손을 치골 사이로 넣고
- 마시는 호흡에 두 다리를 들어 올려 10~20초간 유지하기를 3회 정도 실시한다.

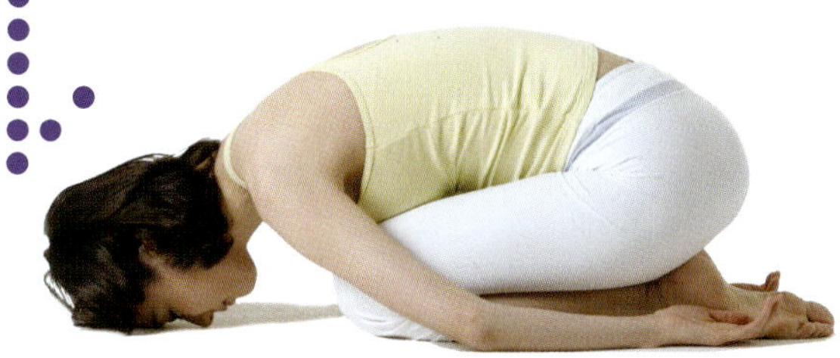

- 이어 가는 동작으로, 엎드린 상태에서 엉덩이를 발뒤꿈치 위에 올려놓고
- 이마를 바닥에 대고 복식호흡하면서 휴식을 취한다.

2-6
호흡기, 심장 질환
Respiratory disease, cardiac disorder

심장과 호흡기계 환자들에게는 호흡률을 증진시키고 에너지 소모를 최소화하기 위한 바른 호흡 방법이 중요하다. 흉부호흡보다 몸을 최대로 이완할 수 있는 복식 호흡이 더욱 효과적이다.

호흡이 익숙지 않거나 이완이 잘 되지 않은 경우엔 눈을 감은 상태에서 자신의 몸에 집중하면서 서서히 호흡을 진행해 나간다. 호흡이 점차 안정이 되면서 목과 어깨가 이완이 되는 것이 느껴지면 눈을 뜨고 천천히 요가 동작을 진행한다.

척추, 골반, 늑골의 움직임 제한과 근육의 과도한 긴장은 호흡의 기능에 지장을 초래한다. 특별히 제한된 늑골과 척추, 긴장된 근육(요방형근, 내늑간근, 전거근 등)과 근막(횡격막 등)을 풀어 주면 보다 편하게 호흡의 효율성을 증진할 수 있다.

이러한 요소들은 호흡기계 질환 자체를 직접적으로 치료하는 것이라기보다는 호흡기를 개선시킴으로써 질환의 치유 촉진과 보다 편안한 생활을 영위케 하자는데 목적이 있다.

1

- 무릎을 꿇고 앉아 양손을 어깨 위에 올려놓고
- 어깨로 크게 원을 그려 돌려 주기를 10회 정도 실시한다.
- 반대 방향도 같은 요령으로 실시한다.

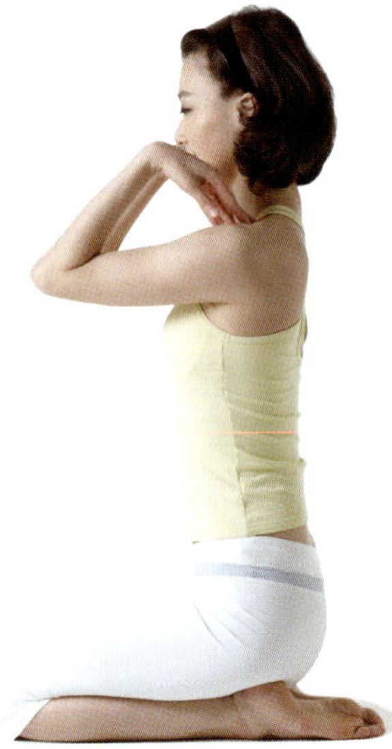

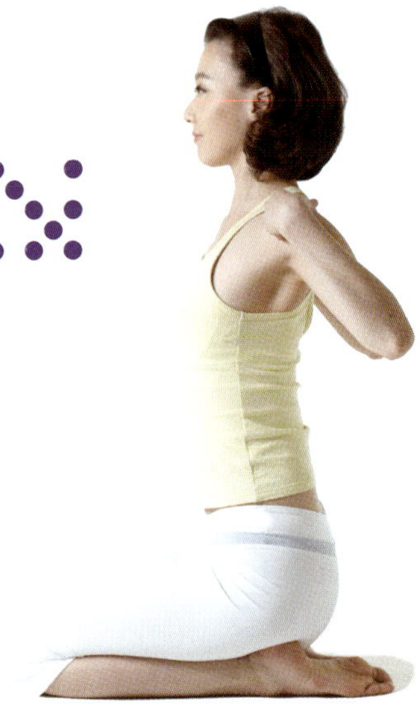

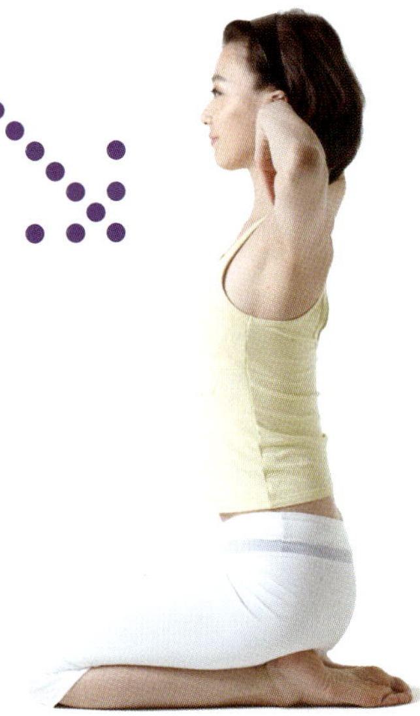

2

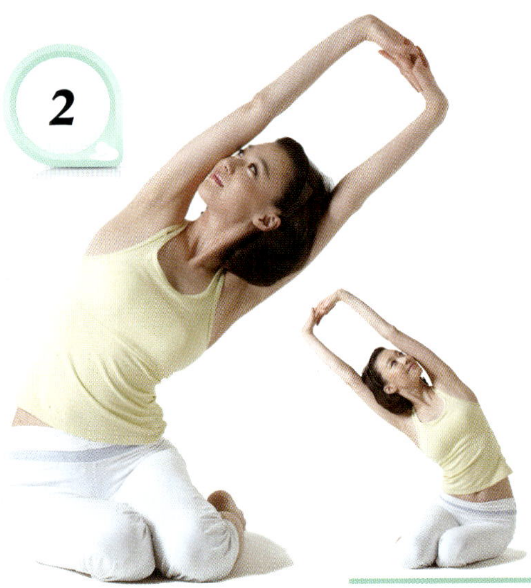

반대쪽

- 무릎 꿇고 앉아 양손을 위로 뻗어 깍지를 하고
- 내쉬는 숨에 엉덩이를 왼쪽 바닥에 살포시 내리고
- 몸을 오른쪽으로 기울여 10~20초 정도 유지하기를 3회 정도 실시한다.
- 반대쪽도 같은 요령으로 실시한다.

3

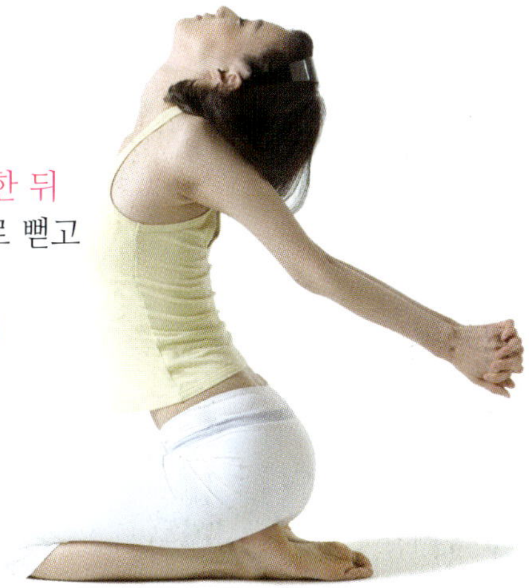

- 무릎 꿇고 앉아
  양손을 등 뒤에서 깍지한 뒤
- 마시는 호흡에 팔을 뒤로 뻗고
  고개를 뒤로 젖힌다.
- 10~20초 정도 유지하며
  3회 정도 실시한다.

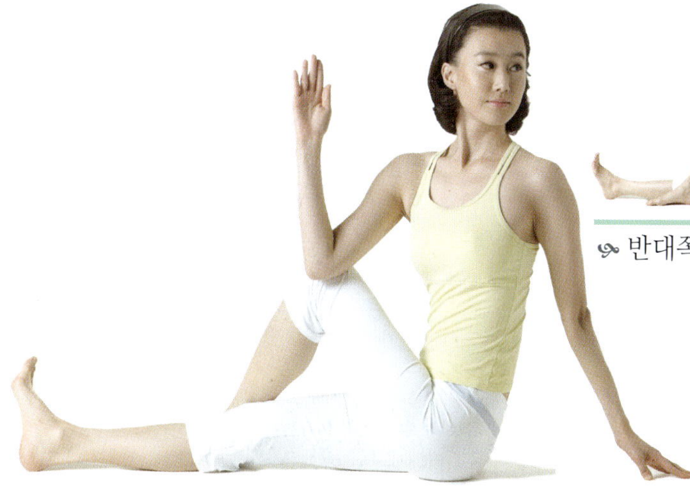

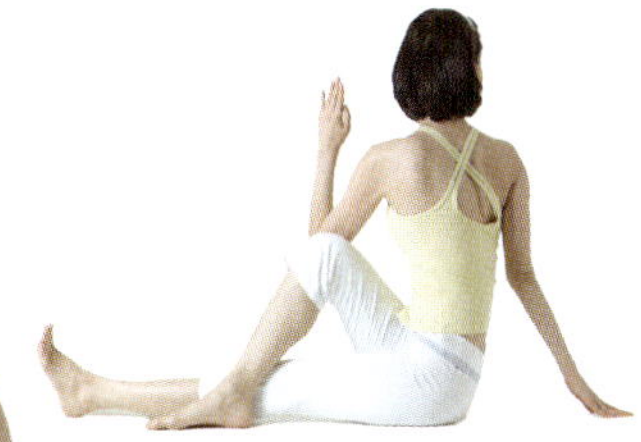

반대쪽

4

- 다리를 뻗고 앉아서 오른쪽 무릎을 세워
  왼쪽 무릎 바깥쪽에 둔다.
- 팔꿈치로 세운 무릎을 지그시 누르면서
- 내쉬는 호흡에 상체를 비틀어 10~20초간 유지하기를
  3회 실시한다.
- 반대쪽도 같은 요령으로 실시한다.

5

- 왼 다리는 옆으로 뻗고 오른 다리는 안으로 접은 상태에서
  오른손은 몸 옆 바닥을 짚는다.
- 내쉬는 호흡에 몸을 일으켜 세우면서 왼팔을 뒤로 보낸다.
- 골반을 앞으로 밀고, 가슴은 천장을 향해 활짝 연다.
- 10~20초간 유지하고 돌아오기를 3회 정도 실시한다.
- 반대쪽도 같은 요령으로 실시한다.

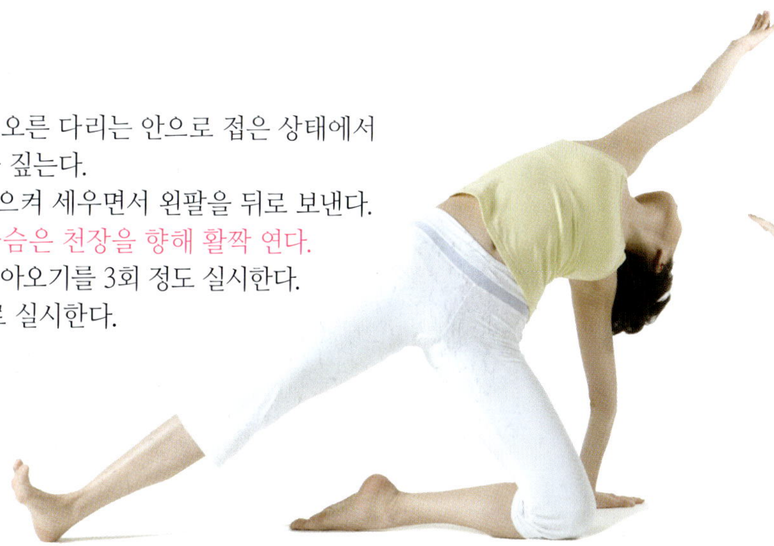

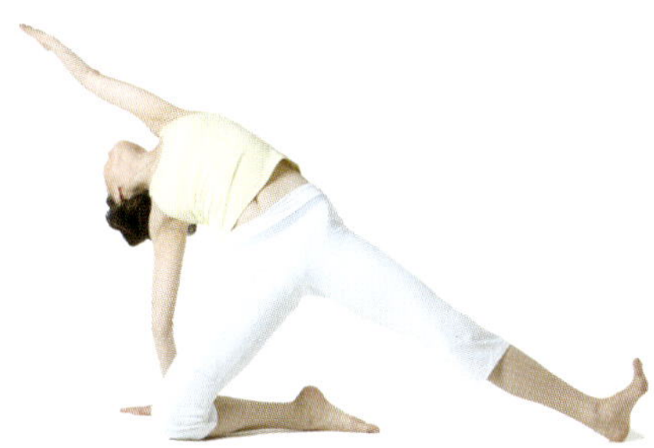

반대쪽

6

- 무릎을 골반 너비 정도 벌리고 무릎 꿇고 앉는다.
- 두 손은 등 뒤를 짚고 마시는 호흡에 엉덩이 들어 올리면서 시선은 뒤를 바라본다.
- 10~20초간 유지하고 돌아오기를 3회 정도 실시한다.

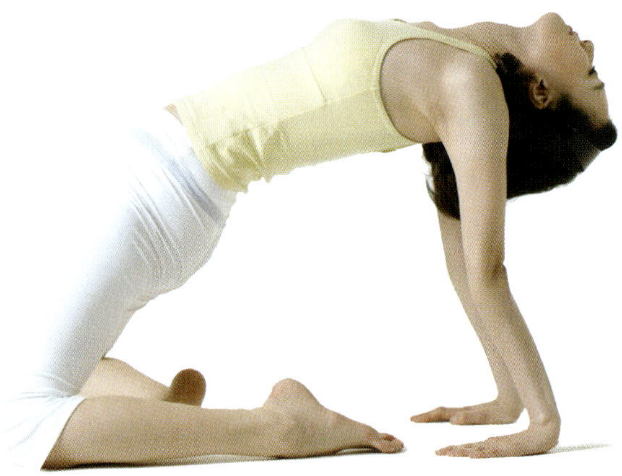

7

- 기어가는 자세에서 왼팔을 오른쪽으로 뻗어 어깨를 바닥에 닿게 한 뒤 두 손은 합장한다.
- 내쉬는 호흡에 오른팔을 천장 쪽으로 들며 시선은 손끝을 바라본다.
  10~20초간 유지하고 돌아온다.
- 반대쪽도 같은 요령으로 실시한다.
- 조금 더 어색했던 방향으로 두 번 더 실시한다.

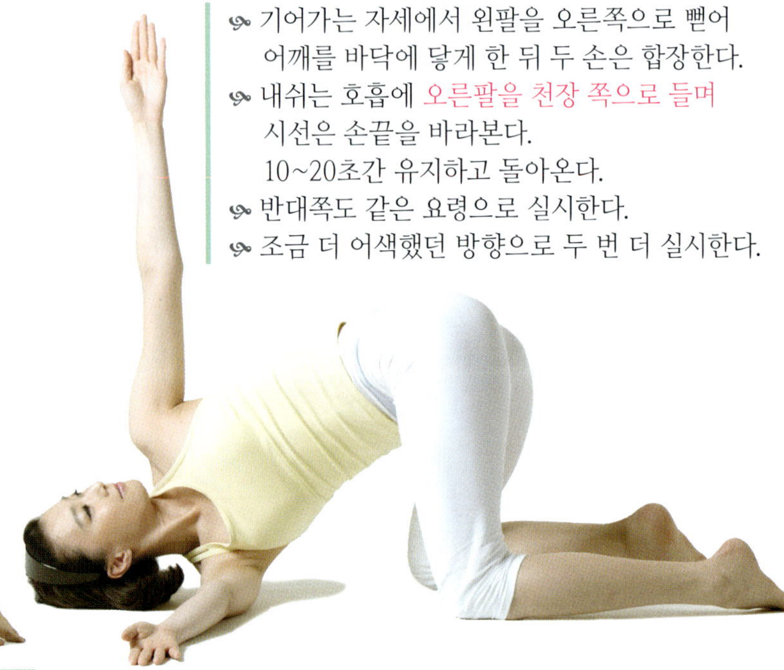

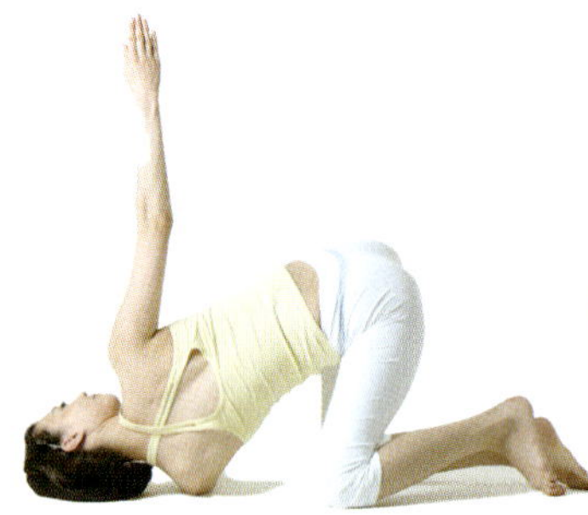

반대쪽

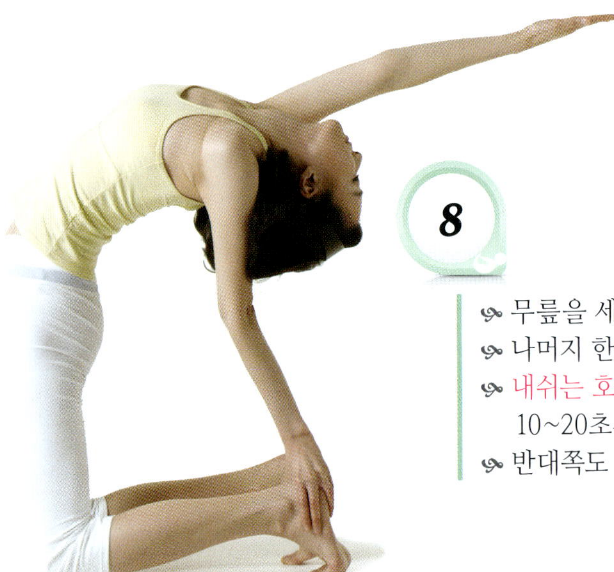

8

- 무릎을 세우고 앉아 한쪽 손은 발목을 잡고
- 나머지 한쪽 손은 마시는 호흡에 위로 뻗었다가
- 내쉬는 호흡에 고개를 젖히면서 뒤로 뻗는다.
  10~20초간 유지하고 돌아온다.
- 반대쪽도 같은 요령으로 실시한다.

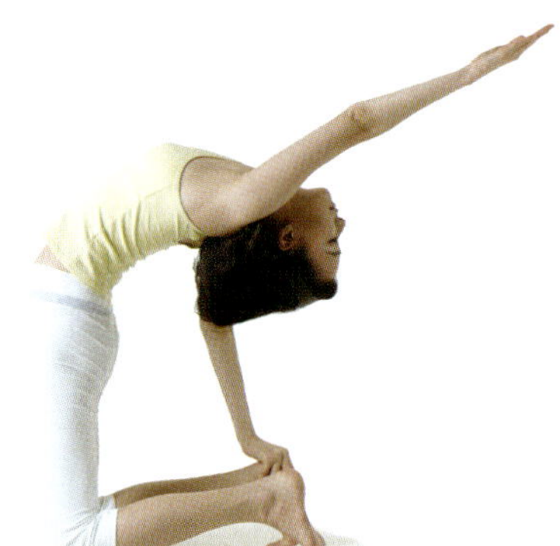

반대쪽

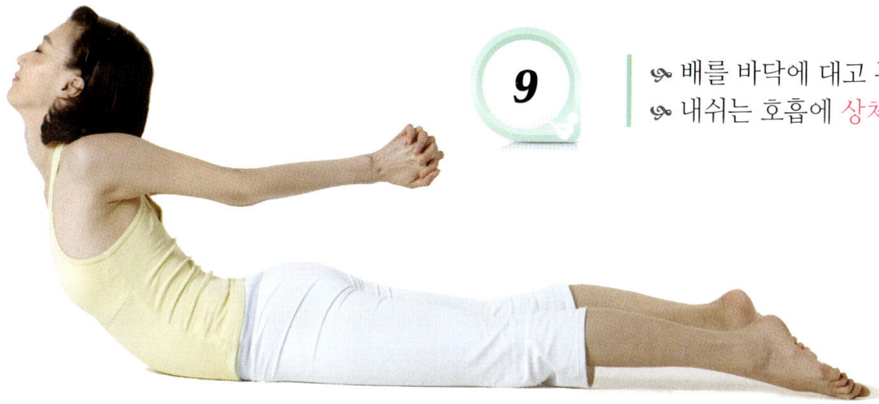

9

- 배를 바닥에 대고 누워 양손을 등 뒤에서 깍지하고
- 내쉬는 호흡에 상체만 세워 10~20초간 유지하기를 3회 정도 실시한다.

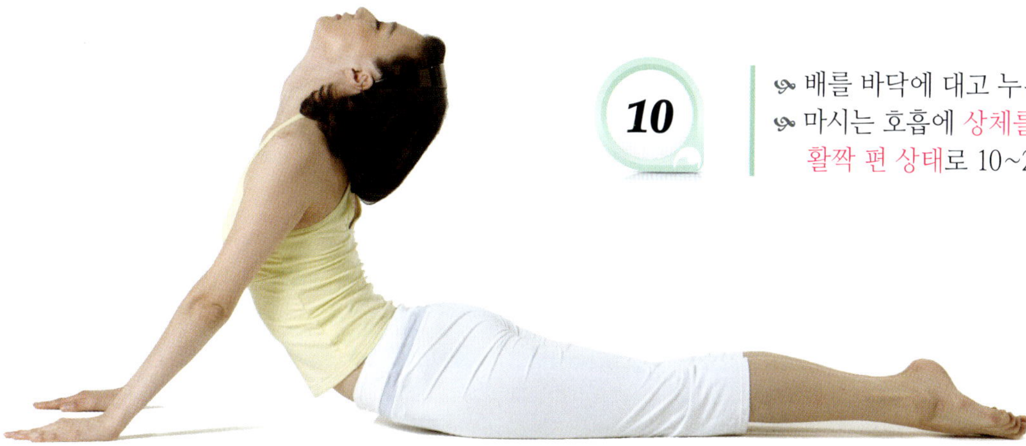

10

- 배를 바닥에 대고 누워 양손을 얼굴 옆에 두고
- 마시는 호흡에 상체를 천천히 세워 가슴을 활짝 편 상태로 10~20초간 유지하기를 3회 실시한다.

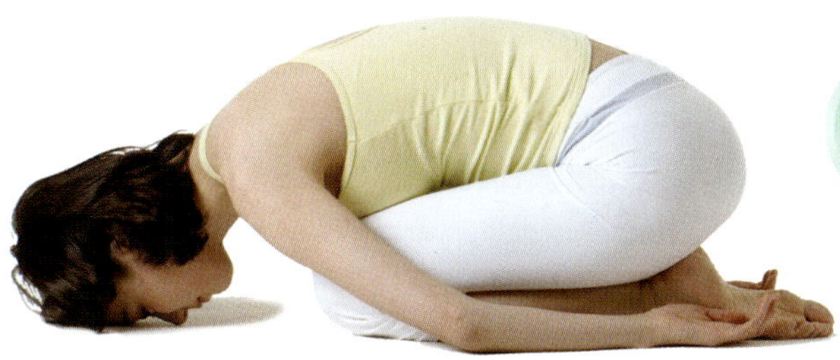

11

- 엎드린 상태에서 엉덩이를 발뒤꿈치 위에 올려놓고
- 이마를 바닥에 대고 복식호흡하면서 휴식을 취한다.

2-7

악관절(턱관절)장애

Temporomandibular joint Disorder, TMD

턱관절 기능에 이상이 생긴 것을 턱관절장애 또는 악관절장애라고 한다. 스트레스와 관련된 질환으로 최근 흔하게 발병되고 있다. 이를 악무는 습관, 아랫니와 윗니의 접촉 상태 부조화가 대표적 증상이다.

턱에 무리를 주는 나쁜 습관으로는 단단하고 질긴 음식을 즐겨 먹는 식습관, 앞니로 손톱이나 다른 물체를 물어뜯는 행위, 이를 갈며 자는 잠버릇, 음식을 먹을 때 한쪽으로만 씹는다거나, 입을 너무 자주 크게 벌리는 행위 등이 있다. 턱 괴기, 옆으로 누워 자는 수면 자세 등도 턱관절장애를 가져오는 나쁜 습관이다.

턱관절장애는 관절원판장애, 관절염, 탈구, 강직 등으로 세분화할 수 있다. 관절원판장애란 턱관절 속에 들어 있는 원판(디스크)이 원래 위치를 벗어난 상태이며, 초기에는 입을 벌리거나 다물 때 턱관절에서 달그락거리는 소리가 나는 것 이외에는 별다른 증상이 없지만 점차 진행됨에 따라 턱이 걸리는 느낌이 든다. **악화되면 입이 잘 벌어지지 않고, 음식물의 섭취가 어려워진다.**

근육의 피로가 누적되었을 때, 외상이나 감염에 의해 전해질 대사에 장애가 있을 때 발생할 수 있고 내분비 기능이나 심리적 요인에 의해서도 많은 영향을 받게 된다. 이러한 통증은 두통이나 목, 어깨 등으로 확산될 수 있다.

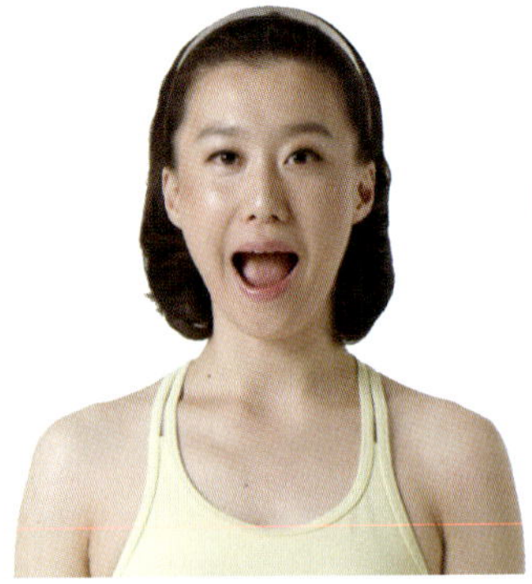

1

- 입을 크게 벌려 '아 에 이 오 우'를 10~15회 정도 실시한다.

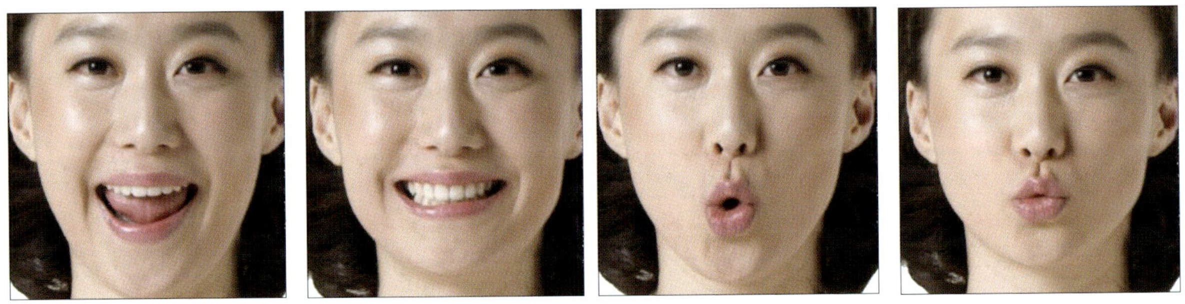

2

- 입을 살짝 벌린 상태에서 턱만 좌, 우로 천천히 움직인다.
- 양쪽 동일하게 10~15회 정도 실시한다.

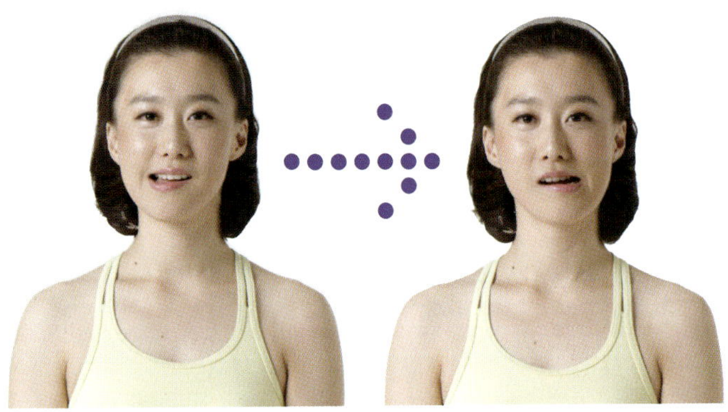

3

- 입을 '아' 하고 벌리고, 두 손가락으로 턱과 귀가 이어진 부분을 지그시 누른다.
- 10~20초간 유지하고 돌아오기를 3회 정도 실시한다.

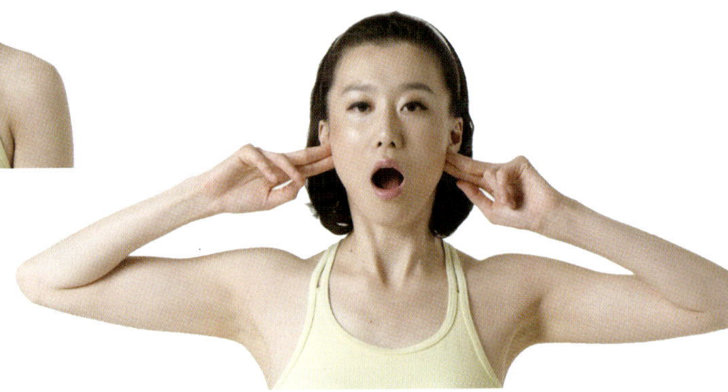

4

- 입을 벌린 상태에서 두 손가락으로 오른쪽 턱을 지그시 누르며 얼굴은 밀리지 않도록 노력한다.
- 10~20초간 유지하고 돌아오기를 3회 정도 실시한다.
- 반대쪽도 같은 요령으로 실시한다.

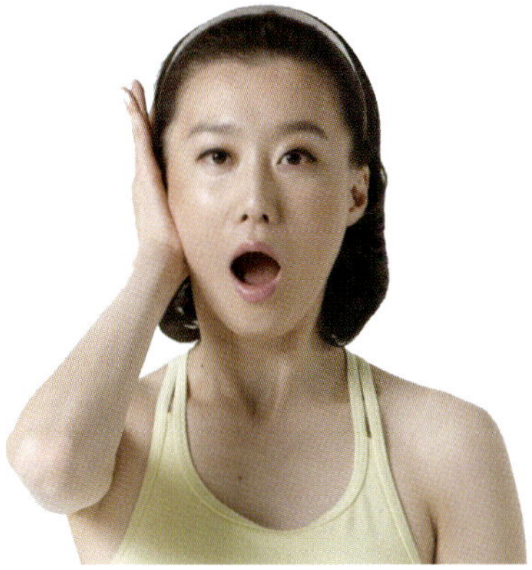

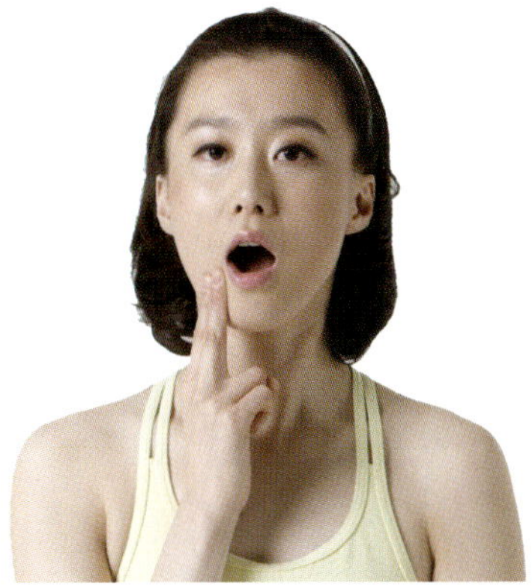

5

- 두 손가락으로 턱을 지그시 누르고 턱은 위로 들려고 노력한다.
- 10~20초간 유지하고 돌아오기를 3회 정도 실시한다.

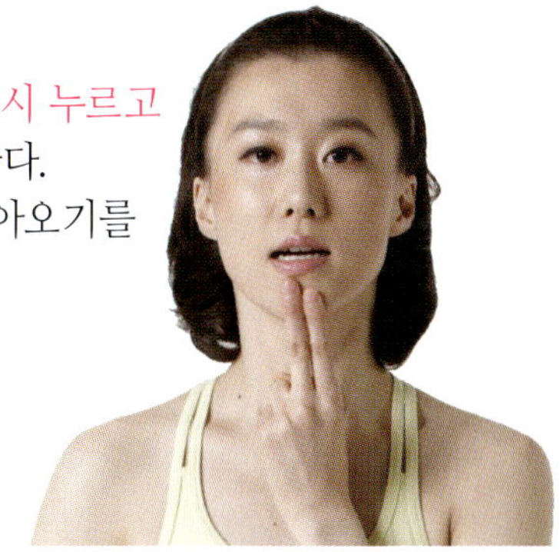

6

- 두 엄지손가락으로 턱을 위로 밀고 턱은 쇄골 쪽으로 내린다.
- 10~20초간 유지하고 돌아오기를 3회 정도 실시한다.

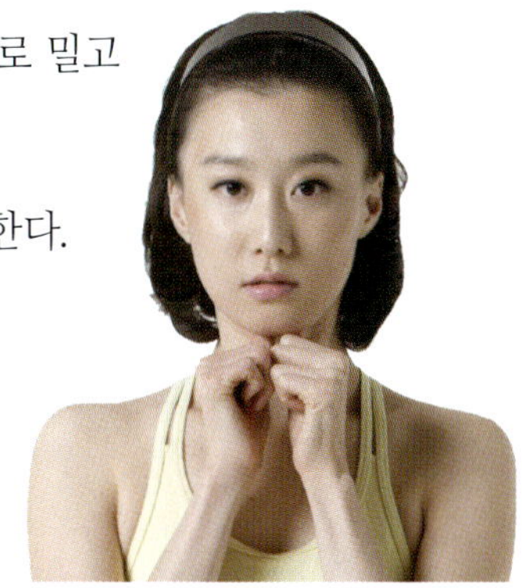

7

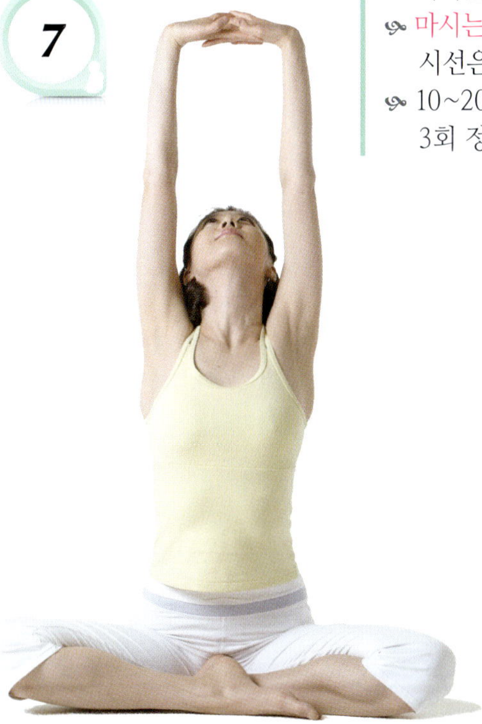

- 허리를 바르게 세우고 앉아 두 손을 깍지 끼고
- 마시는 호흡에 팔 위로 뻗으며 시선은 하늘을 바라본다.
- 10~20초간 유지하고 돌아오기를 3회 정도 실시한다.

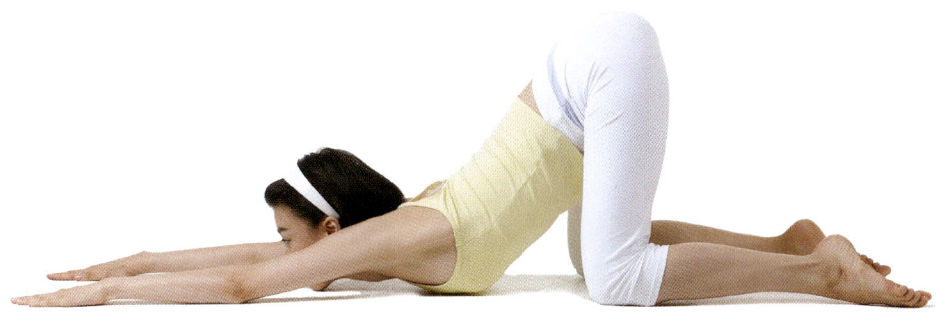

8

- 기어가는 자세(팔은 어깨너비, 다리는 골반 너비로 벌린다)에서 두 손을 나란히 한 뼘 앞으로 뻗는다.
- 무릎과 힙은 일자로 세운 후, 내쉬는 호흡에 가슴을 바닥 가까이 내려놓는다.
- 10~20초간 유지하고, 돌아오기를 3회 정도 실시한다.

2-8

유방암 수술 환자를 위한 자연치유 요가

Mastectomy

유방 절제술이란 유방내 종양이 생겼을 때 그 치료를 위하여 겨드랑이 림프를 포함한 유방내 암조직을 떼어내는 수술을 말한다.

여러 암 중에 유방암은 서구화된 문화 등 다양한 요인으로 국내에서 발병률이 높다.

수술 후 완치율이 95% 이상이지만, 수술 후 후유증으로 많은 환자가 힘들어한다.

수술 후 항암 치료를 받으면서 방사선 치료를 받는 경우가 많은데, 그 부위에 상처가 나기 쉽고, 조직의 섬유화가 있을 수 있어 피부를 잘 관리하여야 한다. 수술 후 초기에는 수술 부위의 절개선과 직각이 되게 어깨를 밖으로 90도 벌린 상태에서 서서히 움직이다가 상처가 아물면 점진적으로 흉부와 어깨, 팔 주위의 수술 부위의 위축을 서서히 이완시켜 나간다.

자연치유 요가가 유방암 수술 환자에게 도움을 줄 수 있는 것은 물론 최근 여러 연구에서는 안면 홍조와 우울감 같은 수술 후 폐경기 증상 완화에 효과가 있을 뿐 아니라, 환자들의 삶의 질에 관련해서도 효능을 인정받고 있다.

1

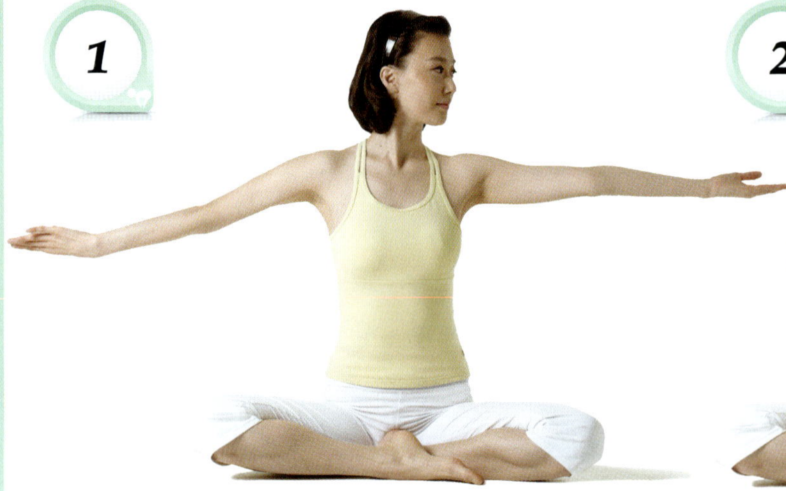

- 허리를 바르게 세우고 앉아 양팔을 옆으로 들고 서로 엇갈리게 하며 안쪽, 바깥쪽으로 10~15회 정도 팔을 비튼다.
- 반대쪽도 같은 요령으로 실시한다.

2

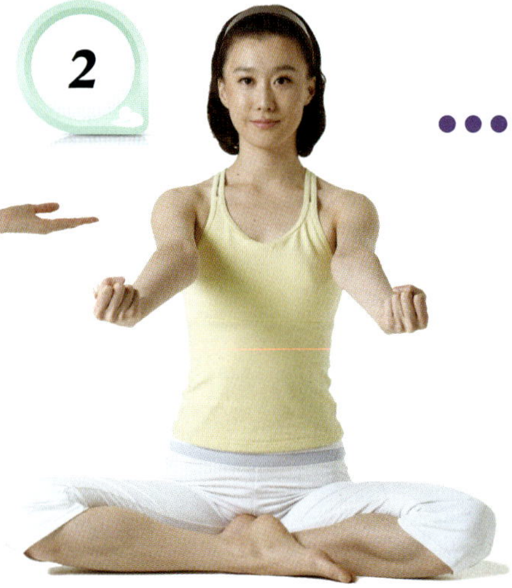

- 허리를 바르게 세우고 앉아 손바닥이 하늘을 향하도록 팔 앞으로 뻗고 주먹을 움켜쥐며 팔을 접는다.
- 10~15회 정도 실시한다.

3

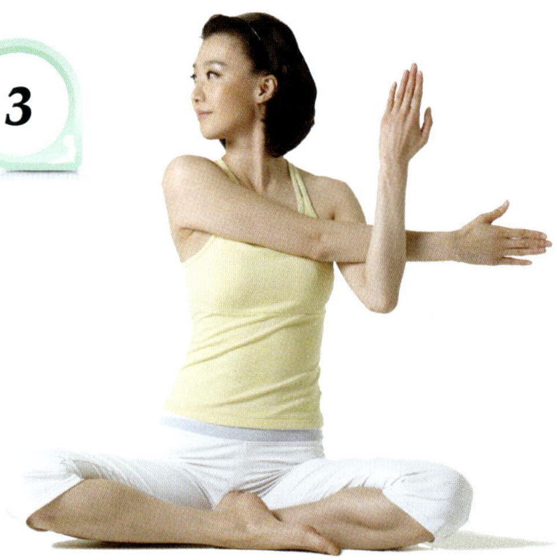

- 오른팔을 왼쪽으로 보내고 왼팔로 오른팔을 몸쪽으로 당기며 시선은 반대로 향한다.
- 10~20초간 유지하고 돌아오기를 3회 정도 실시한다.
- 반대쪽도 같은 요령으로 실시한다.

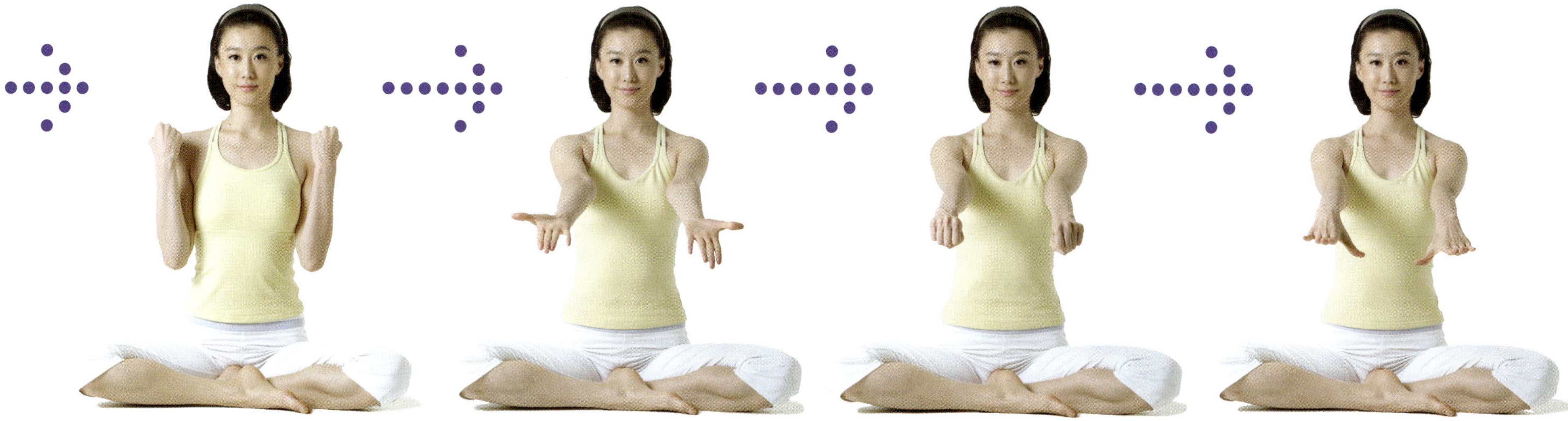

- 손등이 하늘을 향하도록 팔을 앞으로 뻗고 주먹을 쥐면서 두 팔을 바깥쪽으로 비튼다.
- 10~15회 정도 실시한다.

4

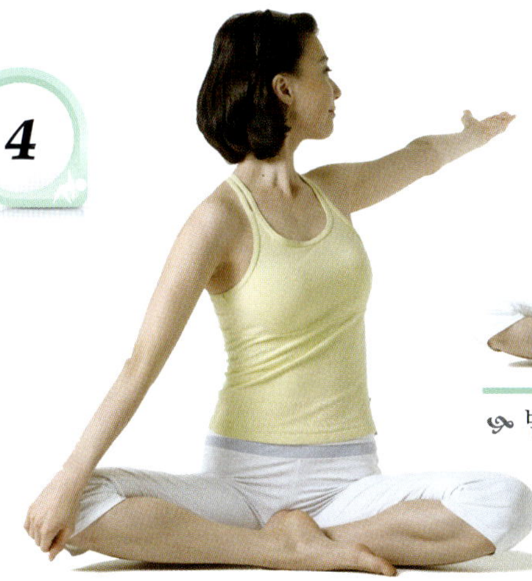

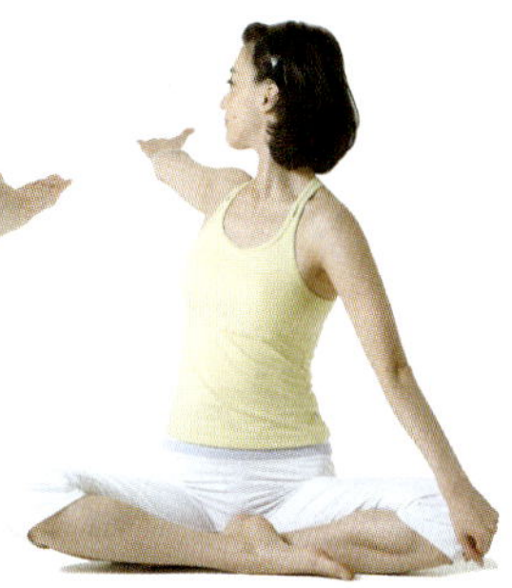

반대쪽

- 허리 바르게 세우고 앉아 왼팔을 크게 반원 그리며 뒤로 보내고 시선은 손끝을 향한다.
- 10~20초간 유지하고 돌아오기를 3회 정도 실시한다.
- 반대쪽도 같은 요령으로 실시한다.

5

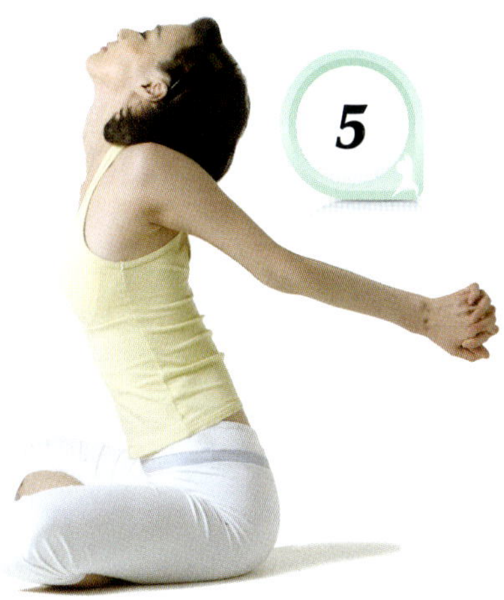

- 허리를 바르게 세우고 앉아 두 손은 등 뒤로 깍지 끼고
- 마시는 호흡에 팔을 뻗어 위로 들고 시선은 하늘을 바라본다.
- 10~20초간 유지하고 돌아오기를 3회 정도 실시한다.

6

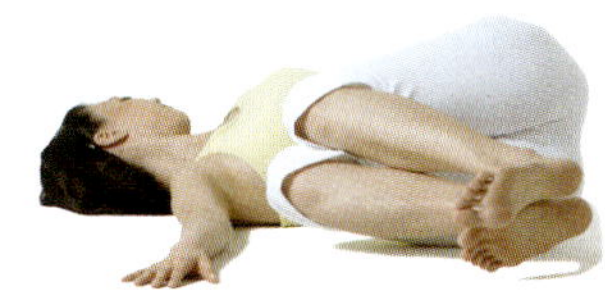

반대쪽

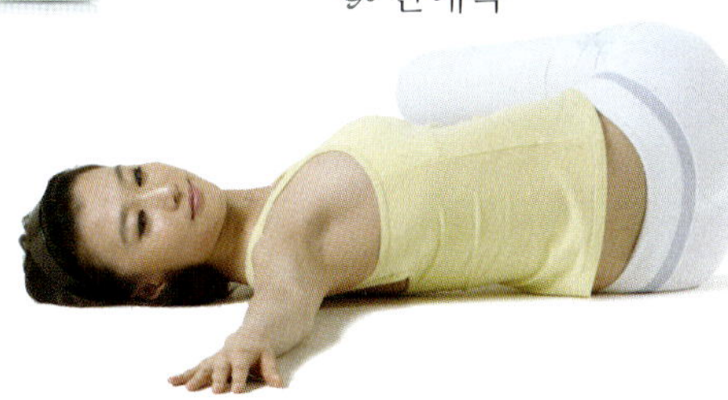

- 등을 바닥에 대고 누워 무릎을 세운다.
- 양팔은 옆으로 뻗고, 발은 바닥에서 살짝 들어 올려 다리가 ㄱ자 모양이 되도록 한다.
- 내쉬는 호흡에 다리를 왼쪽으로 기울이며 시선은 오른쪽을 바라본다.
- 10~20초간 유지하고 돌아온다.
- 반대쪽도 같은 요령으로 실시한다.

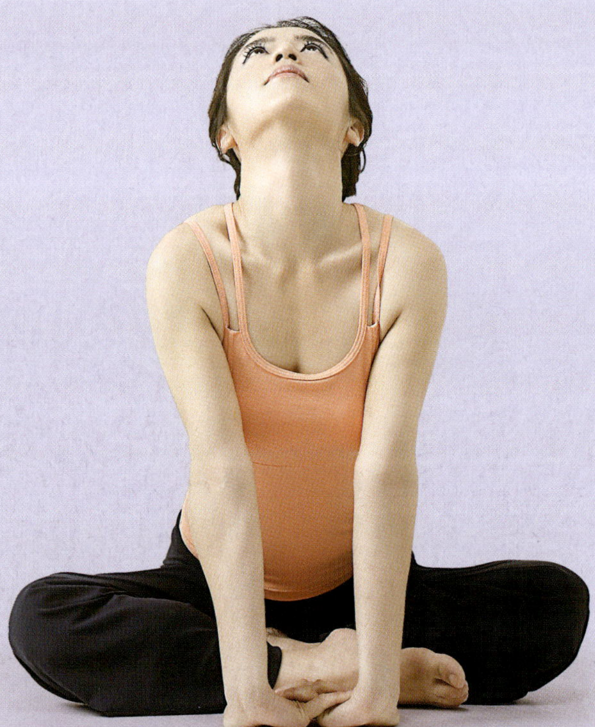

3 생활 속 질환 치유를 위한 자연치유 요가

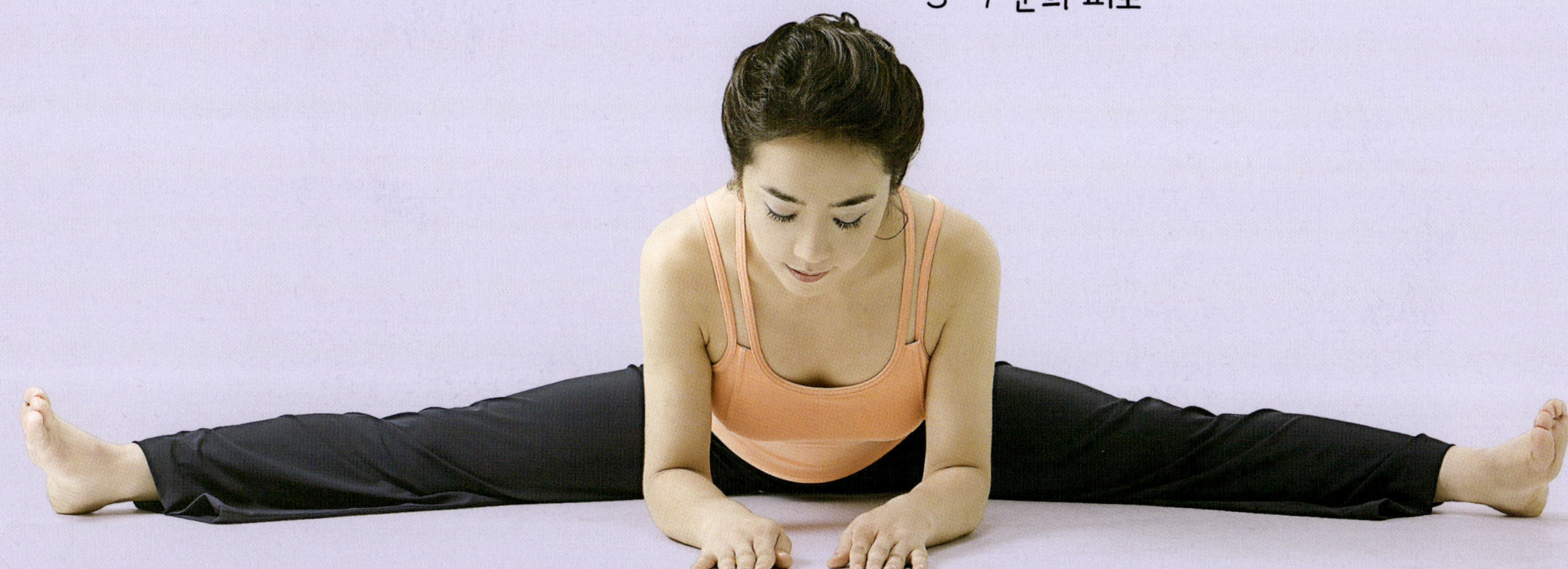

3-1

고관절(엉덩이관절) 변위

Hip-joint disease

고관절(엉덩이관절)은 골반과 대퇴골을 잇는 관절로 척추와 골반을 중심으로 인체 균형 형성에 대단히 중요한 역할을 하는 관절이다.

고관절 부위의 유연성과 근력의 중요성은 요통과 밀접한 연관이 있다. 앉고 서고 할 때나, 무거운 것을 순간적으로 들 때 고관절의 지지력이 약하거나 너무 뻣뻣하면 하지가 물건 무게를 감당하지 못하고 허리가 무게의 하중을 떠안게 되면서 허리 인대가 손상될 수 있다.

고관절 골절은 심부정맥혈전증 및 폐색전증의 발생 위험이 있어 대단히 조심하여야 한다.

고관절 변위는 O자 다리나 X자 다리 변형을 수반한다. 또한, 하지 근육의 지나친 긴장은 엉덩이관절뿐 아니라 무릎이나 허벅지 통증을 동반할 수 있다.

이렇듯 고관절의 형태 변위나 고관절 근육의 과도한 긴장과 근육 이완은 골반 형태의 변위 원인이 되기도 하면서 허리 통증으로까지 이어지기 때문에 고관절이 중요하다.

1

- 발바닥을 마주대고 앉은 자세에서 양손으로 무릎을 지그시 누른 후 힙을 들어 올린다.
- 10~20초간 유지하고 돌아오기를 3회 정도 실시한다.
- 반대쪽도 같은 요령으로 실시한다.

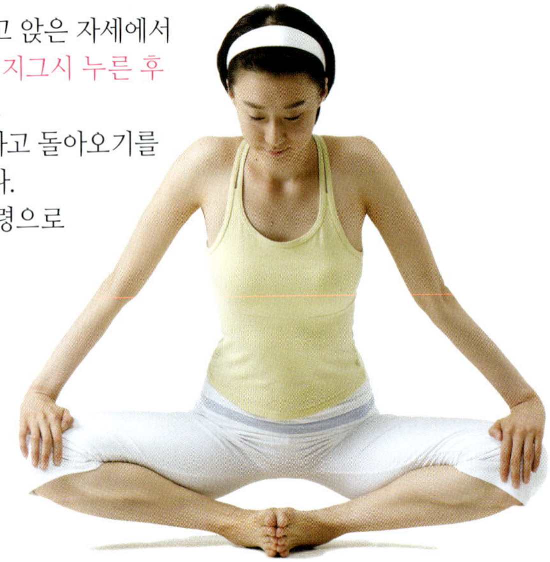

2

- 등을 대고 누운 뒤 무릎을 세우고, 한쪽 다리를 들어 크게 원을 그린다. 10~15회 정도 실시한다.
- 반대쪽도 같은 요령으로 실시한다.

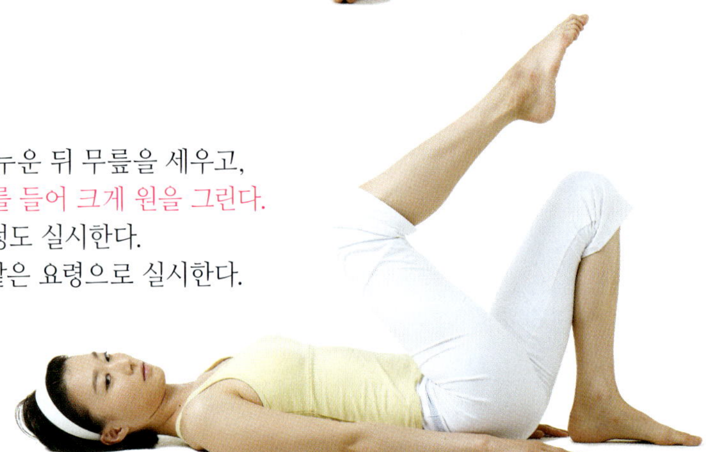

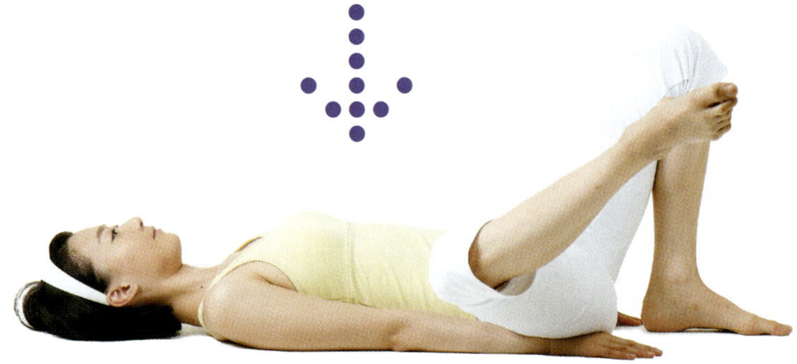

2-1

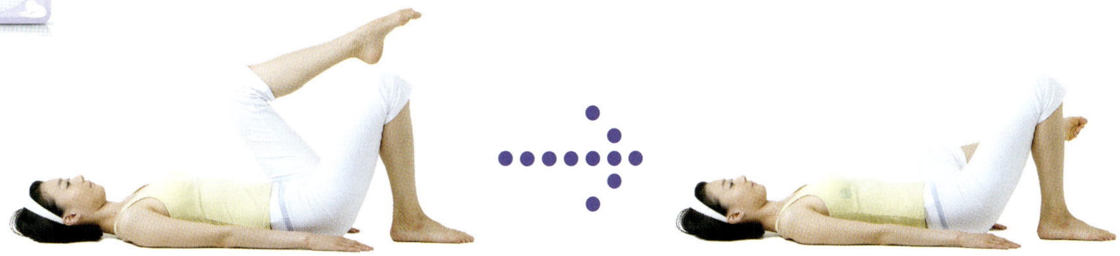

반대쪽

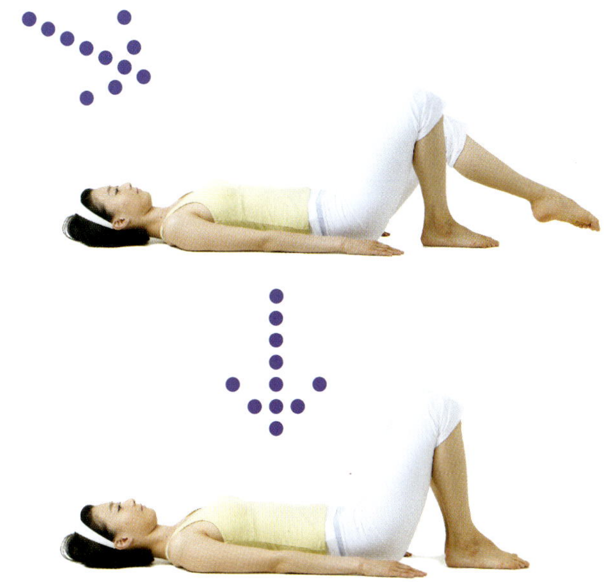

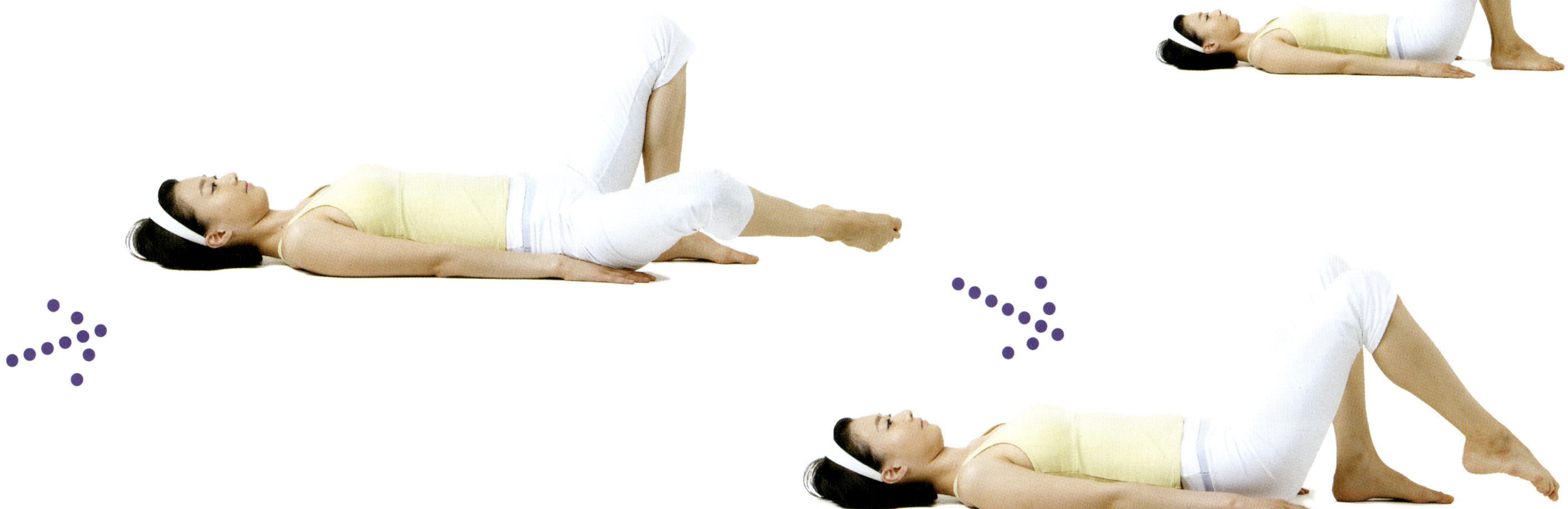

3

- 기어가는 자세에서 내쉬는 호흡에 다리를 들어 올려 조금씩 고관절을 뒤로 젖히며 높게 들어 올린다.
- 10~20초 유지하며 3회 실시한다.
- 반대쪽도 같은 요령으로 실시한다.

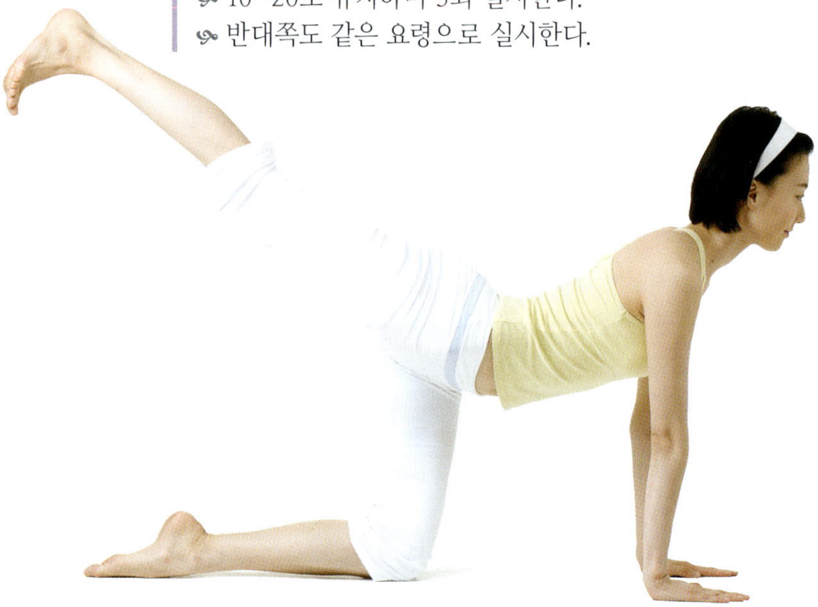

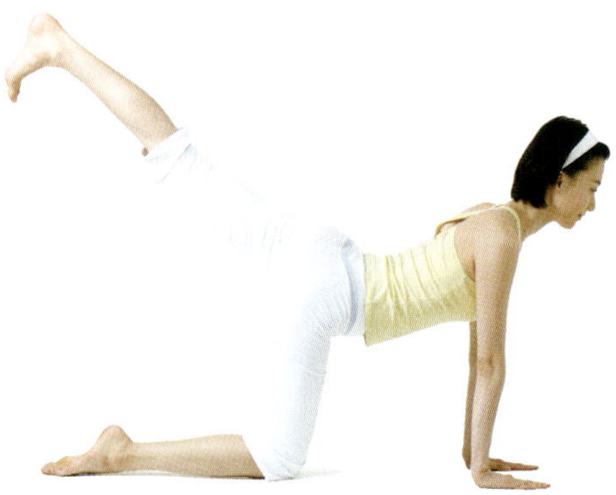

반대쪽

4

- 다리를 뒤로 포갠 후
- 등을 대고 누워 두 팔을 위로 뻗어 기지개를 켜듯 10~20초간 유지하며 3회 정도 실시한다.

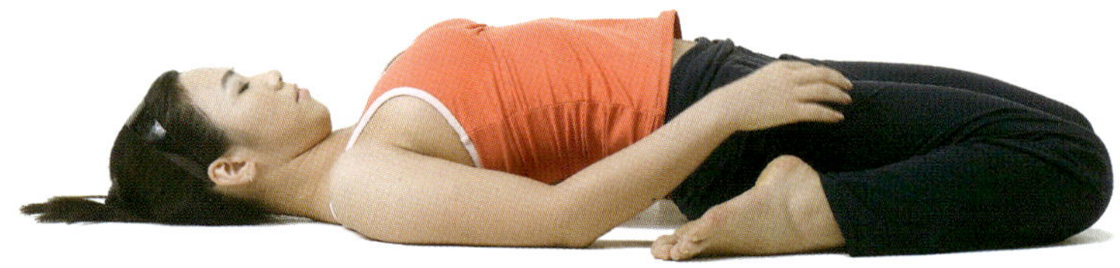

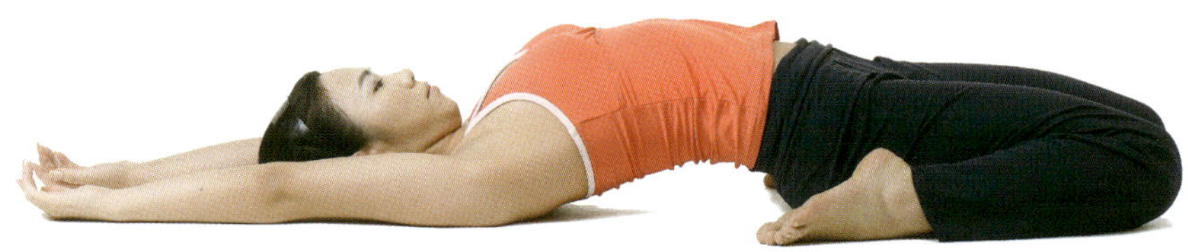

5

- 두 다리를 어깨너비 1.5배 이상 넓게 벌리고 서서 한쪽 발목을 바깥쪽으로 90도 돌리고 무릎을 90도로 접는다.
- 나머지 다리는 편 채로 10~20초간 유지하며 3회 정도 실시한다.
- 반대쪽도 같은 요령으로 실시한다.

6

- 다리를 모으고 서서 두 팔을 앞으로 나란히 해서 뻗고
- 내쉬는 숨에 엉덩이를 살짝 빼면서 의자에 앉듯 무릎을 붙이고, 괄약근을 지그시 조이기를 10~20초 유지하며 3회 정도 실시한다.

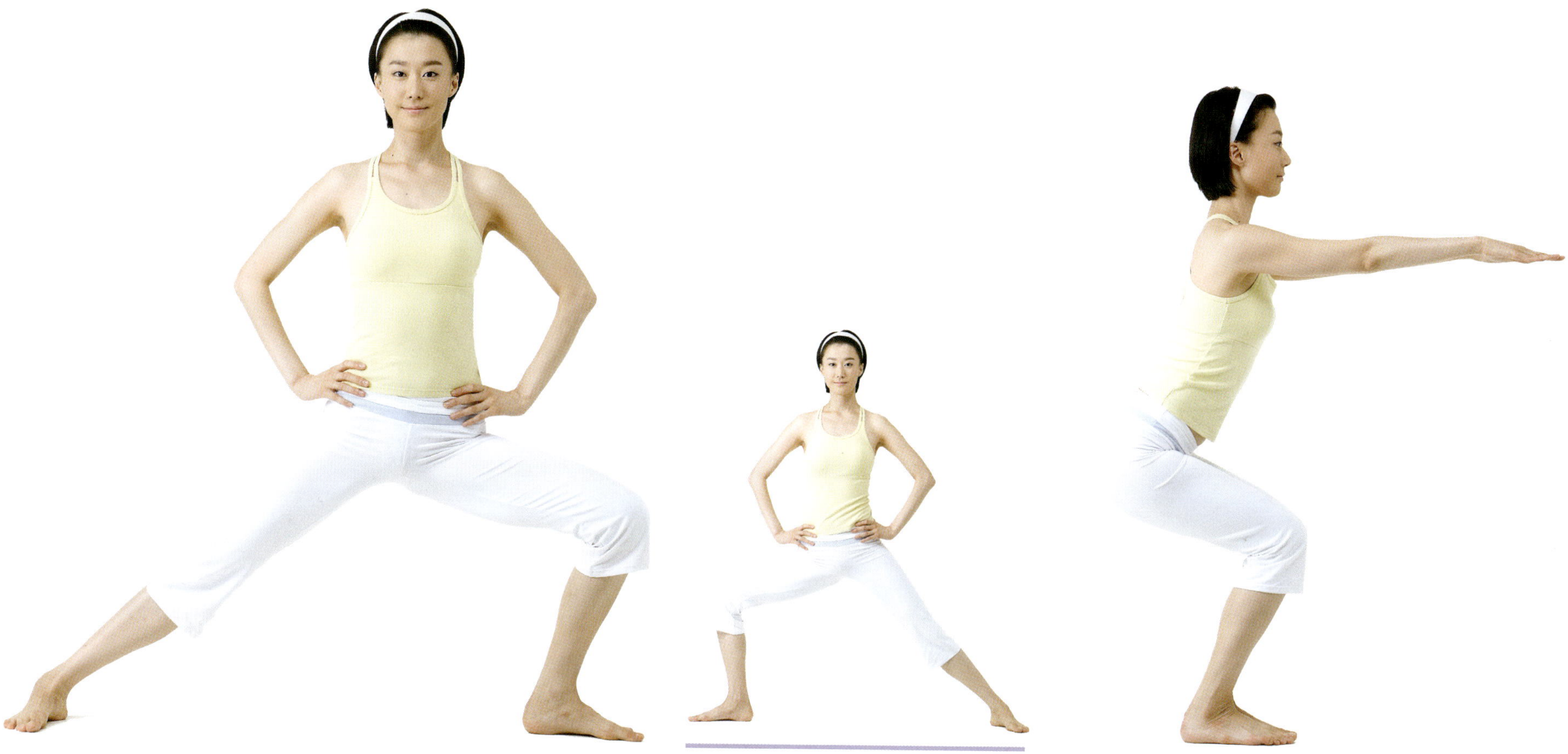

반대쪽

3-2 무릎 통증

Knee pain

사람이 직립하기 위해서는 양쪽 하지가 7도 정도 안쪽으로 굽어 있어야 한다. 엉덩이관절에 문제가 생기면 무릎에 무리가 간다. 또한, 자연스럽게 무릎에 체중이 실리게 되면서 척추 측만증의 한 원인으로 작용하게 된다.

엉덩이관절의 문제는 척추에까지 영향을 주는 심각한 문제가 된다. 고관절 변형을 예방을 위한 근력운동이 중요하다.

무릎에 실리는 무게는 보행 시 체중의 2~3배, 계단을 오를 때 6~7배로 높아지며, 특히 비만인 경우 무릎관절과 연골 등의 압박으로 무릎의 변형과 통증으로 이어지게 된다.

무릎관절은 인대로 지지된다. 무릎관절 부위 대표적 근육은 **대퇴사두근(허벅지 앞쪽 근육)과 햄스트링(허벅지 뒤쪽 이두근)이며 이 주변 근육의 유연성과 강화로 무릎관절의 안정성이 확보된다.** 특히 대퇴사두근은 무릎뼈를 감싸듯이 정강이뼈에 붙어 있는 근육으로 무릎 통증 예방에 주요한 역할을 하는 근육으로 주변 근육과 균형적 협력과 조화가 이루어지지 않았을 때 무릎관절에 통증이 생긴다.

1

- 한쪽 다리를 바깥쪽으로 접고 앉아서 양손을 가볍게 주먹 쥐고 접힌 다리를 두드려 준다.
- 반대쪽도 같은 요령으로 실시한다.

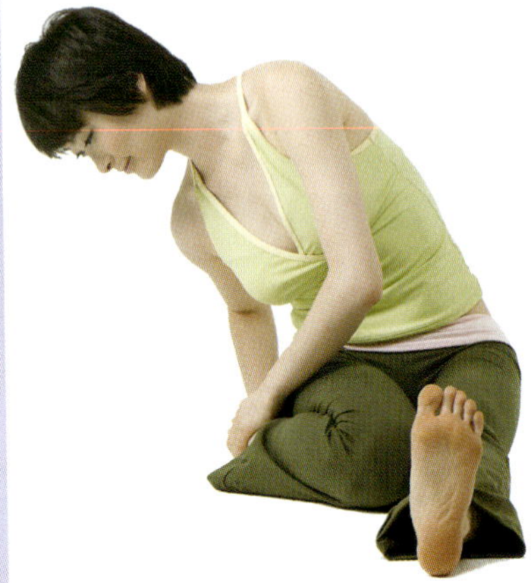

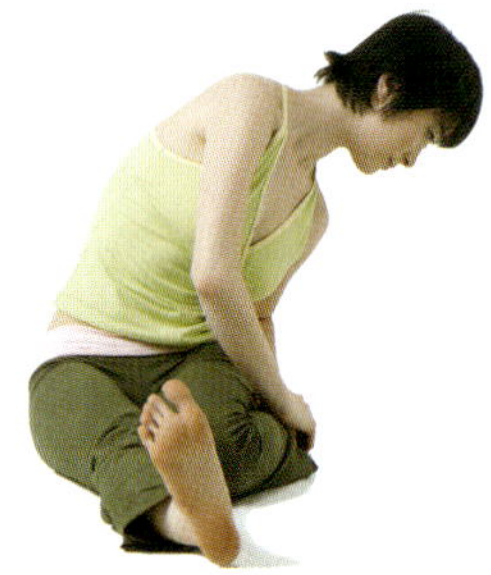

반대쪽

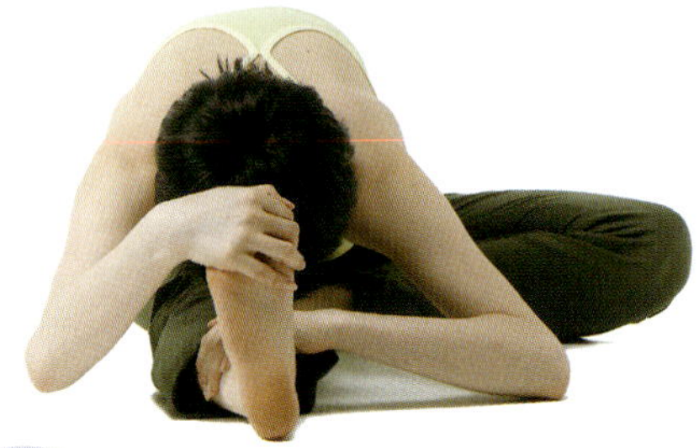

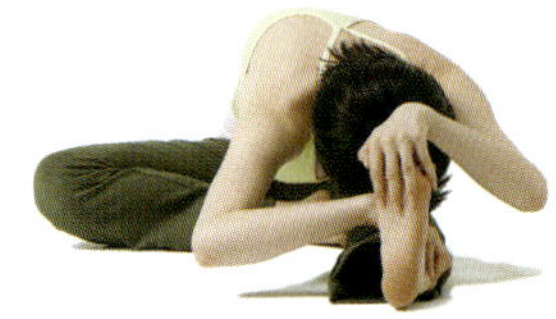

반대쪽

2

- 한쪽 다리를 안으로 접어 발바닥을 반대쪽 허벅지 안쪽에 대고
- 내쉬는 호흡에 상체를 내려 한 손은 발바닥 나머지 손은 무릎을 지그시 눌러 주기를 10~20초 유지하며 3회 실시한다.
- 반대쪽도 같은 요령으로 실시한다.

3

- 위 동작에서 앞에 뻗은 다리를 옆으로 뻗고 한 손은 엄지발가락을 잡고,
- 마시는 호흡에 나머지 손을 높게 들었다가
- 내쉬는 호흡에 상체를 옆으로 기울여 10~20초 유지하며 3회 실시한다.
- 반대쪽도 같은 요령으로 실시한다.

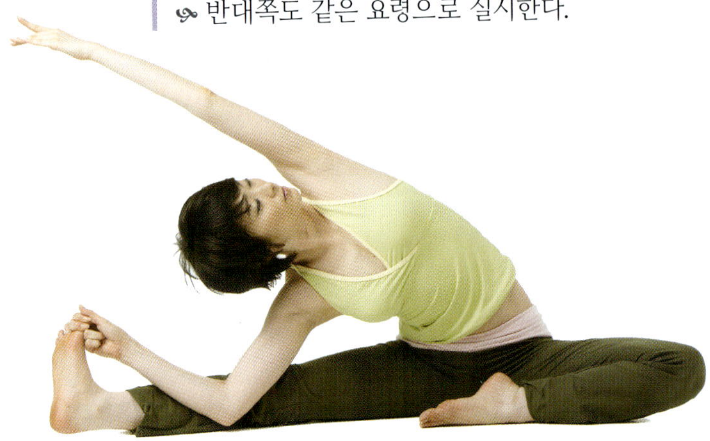

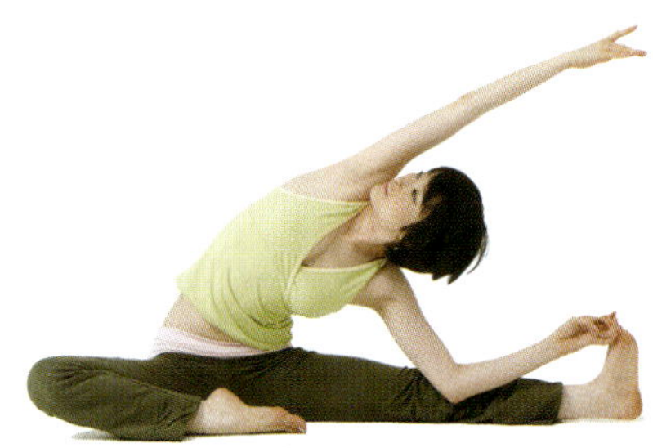

반대쪽

4

- 기어가는 자세에서 한쪽 다리를 손 바깥쪽 가까이 짚은 채 무릎을 구부린 상태를 10~20초간 유지한다.
- 내쉬는 호흡에 몸을 뒤로 보내면서 무릎을 펴서 10~20초간 유지한다.
  두 동작을 3회 정도 실시한다.
- 반대쪽도 같은 요령으로 실시한다.

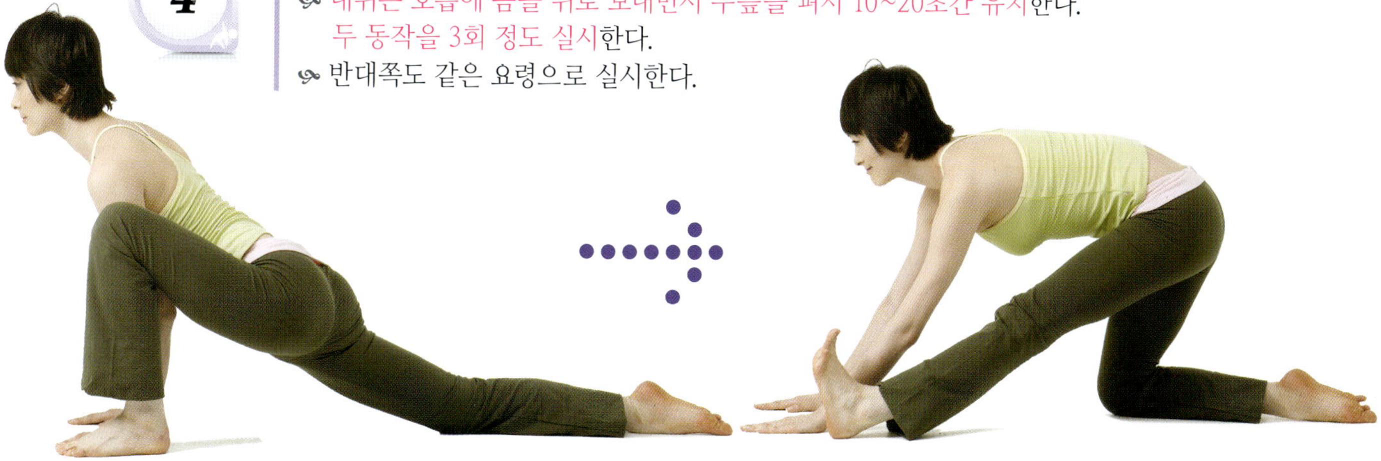

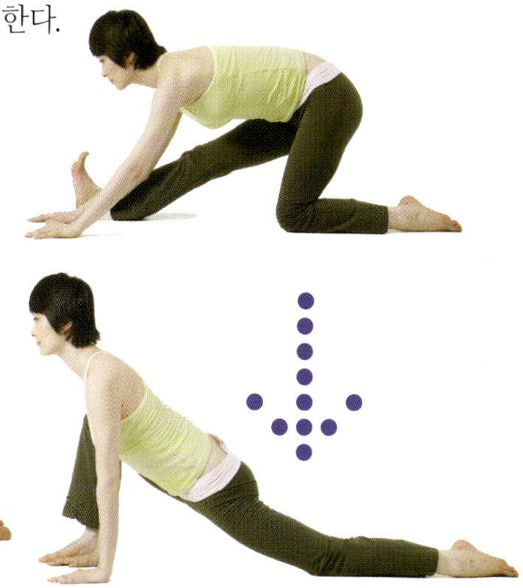

반대쪽

5

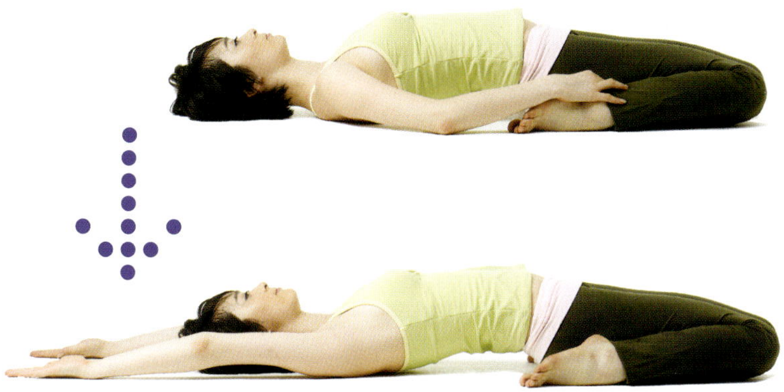

- 다리를 뒤로 포갠 후
- 등을 대고 누워 두 팔을 위로 뻗어 기지개를 켜듯 10~20초간 유지하고 3회 정도 실시한다.

6

- 다리를 앞으로 뻗고 앉은 자세에서 두 팔꿈치를 편하게 바닥에 내려놓고
- 마시는 호흡에 다리를 45도 높이로 들었다가
- 내쉬는 호흡에 15도 높이까지 내리길 10회 정도 3회 실시한다.

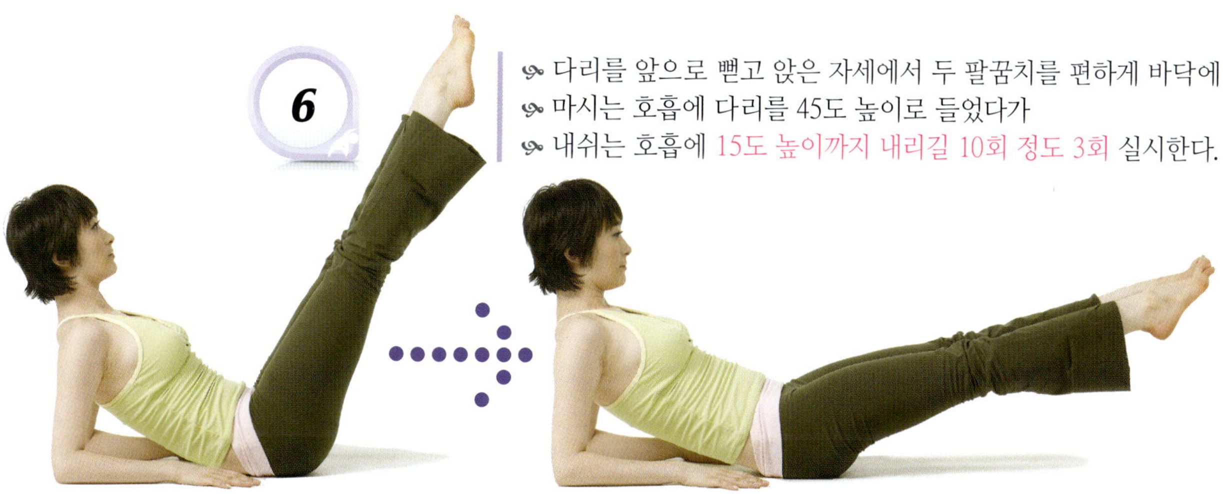

7

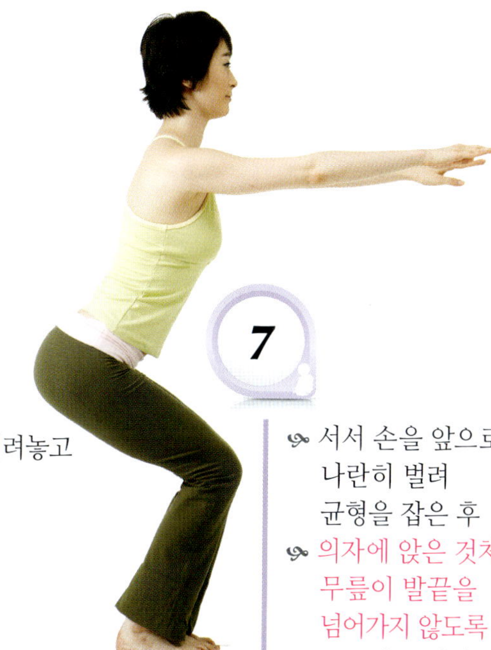

- 서서 손을 앞으로 나란히 벌려 균형을 잡은 후
- 의자에 앉은 것처럼 무릎이 발끝을 넘어가지 않도록 구부려 10초간 유지하며 3회 실시한다.

3-3
좌골신경통
Sciatic neuralgia

좌골신경통은 보통 엉덩이 통증이라고도 부르며 딱딱한 의자에 앉아 있을 때 바닥에 닿는 면인 좌골의 통증을 비롯하여 허벅지, 넓적다리, 종아리까지 당기고 저리는 통증이 동반되는 경우를 말한다.

통증은 좌골신경의 신경근이 헤르니아를 자극하면서 허리에 통증을 일으킨다. 초기 증상은 허리부터 넓적다리 뒷면의 상부까지 통증이 전해지다 심해지면 둔부에서 넓적다리 뒷면과 발바닥까지 통증과 저림이 생긴다. 오래되면 넓적다리 근육에 위축이 생겨 다리가 잘 펴지지 않는다.

더 심해지면 허리 통증 때문에 걷기가 불가능할 수도 있다. 골반 변위를 통한 좌골신경근의 압박이므로 골반 형태의 개선과 치유 동작 후에 위축된 하지 근육의 이완 동작을 실시해야 통증의 재발을 막을 수 있다.

1

- 두 다리를 뻗은 후 한쪽 다리를 안으로 접어 발바닥을 반대쪽 허벅지 안쪽에 대고
- 내쉬는 호흡에 상체를 내려 한 손은 발바닥 나머지 손은 무릎을 지그시 눌러 주기를 10~20초 유지하며 3회 실시한다.
- 반대쪽도 같은 요령으로 실시한다.

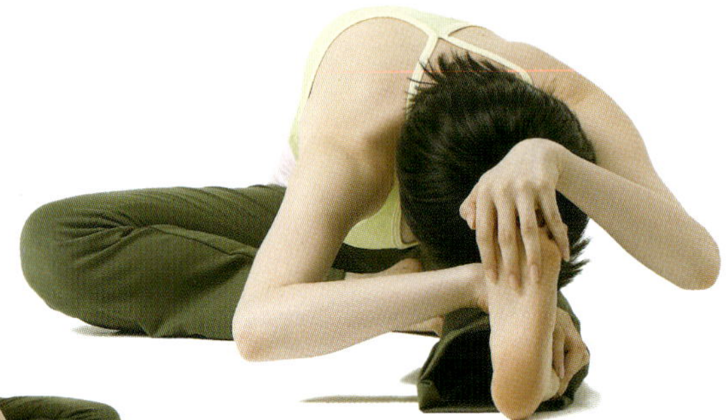

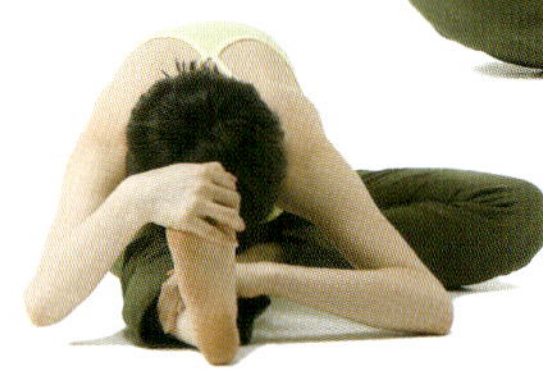

반대쪽

2

- 두 다리를 넓게 벌리고 앉아 발끝을 당기고
- 내쉬는 호흡에 한쪽 발끝을 잡고 천천히 상체를 내리고 10~20초간 유지하며 3회 실시한다.
- 반대쪽도 같은 요령으로 실시한다.

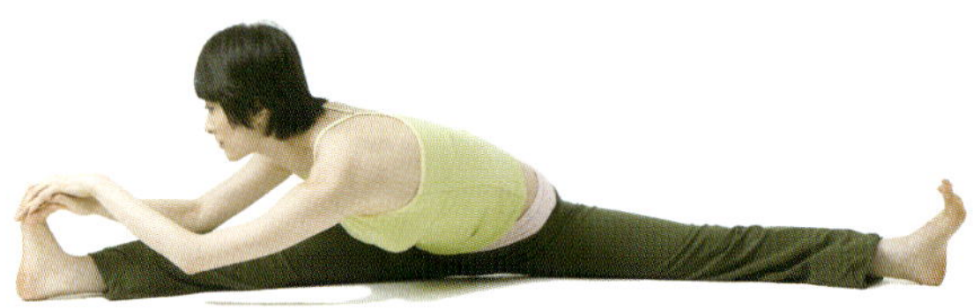

반대쪽

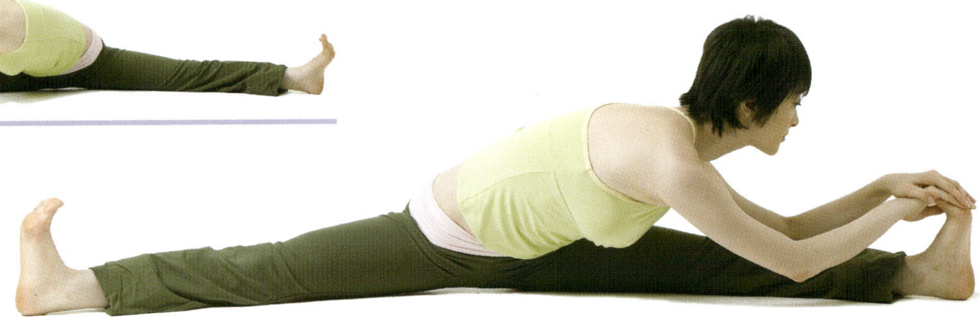

3

- 2번 동작에서 앞으로 뻗은 다리를 옆으로 뻗고 한 손은 엄지발가락을 잡고
- 마시는 호흡에 나머지 손을 높게 들었다가
- 내쉬는 호흡에 상체를 옆으로 기울여 10~20초 유지하며 3회 실시한다.
- 반대쪽도 같은 요령으로 실시한다.

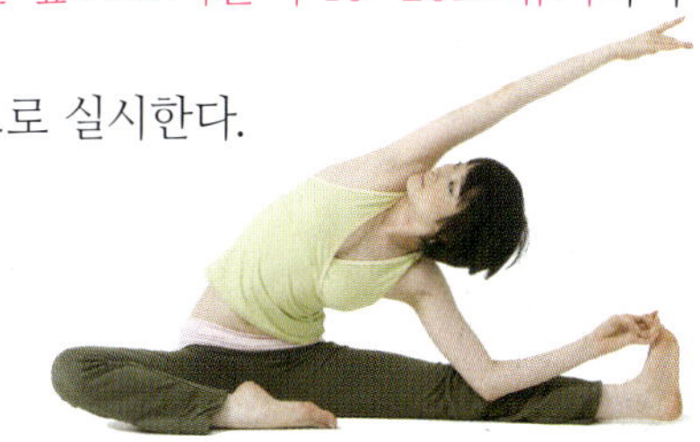

반대쪽

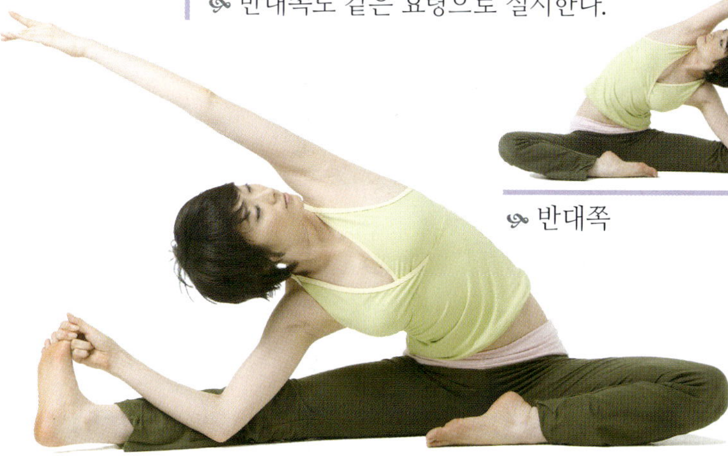

4

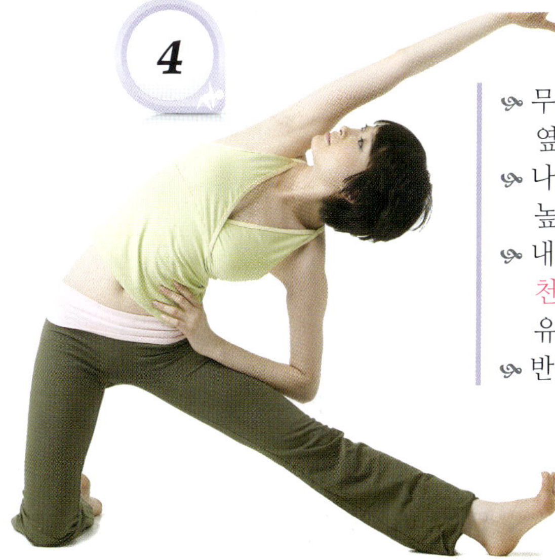

- 무릎을 세우고 서서 한쪽 다리를 옆으로 뻗고, 한 손은 허리를 받치고
- 나머지 한 손은 마시는 호흡에 높게 들었다가
- 내쉬는 호흡에 뻗은 다리 쪽으로 천천히 기울여 10~20초간 유지하며 3회 실시한다.
- 반대쪽도 같은 요령으로 실시한다.

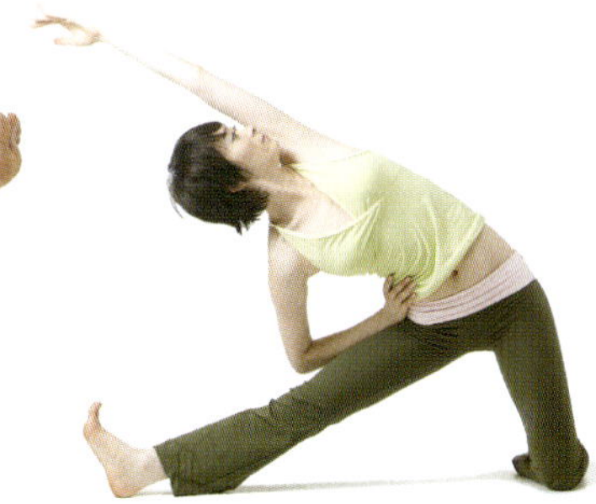

반대쪽

5

- 배를 대고 누워 양손은 턱을 받치고
- 내쉬는 호흡에 한쪽 다리를 들어 발뒤꿈치를 하늘로 올린다는 느낌으로 위로 들고 10~20초간 유지하며 3회 실시한다.
- 반대쪽도 같은 요령으로 실시한다.
- 양쪽 비교해서 좀 더 어색한 쪽을 두 번 더 실시한다.

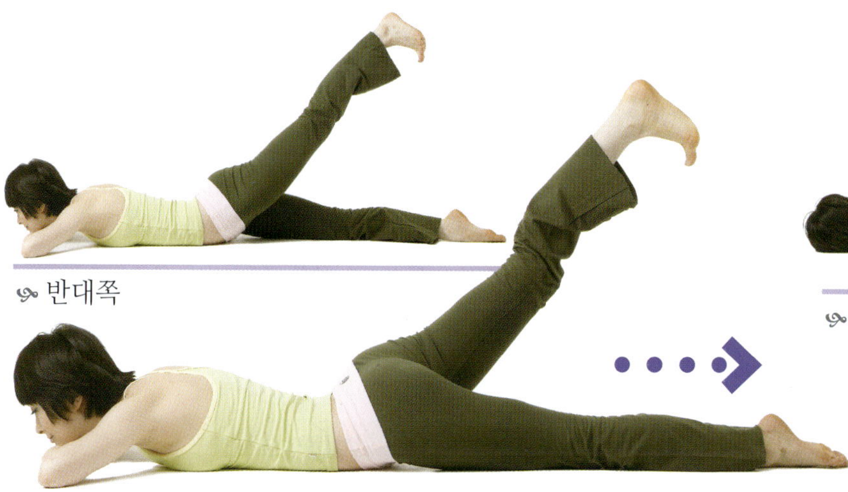

반대쪽

- 배를 대고 누워, 두 손은 양옆으로 뻗어 고개를 오른쪽으로 돌린다.
- 마시는 호흡에 왼 다리를 들고 내쉬는 호흡에 오른쪽으로 들어 넘기길 10~20초간 유지하며 3회 실시한다.
- 반대쪽도 같은 요령으로 실시한다.
- 양쪽 비교해서 좀 더 어색한 쪽을 두 번 더 실시한다.

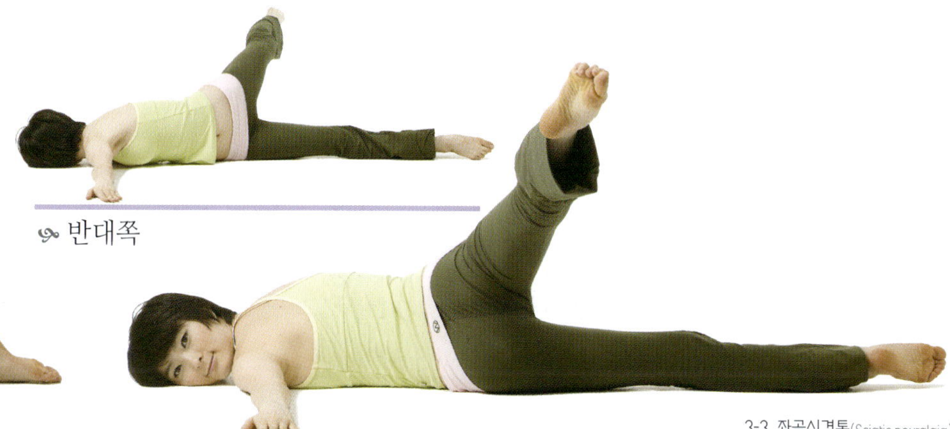

반대쪽

3-4

만성 변비

Chronic constipation

변비는 변이 건조하게 굳고, 배변의 횟수와 양이 적으며, 복부의 팽만감을 느끼는 경우이다. 또한, 배변 시 고통과 불쾌감, 생리적 장애를 수반한다. 변비에는 배변을 참으면서 생기는 습관성 변비와 여행 등의 환경 변화나 식사 변화에 의한 일시적 변비도 있다.

변비는 스트레스를 잘 이기질 못하는 예민하고 신경질적인 성향의 사람에게 주로 생긴다. 대장의 긴장 감퇴나 긴장의 항진 모두가 변비가 된다. 그 외 직장의 협착이나 직장 부근의 병변, 대장염 등의 원인이 변비로 이어지기도 한다. 해결 방법으로는 매일 아침 배변을 보는 습관을 기르는 것이 중요하며 섬유질이 많은 음식, 지방이 많은 음식 섭취도 도움이 된다. 아침에 일어나자마자 마시는 한 잔의 냉수로도 효과를 볼 수 있다.

더욱 효과적인 방법은 요가 수련이다. **요가의 호흡법 자체가 복식호흡으로 아랫배를 강하게 자극하여 대장의 연동운동에 탁월한 효과 있다.**

자연치유 요가로 효과를 기대할 수 있는 요인은 대장 통과 시간 지연(지연성 통과에 의한 변비, 무력성 대장), 골반 기능 이상, 과민성 대장 증세 등이며 하복부를 서서히 지압하듯 자극하다가 S결장 부위의 왼쪽 하복부 근육을 자극하는 물리적 체위들이 도움을 줄 수 있다.

1

- 오른 다리를 왼쪽 허벅지 깊이 넣은 후
- 내쉬는 호흡에 상체를 깊숙이 아래로 낮춘다.
- 10~20초간 유지하고 돌아오기를 3회 정도 실시한다.

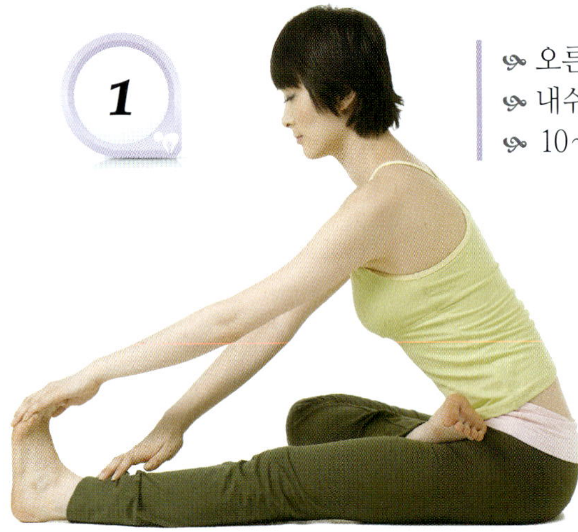

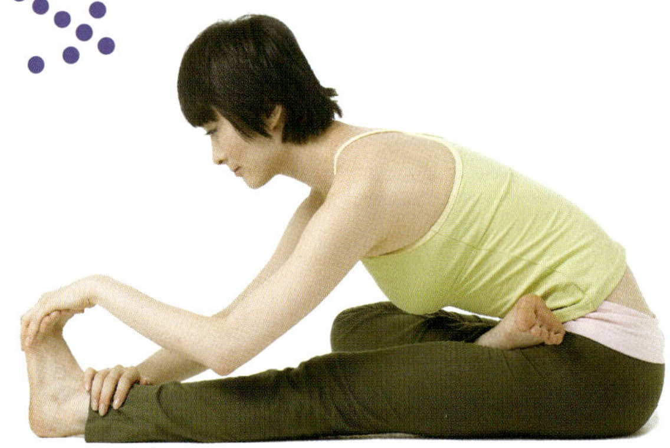

2

- 누운 상태에서 발을 바닥에 대고 무릎을 세운 후
- 엉덩이를 높이 든 상태에서 양손으로 배를
  시계 방향으로 15~20번 정도 3회 돌리다가 왼쪽 하복부를
- 내쉬는 호흡에 강하게 눌러 본다. 가능하면 맨살 위에 손을 대고
  10~20초간 유지하고 엉덩이를 내려놓는다.

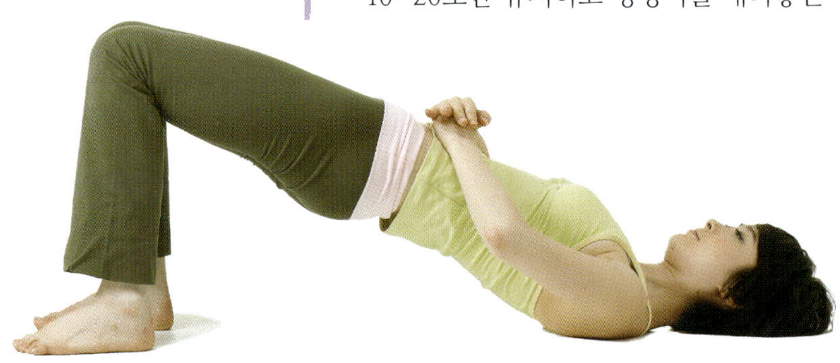

3

- 등을 바닥에 대고 누워 왼 다리만 높게 차올린다.
  동작이 익숙해지면 상체와 왼 다리를 같이 올려 좀 더 강한 자극을 준다.
- 10번 정도 3회 실시한다.

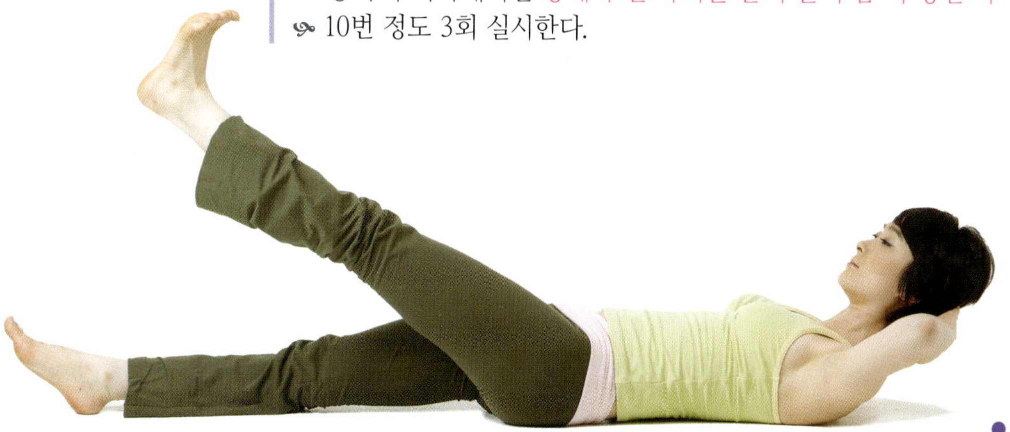

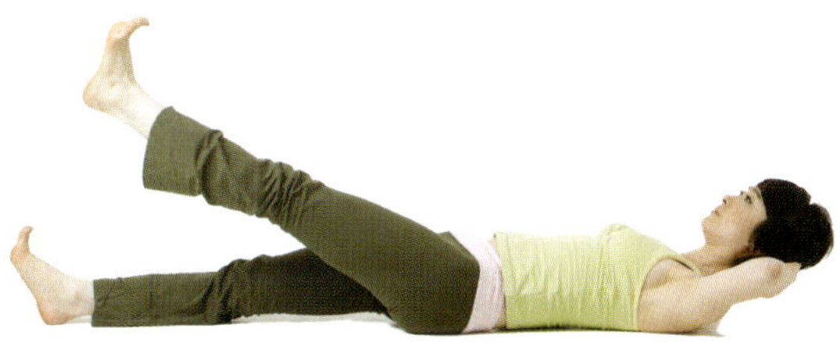

반대쪽

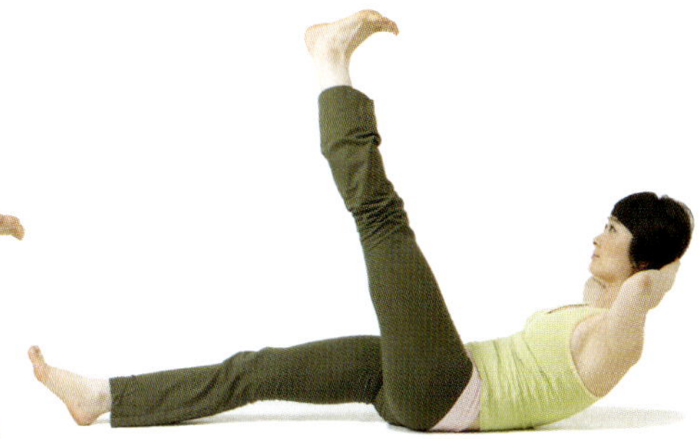

반대쪽

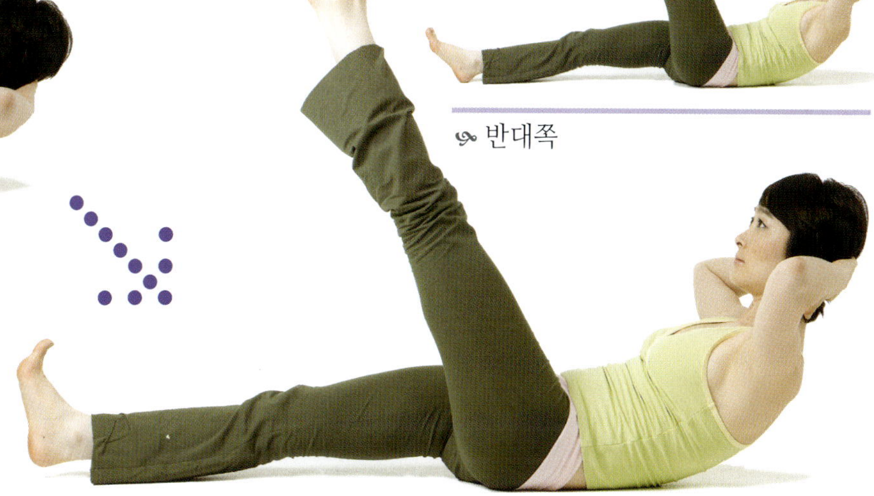

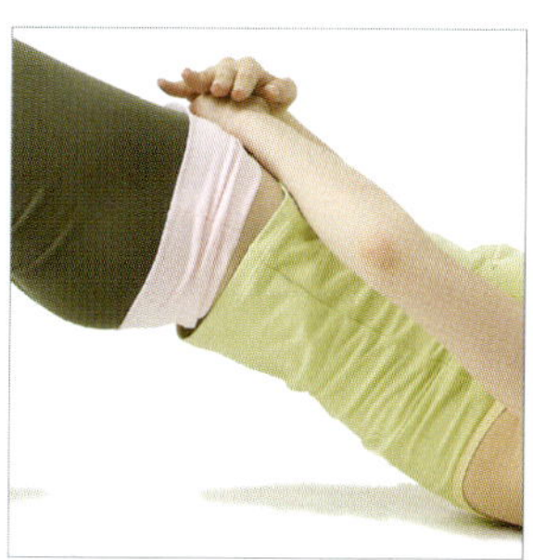

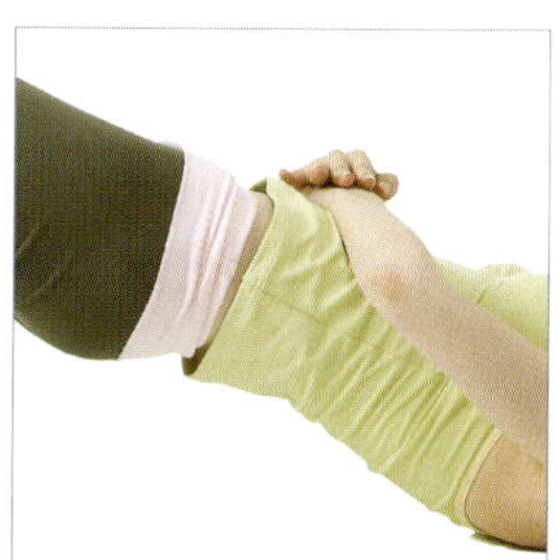

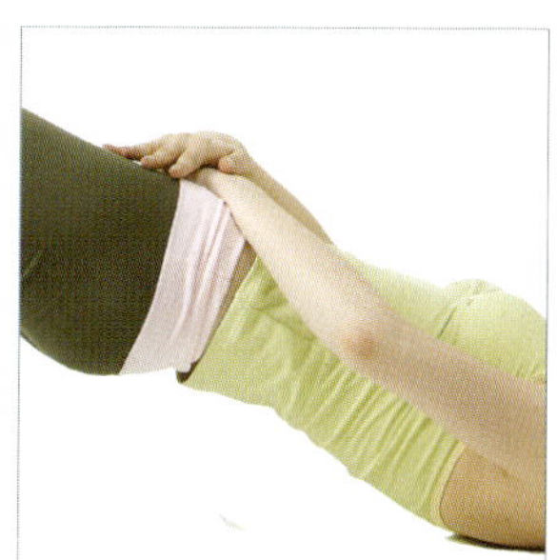

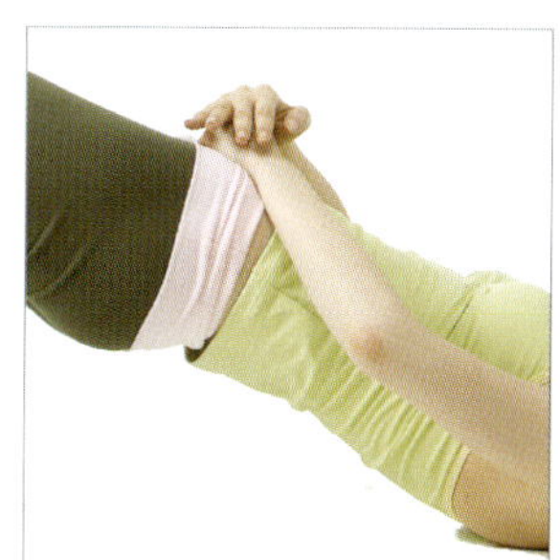

만성 변비

3-5

알레르기 질환: 기관지천식, 비염, 아토피피부염

Allergic disease

천식이란 폐 속에 있는 기관지가 아주 예민해진 상태로, 때때로 기관지가 좁아져서 숨이 차고 가랑가랑하는 숨소리가 들리면서 기침을 심하게 하는 증상이다.
비염은 말 그대로 코 안의 염증을 말한다. 알레르기성 비염이 반복적으로 재발하면서 오랫동안 진행되면 비염은 만성 두통, 답답함, 잦은 코피, 만성 피로, 집중력 저하 등을 호소하는 경우도 많다.
아토피는 피부 보호막의 이상 등이 주요 원인이 된 질환으로 기관지천식, 알레르기 비염과 더불어 환경적인 요인과 유전적인 소인, 면역학적 요인 등이 원인이다.

위 세 경우 모두 알레르기 질환이다. 산업화로 인한 매연 등 환경 공해, 식품첨가물 사용의 증가, 서구식 주거 형태로 인한 카펫, 침대, 소파의 사용 증가, 실내 온도 상승으로 인한 집먼지진드기 등 알레르기를 일으키는 원인 물질(알레르겐)의 증가 등 환경적 요인이 발병의 주요 원인이다. 환경 요인을 제거해 나가면서 폐, 비위, 신장 기능 등의 전반적인 체력 증진과 면역력 개선과 자연치유 능력을 극대화하는 것이 근본적인 예방과 치료법이다.

자연치유 요가 수련 자체가 면역력 향상에 매우 도움이 된다. 특히 2번, 7번 경추의 주변 근육 긴장을 해소하면서 경추를 교정해 주면 안면 특히 비강과 이빈후과 관련 질환 해소와 호흡기, 면역력 향상에 도움을 줄 수 있다.

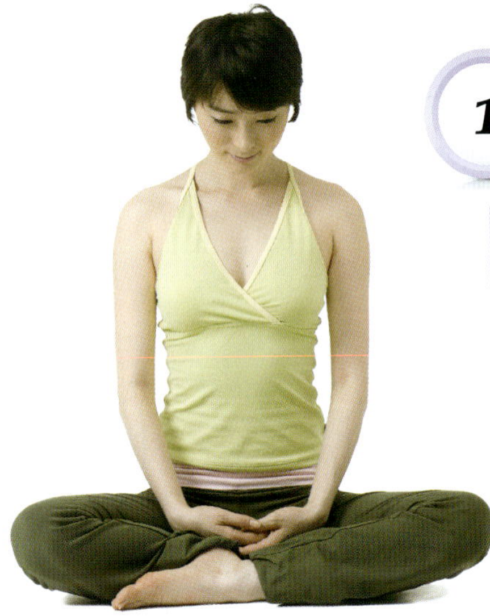

1

- 목 전체를 시계 방향으로 크게 한 번 시계 반대 방향으로 크게 한 번 천천히 돌려 본다.

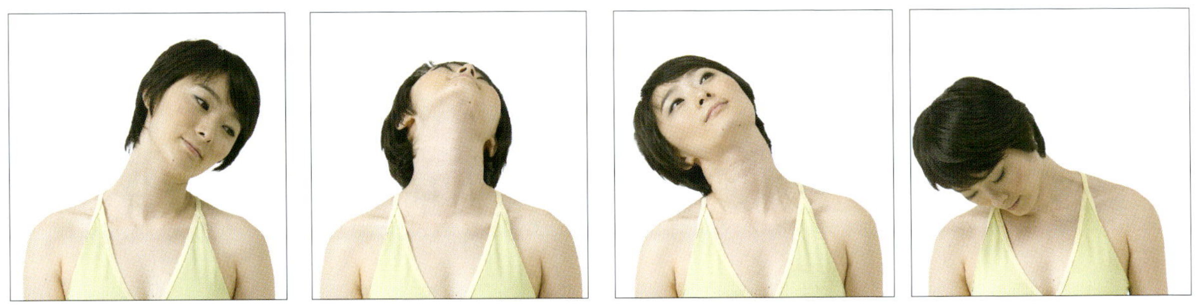

2

- 두 팔을 등 뒤로 넣고 누운 상태에서 숨을 들이마시며 가슴을 들어 올려 팔꿈치로 몸을 지지하고 정수리를 바닥에 살짝 내려놓는다.
- 10~20초간 유지하기를 3회 정도 실시한다.

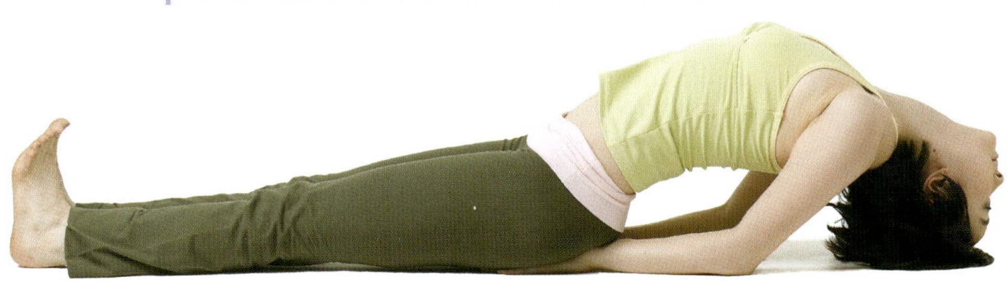

3

- 무릎을 꿇고 앉은 상태에서 등 뒤에서 깍지한 상태로 어깨를 활짝 펴고 손을 바닥에 대면서
- 내쉬는 호흡에 목을 뒤로 젖혀 10~20초간 유지하기를 3회 정도 실시한다.

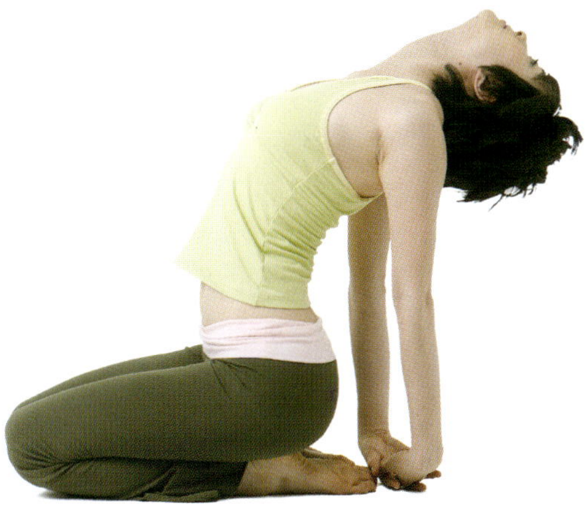

4

- 양 손가락 네 개로 뒷목의 횡돌기를 누르면서
- 내쉬는 호흡에 턱을 하늘을 향해 가까이 들어 올린다.
- 10~20초간 유지하고 돌아오기를 3회 정도 실시한다.

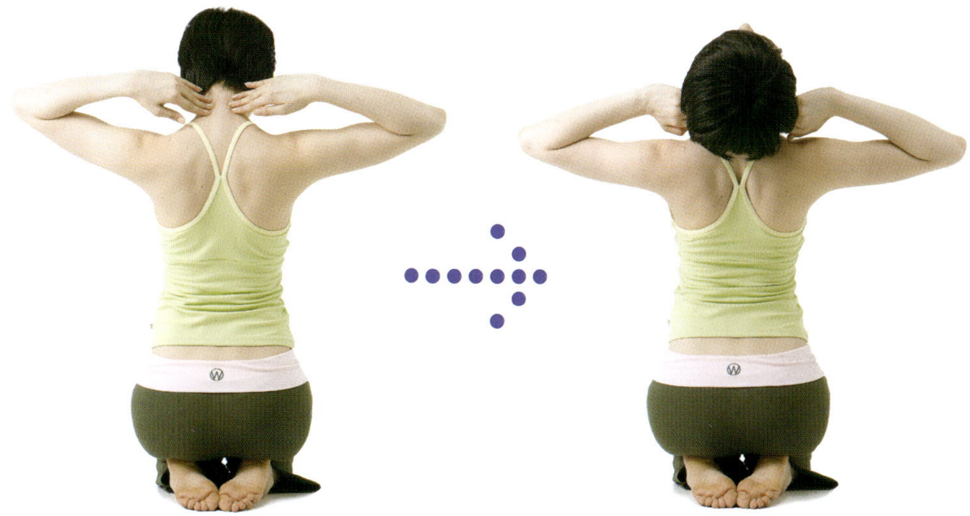

5

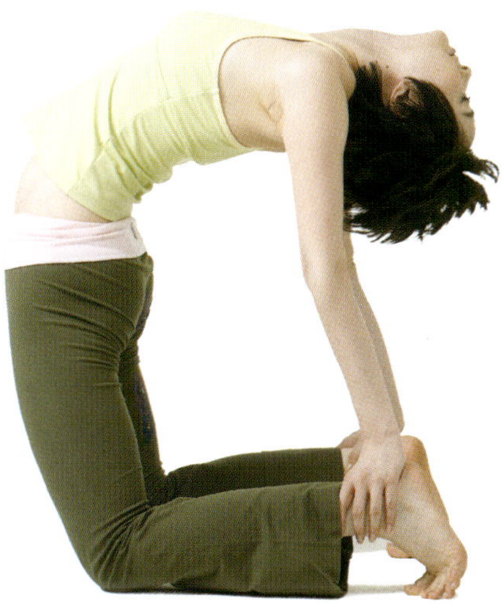

- 무릎으로 서 있는 자세에서 허리를 뒤로 젖히며 두 손으로 발목을 잡는다.
- 내쉬는 호흡에 고개를 젖힌 상태로 10~20초간 유지하기를 3회 정도 실시한다.

6

- 누운 자세에서 두 무릎을 가슴 가까이 끌어안는다.
- 10초간 유지하며 3회 정도 실시한다.

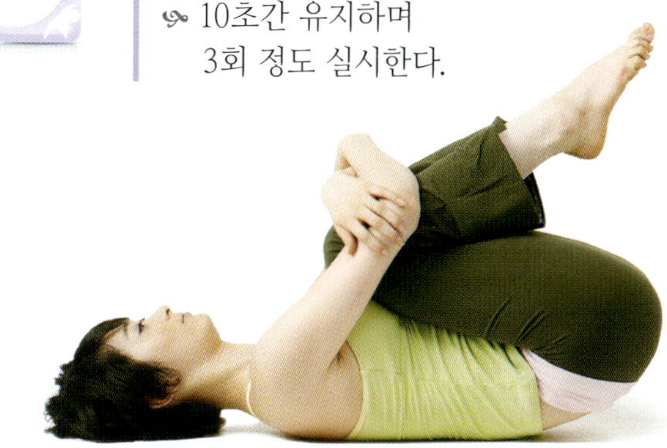

3-6

소화불량, 등 결림

Aisordered digestion

소화불량은 먹은 음식을 위나 장에서 잘 받아들이지 못하여 영양분을 흡수하지 못하는 증상을 말하며, 많은 경우에 가슴과 등에 답답함을 동반한다. 이럴 때 등을 두들겨 주면 트림을 하면서 막혔던 속이 뚫린다. 이렇듯 척추를 따라 흐르는 척수신경은 각 부위의 장기와 연결되어 있다.

등뼈 6번의 신경은 위장 기능과 관련되어 있다. 등의 통증은 위신경의 압박과 동시에 위장장애를 동반하는 경우가 많다. S자형 측만 환자들의 경우 위장장애나 잦은 체증을 호소하는 경우를 볼 수 있는데 그 이유가 척추가 틀어지는 부위가 흉추 6번과 근접하기 때문이다.

이렇듯 골격의 비정상적 아탈구나 변위는 주변 근육의 위축과 신경의 압박으로 인한 통증과 더불어 척추인 경우에는 해당 장기의 기능 저하를 초래하게 되어, 신체의 전반적인 항상성을 저해하는 요인으로 작용할 수 있고 건강한 삶의 장애 요인이 된다.

1

- 등 뒤에서 깍지를 한 후
- 위, 아래로 움직이기를 5~10번씩 3회 정도 실시한다.

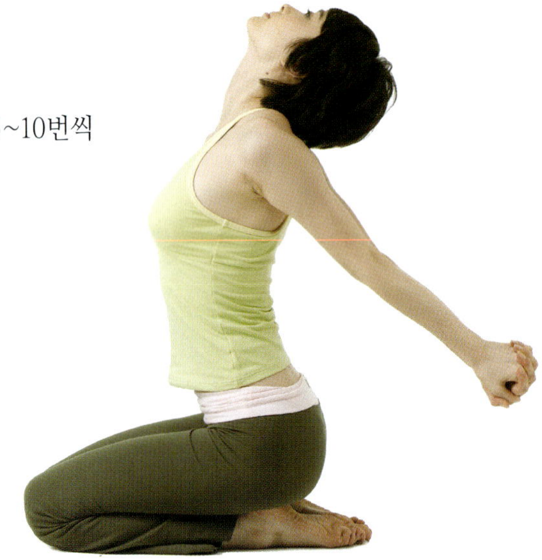

2

- 두 다리를 펴고 발끝을 몸쪽으로 향하게 한 후 발끝을 잡고
- 내쉬는 호흡에 상체를 내린다. 10~20초간 유지하고 돌아오기를 3회 정도 실시한다.

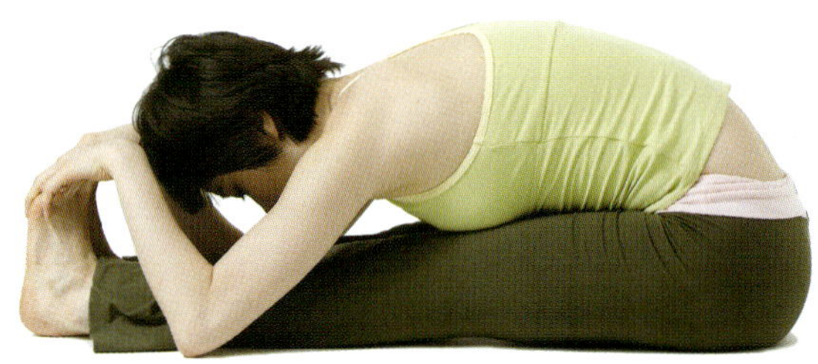

3

- 어색한 방향으로 양반다리를 하고 앉은 상태에서 한 손은 허리 뒤, 한 손은 반대쪽의 무릎을 잡고
- 내쉬는 호흡에 허리를 비틀면서 뒤를 본다. 10~20초간 유지하고 돌아온다.
- 반대쪽도 같은 요령으로 실시한다.
- 조금 더 어색한 방향으로 두 번 더 실시한다.

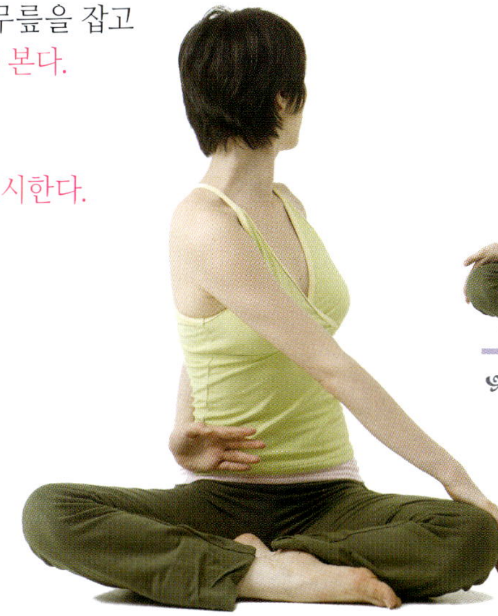

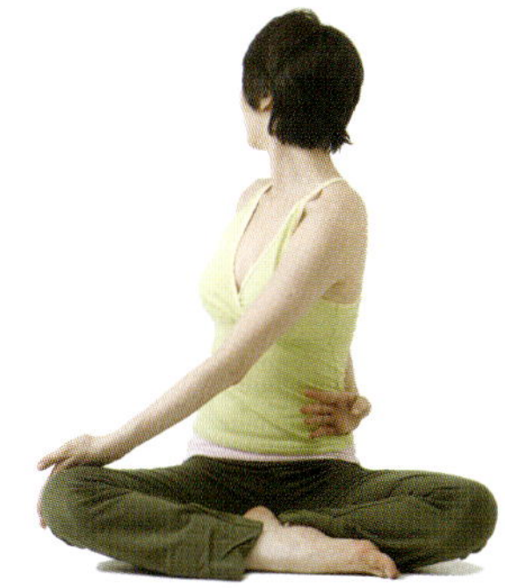

반대쪽

4

- 기어가는 자세에서 한 손은 쭉 뻗고
- 한 손을 겨드랑이 사이로 밀어 넣은 상태에서 뻗은 손과 같은 방향의 다리를 들어 뒤꿈치가 손 가까이 가도록 내려놓은 후
- 뻗었던 손을 하늘 높이 들어 뒤쪽으로 보내며 상체 비튼다. 10~20초간 유지하고 돌아온다.
- 반대쪽도 같은 요령으로 실시한다.
- 조금 더 어색했던 방향으로 두 번 더 실시한다.

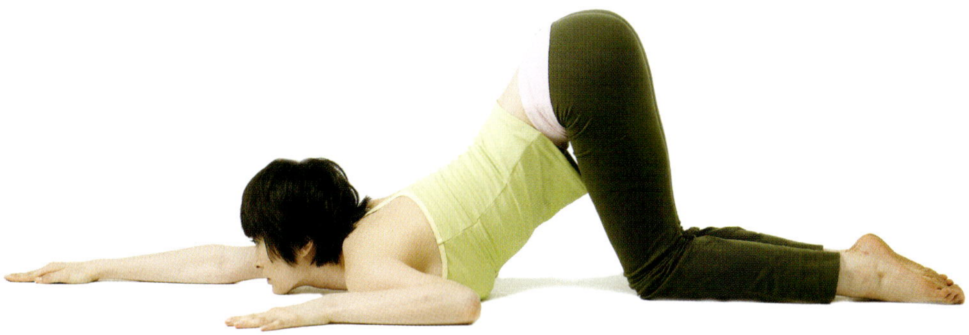

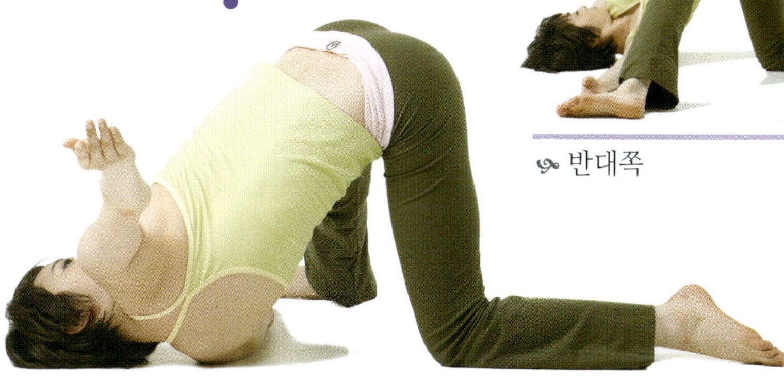

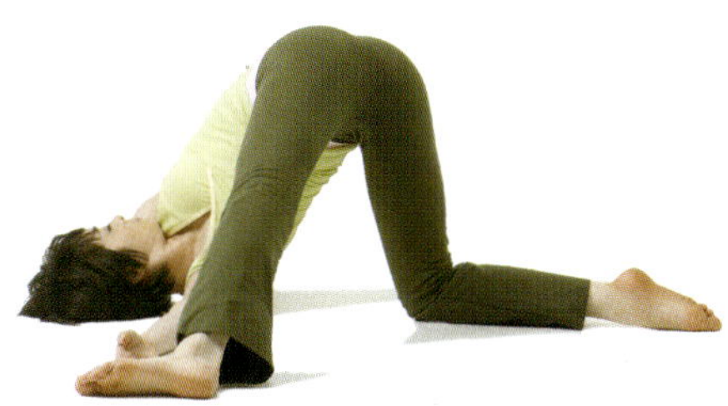

반대쪽

5

- 등을 대고 누운 상태에서 다리를 들어 머리 뒤로 넘긴다.
- 10~20초간 유지하고 돌아오기를 3회 정도 실시한다.

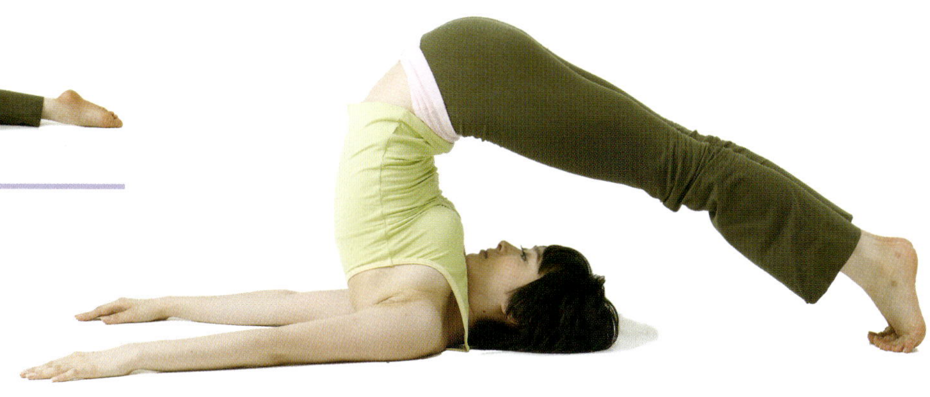

3-7

편안한 분만

Easy delivery

임신을 하면 무거워진 자궁의 무게로 골반은 서서히 넓어지고, 척추는 후만 형태를 띠다가 개월 수가 많아지면서 허리를 앞으로 빼고 걸어 다니는 습관으로 인해 척추 전만의 형태로 점점 변하게 된다. 산후에도 척추 전만 형태가 남아 있어 척추전만전위증이라는 디스크 탈출의 형태로 변하게 되는 경우도 있다.

직장생활을 오래하다가 출산을 하게 되는 젊은 엄마들의 경우 장시간 다리를 꼬고 앉아 있는 습관으로 인해 골반 변위가 일어나기도 하는데 이를 치유하지 않고 바로 출산에 들어가면 산도 주변의 강한 경직으로 인해 난산의 위험이 따르게 된다.

산전 요가의 핵심은 출산 시 산도가 제대로 열릴 수 있도록 골반근의 유연성 회복과 골반 기저근을 강화시키면서 임신 기간 중 척추에 가해질 스트레스로 인한 허리 통증 예방을 위해 척추의 균형을 바로잡아가는 것에 있다.

1

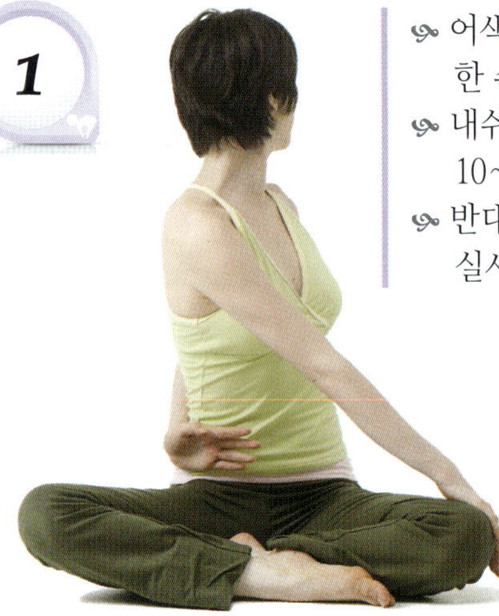

- 어색한 방향으로 양반다리를 하고 앉은 상태에서 한 손은 허리 뒤, 한 손은 반대쪽의 무릎을 잡고
- 내쉬는 호흡에 허리를 비틀면서 뒤를 본다. 10~20초간 유지하고 돌아오기를 3회 정도 실시한다.
- 반대쪽도 같은 요령으로 실시한다.

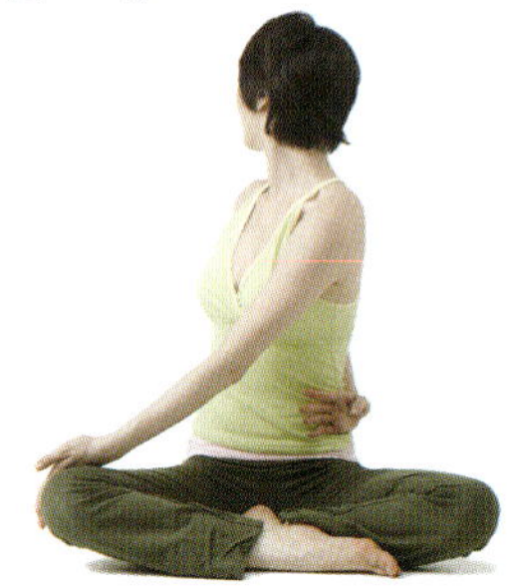

반대쪽

2

- 한쪽 다리를 옆으로 뻗고, 반대쪽 다리는 안으로 접고 앉아서 뻗은 다리를 잡고
- 마시는 호흡에 나머지 팔을 높게 들었다가 내쉬는 호흡에 뻗은 다리 쪽으로 길게 뻗는다.
- 10~20초간 유지하고 돌아오기를 3회 정도 실시한다.
- 반대쪽도 같은 요령으로 실시한다.

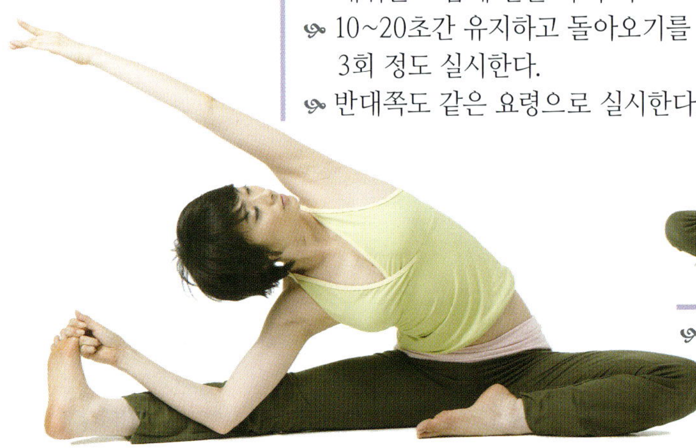

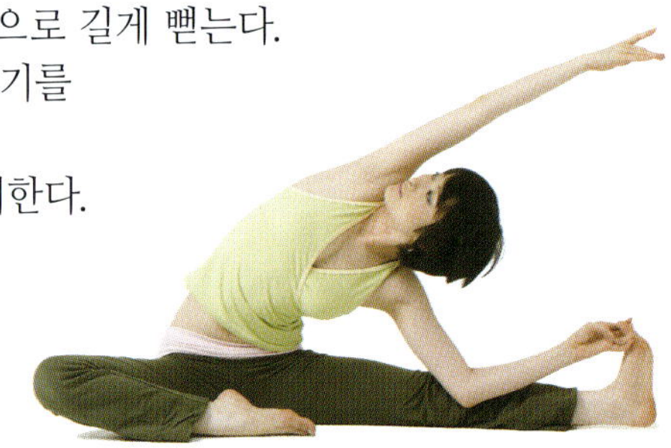

반대쪽

3

- 양손으로 발바닥을 마주 보게 잡고 앉아서
- 내쉬는 호흡에 상체를 아래로 낮춘다. 이때 무릎은 바닥에서 떨어지지 않도록 힘을 준다.
- 10~20초간 유지하고 돌아오기를 3회 정도 실시한다.

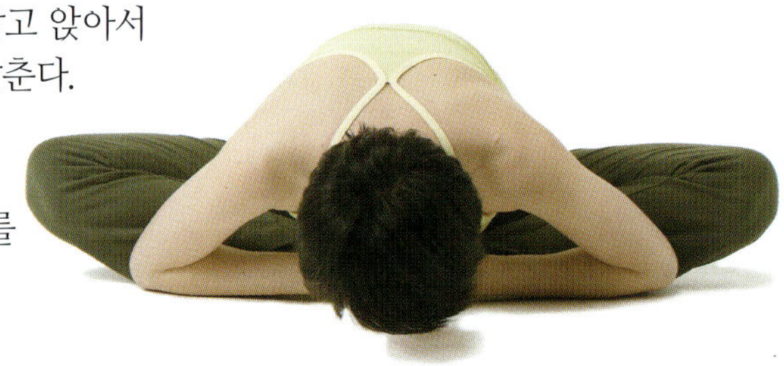

4

- 다리를 쭉 뻗고 앉아 내쉬는 호흡에 상체를 숙인다.
- 10~20초간 유지하고 돌아오기를 3회 정도 실시한다.

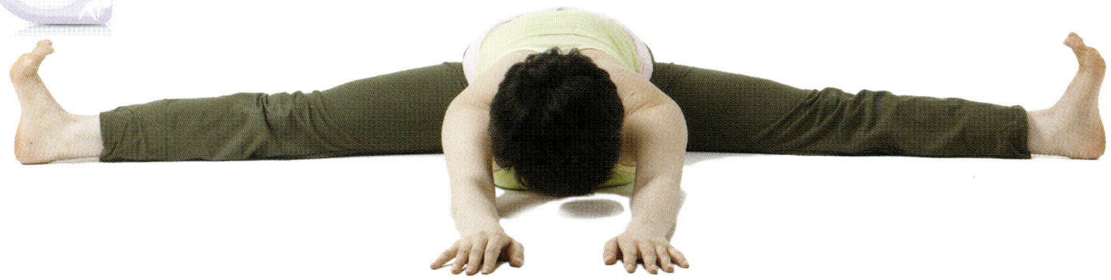

5

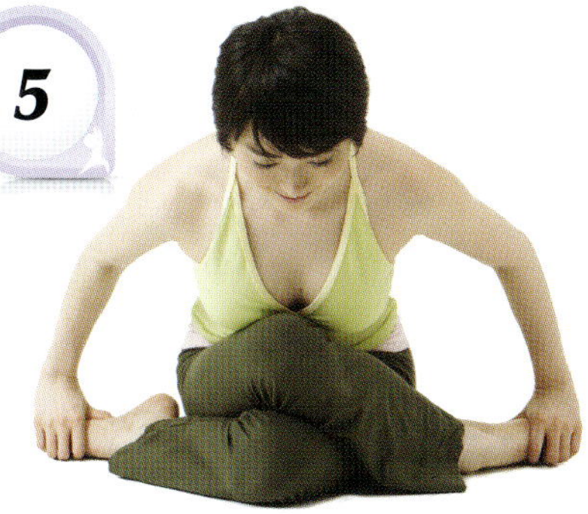

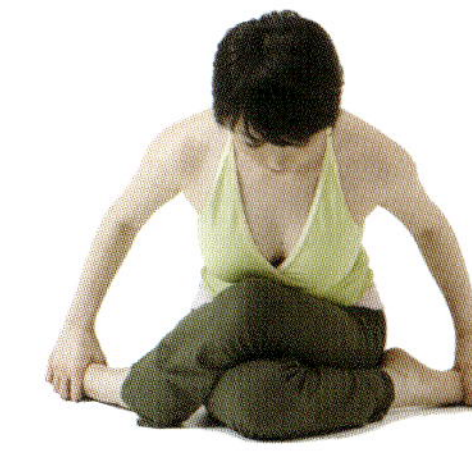

- 반대쪽

- 한 다리씩 무릎이 겹치게 하고 앉아
- 내쉬는 호흡에 상체를 숙인다. 10~20초간 유지하고 돌아온다.
- 반대쪽도 같은 요령으로 실시한다.
- 조금 더 어색했던 방향으로 두 번 더 실시한다.

6

- 배를 대고 바닥에 누워
- 마시는 호흡에 다리를 들어 내쉬는 호흡에 반대쪽으로 넘긴다. 10~20초간 유지하고 돌아온다.
- 반대쪽도 같은 요령으로 실시한다.
- 조금 더 어색했던 방향으로 두 번 더 실시한다.

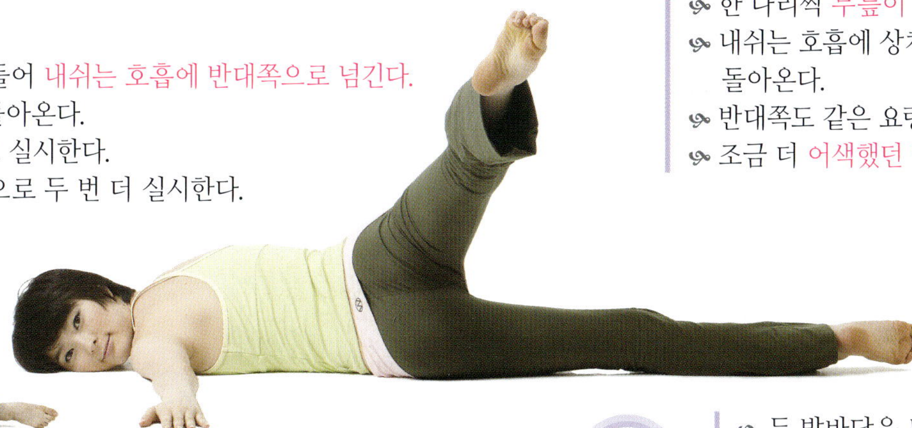

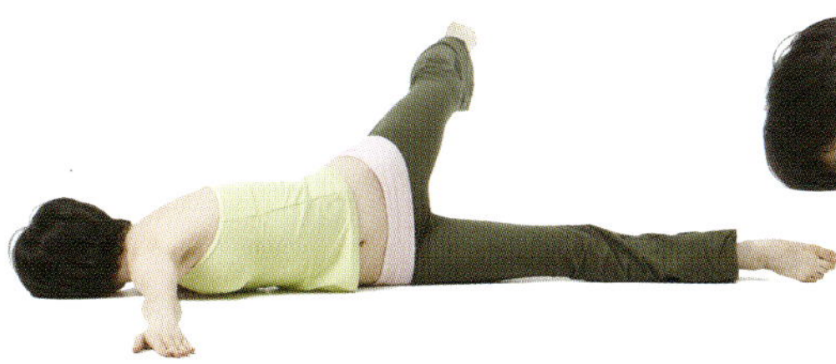

- 반대쪽

7

- 두 발바닥을 모으고 앉아 두 손은 등 뒤에 내려놓고 마시는 호흡에 엉덩이를 들고
- 내쉬는 호흡에 무릎을 옆으로 벌리고 가슴을 편다.
- 10~20초간 유지하고 돌아오기를 3회 정도 실시한다.

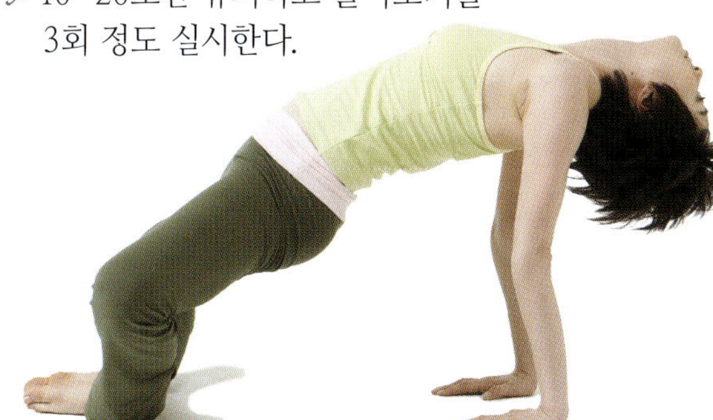

8

- 팔꿈치를 구부려 지지한 상태에서 다리를 쭉 뻗어 모아
- 마시는 호흡에 다리를 들었다가 내쉬는 호흡에 다리를 내린다.
- 최소 10~20번 정도 3회간 실시한다.

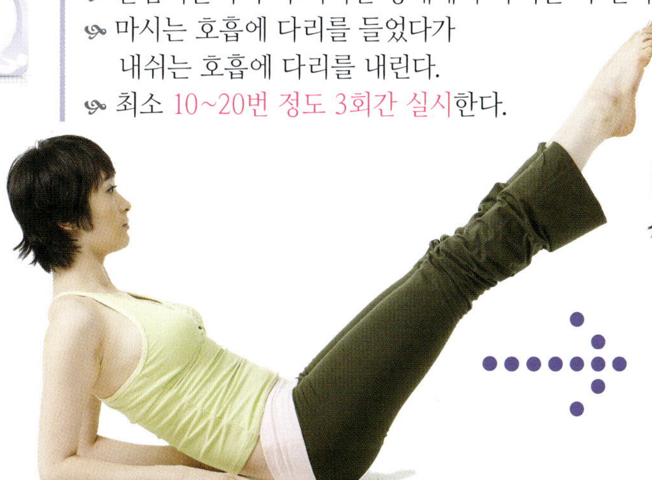

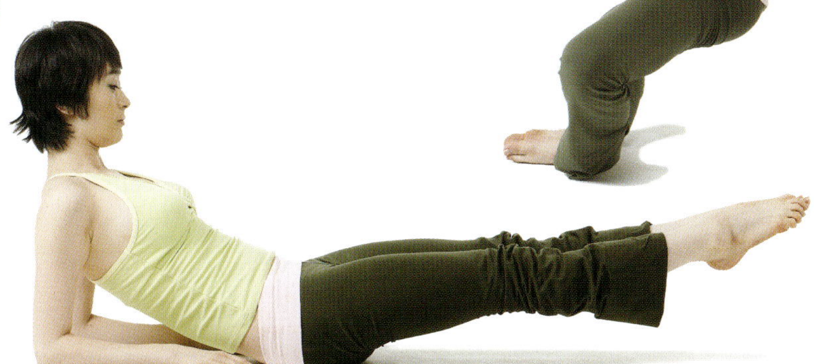

3-8
산후 회복
Convalescence after childbirth

출산 후 산모의 체형에는 많은 변화 생기게 된다. 특히 배와 골반 근육, 인대가 많이 늘어난 상태가 된다.

그대로 방치하면 치질이나 요실금의 원인이 될 수 있으며 자궁이 커지면서 척추에 영향을 주어 허리 통증을 유발할 수 있다.

또한, 출산 시 과도하게 이완된 골반 근육이 회복 과정에서 골반 형태의 비정상적 교합을 가져올 수 있기 때문에 골반 변위를 체크하여 치유하는 것이 중요하다.

산모의 건강 상태는 대략 6~8주 정도면 거의 이전 상태로 돌아가기 때문에 산후 회복 운동은 그 이후에 실시하는 것이 좋다.

반드시 자연치유 요가 수련을 통한 산후 회복 운동으로 골반 형태 안정과 척추의 정상적 만곡 유지와 요통을 예방하여야 한다.

늘어난 복벽과 골반 근육의 수축력을 회복시켜 산모의 체형을 원래대로 회복시키는 것도 중요하다. 산후 자연치유 요가 회복 수련을 통해 건강한 몸매를 유지하는 것이 출산 못지않게 중요하다.

1

- 다리를 펴고 앉아서 오른쪽 다리를 위로 포개어 둔다.
- 마시는 호흡에 몸을 들어 올렸다가 내쉬는 호흡에 몸을 왼쪽으로 기울이고 시선은 반대쪽을 바라본다.
- 10~20초간 유지하기를 3회 정도 실시한다.
- 반대쪽도 같은 요령으로 실시한다.

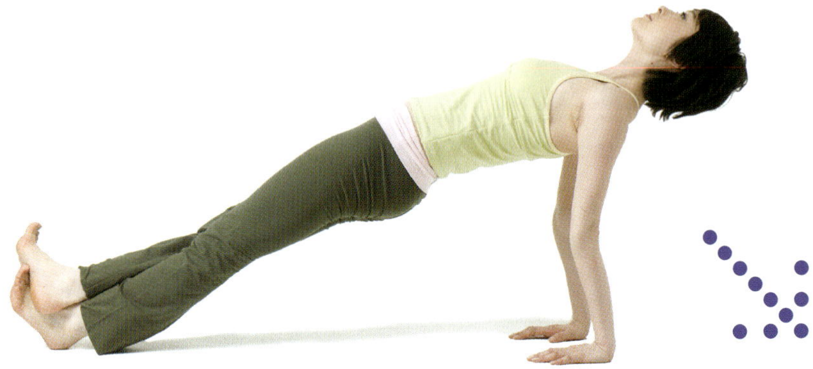

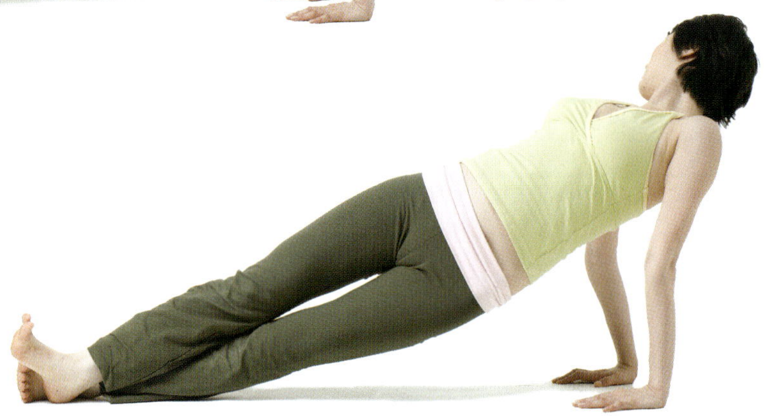

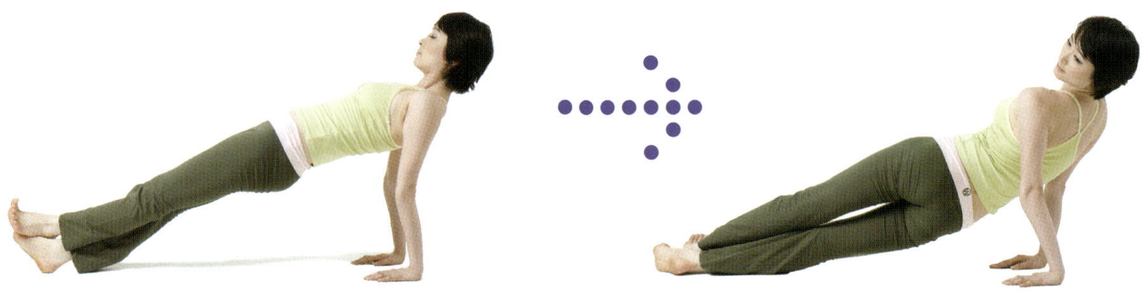

- 반대쪽

산후 회복

2

- 등을 대고 누워 무릎을 세우고 양손으로 발목을 잡는다.
- 내쉬는 호흡에 엉덩이를 들어 올려 괄약근을 조이고 10~20초간 유지하며 3회 실시한다.

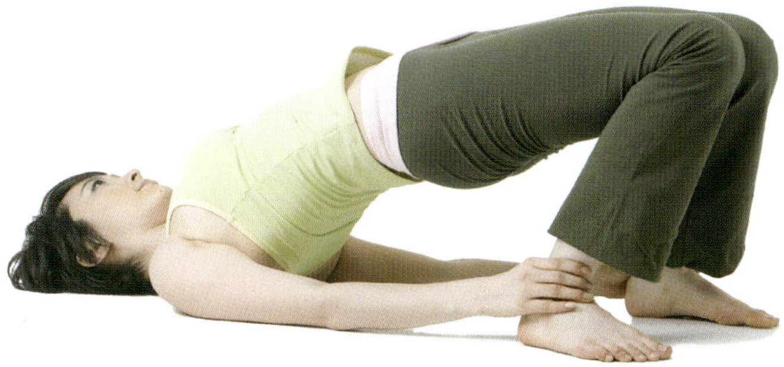

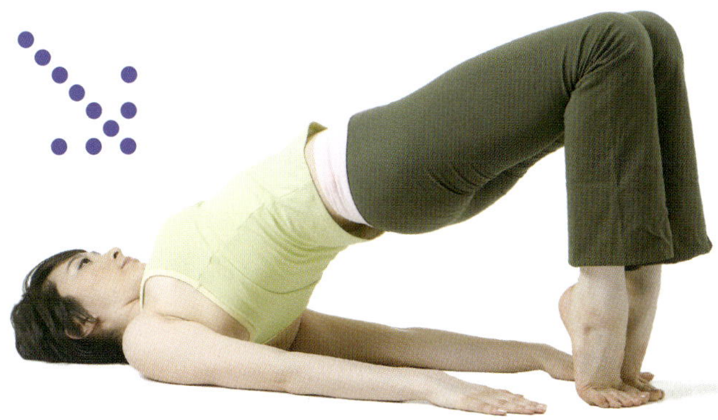

- 강화 동작으로 뒤꿈치를 든 상태다. 총 3회 정도 실시한다.

3

- 등을 대고 누워, 양팔은 옆으로 뻗고 두 무릎을 90도로 접어서 들어 올린다.
- 내쉬는 호흡에 무릎을 왼쪽 바닥 가까이 내린다. 10~20초간 유지하며 3회 실시한다.
- 반대쪽도 같은 요령으로 실시한다.

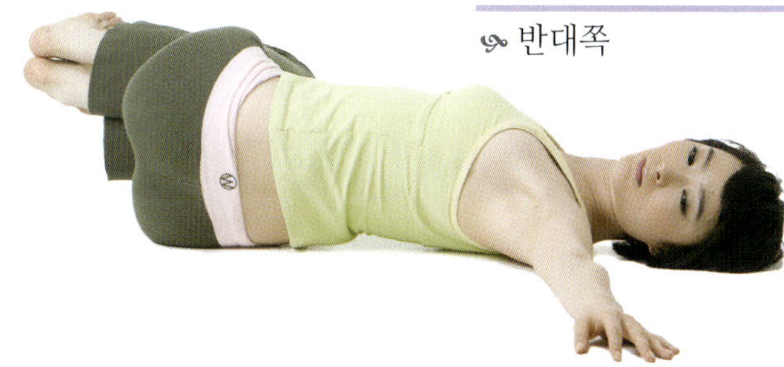

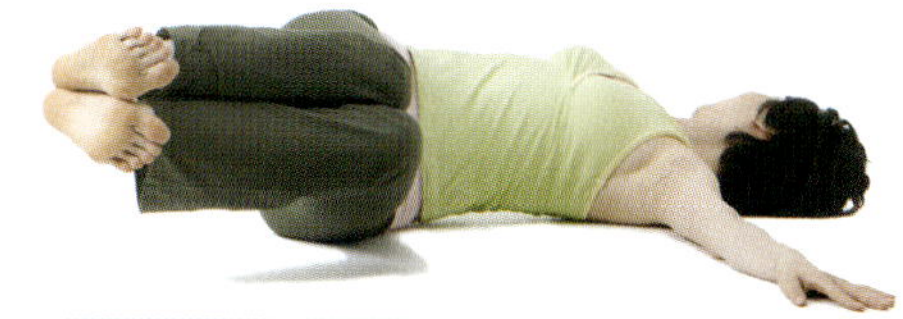

- 반대쪽

4

- 다리를 펴고 앉아서 오른쪽 무릎을 세워 왼쪽다리 바깥쪽에 둔다.
- 왼손으로 세운 무릎을 잡고
- 내쉬는 호흡에 무릎을 지그시 당기면서 상체를 비튼다.
- 10~20초간 유지하며 3회 정도 실시한다.
- 반대쪽도 같은 요령으로 실시한다.

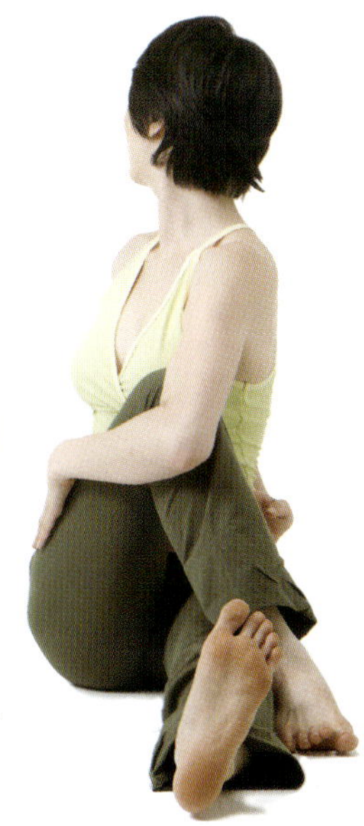

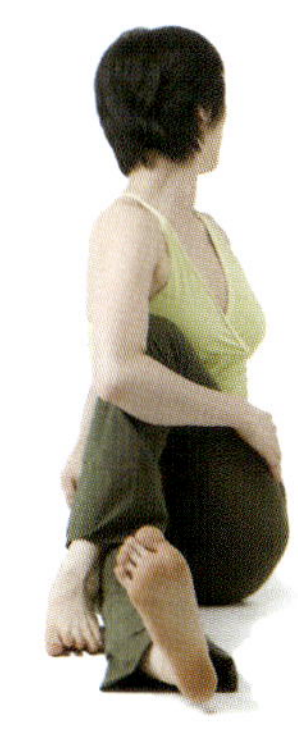

- 반대쪽

3-9

눈의 피로

Eye strain

눈의 피로와 충혈은 흔하고 자주 겪게 되는 증상이다. 눈의 피로를 방치하는 경우 시력이 저하될 수 있다.

일반적으로 직장인들에게 흔히 보이는 증상은 만성 피로, 과다 업무, 종일 컴퓨터를 보는 생활 습관, 스트레스 등의 요인들이 눈의 피로의 원인이다. 오전엔 괜찮다가 오후에 점점 피로가 심해지는 것이 대표적 증상이다.

눈이 건조해지지 않도록 업무 중간중간 눈을 감고 휴식을 취하는 것도 좋고, 정면만을 응시하지 않고 눈동자를 다양하게 움직여 본다거나 눈 주위를 지압하여 피로를 풀어 주는 것이 좋다.

특히 시신경과 기능적으로 연관이 되어 있는 목뼈 2번 주위의 지압과 근육 이완은 눈의 피로 회복에 많은 도움을 줄 수 있다.

눈의 피로는 두통으로 이어질 수도 있어 한두 시간에 한 번씩 어깨를 풀어 주면서 눈 주위의 피로도 같이 풀어 주어야 한다.

1

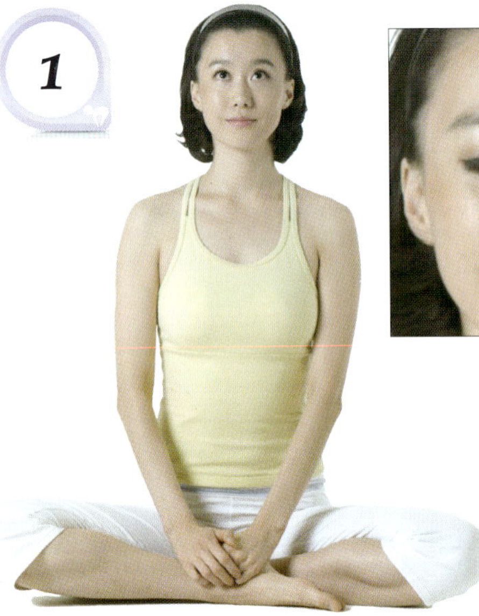

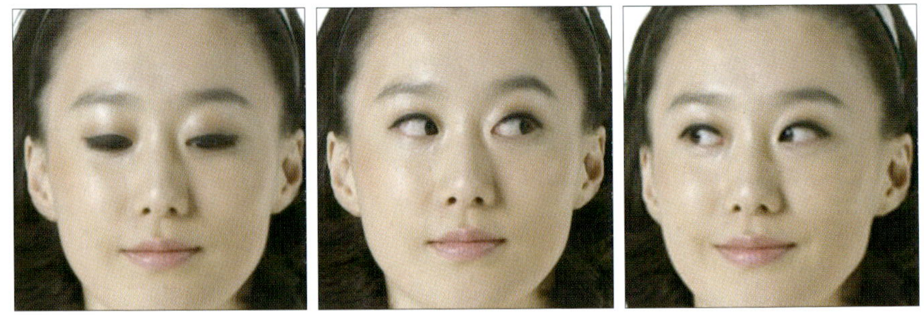

- 허리를 바르게 세우고 앉은 상태에서
- 눈을 크게 뜨고 천천히 위, 옆, 아래, 옆 순으로 눈동자 돌리기를 3회 정도 실시한다.

- 허리를 바르게 세우고 앉은 상태에서
- 고개와 시선을 반대쪽으로 하면서 위, 아래, 옆으로 곁눈짓을 3회 정도 실시한다.

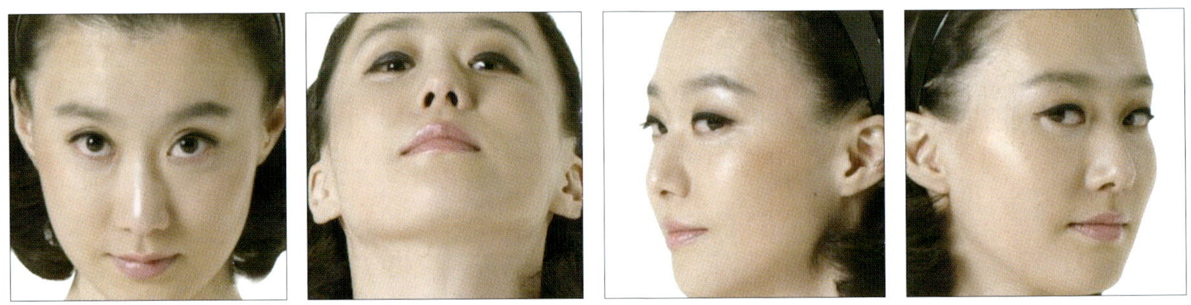

2

- 허리를 바르게 세우고 앉아서
- 양쪽 검지손가락을 이용해 눈, 코 사이와 관자놀이 주변을 지그시 10초 이상 눌러 주기를 여러 번 반복한다.

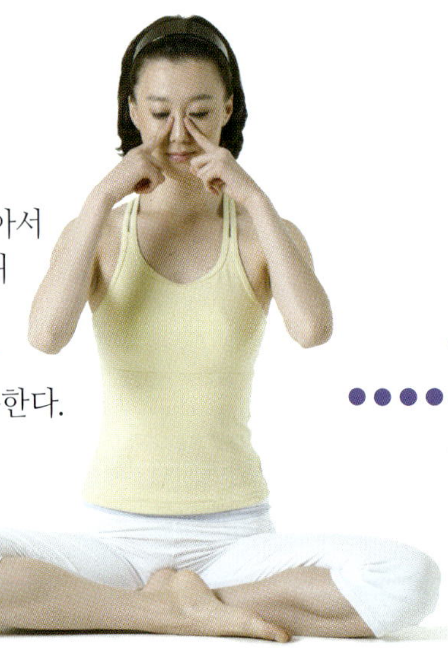

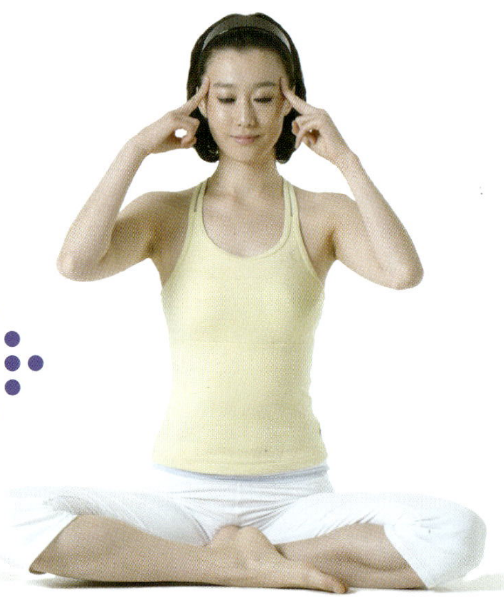

눈의 피로

3

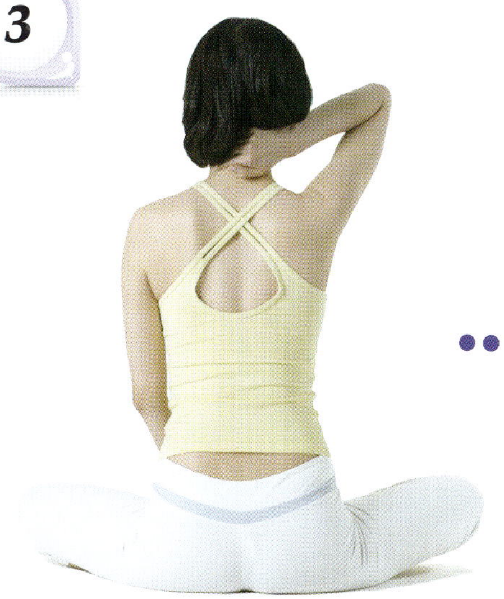

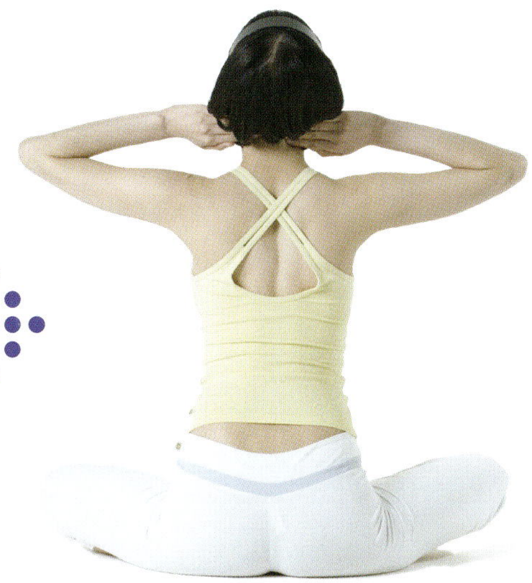

- 허리를 세우고 바르게 앉아 한 손으로 목 뒤를 잡고, 가볍게 목을 풀어 준다.

- 양 손가락으로 경추 횡돌기 부분을 지그시 눌러 주면서
- 마시는 호흡에 천천히 고개를 뒤로 젖히고 10초간 유지하고 제자리로 돌아오기를 3회 실시한다.

4

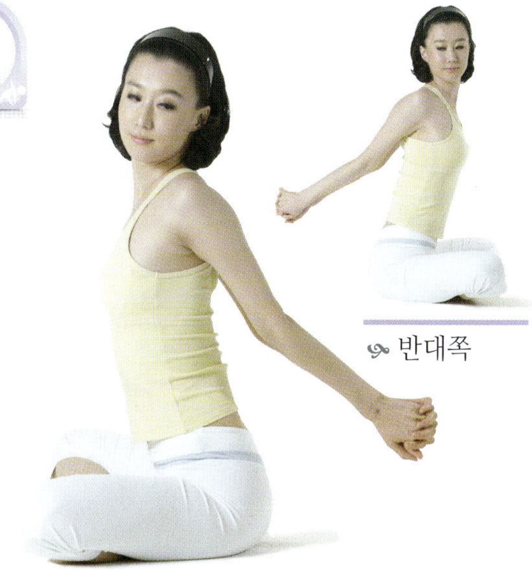

반대쪽

- 허리를 세우고 바르게 앉아 등 뒤에서 깍지한 손을
- 마시는 호흡에 뒤로 뻗고
- 내쉬는 호흡에 고개를 옆으로 돌려 눈동자도 함께 돌려주고 10~20초간 유지하며 3회 실시한다.
- 반대쪽도 같은 요령으로 실시한다.

5

- 허리를 세우고 바르게 앉아 고개를 오른쪽으로 돌리고 어깨를 올린 상태에서 고개를 위 아래로 끄덕끄덕 움직인다.
- 3회 반복한다.
- 반대쪽도 같은 요령으로 실시한다.

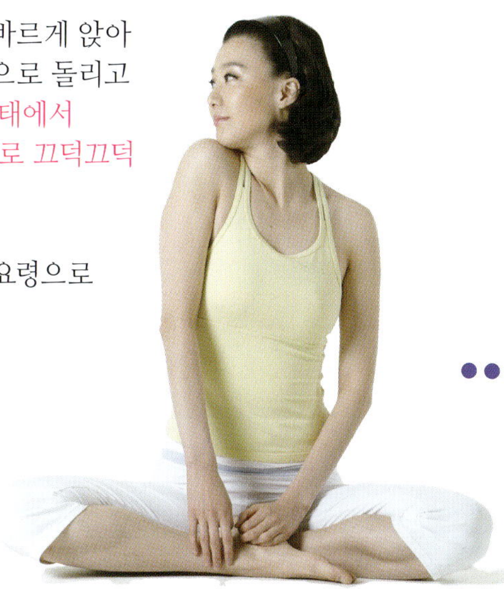

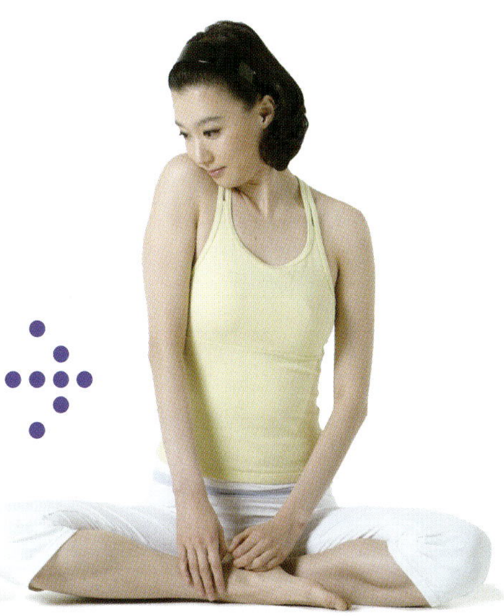

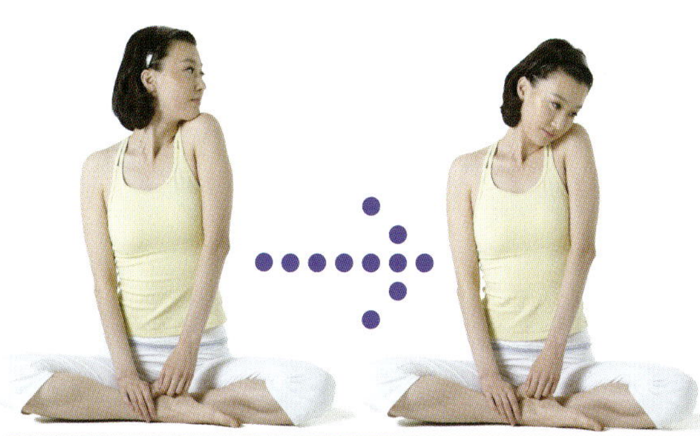

반대쪽

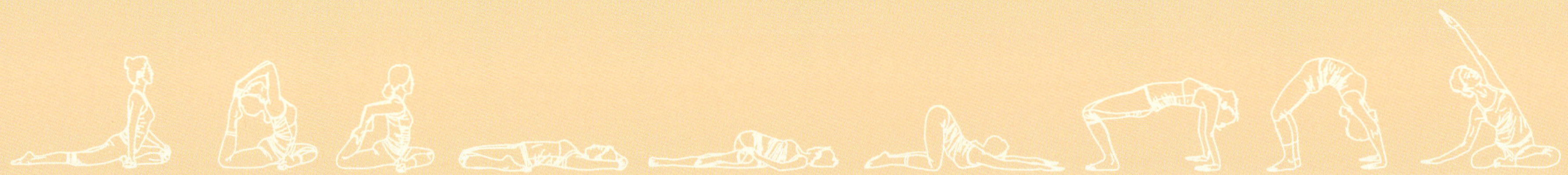

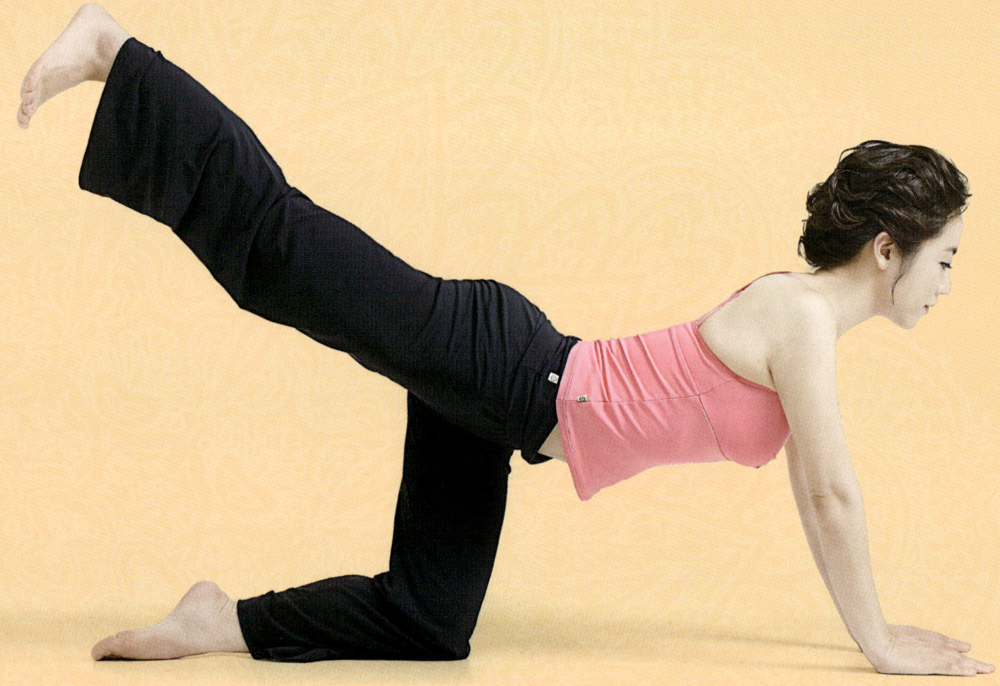

4 직장인의 질환 치유를 위한 자연치유 요가

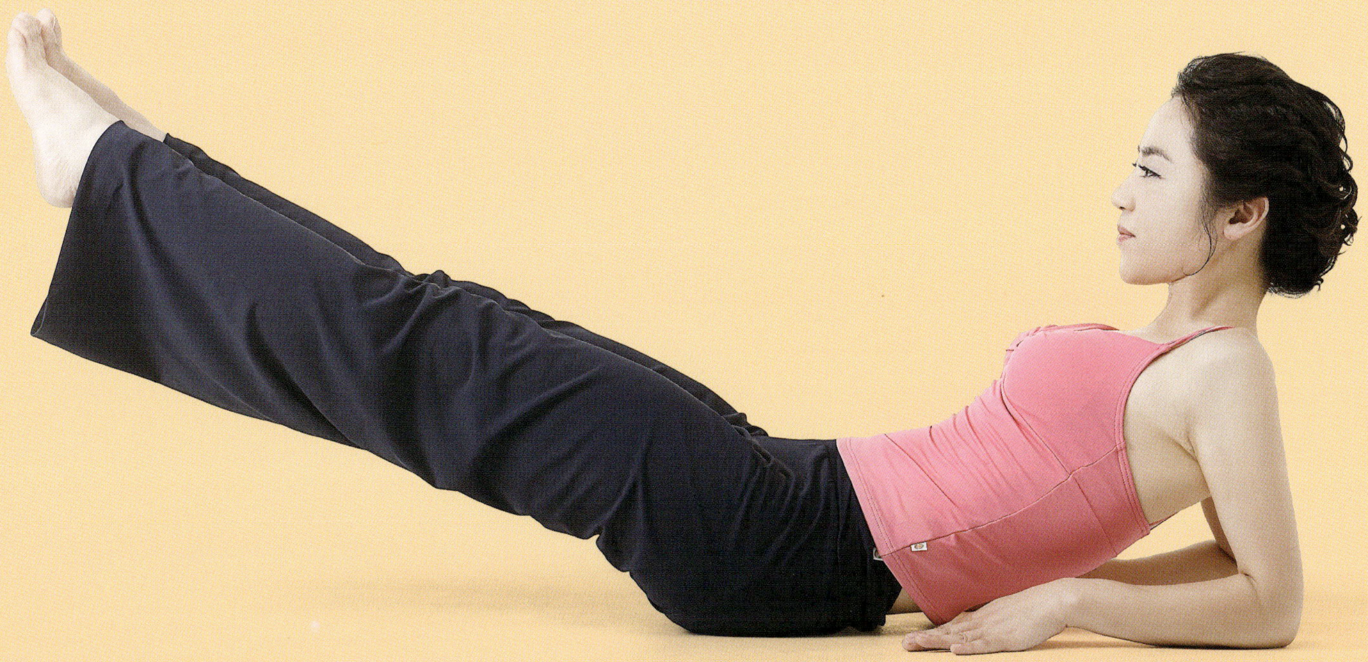

4-1

거북목증후군

Turtle neck syndrome

거북목증후군은 원래 C자 커브를 유지해야 할 목뼈가 긴장으로 인해 일자로 굳었다가 그 형태가 서서히 역 C자로 고착된 증상이다. 책상 앞에서 목을 내밀고 꾸부정하게 앉아 있는 학생이나 장시간 컴퓨터를 사용하는 사람에게서 흔히 볼 수 있다. 머리가 앞으로 향하는 구부정한 자세가 지속되면 척추의 윗부분이 스트레스를 받게 되고, 목 뒷부분의 근육과 인대가 늘어나 통증이 생긴다.

일자목인 사람들은 목과 어깨의 심한 통증을 호소한다. 많은 경우 목디스크로 발전한다. 거북목증후군은 학생들이나 직장인들이 겪고 있는 대표적 신종 질환이다. 일자목을 예방하려면 모니터의 높이를 눈높이에 맞게 올리는 것이 가장 중요하다.

또 항상 어깨를 뒤로 젖히고 가슴을 똑바로 펴는 것이 좋다. 그 밖에 시간 날 때마다 목을 가볍게 돌리거나 주물러 주고, **뒷목에 깍지를 해서 목을 뒤로 젖혀 주는 습관도 중요하다.** 턱을 들고 먼 산을 바라보면서 걸어가는 습관도 도움이 된다.

팔굽혀펴기나 윗몸일으키기 등으로 경추부의 안정과 근력을 강화하는 체위가 중요하다. 무엇보다도 생활 습관을 변화시켜 주는 것이 필요하다.

1

- 양 손가락 네 개로 뒷목의 횡돌기를 누르면서
- 내쉬는 호흡에 턱을 쇄골 가까이 당겨 잠시 유지하고
- 마시고 내쉬는 호흡에 턱을 하늘 가까이 들어 올린다.
- 위, 아래 10~20초간 유지하기를 3회 정도 실시한다.

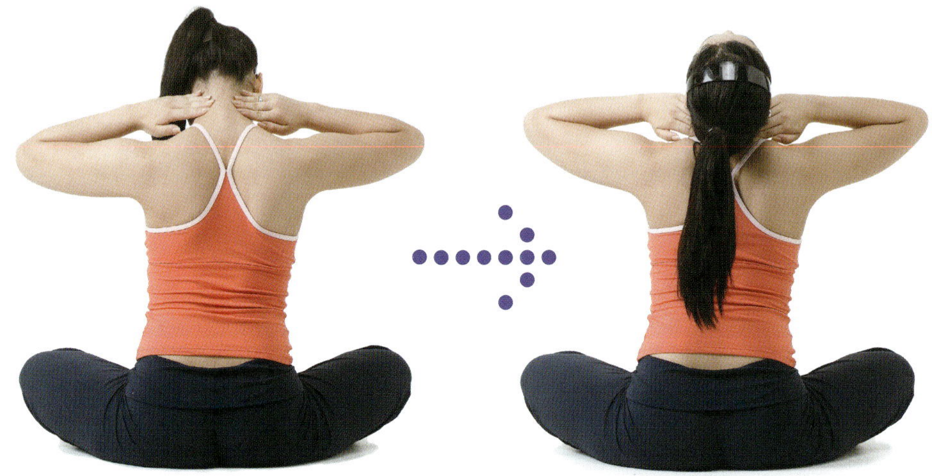

2

- 허리를 바르게 세우고 앉은 자세에서
- 고개를 좌, 우로 최대한 돌려서 10~20초간 유지하기를 3회 정도 실시한다.

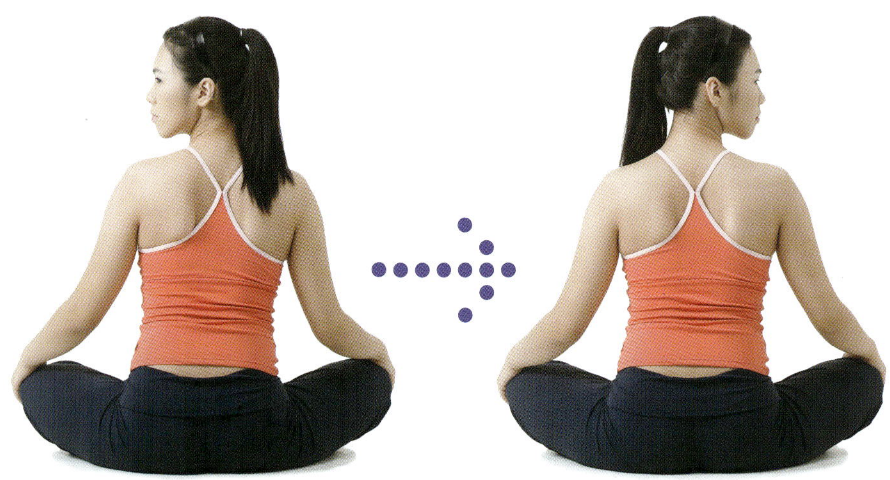

3

- 무릎을 세우고 앉은 상태에서 두 손을 등 뒤로 적당히 짚고
- 내쉬는 호흡에 엉덩이를 들어 올려 고개를 젖힌다.
- 10~20초간 유지하고 돌아오기를 3회 정도 실시한다.

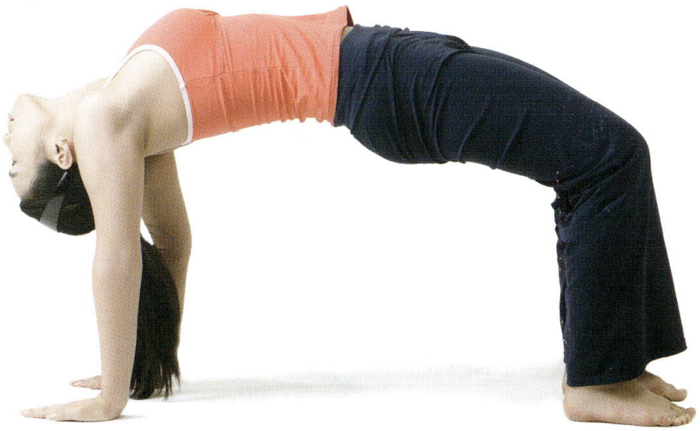

4

- 두 팔을 등 뒤로 넣고 누운 상태에서
- 마시는 호흡에 가슴을 들어 올려 팔꿈치로 몸을 지지하고
- 내쉬는 호흡에 정수리를 바닥에 살짝 내려놓는다.
  이 상태를 10~20초간 유지하며 3회 정도 실시한다.

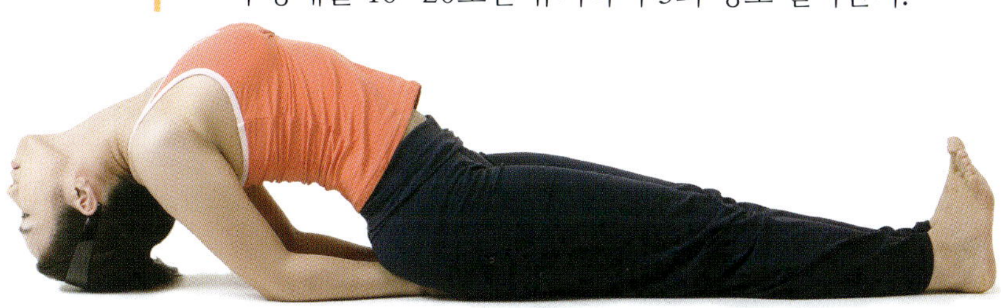

5

- 등을 대고 바닥에 누운 후 무릎을 세워
- 내쉬는 호흡에 엉덩이를 높이 들고
  10~20초간 유지하며 3회 정도 실시한다.

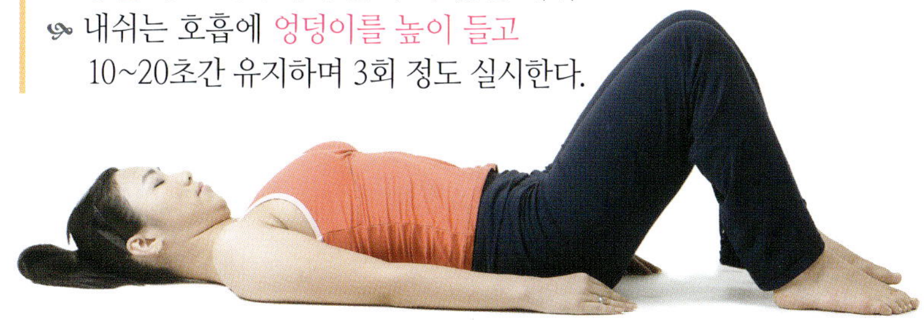

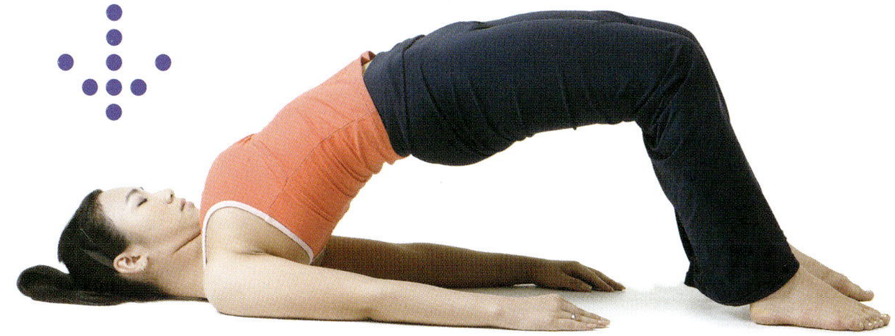

6

- 배를 바닥에 대고 누워
  손은 어깨 옆 바닥을 짚고
- 마시는 호흡에 머리부터
  상체를 올린다.
- 이 상태로 10~20초간
  유지하며 3회 정도
  실시한다.

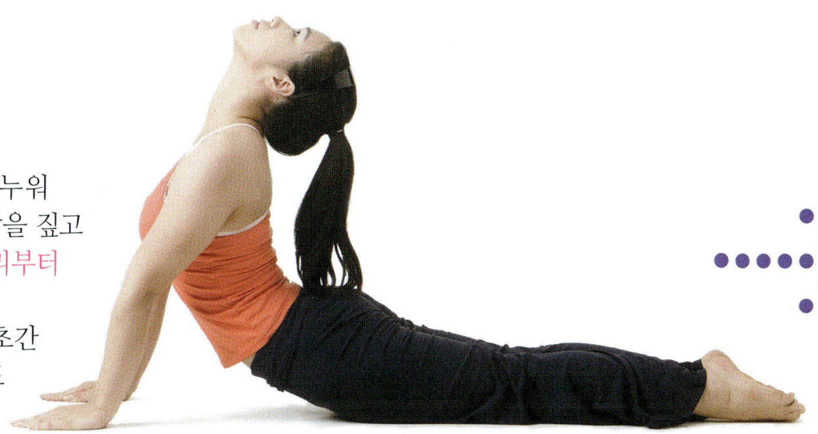

- 무릎을 꿇고 앉은 상태에서
  이마를 바닥에 대고 팔은 몸 옆으로
  편안히 내려놓는다.
- 상체의 긴장을 풀고 잠시 휴식한다.

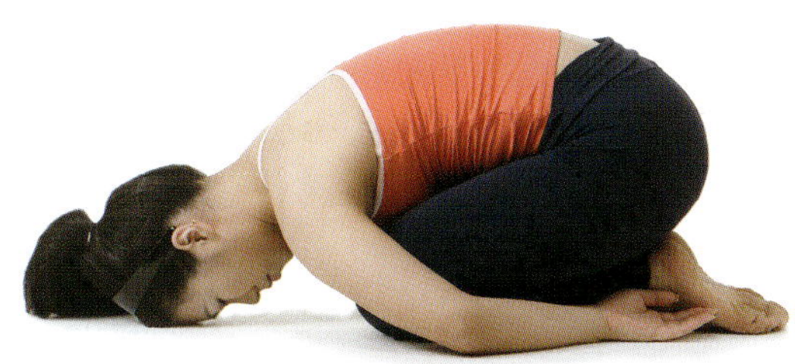

4-2

손목터널증후군

Carpal tunnel syndrome

손끝 저림이나 팔이 저리는 증세는 흔히 목디스크로 경추 신경이 눌렸을 때 나타나는 증상이다.
많은 사람이 경추 질환으로 착각하는 손목터널증후군은 목의 문제가 아닌 수근관에서 발생되는 신경 압박 증세이다.

수근관이란 손목 앞쪽의 피부 조직 밑에 9개의 힘줄과 하나의 신경이 지나가는 곳이다. 수근관증후군은 이 통로가 여러 원인으로 좁아지거나 내부 압력이 증가하면서 손바닥과 손가락에 이상 증상이 나타나는 것이다. 전에는 이불 등을 비틀어 짜던 어머니들에게 흔했던 질환인데, 최근에는 마우스를 자주 사용하는 직장인들에게 흔히 발병된다 하여 마우스증후군이라고도 한다.

특징적 증상은 손목 통증과 함께 정중신경(팔 신경 얼기의 안쪽과 바깥쪽 다발이 만나 이루는 신경)의 지배 부위인 엄지, 검지 및 중지 및 손바닥 부위의 저림이 심해지는 것이다.

정중 신경의 압박이 심한 경우 저림 및 감각 저하를 넘어 엄지손가락의 근 위축이 나타나기도 한다. 심한 경우 잠자는 도중에 손이 타는 듯한 통증을 느껴 잠에서 깨기도 한다. 깨고 난 후 손과 손목을 터는 동작을 계속하면 통증이 가라앉는 경우도 있다. 교정과 자연치유 요가의 다양한 관절 이완으로 치료해 나갈 수 있다.

1

- 허리를 바로 세워 앉은 상태에서 한 손으로 반대 손목을 잡고 손등을 지그시 눌러 주며
- 10~20초간 유지하기를 3회 정도 실시한다.
- 반대쪽도 같은 요령으로 실시한다

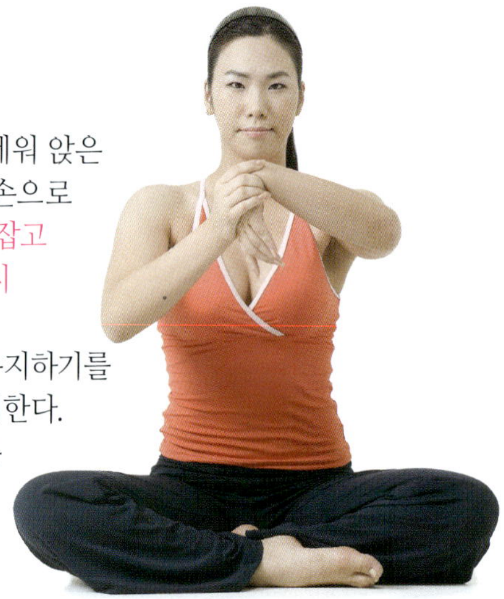

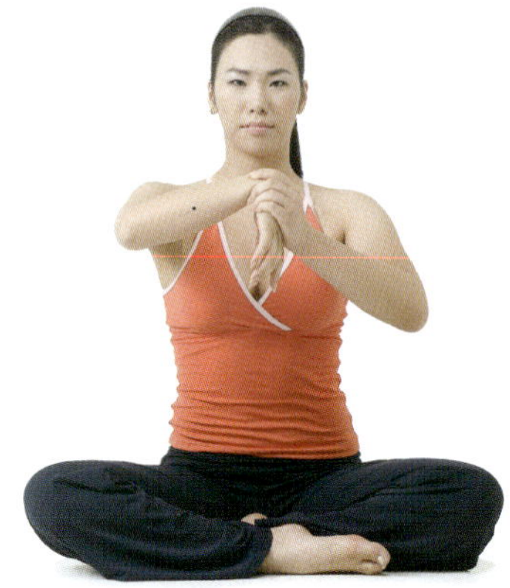

반대쪽

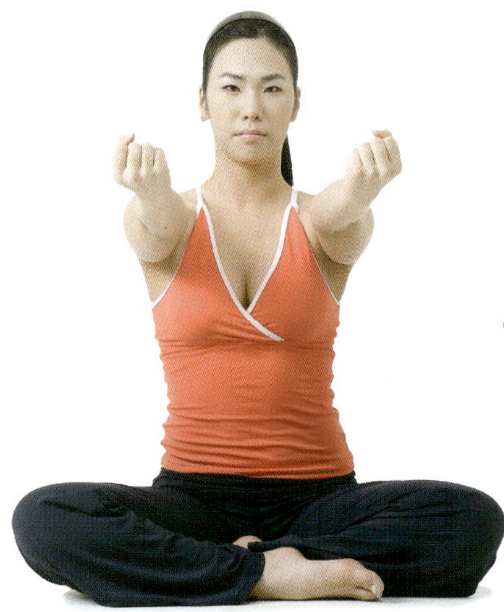

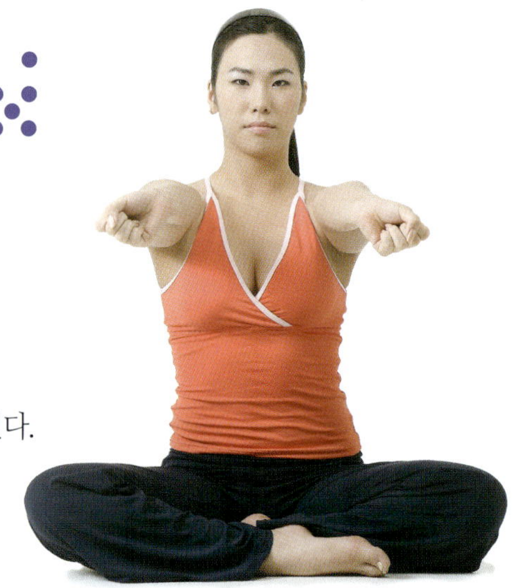

2

- 허리를 바로 세우고 앉은 상태에서
- 두 팔을 앞으로 뻗고 손은 주먹을 쥐며 시계 방향, 반시계 방향으로 번갈아 움직인다.

3

- 허리를 바로 세워 앉은 상태에서 두 팔을 앞으로 뻗고
- 천천히 손에 힘을 풀고 좌, 우로 움직인다.

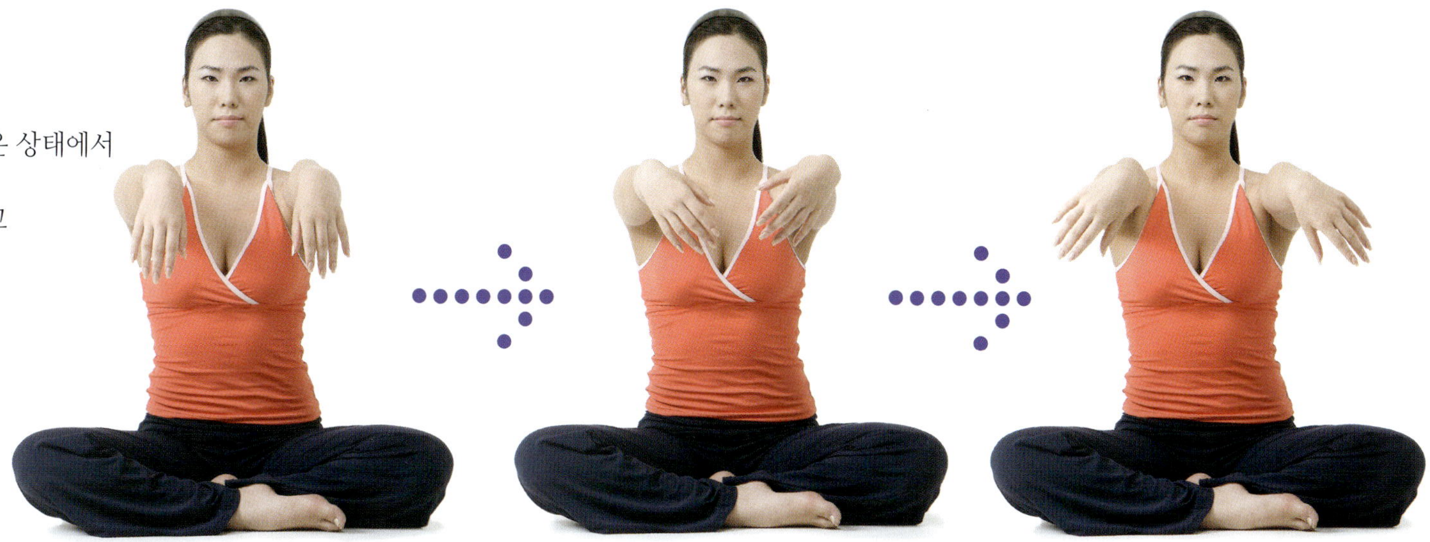

4

- 양반다리를 하고 앉아 손끝을 안쪽과 바깥쪽으로
- 번갈아 가며 누르기를 10~20초간 유지하며 3회 정도 실시한다.

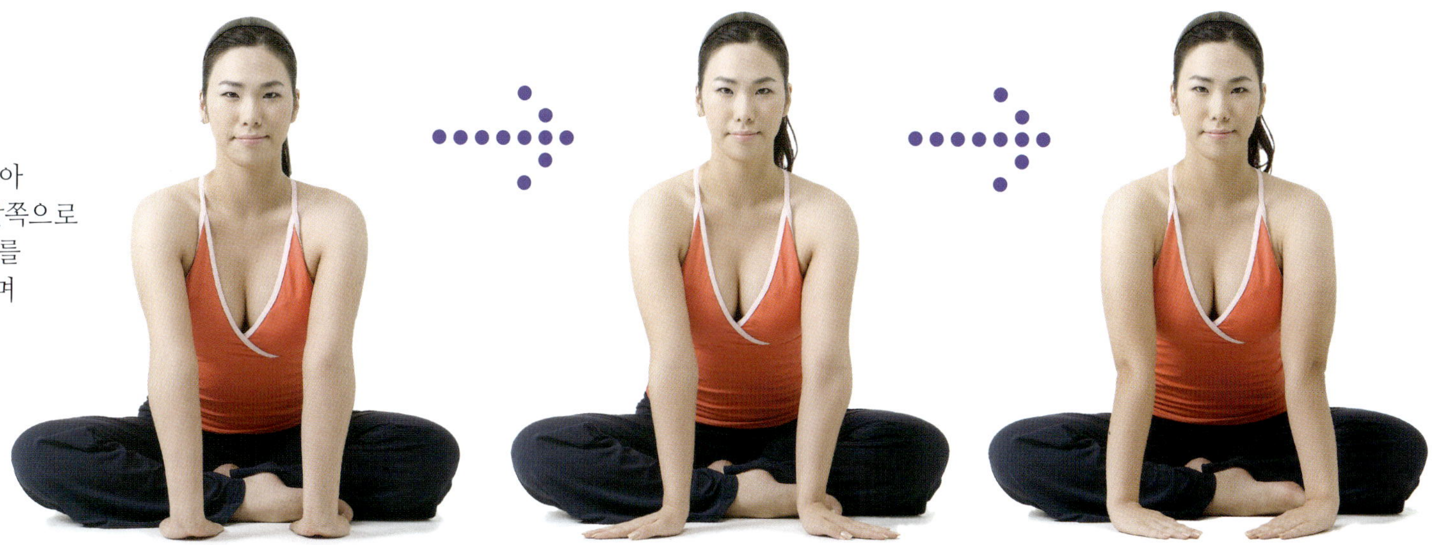

5

- 허리를 바로 세우고 앉은 상태에서 두 팔을 앞으로 하여 한쪽 팔이 위로 가게 한 뒤
- 깍지 껴 몸 쪽으로 한 바퀴 돌려서 두 팔을 편 채로 깍지 껴 10~20초간 유지하며 3회 정도 실시한다.
- 반대쪽도 같은 요령으로 실시한다.

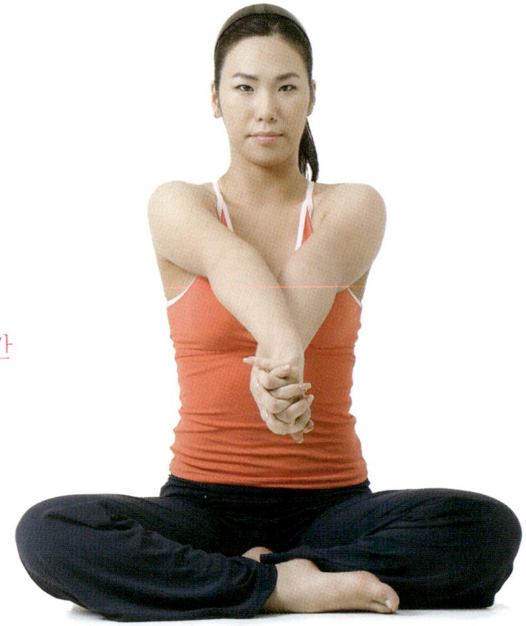

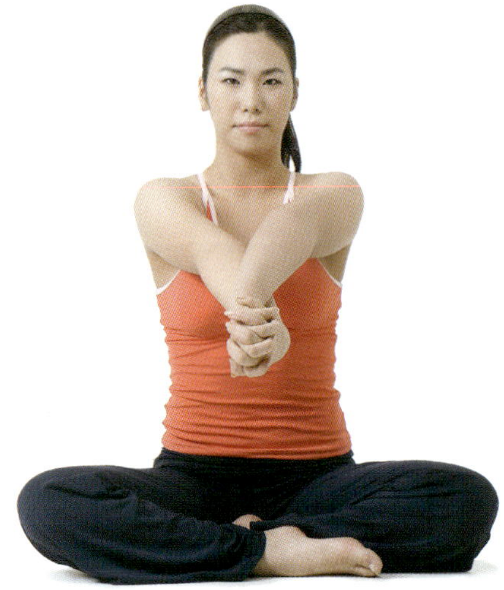

반대쪽

6

- 오른손으로 왼쪽 손목을 잡고
- 내쉬는 호흡에 손목을 아래로 지그시 기울인다.
- 10~20초간 유지하고 돌아오기를 3회 정도 실시한다.
- 반대쪽도 동일하게 실시한다.

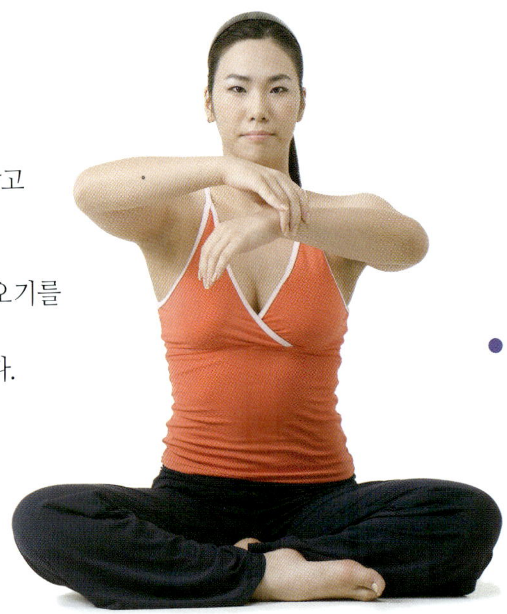

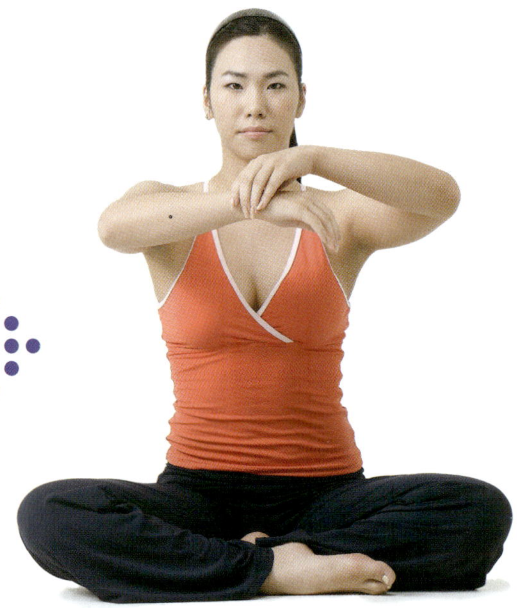

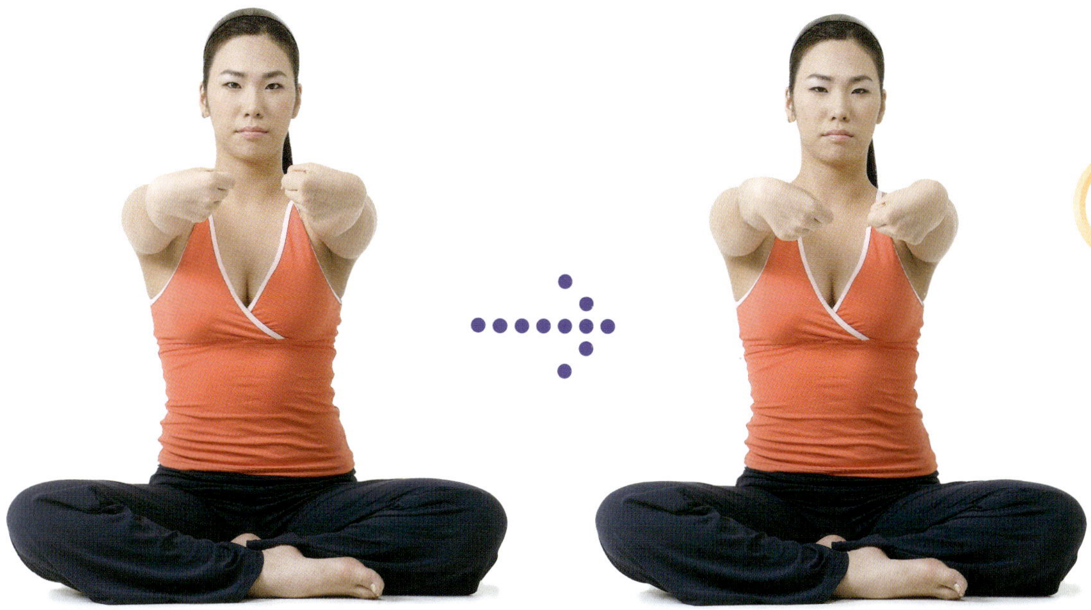

7

- 두 팔을 앞으로 뻗어 주먹 쥐고
- 손은 몸 쪽으로 기울인 뒤
- 안쪽 바깥쪽으로 천천히 움직인다.
- 3회 이상 실시한다.

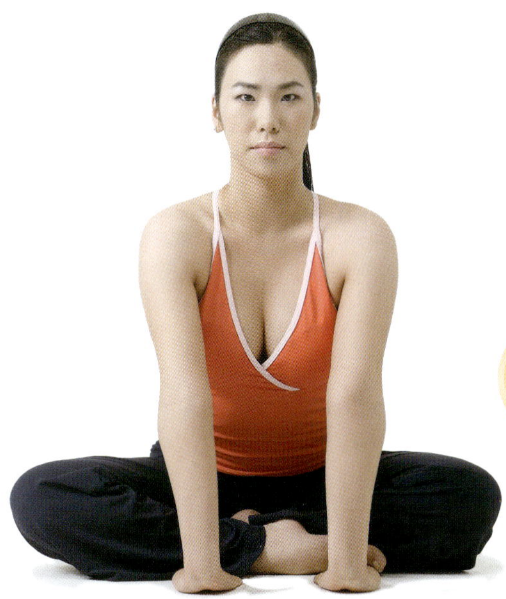

8

- 손가락이 몸 쪽을 향하게 하여 바닥을 짚는다.
- 10~20초간 유지하고 돌아온다.

4-3

온종일 서서 근무하는 사람

미용사나 서비스, 판매직 직원 등 구두를 신고 온종일 서서 일을 해야 하는 사람들이 많다. 서서 일하게 되면 체중의 부하가 허리로 이어져서 허리 통증을 많이 호소하게 된다.

오후가 되면 모든 피로가 하지에 몰려 다리가 붓거나 무릎과 발목에 무리를 느끼는 경우가 많다.

편한 신을 신고 바른 자세로 허리에 무리 가지 않는 근무 자세를 취하는 것이 매우 중요하다.

자세 교정과 함께 **한두 시간에 한 번씩은 허리와 등 그리고 다리 근육을 풀어 주면서 쉬는 것이 좋다. 앉거나 누워서 하는 동작이 좋다.**

A-1

- 한쪽 다리를 반 접어 반대쪽 다리 허벅지 위로 올려놓고
- 한 손은 발목 한 손은 발끝을 잡아 안쪽, 바깥쪽으로 발목을 돌린다.
- 반대쪽도 같은 요령으로 실시한다.

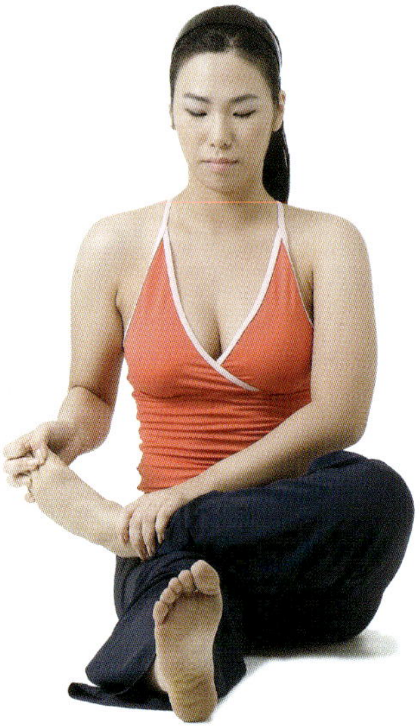

A-2

- 한 다리를 반 접어 반대쪽 다리 허벅지 위로 올려놓고
- 한 손은 발목, 다른 한 손은 발등을 잡아 몸 쪽으로 당긴다.
- 이 상태를 10~20초간 유지하며 3회 정도 실시한다.
- 반대쪽도 같은 요령으로 실시한다.

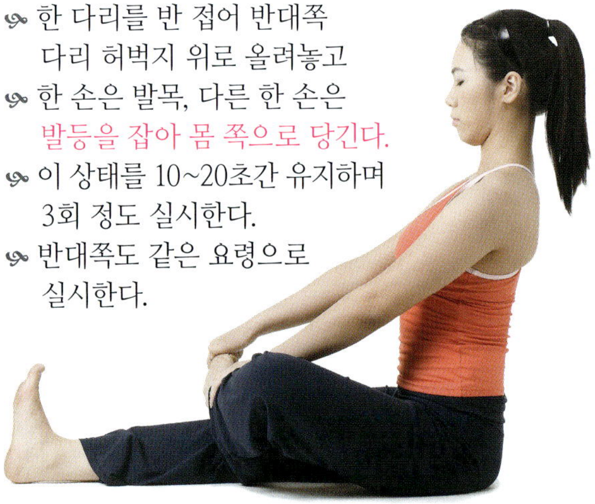

A-3

- 다리를 뒤로 포갠 후 등을 대고 누워 두 팔을 위로 뻗는다.
- 이 상태를 10~20초간 유지하며 3회 정도 실시한다.

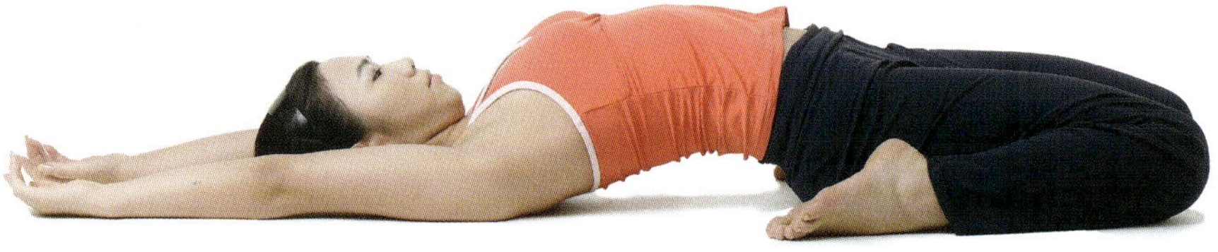

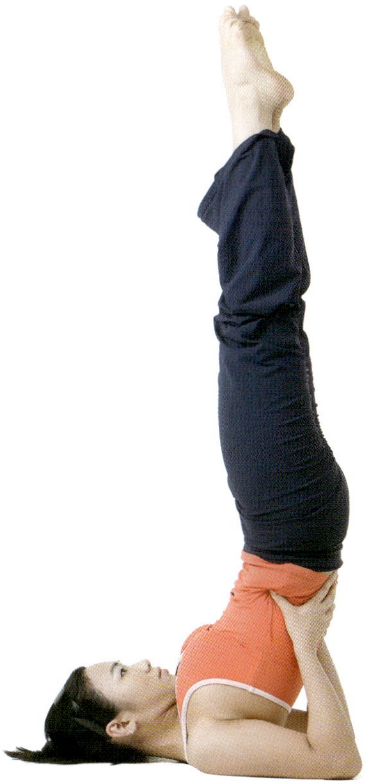

A-4

- 등을 대고 누워 다리를 90도 정도 세운 후
- 무릎을 가슴 가까이 당긴 후 한 번에 펴서 어깨로 선다.
- 1~5분 정도 유지하고 내려온다.

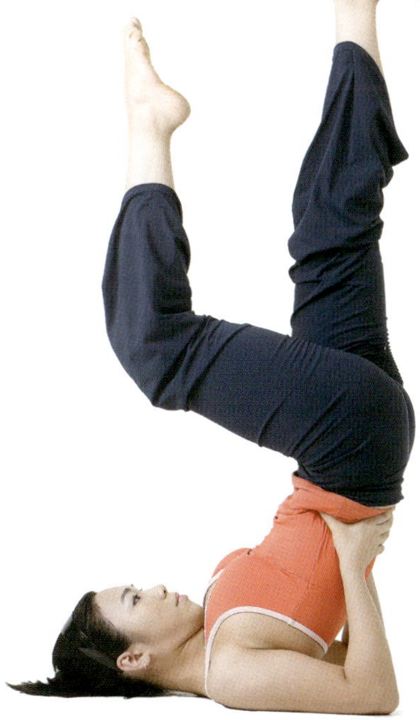

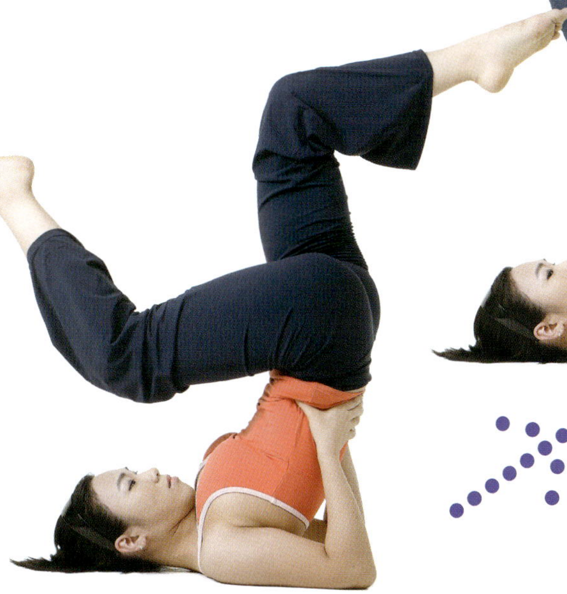

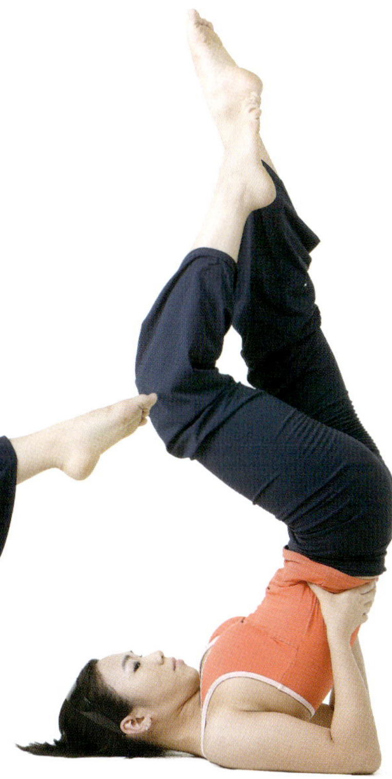

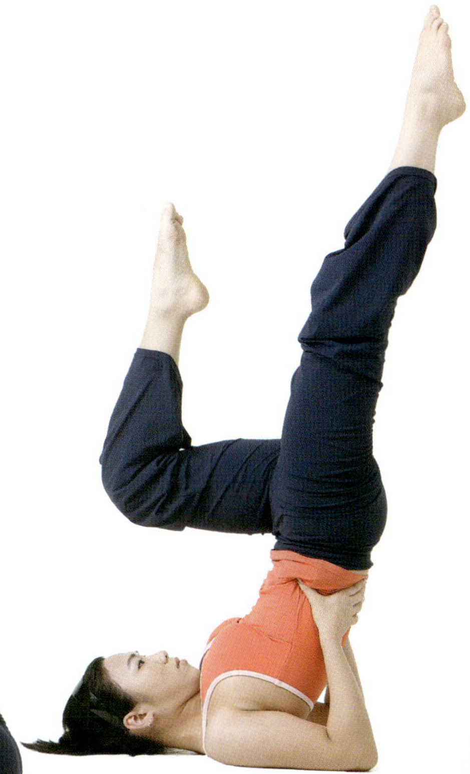

A-5

- 등을 대고 누워 다리를 90도 정도 세운 후
- 무릎을 가슴 가까이 당긴 후 한 번에 펴서 어깨로 선다.
- 그 상태에서 자전거 타는 것처럼 다리를 돌려주기를 10~20회 정도 실시한다.

B-1

- 다리를 옆으로 뻗고 앉아 발끝을 몸 쪽으로 당긴 상태에서 두 손은 바닥을 짚고
- 상체를 좌, 우로 움직인다.

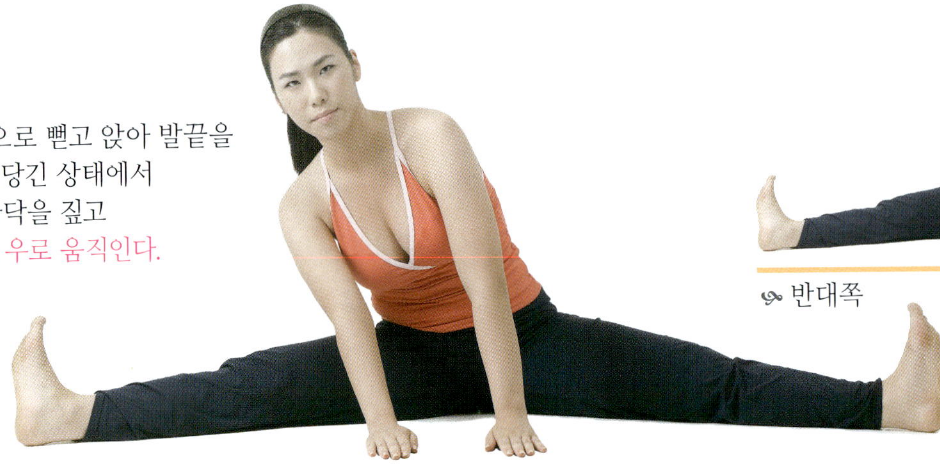

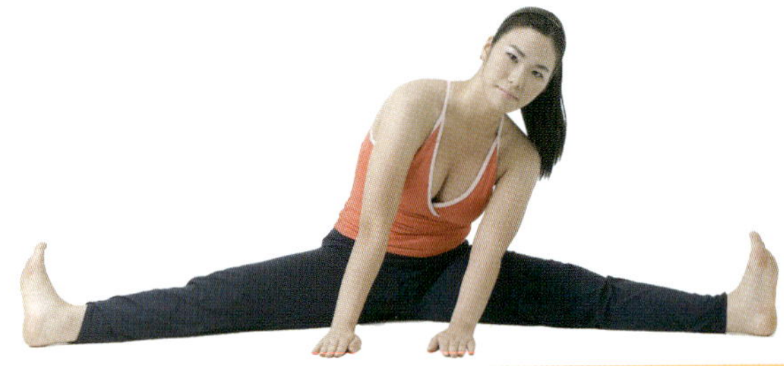

반대쪽

B-2

- 어색한 방향으로 양반다리를 하고 앉은 상태에서 한 손은 허리 뒤, 한 손은 반대쪽의 무릎을 잡고
- 내쉬는 호흡에 허리를 비틀면서 뒤를 보고 10~20초간 유지하며 3회 실시한다.
- 반대쪽도 같은 요령으로 실시한다.
- 양쪽 비교해서 어색한 방향을 두 번 더 실시한다.

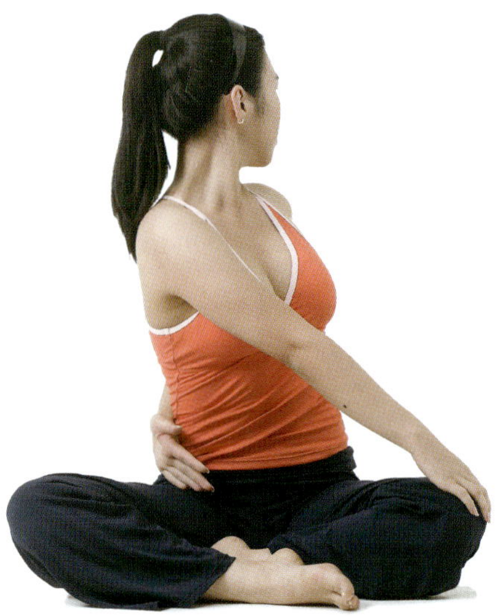

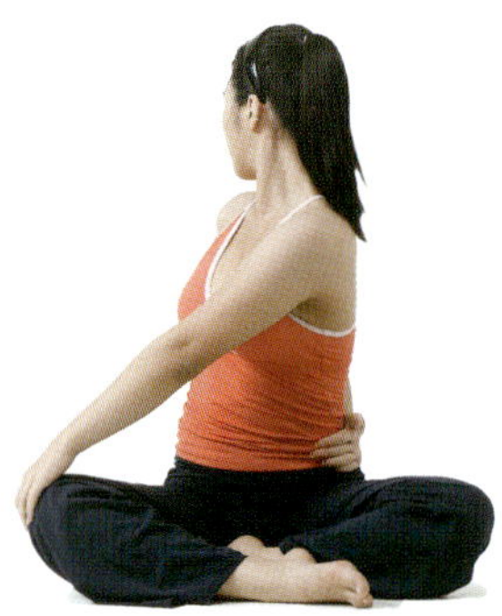

반대쪽

B-3

- 무릎을 꿇고 앉은 상태에서 등 뒤에서 깍지 한 상태로 어깨를 활짝 펴고
- 손을 바닥에 대면서 내쉬는 호흡에 목을 뒤로 젖히기를 10~20초간 유지하며 3회 정도 실시한다.

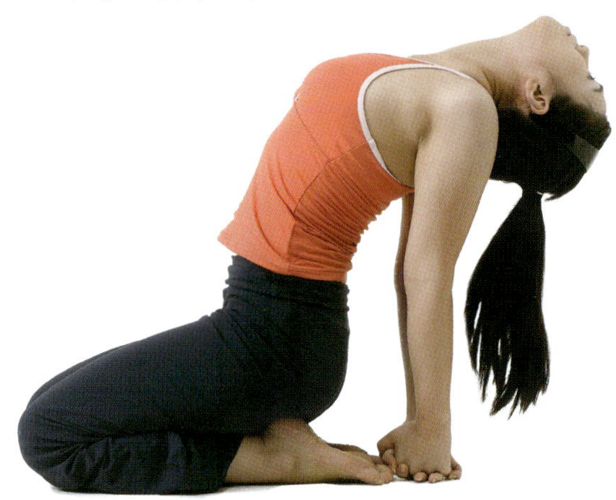

B-4

- 다리는 어깨너비 정도로 벌리고 누워서 목 뒤에서 깍지 한 채로
- 내쉬는 호흡에 상체만 반대쪽으로 비틀어 10~20초간 유지하며 3회 실시한다.
- 반대쪽도 같은 요령으로 실시한다
- 당김이 심한 쪽을 두 번 더 실시한다.

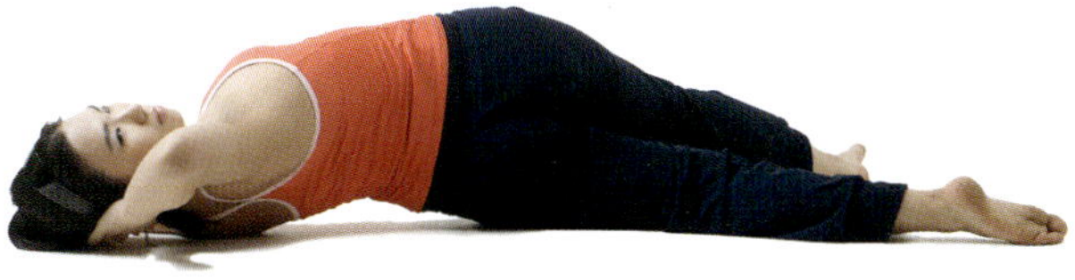

반대쪽

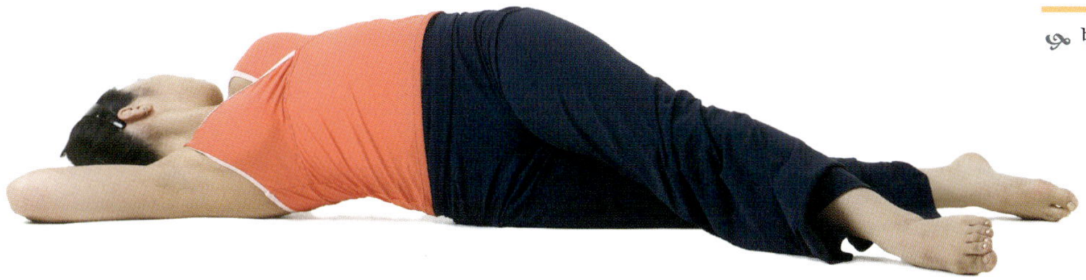

B-5

- 배를 바닥에 대고 누워 다리를 반 접고 양손으로 발목을 잡는다.
- 마시는 호흡에 상체와 다리를 위로 들어올린다.
  10~20초간 유지하며 3회 정도 실시한다.

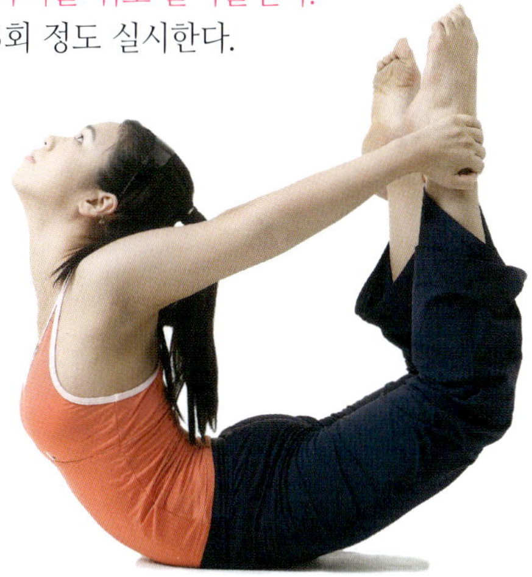

- 무릎을 꿇고 앉은 상태에서
  이마를 바닥에 대고 팔은 몸 옆으로
  편안히 내려놓는다.
- 상체의 긴장을 풀고 잠시 휴식한다.

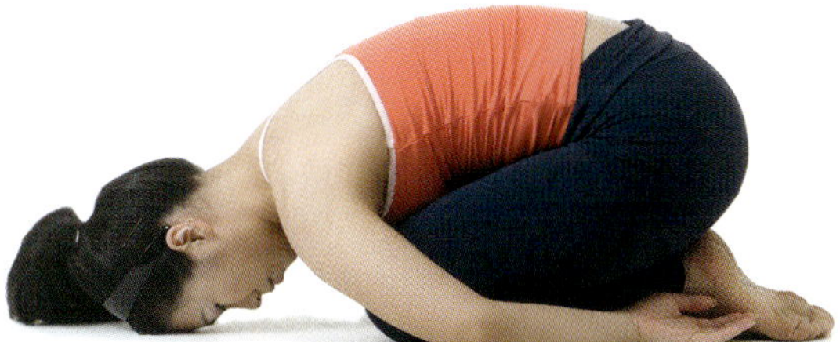

4-4 온종일 앉아서 근무하는 사람

많은 직장인이 대부분 온종일 책상에 앉아 컴퓨터를 보면서 업무를 본다. 긴장하며 오랜 시간을 보내는 자세는 목과 어깨 통증, 허리의 눌림 증세와 같은 경비한 통증들을 호소한다.

많은 경우 일자목 형태와 거북목증후군 같은 증세에 시달린다. 온종일 앉아서 근무하는 직업의 경우 **목과 어깨를 한 시간에 한 번씩 풀어 주는 것이 업무 효율 증진에 도움이 된다.**

또한, 온종일 앉아 있는 경우 하지 쪽 신경 압박 등으로 종아리가 붓는다.

바른 자세와 더불어 자주 자세를 바꿔주거나 목, 허리, 어깨를 풀어 주고 잠깐씩이라도 걸어 다니는 것이 중요하다.

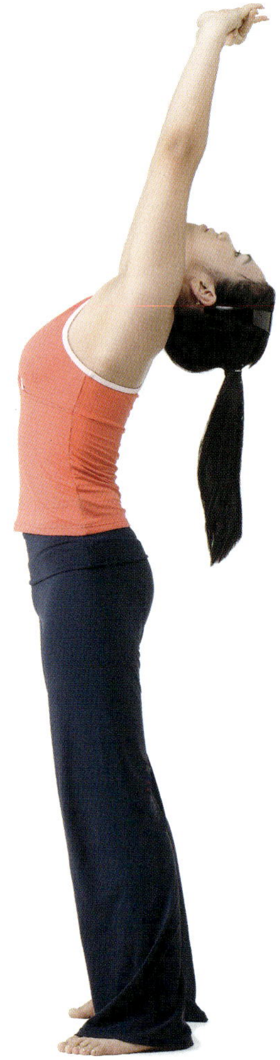

A-1

- 서서 두 팔을 들어 깍지 낀 상태에서
- 마시는 호흡에 등을 있는 힘껏 늘리며
  허리를 젖힌다.
- 허리에 힘을 느끼며 10~20초간 유지하기를
- 3회 실시한다.

A-2

- 서서 양팔을 벌린 후
- 내쉬는 호흡에
  오른손으로는 왼쪽 발목을 잡고
  왼손은 수직으로 뻗어
  10~20초간 유지하며 3회 실시한다.
- 반대쪽도 같은 요령으로 실시한다.

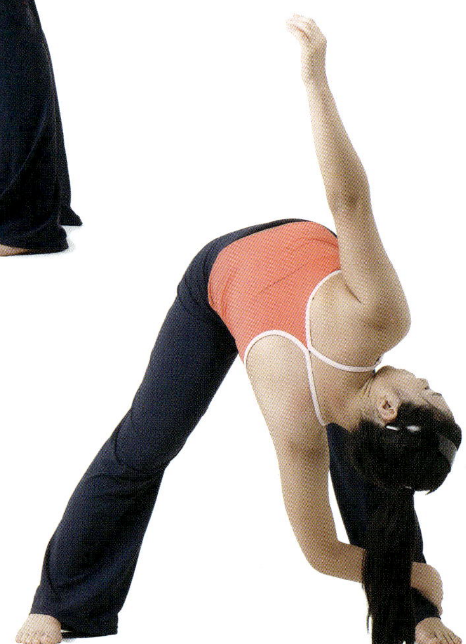

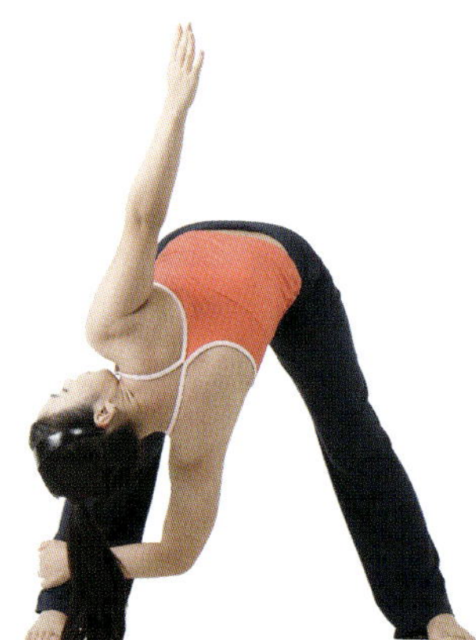

반대쪽

A-3

- 어깨너비로 다리를 벌리고 서서
- 손은 허리를 잡고 좌, 우, 앞, 뒤로 천천히 골반을 돌려준다.

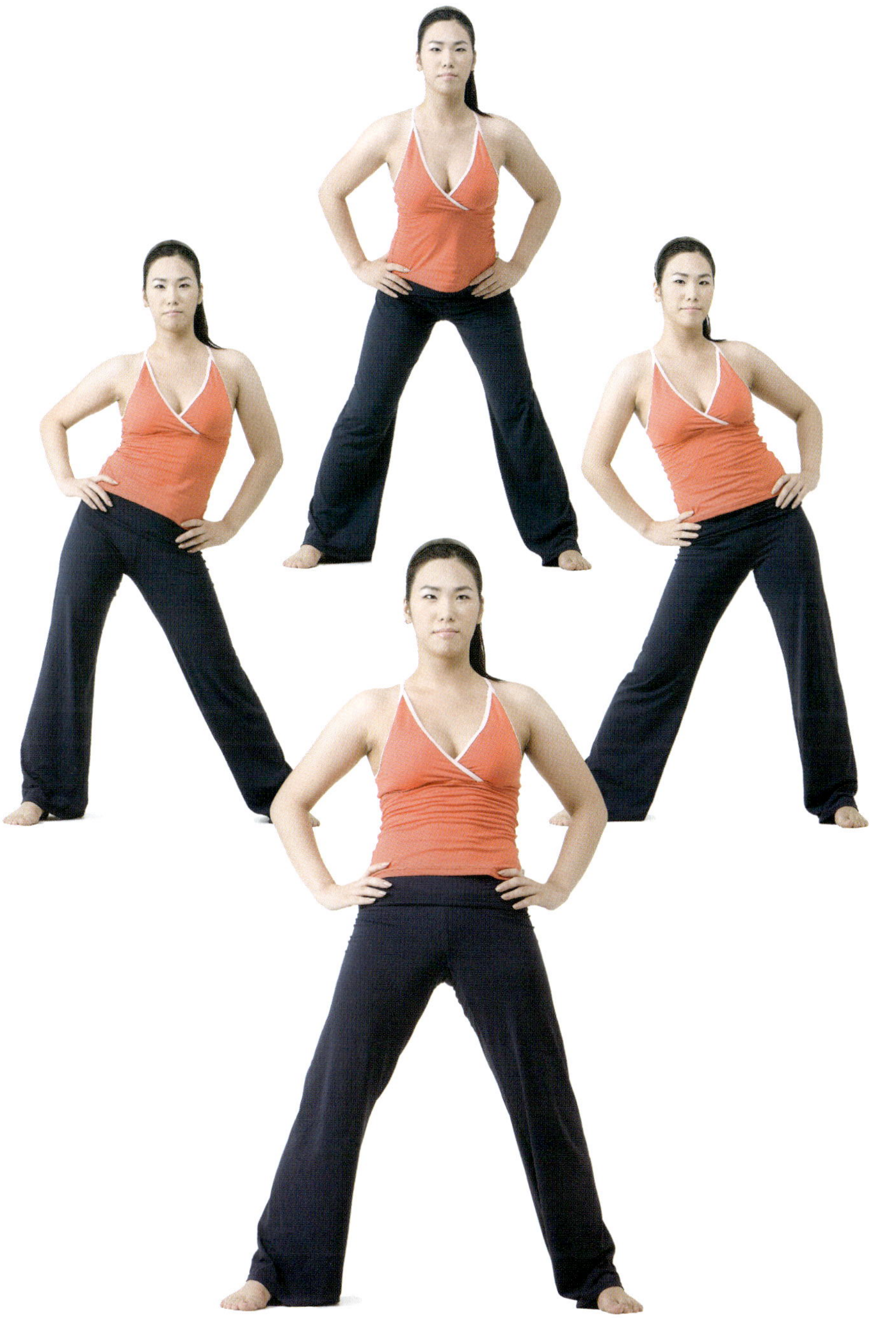

A-4

- 서서 두 팔을 들어 한 손으로 반대쪽 팔꿈치를 잡고
- 내쉬는 호흡에 아래로 눌러 주며 10~20초간 유지하며 3회 실시한다.
- 반대쪽도 같은 요령으로 실시한다

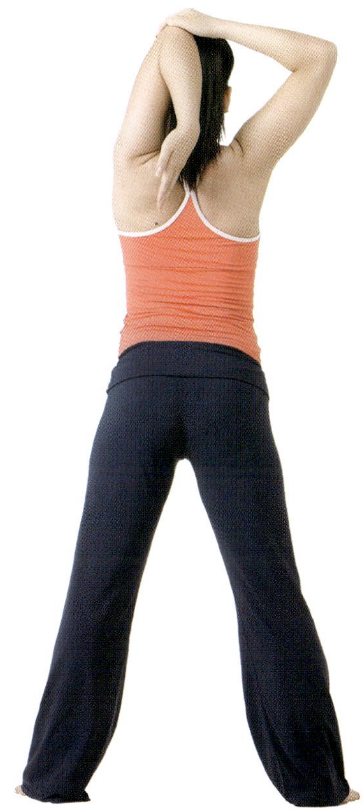

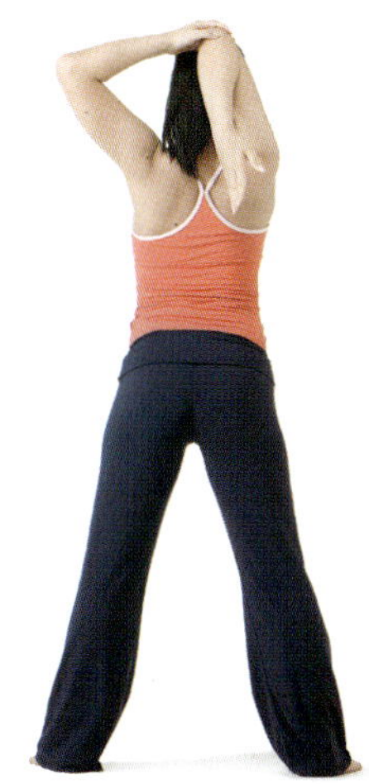

반대쪽

B-1

- 서서 양 손가락 네 개로 뒷목의 횡돌기를 누르면서
- 내쉬는 호흡에 턱을 하늘 가까이 들어 올려
- 10~20초간 유지하며 3회 실시한다.

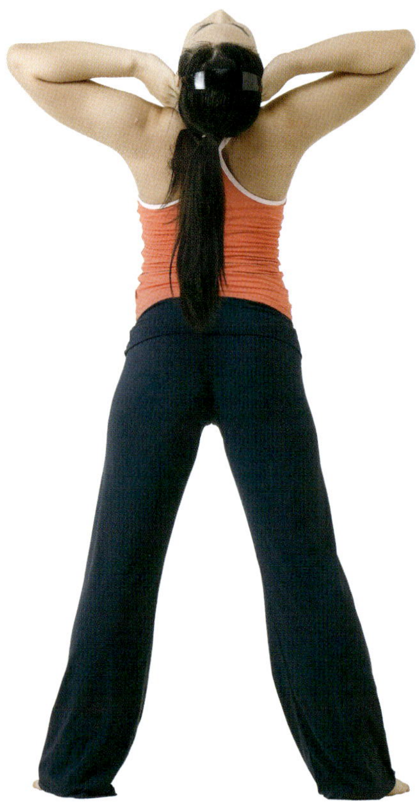

B-2

- 기어가는 자세에서 양팔을 어깨너비 정도 무릎은 골반너비 정도로 벌린 상태에서
- 한 손을 멀리 뻗고 무릎을 세운다.
- 내쉬는 호흡에 가슴이 바닥에 닿을 정도로 깊이 내린다.
- 10~20초 간 복식호흡을 하며 유지하고 올라오기를 3회 정도 실시한다.
- 반대쪽도 같은 요령으로 실시한다

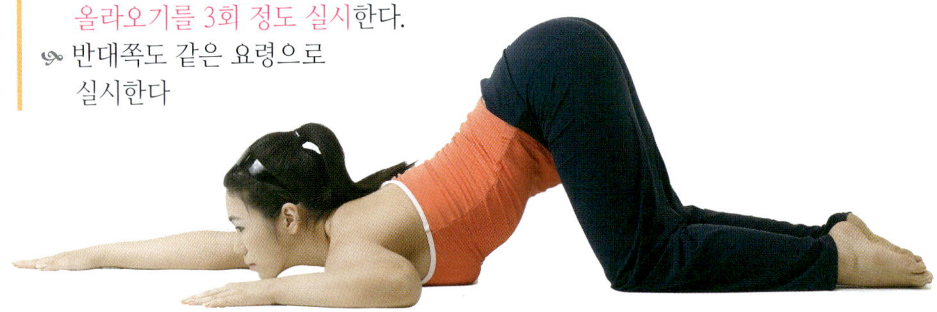

B-3

- 기어가는 자세에서 양팔을 어깨너비 정도 무릎은 골반 너비 정도로 벌린 상태에서
- 양손을 앞으로 쭉 뻗으며 무릎을 세운다.
- 내쉬는 호흡에 가슴이 바닥에 닿을 정도로 깊이 내려가
- 10~20초 정도 복식호흡을 하며 유지하고 올라오기를 3회 정도 실시한다.

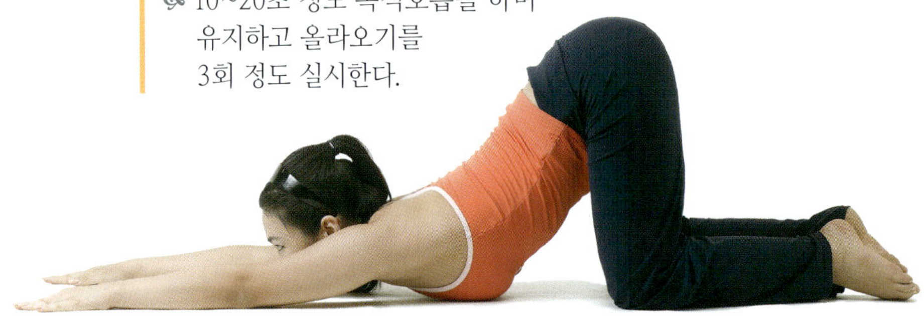

B-4

- 등을 대고 누워 손은 목 뒤로 깍지 끼고 발끝은 몸 쪽으로 당긴다.
- 마시는 호흡에 다리를 90도 정도로 들어 올리고 10~20초간 유지하며 올렸다 내렸다를 반복적으로 3회 정도 실시한다.
- 45도, 15도 역시 같은 요령으로 실시한다.

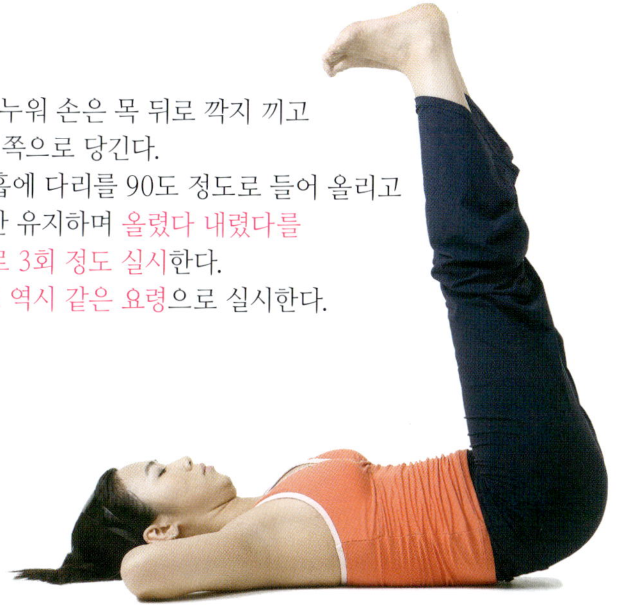

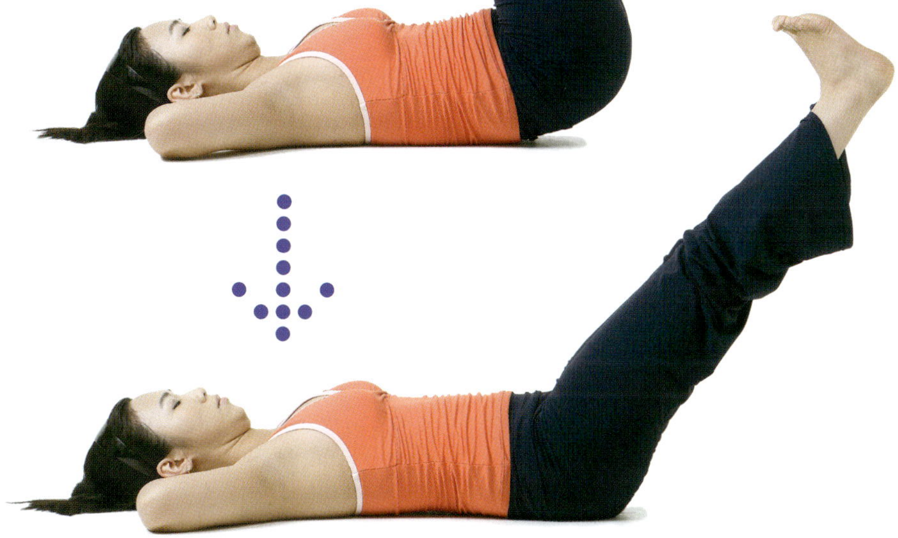

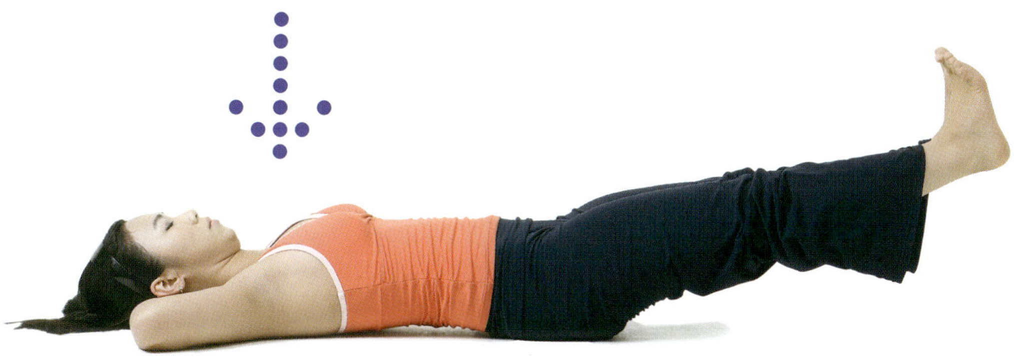

B-5

- 등을 대고 누워 다리를 90도 정도 세운다.
- 무릎을 가슴 가까이 당긴 후 한 번에 펴서 어깨로 선다.
- 3~5분 유지하고 천천히 등을 말면서 내려온다.

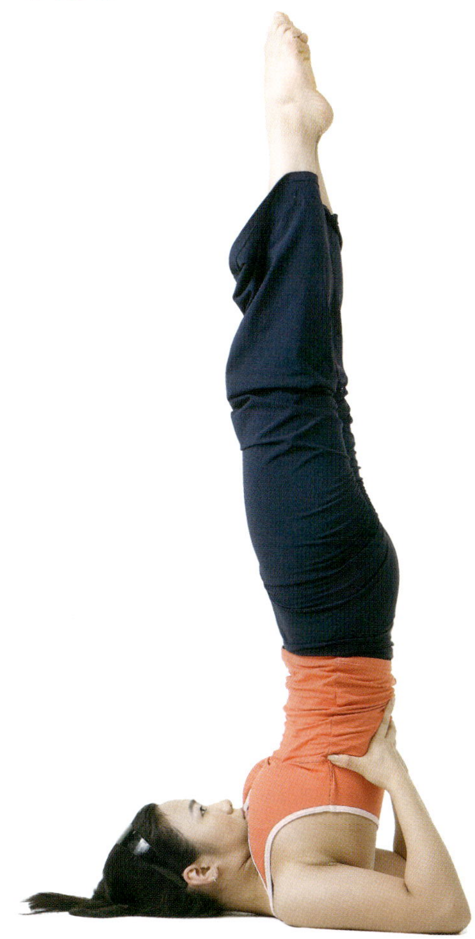

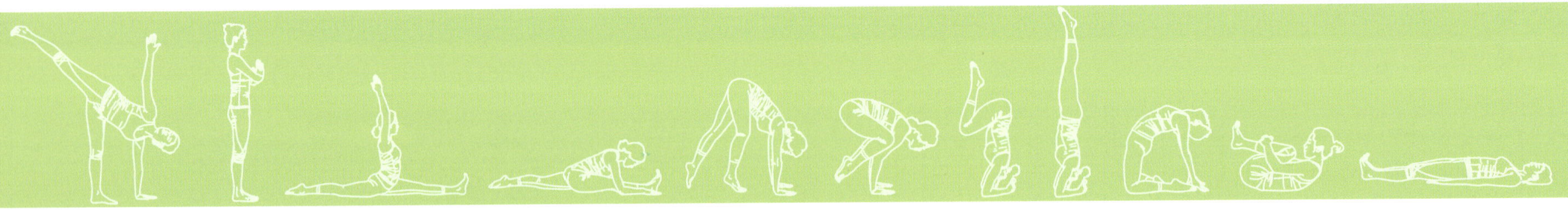

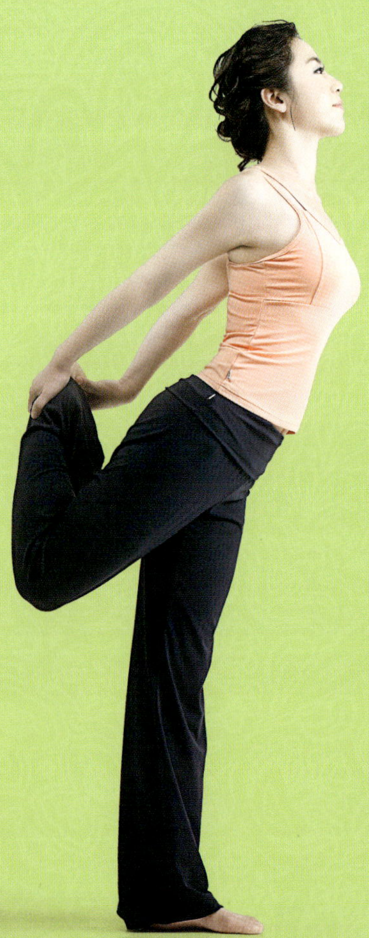

5 예쁜 몸맵시를 만들기 위한 자연치유 요가

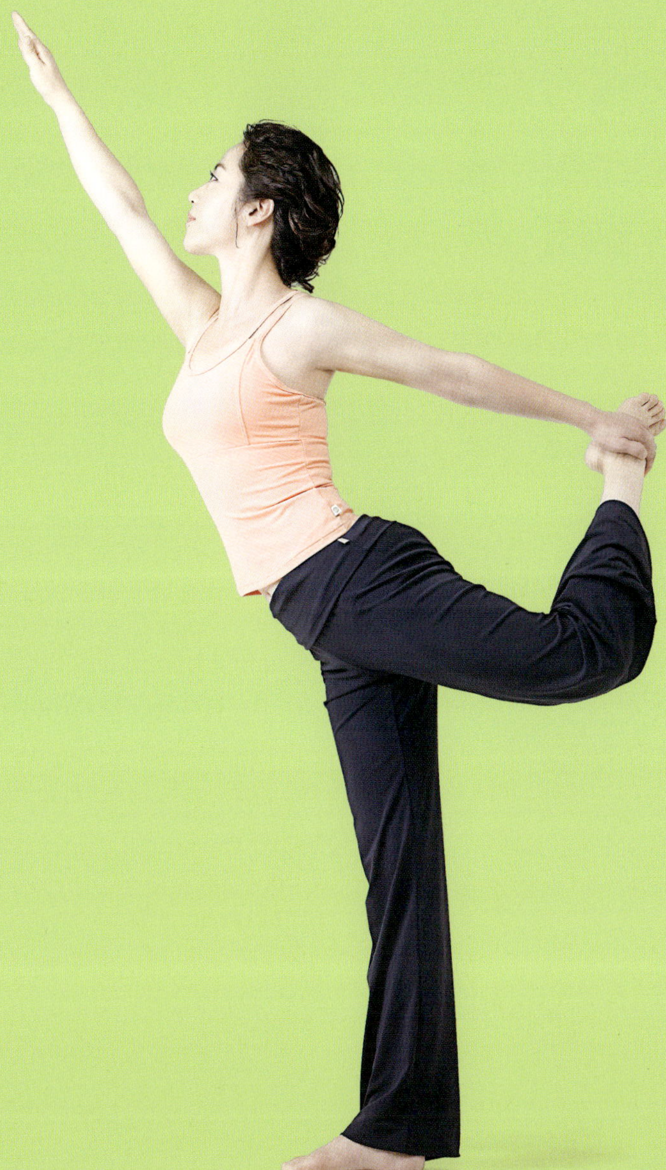

5-1

옆모습이 아름다운 S라인 몸매

옆면에서 봤을 때 척추가 휘어져 있는 모습을 만곡이라고 한다. 직립 보행에 필요한 척추의 내적 안정성을 유지해 주는 구조가 바로 만곡이다. 이러한 만곡이 비정상적 형태를 이루었을 때 척추 주변 근육의 긴장과 신경 압박으로 인한 통증이 발생한다.

유연성과 적절한 근력 운동을 통한 S라인은 건강미와 아름다움을 동시에 자아내게 한다. 척추와 골반으로 이어지는 만곡이 과도하게 전면으로 쏠려 있는 경우가 전만이고, 반대로 굴곡이 거의 없거나 후면으로 밀려 있는 경우를 후만이라고 한다.

요추와 척추의 만곡을 유지하는 중요한 근육이 장요근(腸腰筋)이다. 장요근은 허리를 시점으로 하여 골반 안쪽을 지나 넓적다리 안쪽에 부착되어 있는 근육으로서 허리와 골반을 이어준다.

허리 부분의 굴곡을 유지해 주는 장요근의 유연성 확보와 근력 유지가 예쁜 몸매의 포인트인 S라인의 주요 요소다.

1

- 무릎으로 서 있는 자세에서 한쪽 다리를 뒤로 뻗고 가슴 앞에서 두 손을 합장하고
- 마시는 호흡에 상체 젖히기를 10초간 유지하며 3회 정도 실시한다.
- 반대쪽도 같은 요령으로 실시한다.

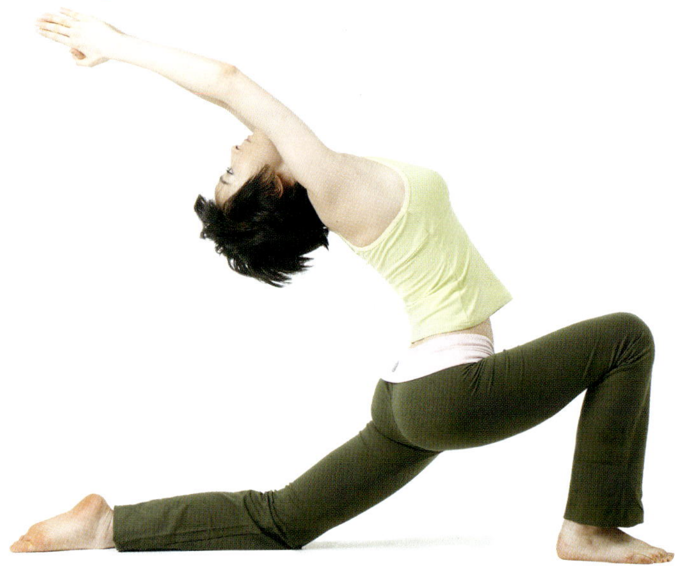

2

- 무릎으로 서 있는 자세에서 한쪽 다리를 뒤로 뻗어 뒤꿈치를 세운 상태에서 등 뒤로 깍지를 낀다.
- 마시는 호흡에 상체 젖히기를 10초간 유지하며 3회 정도 실시한다.
- 반대쪽도 같은 요령으로 실시한다.

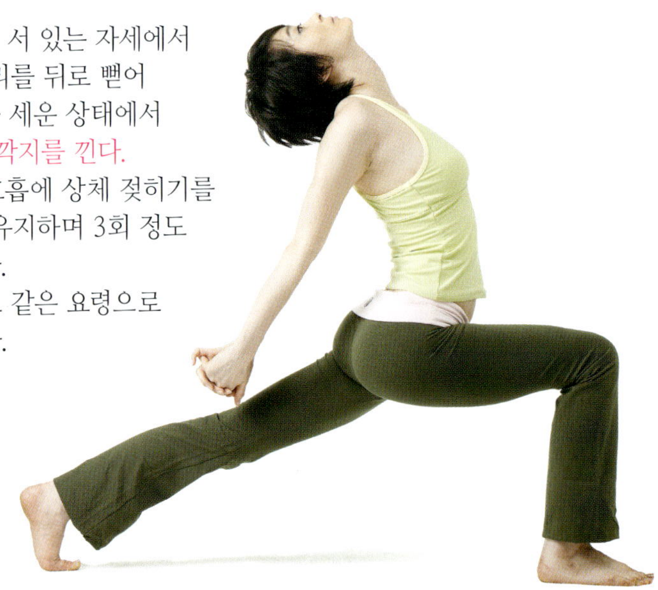

3

- 누운 자세에서 무릎을 세운 후 양손은 엉덩이 가까이 대고
- 내쉬는 호흡에 엉덩이를 높이 든다.
- 10초간 유지하며 3회 실시한다.

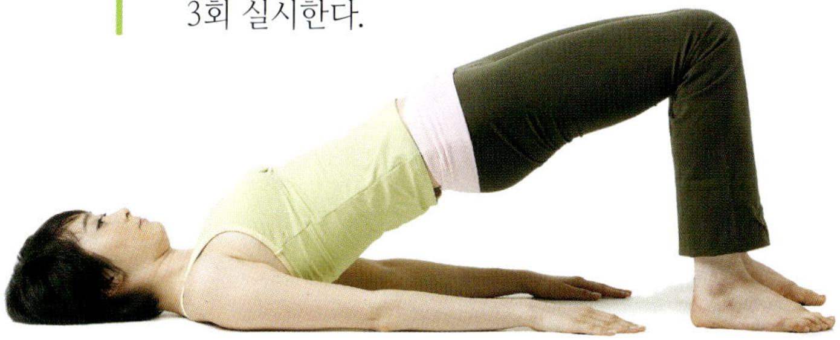

4

- 두 다리를 어깨너비 1.5배 이상 넓게 벌리고 서서 한쪽 발목을 바깥쪽으로 돌리고
- 내쉬는 호흡에 반대쪽 팔을 돌린 발목 바깥쪽에 내리고 10~20초간 유지하며 3회 실시한다.
- 반대쪽도 같은 요령으로 실시한다.

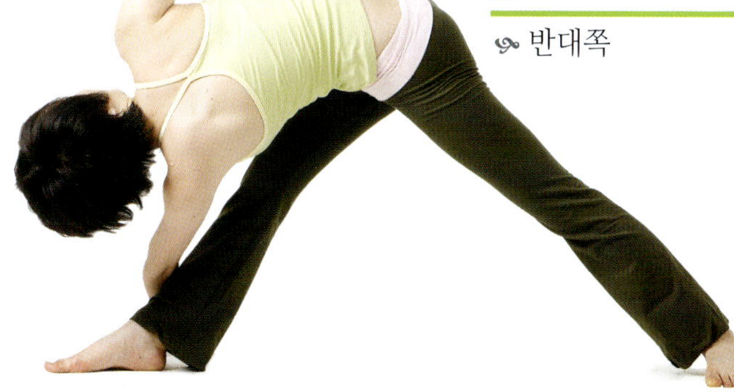

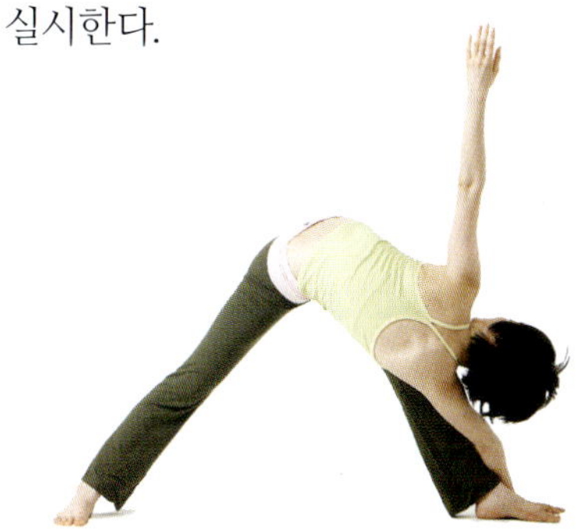

반대쪽

5

- 옆으로 누워 한 손은 머리를 받치고 한 손은 가슴 앞에 내려두고
- 마시는 호흡에 두 다리를 45도 올린 후 위, 아래 들었다 내렸다 반복을 10~15회씩 3회 실시한다.
- 반대쪽도 같은 요령으로 실시한다.

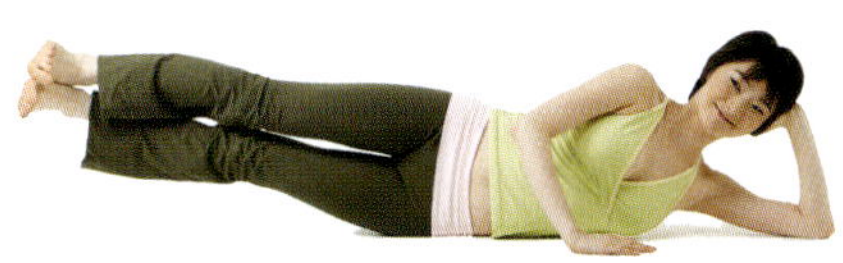

반대쪽

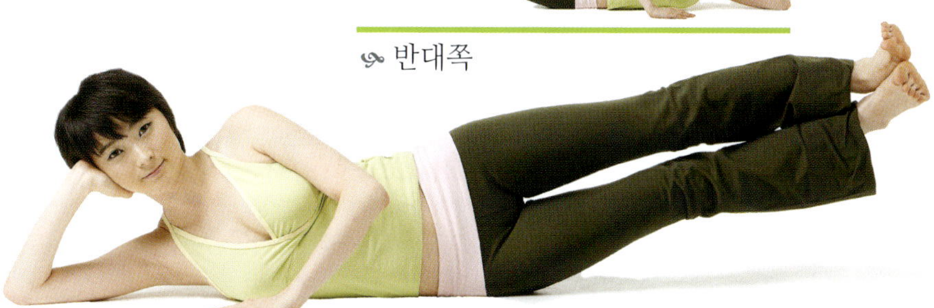

6

- 누운 자세에서 두 무릎을 가슴 가까이 끌어안는다.
- 10초간 유지하며 3회 정도 실시한다.

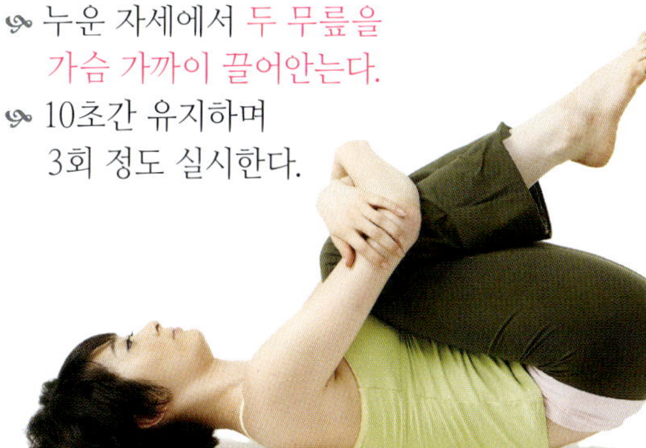

5-2

예쁘고 볼록한 엉덩이

힙(hip)이라고 부르는 엉덩이는 대둔근이 주요 근육이고 대둔근 아래 중둔근, 소둔근이 겹쳐 있다. 엉덩이의 살은 대둔근이 발달되어 있기 때문에 볼록하게 보인다.

대둔근은 하지를 뒤쪽으로 당기는 작용을 하고, 하지를 고정시키며 골반과 체간(體幹)을 뒤쪽으로 당기고 바로 서게 한다. 따라서 이 근육은 **직립 자세를 취할 때 중요한 역할을 하며, 또한 골반을 수직으로 유지시키는 주요한 역할을 한다.**

대둔근의 근력이 약해지면 엉덩이가 처져 보여 청바지를 입을 때 맵시가 나지 않는다. 또한, 골반을 지지하는 힘이 약해져 골반 변위의 원인이 되기도 한다. 척추를 바로 세우는데 주요 역할로서의 대둔근 강화는 요통 예방에 반드시 필요하다.

1

- 고양이 기어가는 자세에서
- 내쉬는 호흡에 한쪽 다리를 높게 들어올리면서
- 시선은 천장을 향한 채 위, 아래로 반복적으로 움직이기를 10~15회씩 반복적으로 실시하다가, 10초간 유지하기를 3회 실시한다.
- 반대쪽도 같은 요령으로 실시한다

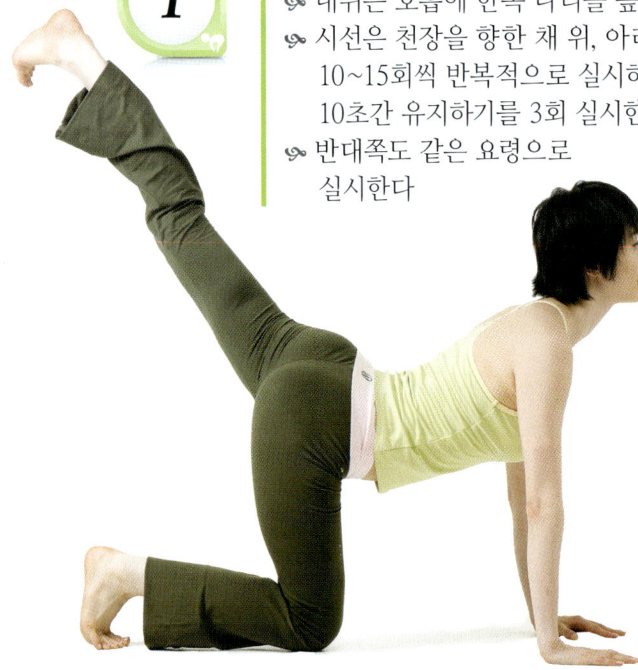

2

- 누워서 무릎을 11자 모양으로 접고
- 내쉬는 숨에 엉덩이를 천천히 들어 올려
- 10~20초간 유지하며 3회 정도 실시한다.

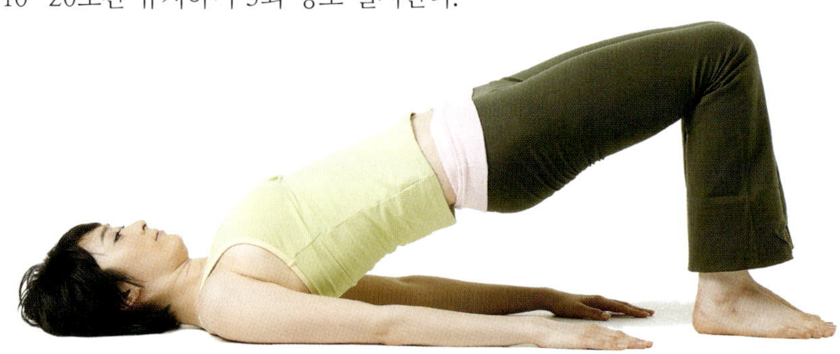

예쁘고 볼록한 엉덩이

3

- 2번 동작에서 엉덩이를 들어 올린 뒤
- 한쪽 다리를 90도로 높게 들어
  발끝을 당기고 밀어내기를
  10~20초간 유지하며 3회 실시한다.
- 반대쪽도 같은 요령으로 실시한다.

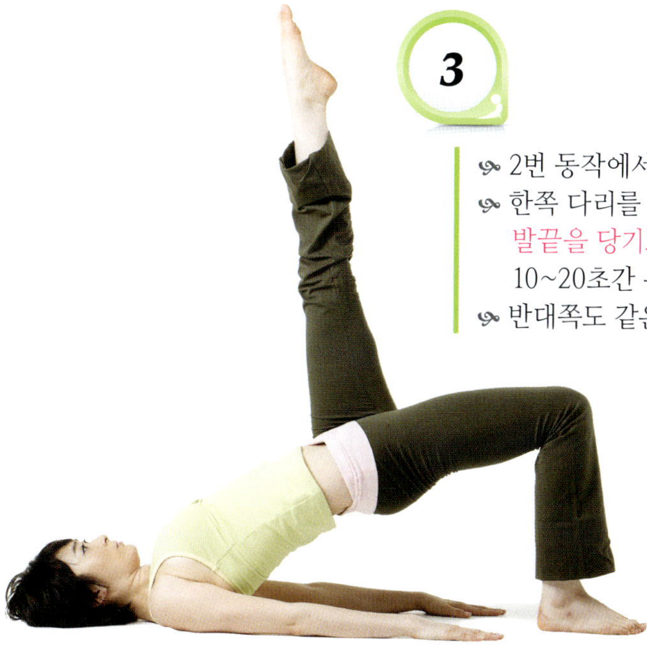

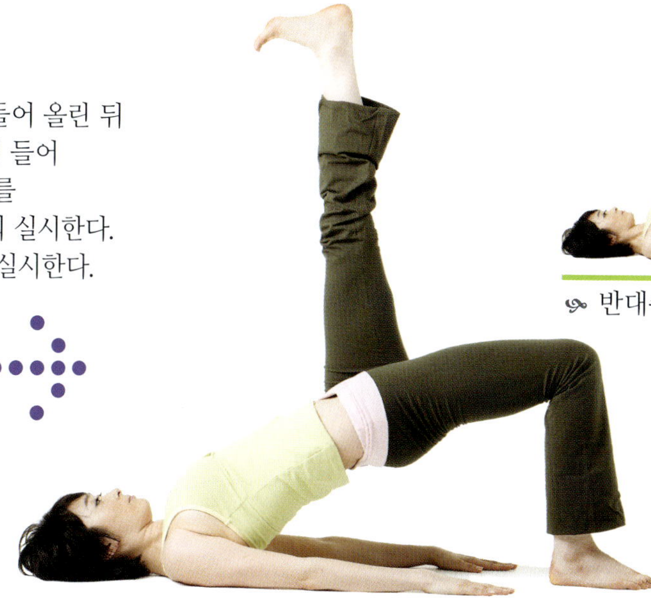

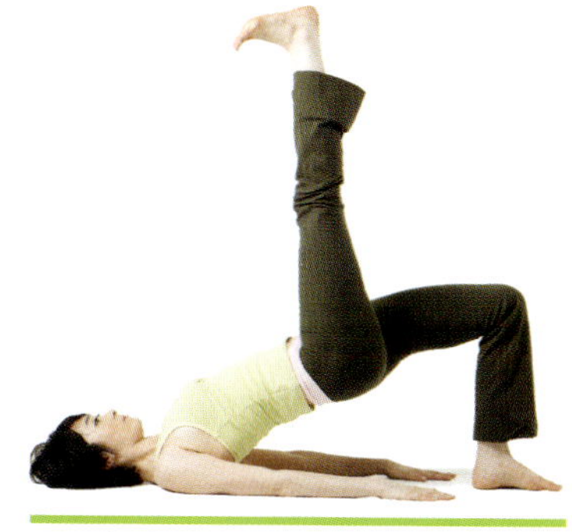

반대쪽

4

- 배를 대고 누운 자세에서
  양손은 치골 옆으로 집어넣고
- 마시는 호흡에 다리를 높게 들어 올려
  7초간 유지하며 3회 실시한다.

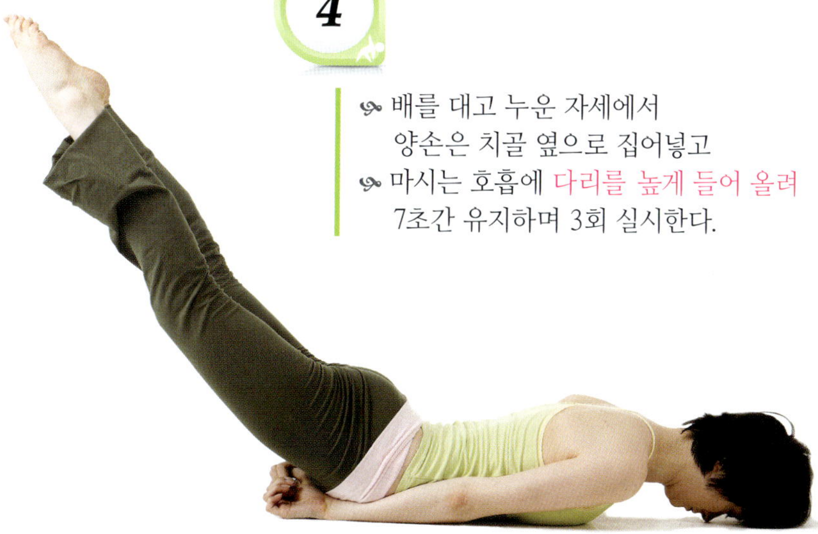

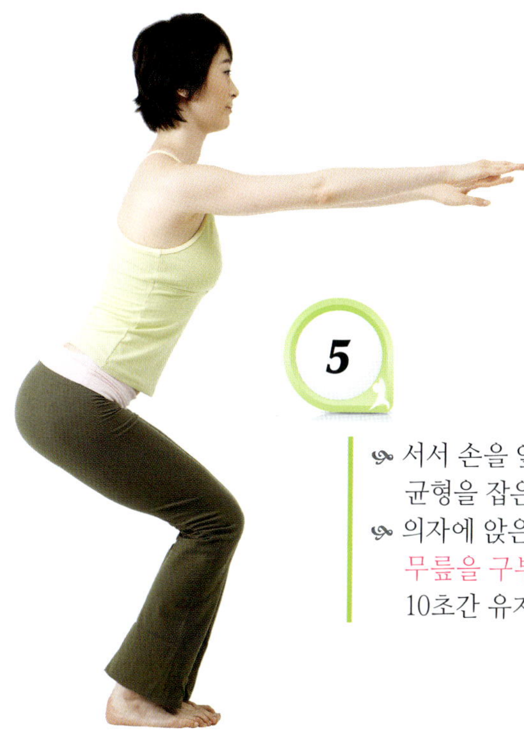

5

- 서서 손을 앞으로 나란히 벌려
  균형을 잡은 후
- 의자에 앉은 것처럼
  무릎을 구부려 앉기를
  10초간 유지하며 3회 실시한다.

5-3

옆구리 군살 제거

복근은 복횡근, 복직근, 복사근으로 구성되어 있다. 생활 습관 중에서 어깨가 앞으로 또는 안으로 굽는 좋지 않은 자세를 취하면 배 근육의 긴장이 풀리면서 복부가 늘어진다. 특히 옆으로 삐져나온 군살은 복직근이 약화되면서 늘어진 근육이다.

늘어진 뱃살과 옆구리 살을 제거하려면 우선 굽은 어깨를 펴서 복직근을 충분히 스트레칭을 해준다.

척추 주변과 등 쪽 근육이 위축되지 않도록 복부 근육을 비틀면서 이완하는 동작들과 더불어 다양한 복근 강화와 특히 복직근과 요방형근(갈비뼈와 골반을 이어 주는 근육)들을 강화시켜 주면 탄력 있는 몸매가 만들어진다.

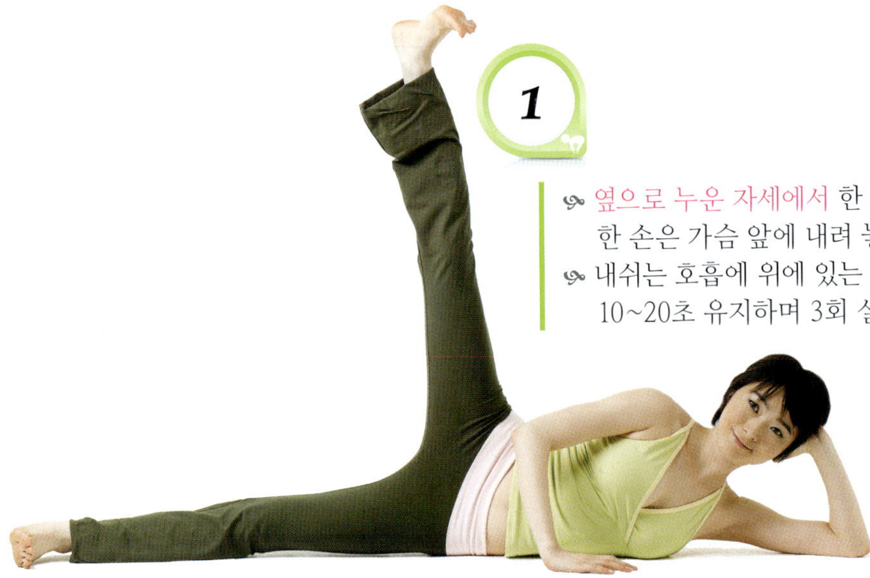

1

- 옆으로 누운 자세에서 한 손은 머리를 받치고 한 손은 가슴 앞에 내려 놓고
- 내쉬는 호흡에 위에 있는 다리를 높게 들어 올려 10~20초 유지하며 3회 실시한다.

- 이어지는 동작으로 위에 있는 다리를 30도 정도 들어서 앞, 뒤 반동으로 움직이기를 10회 정도 실시한다.
- 반대쪽도 같은 요령으로 실시한다.

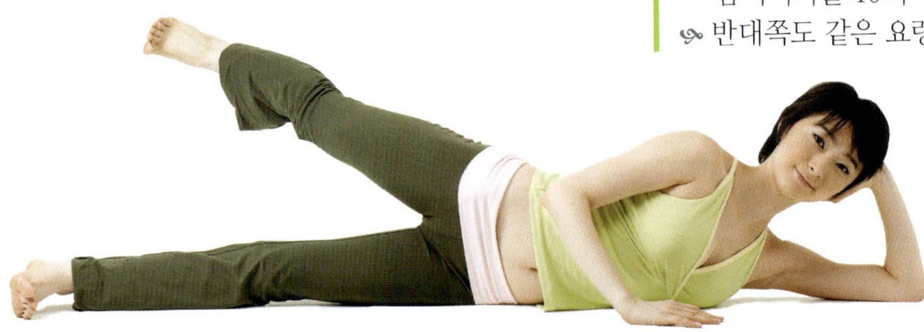

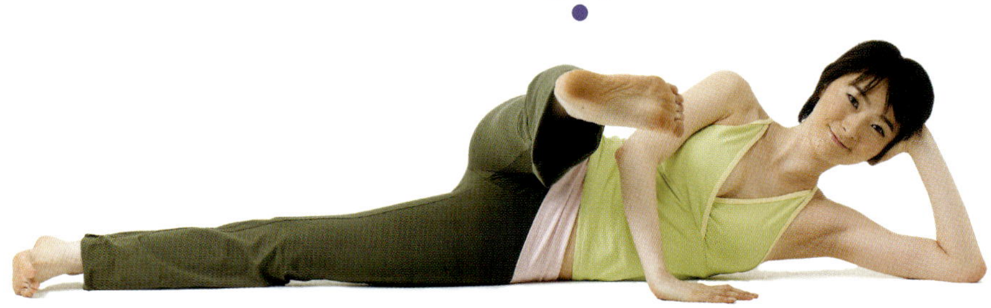

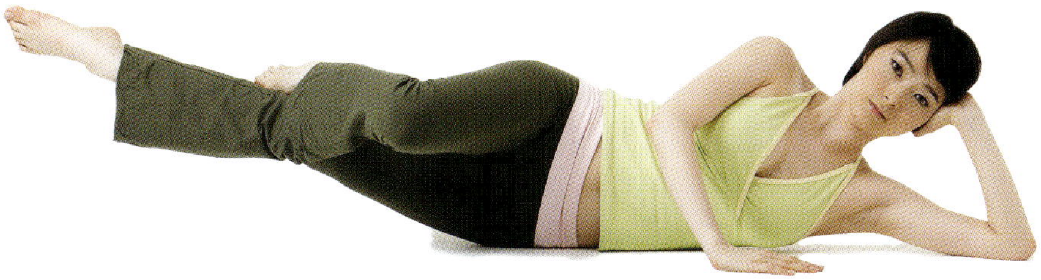

2

- 옆으로 누워 한 손은 머리를 받치고, 한 손은 가슴 앞에 내려놓고
- 마시는 호흡에 두 다리를 45도 높이로 들었다가 위에 있는 다리를 앞으로 접은 채로 10초간 유지하며 3회 실시한다.
- 반대쪽도 같은 요령으로 실시한다.

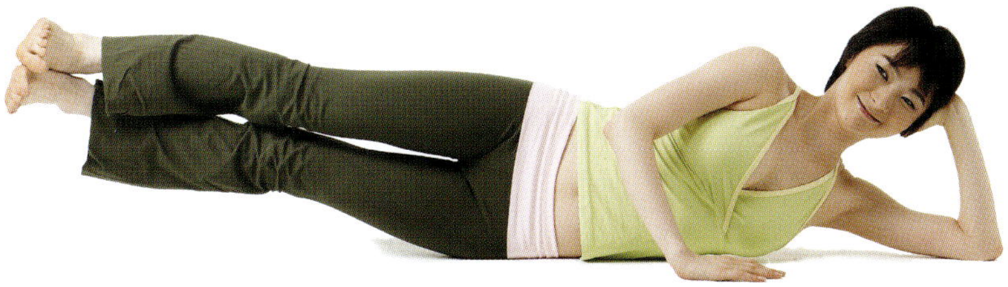

3

- 옆으로 누워 한 손은 머리를 받치고, 한 손은 가슴 앞에 내려놓고
- 마시는 호흡에 두 다리를 45도 높이로 들어 올려 10초간 유지하며 3회 실시한다.
- 반대쪽도 같은 요령으로 실시한다.

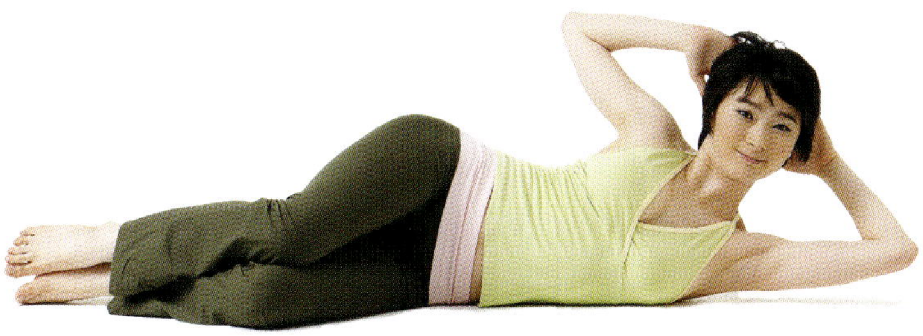

4

- 옆으로 누워 무릎을 접고, 양손은 머리 뒤에 깍지를 낀다.
- 내쉬는 호흡에 상체를 일으켰다가 내려놓는다. 10회씩 3회 실시한다.
- 반대쪽도 같은 요령으로 실시한다.

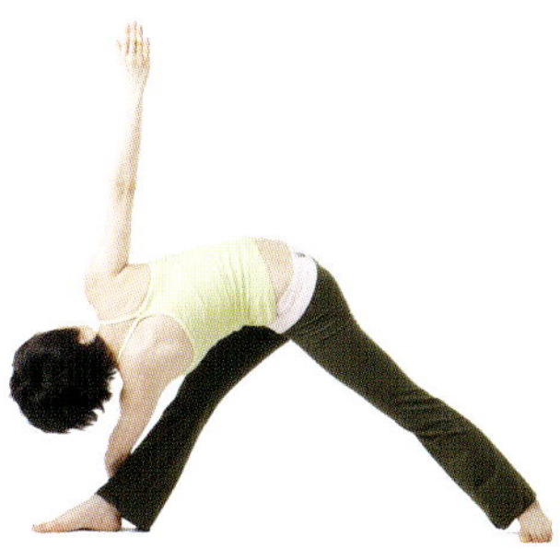

반대쪽

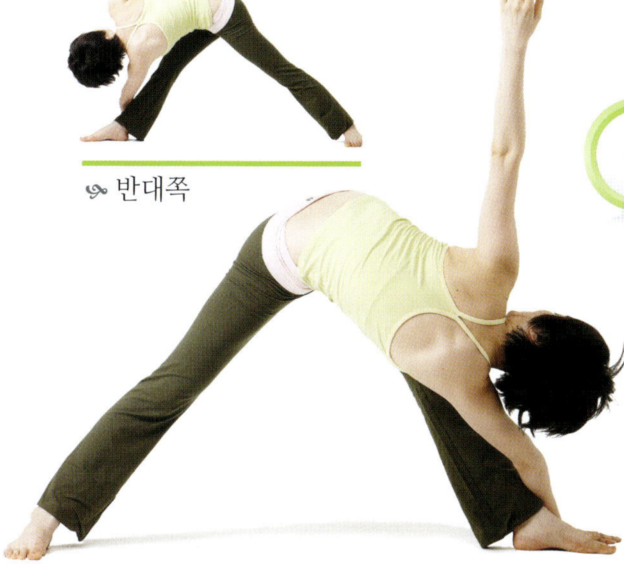

5

- 다리를 넓게 벌리고 선다.
- 두 팔을 옆으로 뻗는다. 오른쪽 발목은 90도로 돌리고 왼쪽 발목은 안쪽으로 30도 정도 돌려서
- 내쉬는 숨에 상체를 비틀어서 왼손을 오른쪽 발목 옆에 내려다 놓고 10~20초 유지하며 3회씩 실시한다.
- 반대쪽도 같은 요령으로 실시한다.

6

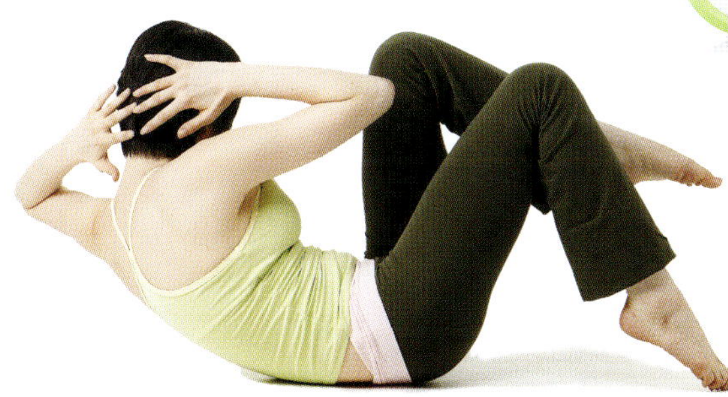

- 누워서 무릎을 접고 발뒤꿈치를 든다. 양손은 머리 뒤에 놓고
- 내쉬는 숨에 왼쪽 팔꿈치와 오른쪽 무릎이 닿을 수 있게 상체와 다리를 동시에 들어 올렸다 내리기를 반대쪽과 번갈아 가면서 10회씩 3회 반복 실시한다.

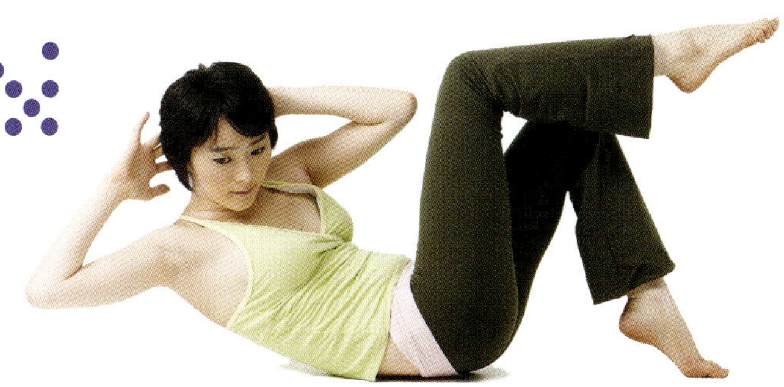

5-4

O자 다리 교정을 위한 자연치유 요가

교복이나 유니폼을 입었을 때 혹은 스커트를 입었을 때 무릎과 무릎 사이가 벌어져 있으면 맵시가 안 난다.

벌어진 무릎은 정도가 심할 경우엔 고관절이나 골반 통증으로 이어 지기도 한다.

하지부의 형태의 이상은 반드시 골반과 엉덩이관절, 무릎과 발목의 인체 역학적 구도를 먼저 생각해야 한다. 통증 없이 무릎만 벌어지는 경우에는 고관절 변위 형태의 교정과 대퇴근 특히 내전근(다리의 안쪽 근육)을 강화시키는 동작 수행이 치료의 핵심이다.

1

- 두 발바닥을 모아 양손으로 깍지 끼고 앉아서
- 내쉬는 호흡에 상체를 내려
- 10~20초간 유지하며 3회 실시한다.

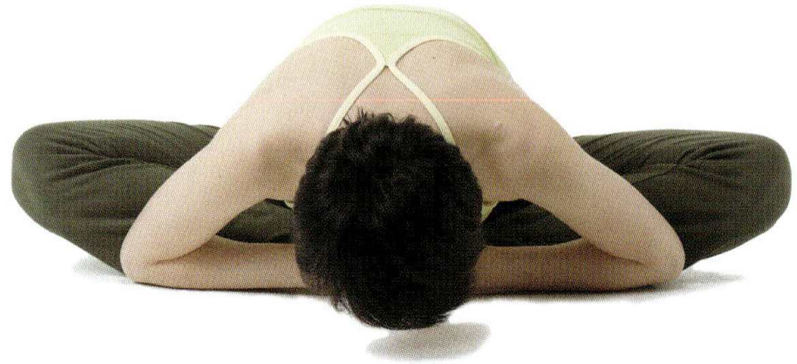

2

- 등을 대고 누워 두 발바닥을 모으고 무릎을 벌려서
- 내쉬는 호흡에 양 손바닥으로 고관절 안쪽을 지그시 누르기를 10~20초간 유지하며 3회 실시한다.

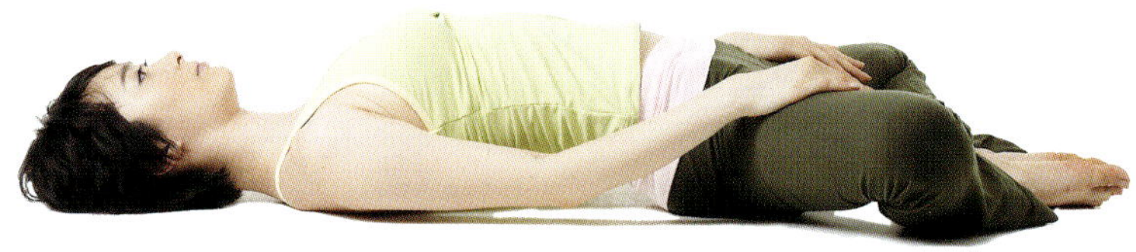

3

- 바르게 앉아, 무릎을 붙이고 다리를 뒤로 접어 발뒤꿈치를 엉덩이 옆에 대고 좌골이 바닥에 닿는 것을 확인한 후, 한쪽 팔씩 바닥에 내려놓으면서 상체를 뒤로 젖혀 눕는다.
- 손은 머리 위로 뻗어 내쉬는 호흡에 무릎이 벌어지지 않게 지그시 조이기를 10초간 유지하며 3회 실시한다.

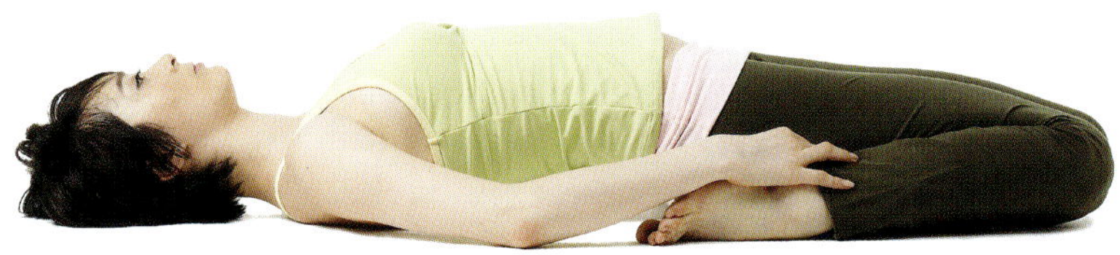

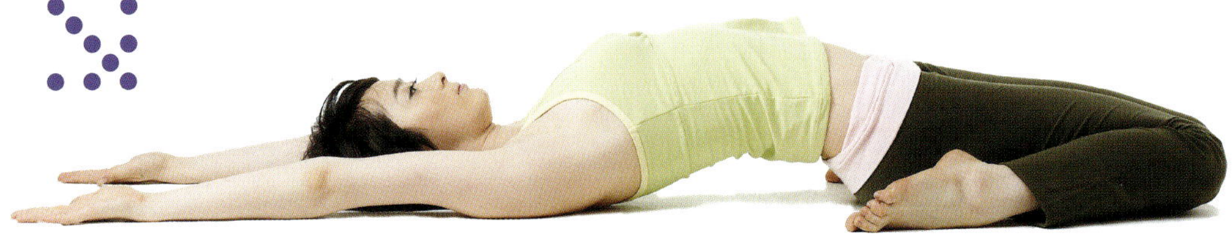

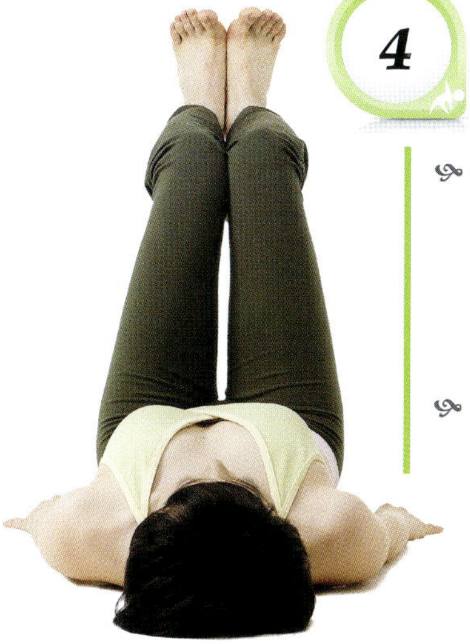

4

- 누운 자세에서 무릎을 ㄱ자로 접어 들고 무릎과 대퇴 안쪽에 지그시 힘을 주면서 무릎을 모아 본다.
- 10초간 유지하며 3회 실시한다.

5

- 옆으로 누워 한 손은 머리를 받치고 한 손은 가슴 앞에 둔다.
- 위에 있는 다리를 앞으로 접어 발목을 얹어 놓는다.
- 10~20초 정도 유지하며 3회 실시한다.
- 반대쪽도 같은 요령으로 실시한다.

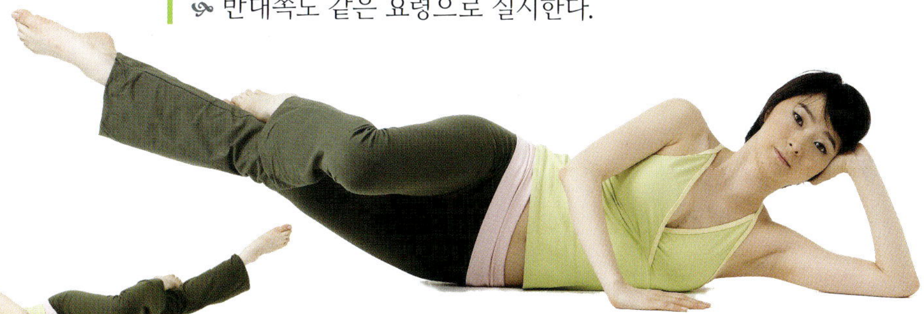

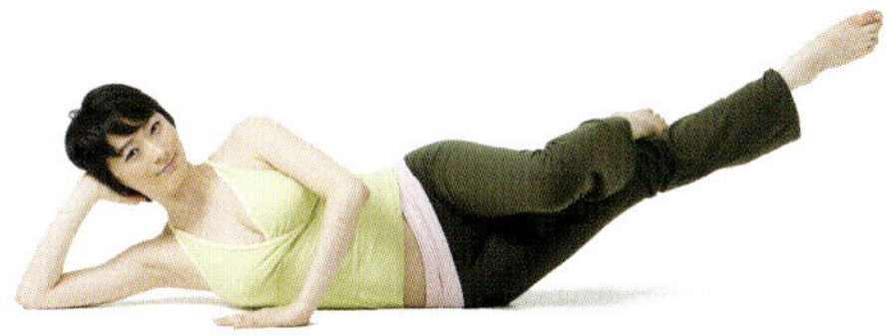

- 반대쪽

6

- 배를 대고 누운 자세에서 양손은 치골 옆으로 집어넣고
- 마시는 호흡에 다리를 높게 들어 올려 7초간 유지하며 3회 실시한다.

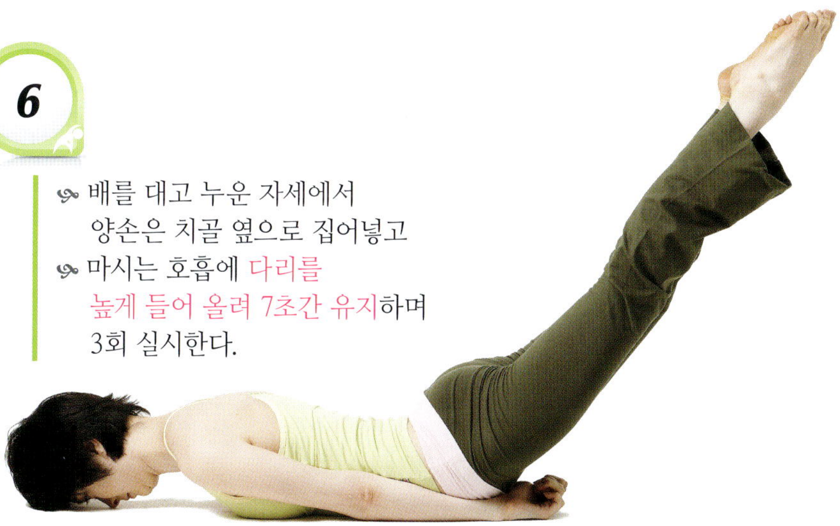

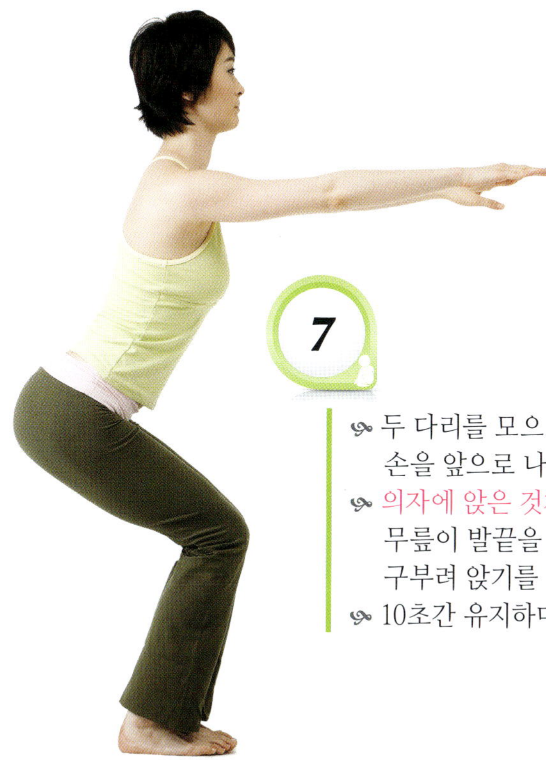

7

- 두 다리를 모으고 서서 손을 앞으로 나란히 벌려 균형을 잡은 후
- 의자에 앉은 것처럼 무릎이 발끝을 넘어가지 않도록 구부려 앉기를
- 10초간 유지하며 3회 실시한다.

5-5

쭉 뻗은 예쁜 다리

맵시 있는 하체를 원한다면 골반 교정과 엉덩이관절 교정 등으로 무릎관절의 안정을 확보한 후에 하지 부기 해소와 하체의 군살을 제거하는 다양한 요가 동작을 반복적으로 수행한다면 많은 효과를 볼 수 있다.

또한, 비복근(장딴지 세 갈래 근육을 구성하고 있는 근육)과 그 안쪽 아킬레스건을 덮고 있는 가자미근의 이완과 넓적다리 근육을 충분히 이완해 주었을 때도 다리 각선미에 큰 도움을 줄 수 있으며, 혈액순환에 매우 효과적이다.

특히 골반 변위는 하지 순환장애와 골반 통증의 여러 요인과 밀접한 연관이 있다는 것을 감안하고 골반 교정 동작을 더욱 심도 깊게 수행하는 것이 중요하다.

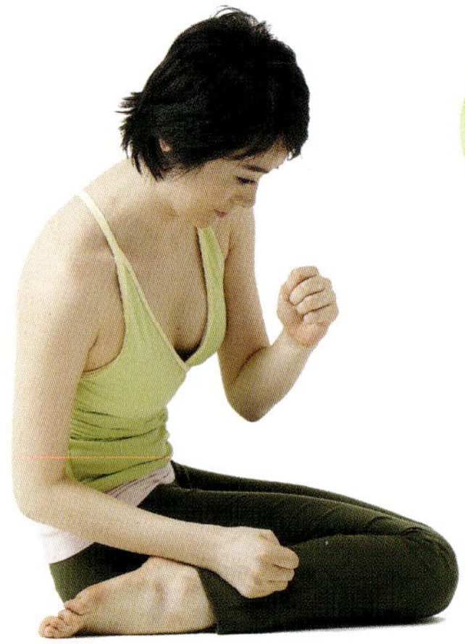

1

- 앉아서 뒤꿈치를 엉덩이 쪽으로 향하게 무릎을 접어 놓고
- 양손 주먹으로 다리 전체를 가볍게 두드려 준다.
- 반대쪽도 같은 요령으로 실시한다

2

- 두 다리를 펴고 발끝을 몸 쪽으로 향하게 한 후 발끝을 잡고
- 내쉬는 호흡에 상체를 내리면서 무릎을 펴준다.
- 10초간 유지하며 3회 실시한다.

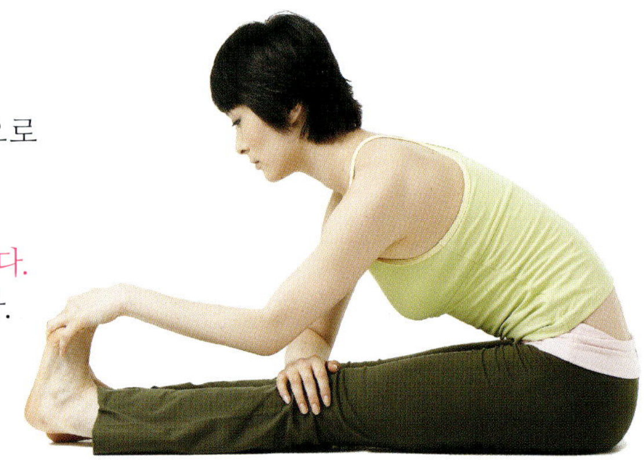

3

- 앉아서 뒤꿈치를 엉덩이 쪽으로 향하게 무릎을 접어 놓고 천천히 바닥에 눕는다.
- 양팔을 위로 뻗고, 10~20초간 유지하며 3회 실시한다.

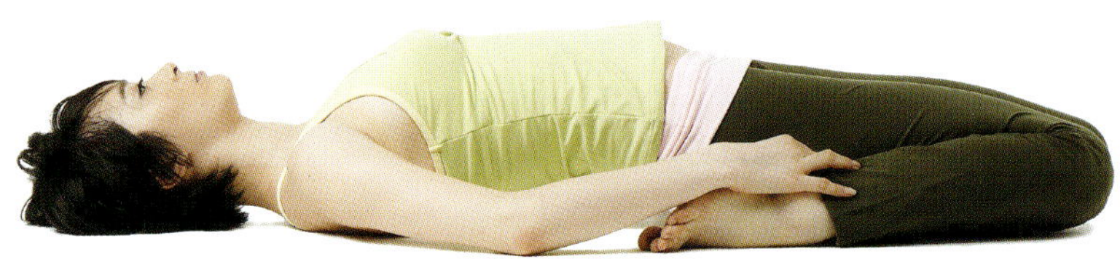

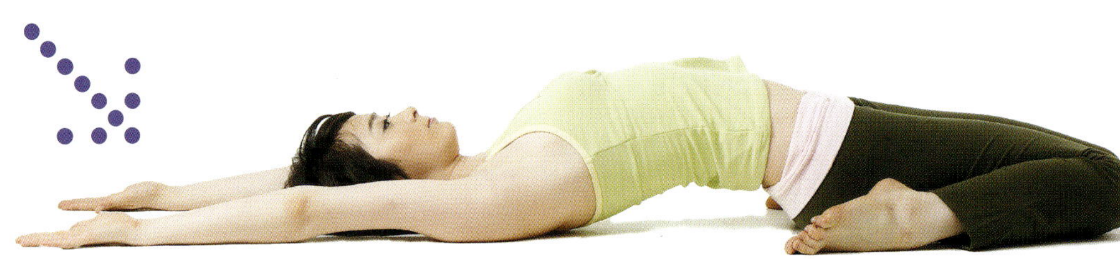

4

- 서서 다리를 앞뒤로 교차한 상태에서 상체를 구부리고 손은 편한 위치에 바닥을 짚는다.
- 내쉬는 호흡에 다리를 끝까지 뻗어 10~20초간 유지하며 3회 실시한다.
- 반대쪽도 같은 요령으로 실시한다.

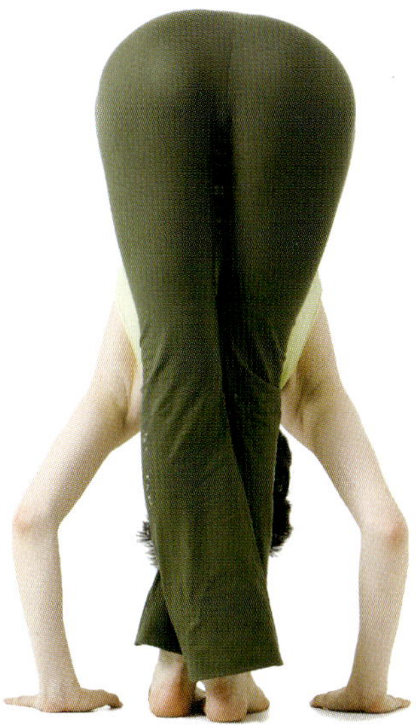

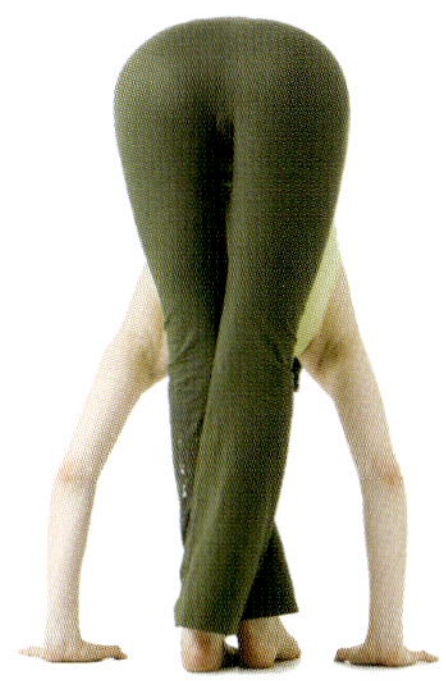

반대쪽

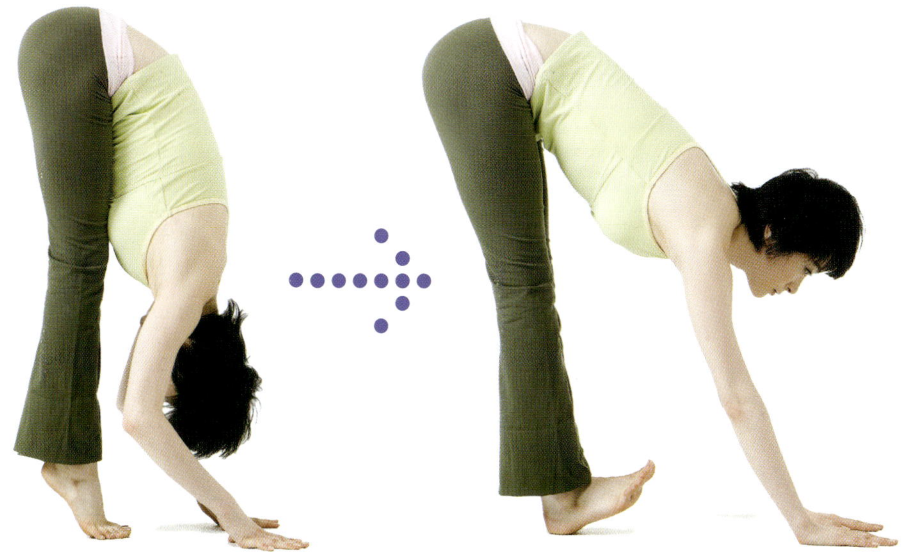

5

- 서서 두 다리를 모으고 상체를 구부린 상태에서 팔은 편한 위치에 바닥을 짚고
- 내쉬는 호흡에 뒤꿈치를 높게 들어 올려 10~20초간 유지하다가
- 이어가는 동작으로 내쉬는 호흡에 발끝을 높게 들어 올려 10~20초간 유지하기를 3회 실시한다.

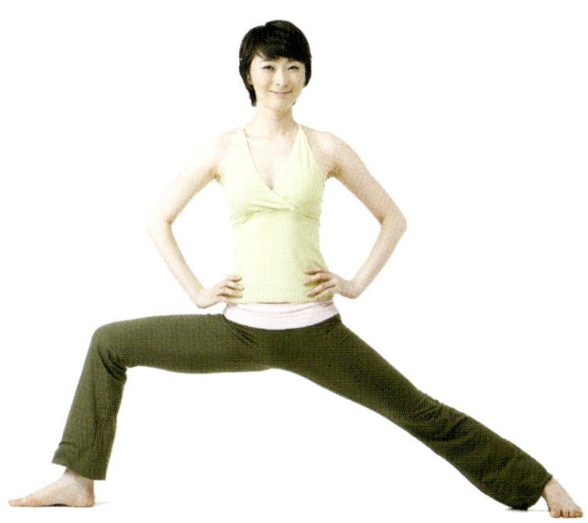

반대쪽

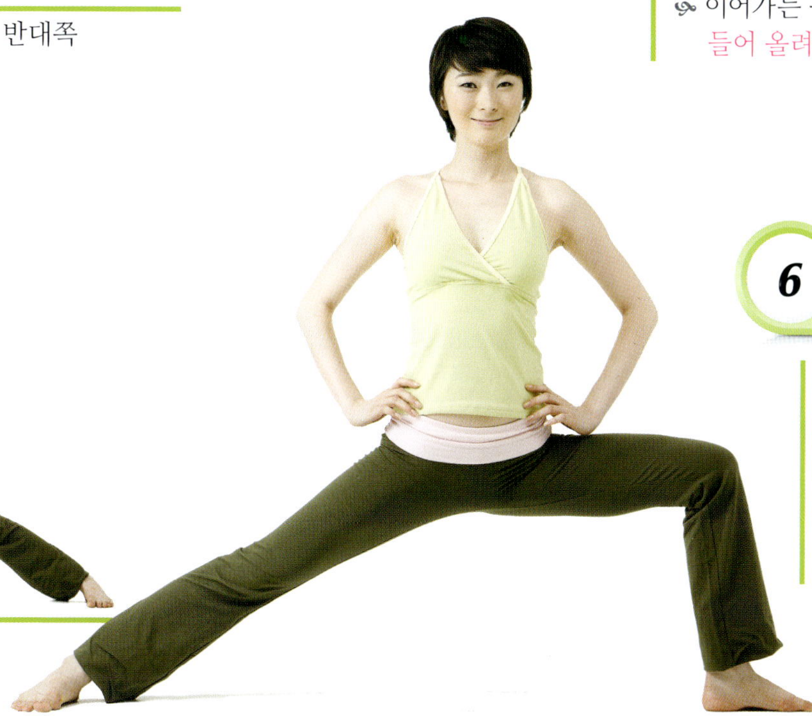

6

- 다리를 넓게 벌리고 서서 양손은 허리 위에 편하게 내려놓고 한쪽 발목을 바깥쪽으로 돌린다.
- 내쉬는 호흡에 무릎을 옆으로 90도 접는다.
- 10~20초간 유지하며 3회 실시한다.
- 반대쪽도 같은 요령으로 실시한다.

5-6
맑은 얼굴 혈색과 얼굴 부기 제거

40개 이상의 얼굴 근육들이 모여 수많은 표정을 만들어 낸다. 얼굴은 내면을 표현해주는 거울과 같다. 그래서 맑은 안면 혈색은 좋은 인상과 더불어 몸과 정신의 건강까지 표현해주는 중요한 요소로 여겨지고 있다.

얼굴의 혈액순환을 원활하게 하고 주름을 예방하기 위해서는 목 주변 경직을 풀어주는 것이 중요하다. 목뼈 주변에서 자세를 잡아주는 큰 근육들은 어깨 근육과 연관이 깊다. 그래서 어깨 부위가 경직되지 않도록 해주는 것도 필요하다.

얼굴, 목, 어깨 주변의 바른 이완 자세는 혈액의 흐름을 원활히 해주어 주름 개선의 효과와 좋은 인상, 노화 방지에 큰 도움을 준다.

1

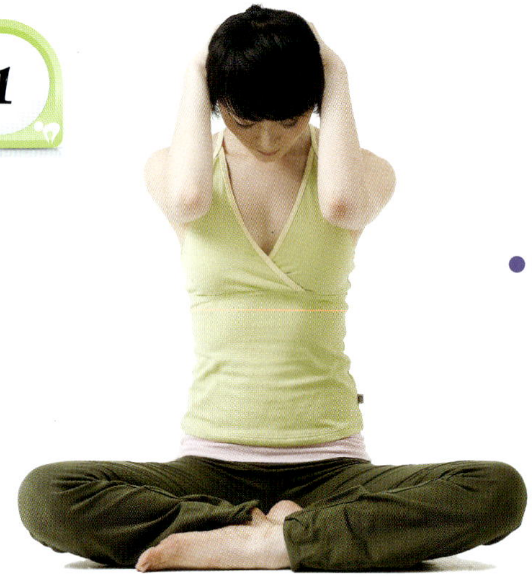

- 무릎을 벌리고 앉은 자세에서 깍지 낀 손으로 정수리 뒤쪽 가까이 잡고
- 내쉬는 호흡에 턱을 쇄골 가까이 당기기를 10~20초간 유지하며 3회 실시한다.

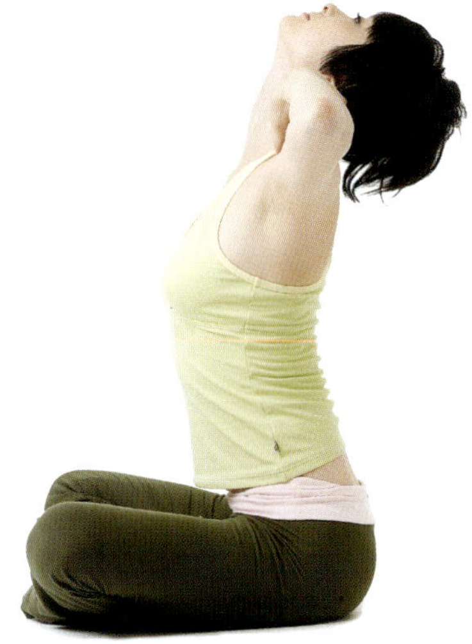

- 양 손가락 네 개로 뒷목의 횡돌기를 누르면서
- 내쉬는 호흡에 턱을 하늘 가까이 들어 올리기를 10~20초간 유지하며 3회 실시한다.

2

- 앉아서 양손은 등 뒤에서 깍지를 끼고
- 마시는 호흡에 팔을 뒤로 뻗고
- 내쉬는 호흡에 고개를 좌, 우로 돌려 손끝을 바라본다. 양쪽 10회 실시한다.

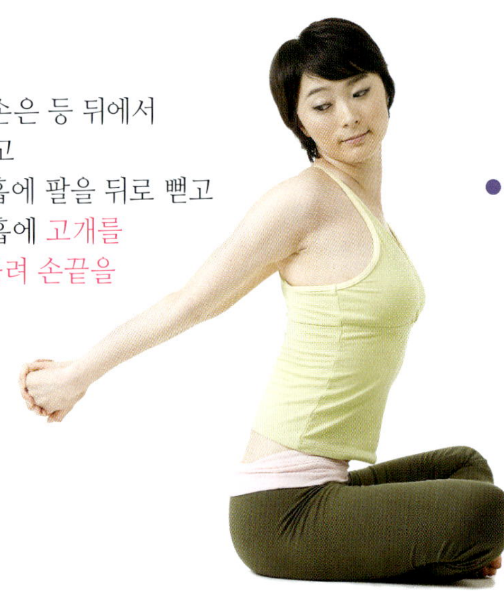

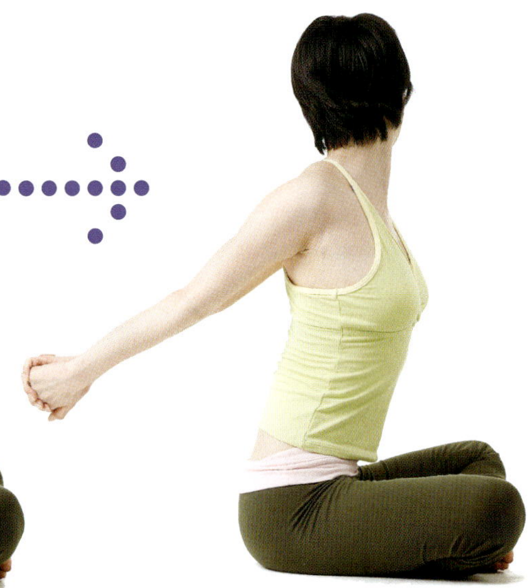

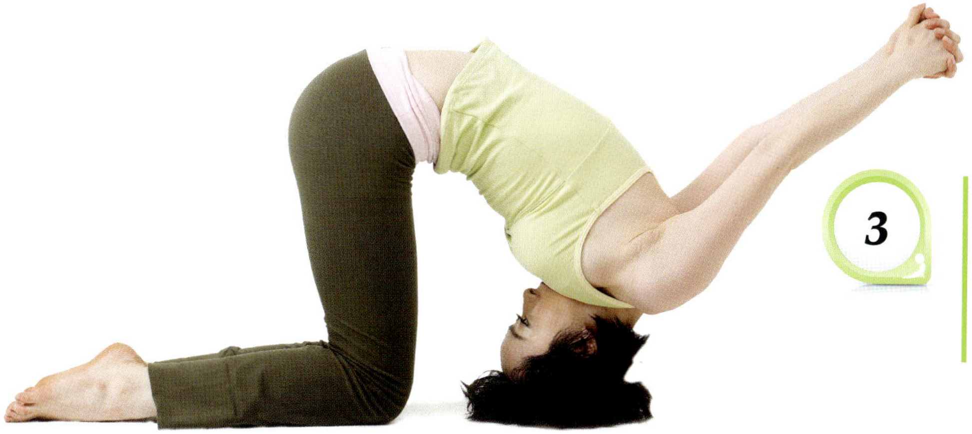

3

- 무릎을 꿇고 앉은 상태에서 등 뒤에서 깍지 낀 상태로 어깨를 활짝 펴고
- 내쉬는 호흡에 엉덩이를 들어 정수리를 바닥에 댄 채 등 뒤의 손을 90도 들어 올린 상태에서 10초간 유지하며 3회 실시한다.

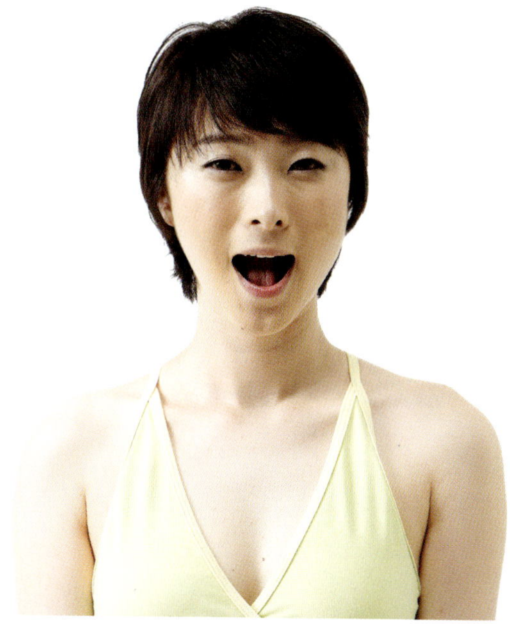

4

- 편하게 앉은 자세에서 천천히 입을 크게 '아' 하고 벌린다. 차례대로 '에' '이' '오' '우' 모양으로 입을 크게 벌린다.
- 3회 정도 실시한다.

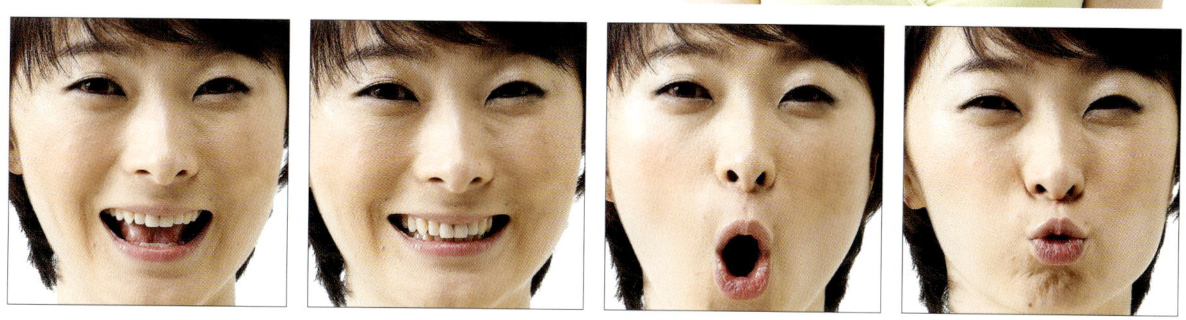

5-7

슬림한 팔

팔과 어깨는 자주 긴장이 되는 부분이다. 스트레스를 많이 받는 경우 민감하게 반응한다.

중년 이후에 흔히 발생하는 어깨 오십견 등은 관절과 어깨 근육의 전형적 통증이다. 심하면 옷을 입을 수 없을 정도로 어깨를 올리지 못한다.

이런 경우엔 통증을 참고 어깨를 자주 움직여 주는 것이 회복에 도움이 된다.

팔과 어깨 라인은 여성스러움의 상징이며, 맵시 있는 몸매의 주요 요소이기도 하다. 팔과 어깨 관련 근육의 이완과 근력 강화는 슬림한 팔을 위한 주요한 요소이다. 근력 수행 전후엔 반드시 어깨와 상완근이 뭉치지 않도록 이완해 주는 것이 중요하다.

어깨와 팔을 수시로 풀어 주는 이완 동작은 가늘고 보기 좋은 팔을 만들어 주는 비법이다.

1

- 고양이 기어가는 자세에서 한 손을 앞으로 쭉 뻗고 무릎을 세운 상태에서
- 내쉬는 호흡에 가슴이 바닥에 닿을 정도로 깊이 내린다.
- 10~20초 정도 복식호흡을 하고 올라오기를 3회 실시한다.
- 반대쪽도 같은 요령으로 실시한다.

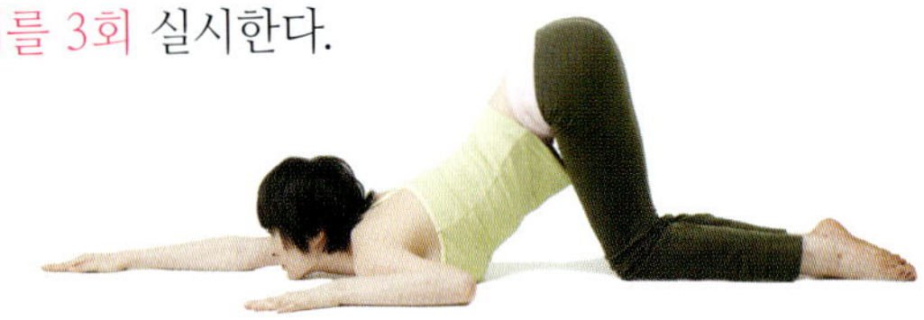

- 반대쪽

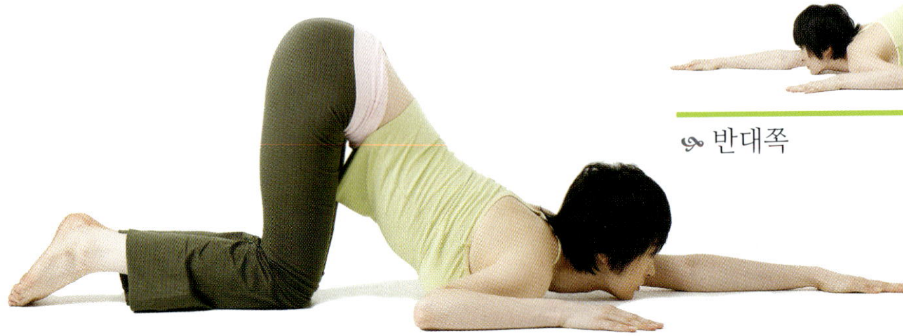

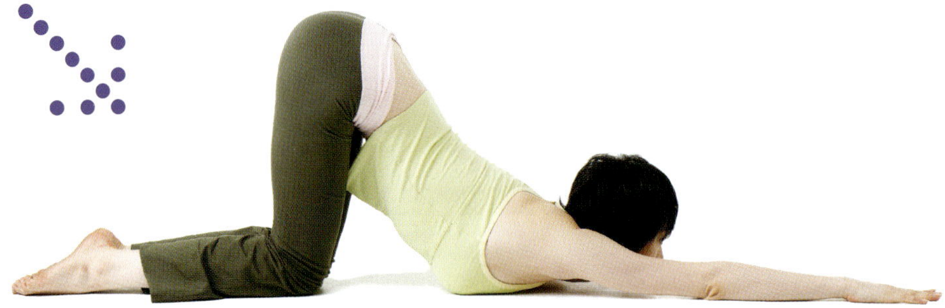

2

- 무릎을 접고 앉은 자세에서 양손을 등 뒤로 깍지를 한 후
- 마시는 호흡에 엉덩이를 들고
- 내쉬는 호흡에 정수리를 바닥에 대고
  10~20초간 유지하며 3회 실시한다.

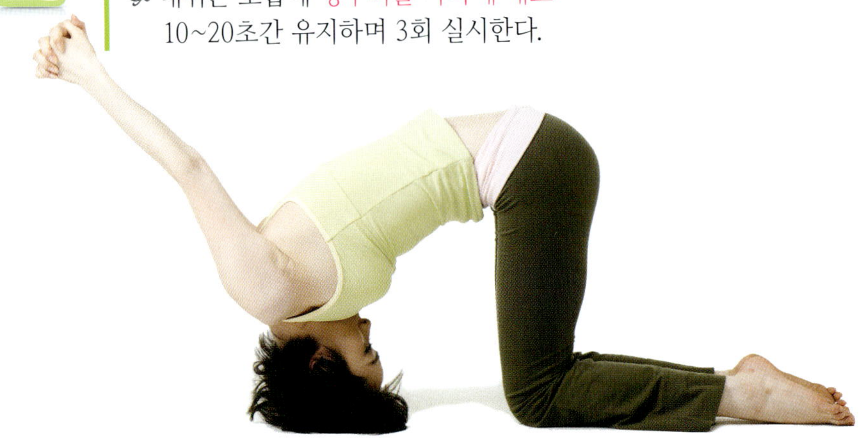

3

- 무릎을 접고 앉은 자세에서 한 손은 위로 한 손은 아래로 해서 등 뒤에서 깍지를 한다.
- 내쉬는 호흡에 두 손을 서로서로 당기고 10~20초 정도 유지하며 3회 실시한다.
- 반대쪽도 같은 요령으로 실시한다.

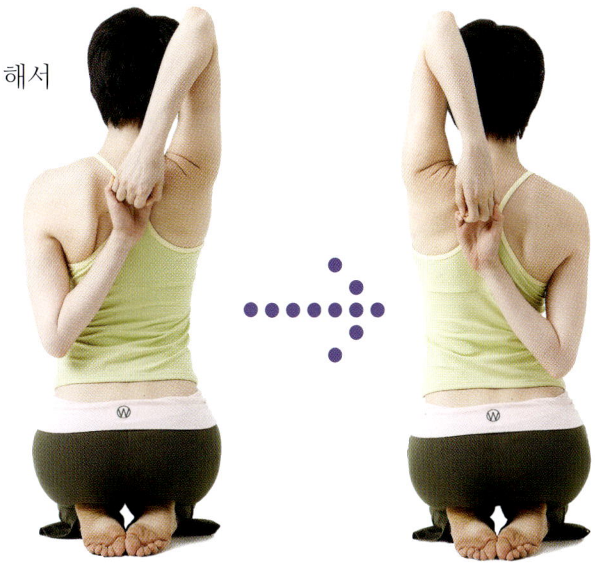

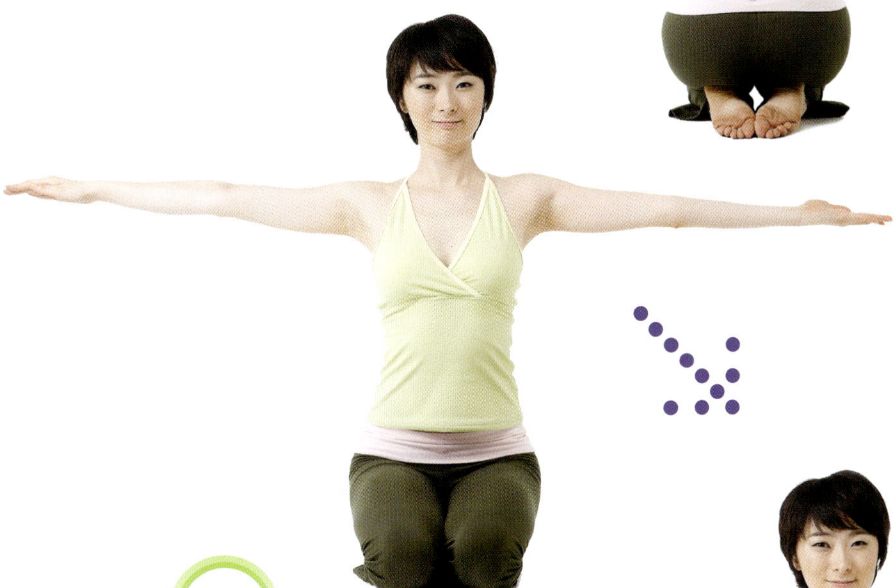

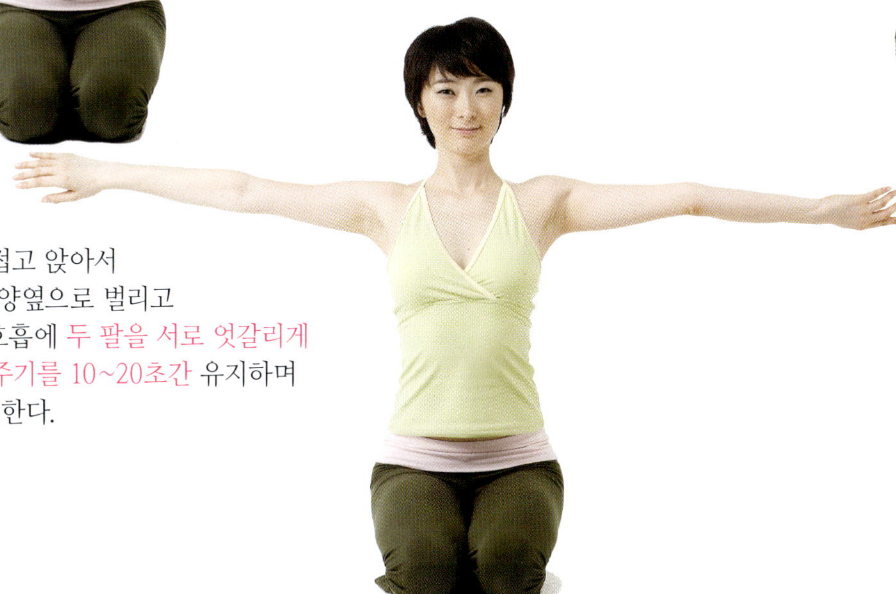

4

- 무릎을 접고 앉아서 두 팔을 양옆으로 벌리고
- 내쉬는 호흡에 두 팔을 서로 엇갈리게 비틀어 주기를 10~20초간 유지하며 3회 실시한다.

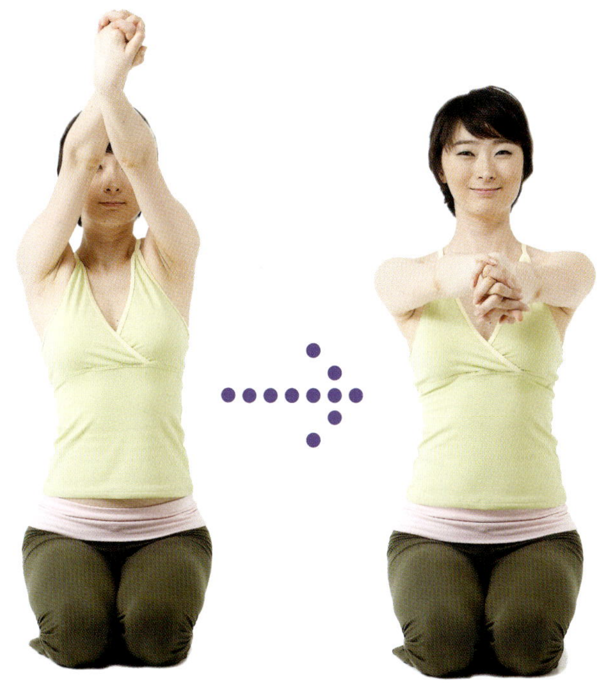

5

- 이어지는 동작으로 내쉬는 숨에 팔을 엇갈리게 모아 안쪽으로 한 번 돌려서 앞으로 뻗는다.
- 뻗은 상태에서 위, 아래로 가볍게 움직이기를 10회 정도 실시한다.
- 반대쪽도 같은 요령으로 실시한다.

5-8

복부비만

음식 섭취량보다 신진대사량이 적을 때 피하지방이 쌓여 필요 없는 군살이 된다. 특히 복부는 운동량이 적거나 오래 앉아 일을 하는 40세 이상 남자에게 지방이 쌓이기 쉬운 곳이다.

복부비만은 낮은 강도로 뛰는 것과 비슷한 유산소 운동을 같이 해주는 것이 효과적이다. 복부의 지방을 에너지로 소비하는 것이 중요하다.

더불어 복사근과 척주 주변을 조여주면서 이완하는 동작과 복직근 이완 동작 이후에 비틀면서 올라오는 복사근 강화와 근력을 유지하는 복직근 강화 동작으로 날씬한 복근을 유지할 수 있다.

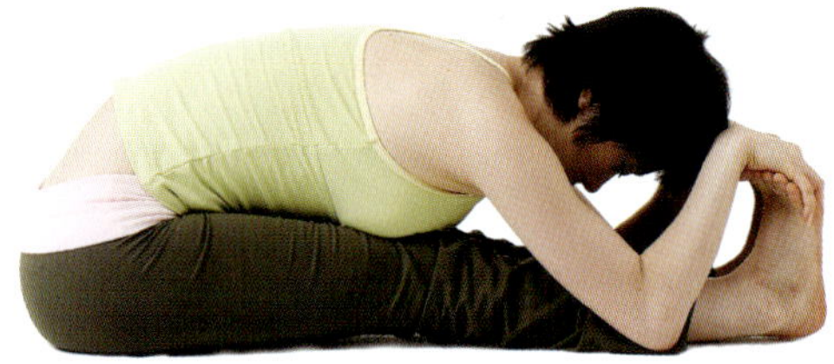

1

- 다리를 앞으로 뻗고 앉은 자세에서
- 내쉬는 호흡에 두 손으로 발바닥을 잡고 상체를 앞으로 숙여 등을 펴준다.
- 10~20초간 유지하고 돌아오기를 3회 정도 실시한다.

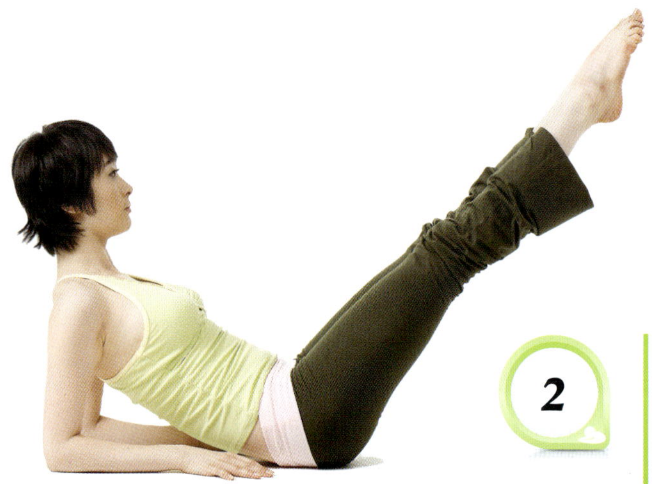

2

- 다리를 앞으로 뻗고 앉은 자세에서 두 팔꿈치를 편하게 바닥에 내려놓고
- 마시는 호흡에 다리를 45도 높이로 들었다가
- 내쉬는 호흡에 15도 높이까지 내리길 10~15회 정도 3회 실시한다.

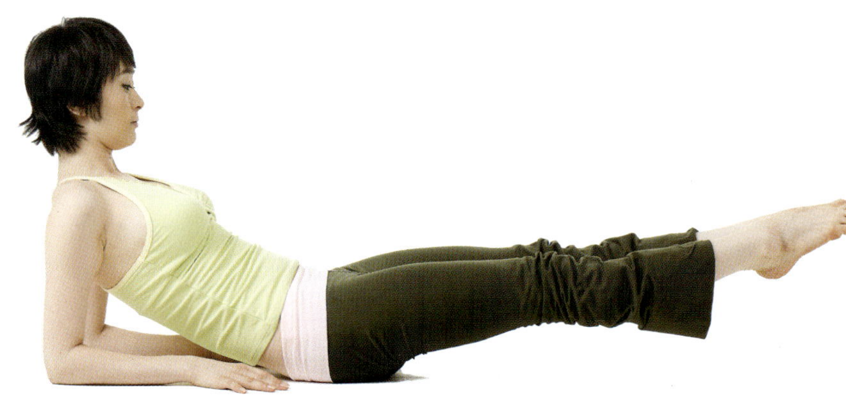

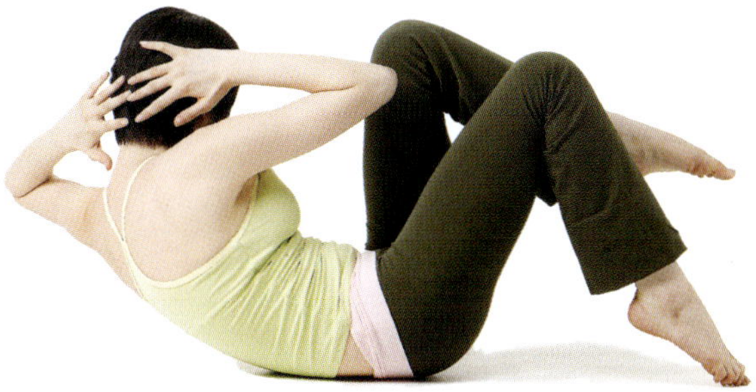

3

- 무릎을 세우고 누워 머리 뒤에서 양손을 깍지 끼고
- 내쉬는 호흡에 왼쪽 팔꿈치와 오른쪽 무릎이 맞닿을 수 있게 상체를 비틀어 올린다.
- 양쪽 번갈아 가면서 10~15회 정도 3회 실시한다.

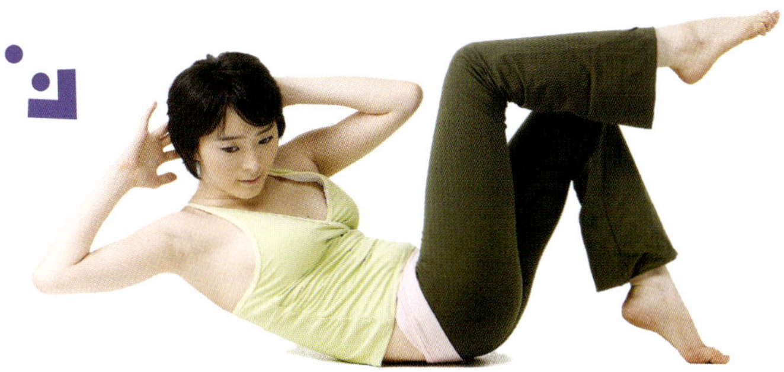

4

- 무릎을 세우고 누워서 머리 뒤에서 양손을 깍지 끼고
- 내쉬는 호흡에 상체를 일으켜 세운다. 10~20초간 유지하고 마시는 호흡에 내려간다.
- 10~15회 정도 3회 실시한다.

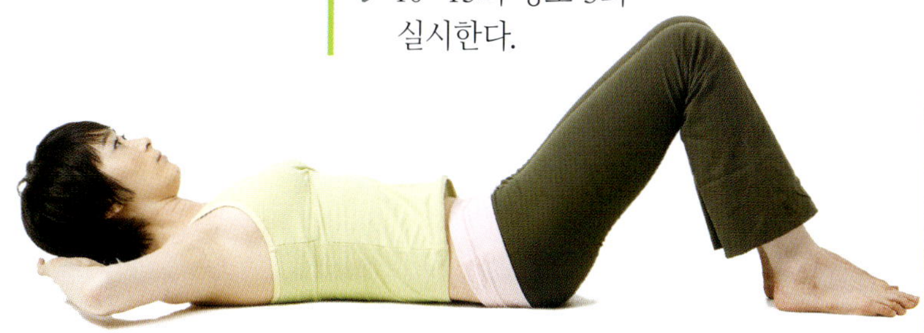

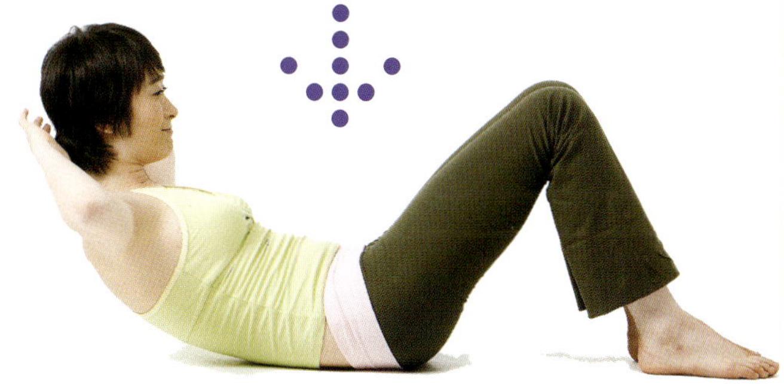

5

- 다리를 펴고 앉아서 두 팔을 앞으로 뻗어
- 내쉬는 호흡에 다리를 45도 높이로 들어 올려 V자 모양을 만들어 10~20초간 유지하고 돌아오기를 3회 정도 실시한다.

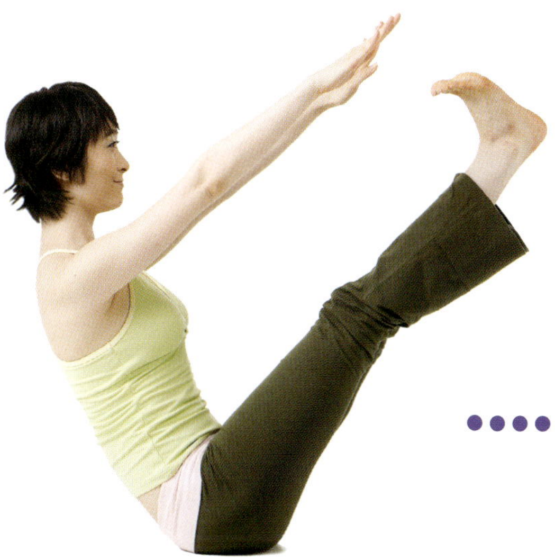

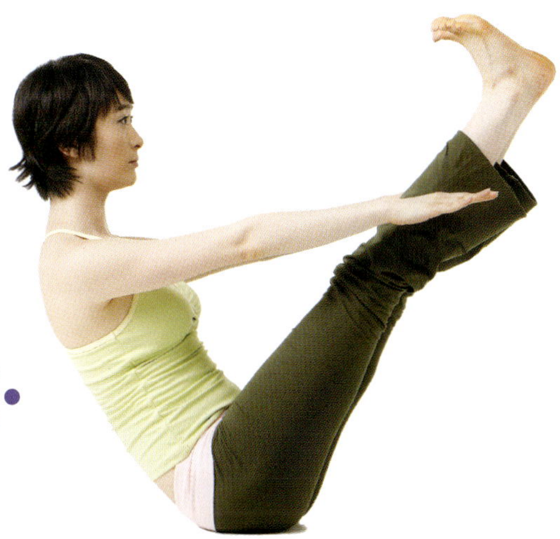

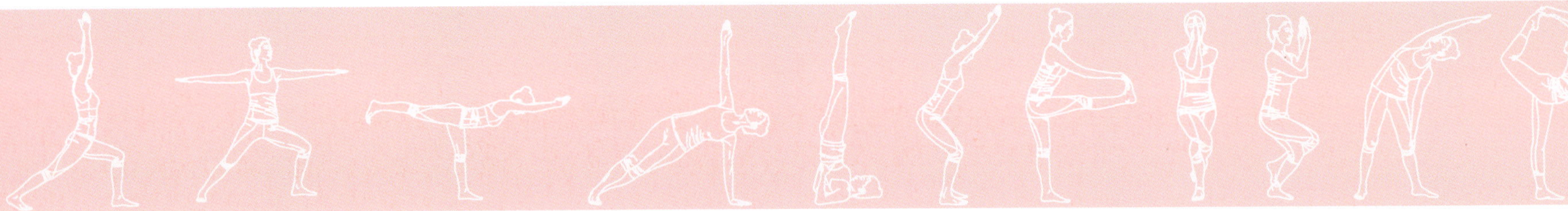

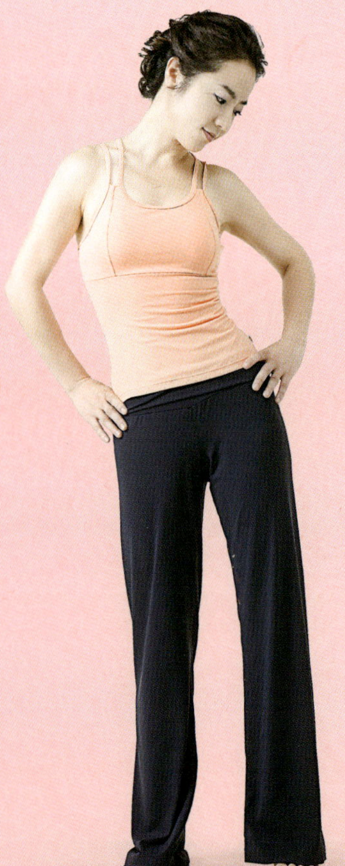

6 운동 전후 해야 할 자연치유 요가

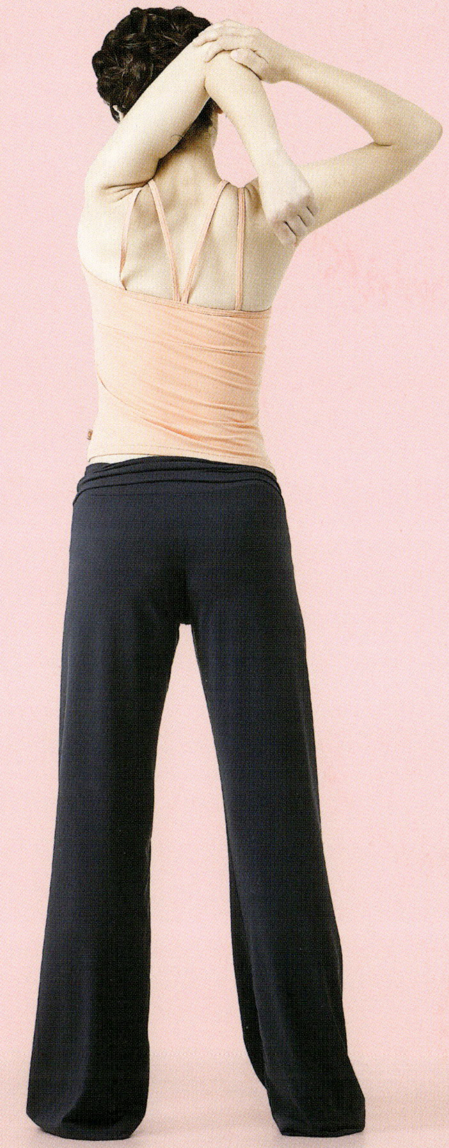

6-1

수영 전후

수영은 전신, 특히 팔과 다리를 많이 움직이는 운동이다.

처음 물에 들어가면 근육이 수축되기 때문에 **입수하기 전에 전신을 풀어 주어 몸에 약간의 온기를 유지하고 들어가는 것이 좋다.**

충분히 풀어 주지 않고 물에 들어가면 종아리 등의 갑작스런 근육 경련과 쥐가 나기 쉽다. 상체와 하체를 많이 이완해 주는 것이 좋다.

척추와 어깨를 이완할 때 좌우로 당기는 근육의 느낌을 비교해 보고 경직이 느껴지는 부위를 더욱 심도 깊게 풀어 주면 균형적인 근력으로 경기력 향상에 더욱 큰 효과를 볼 수 있다.

1

- 서서 손바닥이 하늘을 향하게 깍지 낀 상태에서
- 마시는 호흡에 등을 있는 힘껏 늘리며 허리를 젖혀 허리에 힘을 느낀다.
- 10~20초간 유지하고 돌아오기를 3회 정도 실시한다.

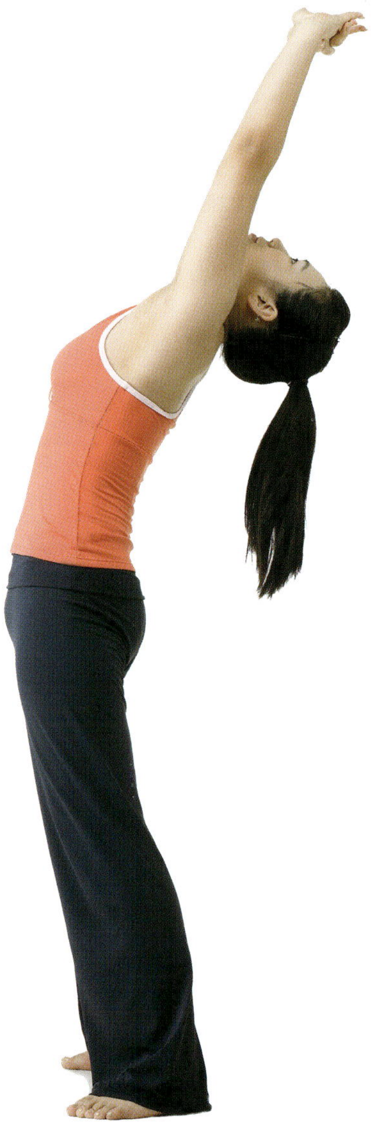

- 등 뒤에서 깍지 한 상태에서
- 내쉬는 호흡에 머리와 상체를 아래로 내린다.
- 10~20초간 유지하고 돌아오기를 3회 정도 실시한다.

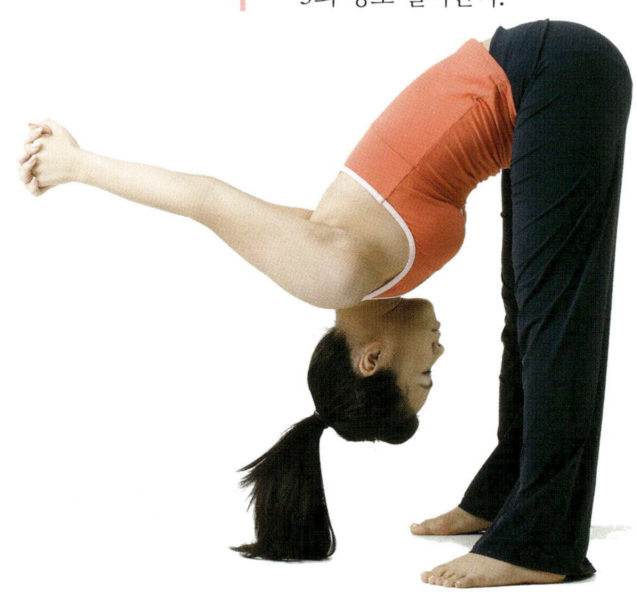

2

- 서서 두 팔을 들어 한 손으로 반대쪽 팔꿈치를 잡아 바닥 쪽으로 내린다.
- 10~20초간 유지하고 돌아오기를 3회 정도 실시한다.
- 반대쪽도 같은 요령으로 실시한다.

3

- 서서 두 팔을 앞으로 뻗고 주먹을 쥐며 상체만 왼쪽으로 비튼다.
- 10~20초간 유지하고 돌아온다.
- 좌, 우 번갈아가며 3회 정도 실시한다.

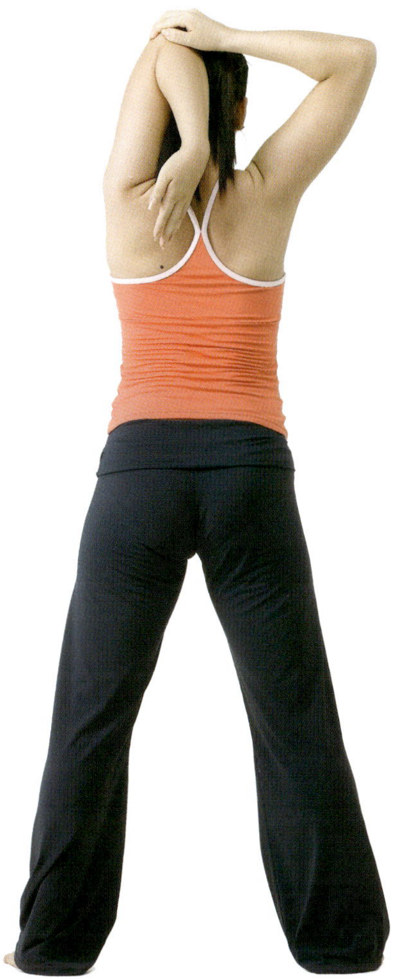

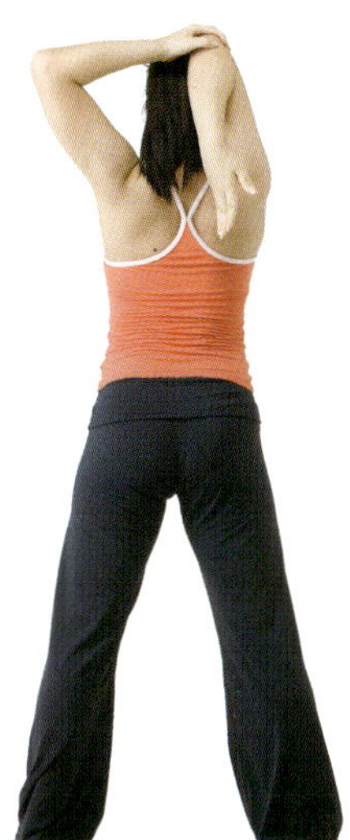

반대쪽

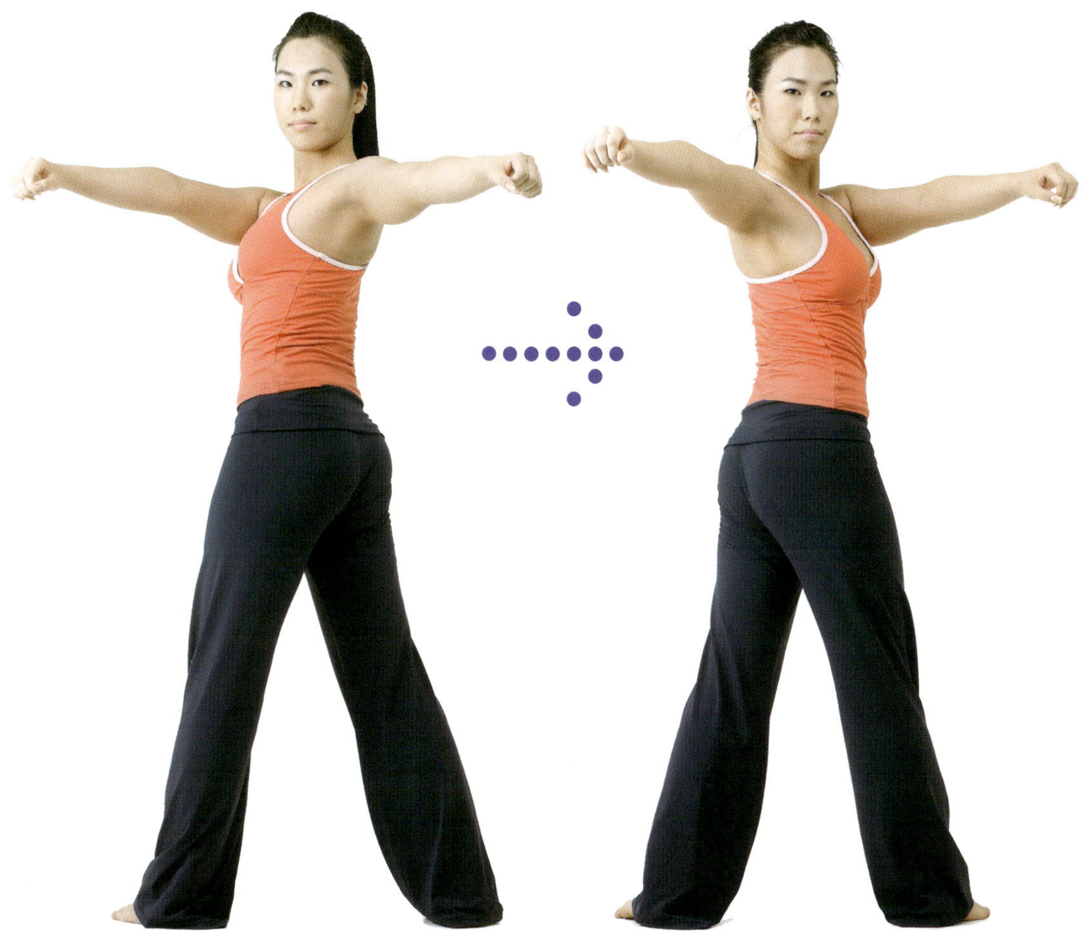

4

- 무릎으로 서 있는 자세에서 허리를 뒤로 젖히며 한 손은 발목을 잡고
- 반대쪽 팔은 뒤로 보내 내쉬는 호흡에 고개를 젖힌 상태로 10~20초간 유지하고 돌아오기를 3회 정도 실시한다.
- 반대쪽도 같은 요령으로 실시한다.

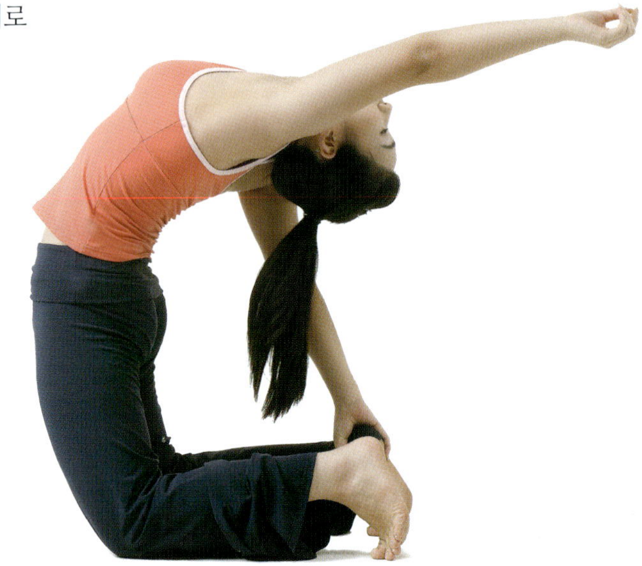

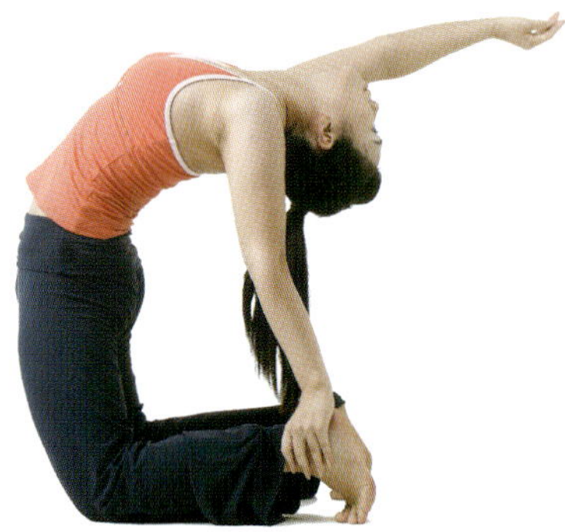

반대쪽

5

- 다리 뻗고 앉은 상태에서 발목을 가볍게 돌려 풀어 준 후 한 손은 무릎을 누르고 한 손으로 발끝을 잡아 몸 쪽으로 당긴다.
- 10~20초간 유지하고 돌아오기를 3회 정도 실시한다.
- 반대쪽도 같은 요령으로 실시한다.

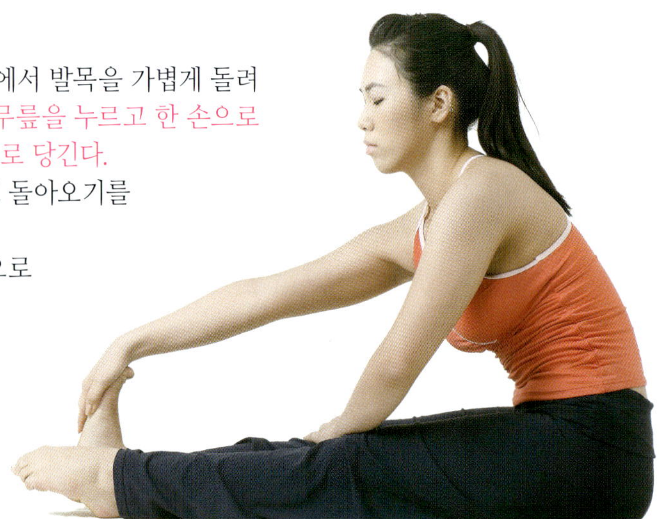

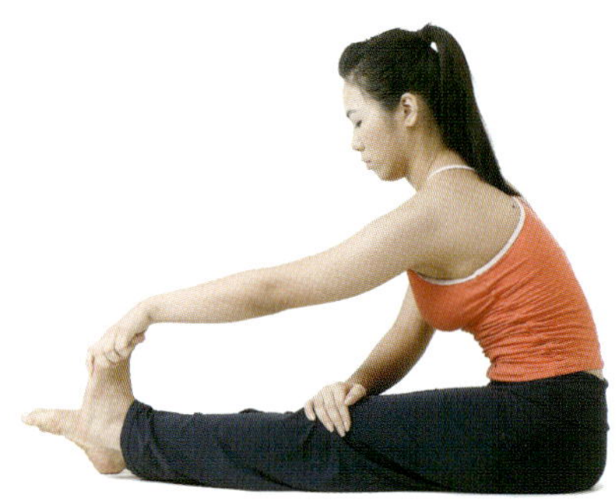

반대쪽

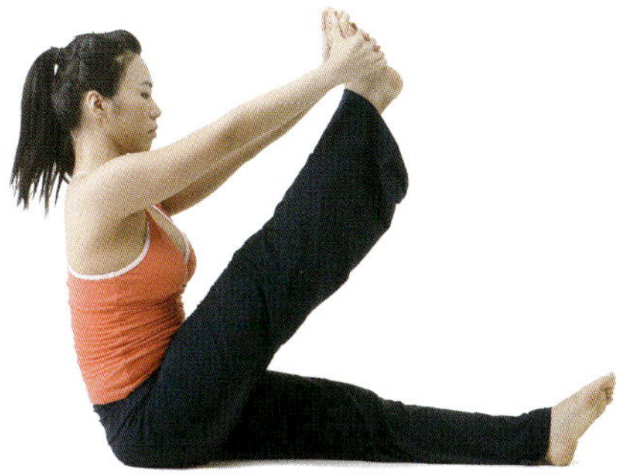

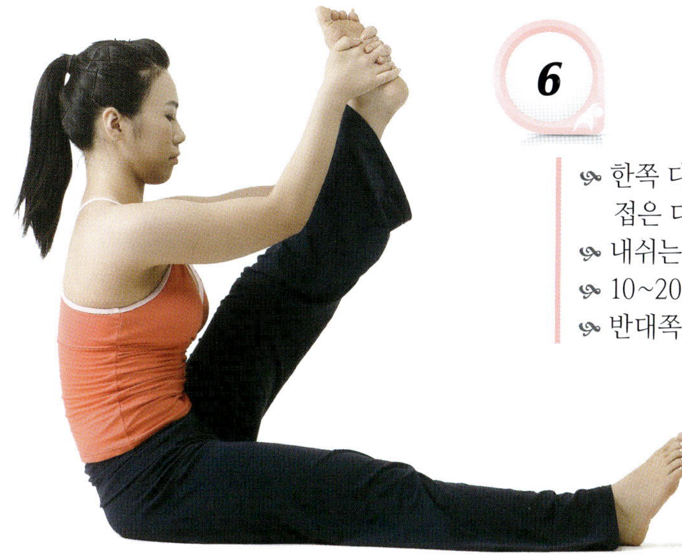

반대쪽

6

- 한쪽 다리는 반 접고 앉아 깍지 낀 손으로 접은 다리 발바닥을 감싼다.
- 내쉬는 호흡에 무릎을 펴면서 얼굴 가까이 당긴다.
- 10~20초간 유지하고 돌아오기를 3회 정도 실시한다.
- 반대쪽도 같은 요령으로 실시한다.

7

- 한쪽 다리는 반 접고 깍지 낀 손으로
- 발등을 감싸 위로 들어 몸 쪽으로 당긴다.
- 10~20초간 유지하고 돌아오기를 3회 정도 실시한다.
- 반대쪽도 같은 요령으로 실시한다.

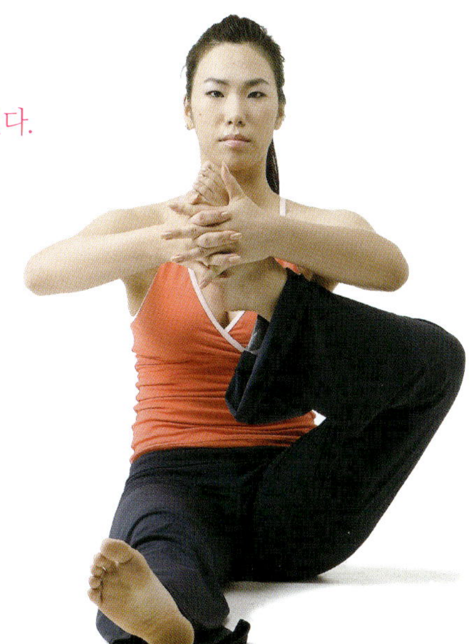

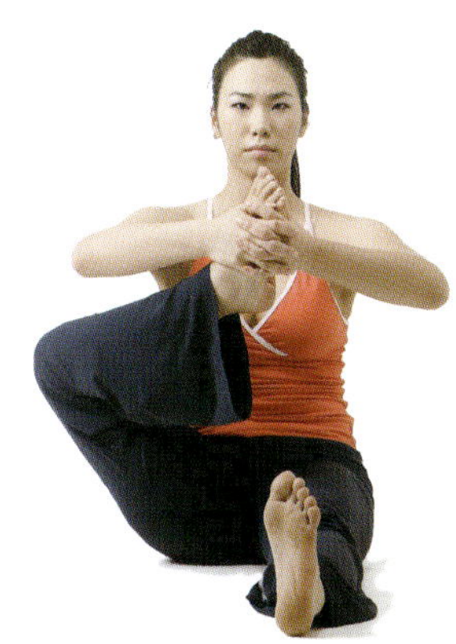

반대쪽

6-2

골프와 테니스 전후

골프와 테니스는 몸을 한쪽으로 틀면서 움직이는 과격한 스포츠여서 근육과 골격 질환과 관련해서 통증의 요소가 많은 운동이다. **골프와 테니스는 하체를 많이 쓰기 때문에 대퇴근을 많이 풀어 주어야 한다.**

척추를 한 방향으로 이용하는 스포츠라는 것을 감안하여 움직이는 반대 방향으로 척추를 풀어 주고, 오른쪽 상완근을 더욱 이완해 주어야 순간적인 근육 위축으로 인한 부상에서 벗어날 수 있다.

한쪽 어깨와 허리만 움직이면 근육과 골격의 변형을 초래할 수 있다. 좌우 상완근과 척추를 이완할 때 당기는 느낌이 든다면 운동 전후 집중해서 해당 부분을 풀어 주어야 한다.

1

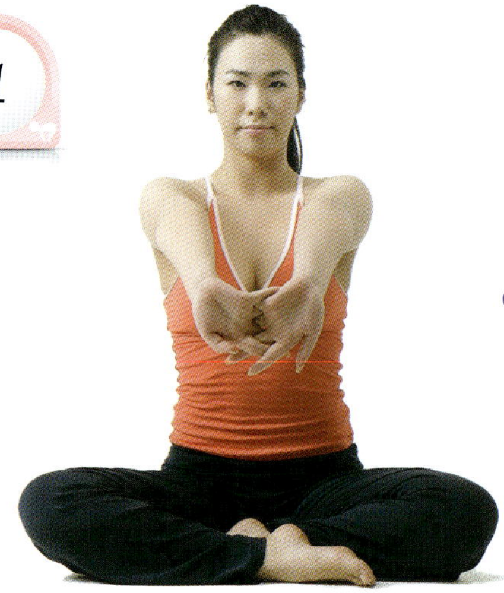

- 허리를 바르게 세우고 앉은 상태에서 두 손은 깍지를 끼고 뒤집어 바깥쪽으로 민다.
- 10~20초간 유지하고 돌아오기를 3회 정도 실시한다.

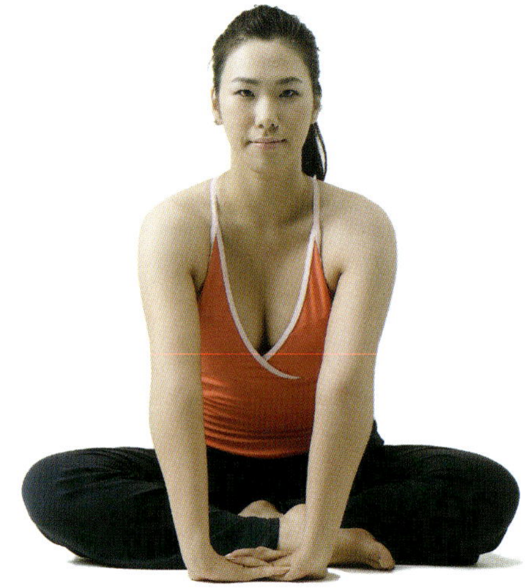

- 옆 상태에서 깍지 낀 손을 바닥으로 내려놓는다.
- 10~20초간 유지하고 돌아오기를 3회 정도 실시한다.

2

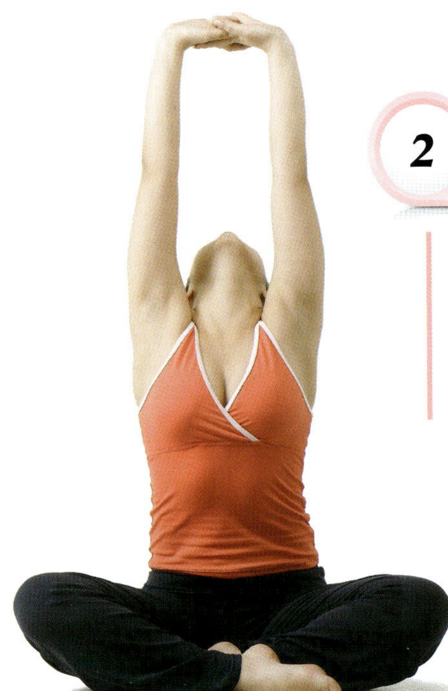

- 두 손은 깍지를 끼고
- 내쉬는 호흡에 기지개를 켜면서 시선은 하늘을 바라본다.
- 10~20초간 유지하고 돌아오기를 3회 정도 실시한다.

3

- 무릎을 펴고
- 내쉬는 호흡에 상체가 내려간다.
  손은 바닥을 짚고
  발뒤꿈치를 바닥에서 들어 올린다.
- 10~20초간 유지하고 돌아오기를
  3회 정도 실시한다.

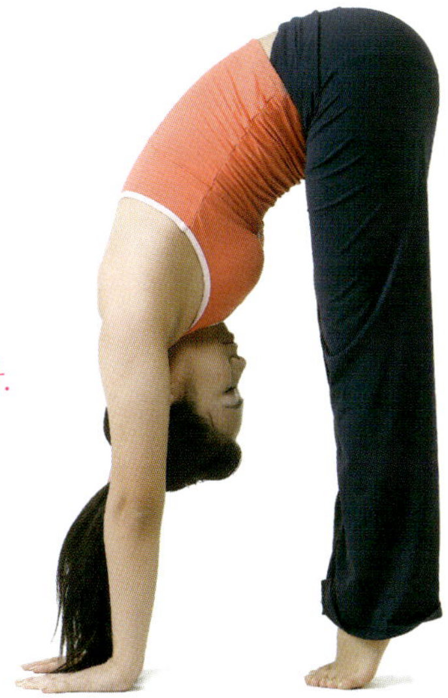

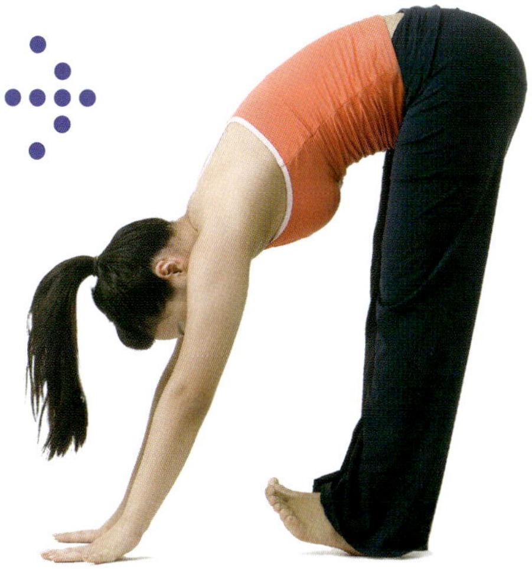

- 무릎을 펴고
- 내쉬는 호흡에
  상체가 내려간다.
  손은 바닥을 짚고
  발가락을 들어 올린다.
- 10~20초간 유지하고
  돌아오기를 3회 정도
  실시한다.

4

- 한쪽 다리를 반 접고, 손으로 발목과 발등을 잡아
  몸 쪽으로 강하게 당긴다.
- 이 상태를 10~20초간 유지하고 돌아오기를
  3회 정도 실시한다.

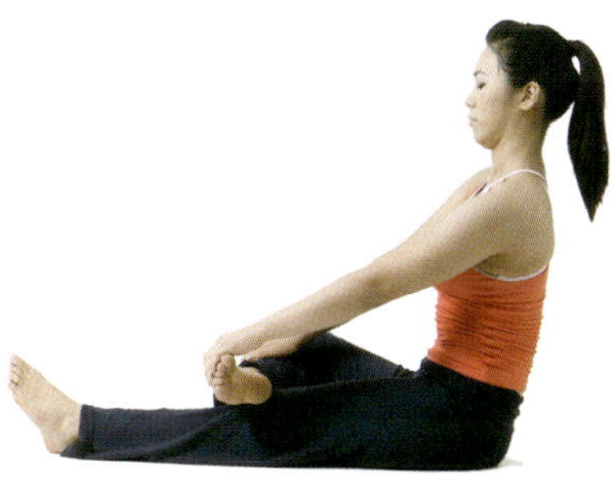

- 반대쪽

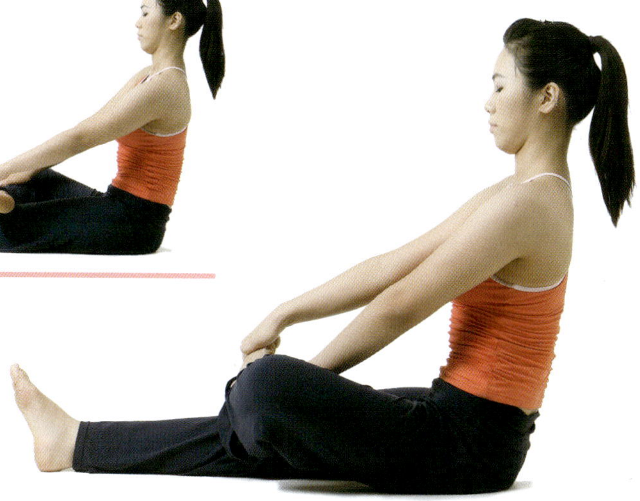

5

- 다리를 적당히 벌리고 서서
  두 팔을 앞으로 뻗고
- 내쉬는 호흡에
  상체만 왼쪽, 오른쪽으로 천천히
  움직이다가 10~20초간 유지한다.
- 왼쪽과 오른쪽으로 비틀기를
  1:3의 비율로, 오른쪽으로 좀 더
  많이 비튼다.

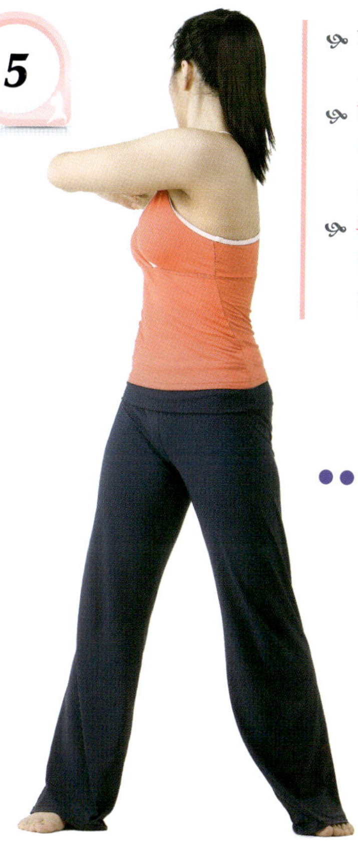

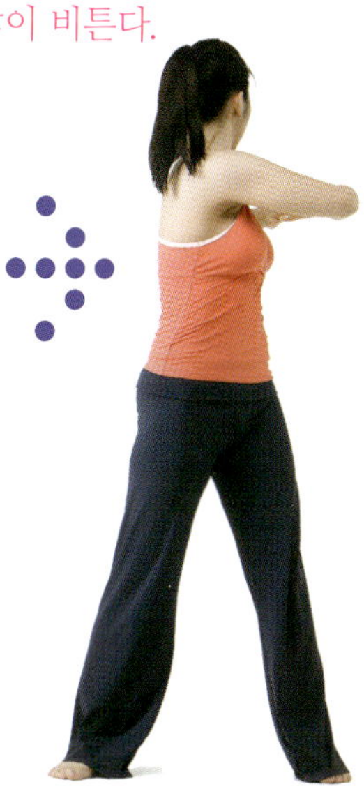

6-3

조깅과 축구 전후

조깅이나 축구는 최소 30분 이상을 달리는 운동이다. 준비 없이 바로 달리다가 종아리 등의 하지 근육에 위축이 있을 수 있기에 **운동 전에 반드시 대퇴근(넓적다리)와 종아리를 집중적으로 이완**해 주어야 한다.

팔을 움직이면서 전신을 모두 사용하는 운동이라 몸 전반을 한 번씩 풀어 주는 것이 좋다. 제자리에서 가볍게 뛰면서 근육을 풀어 주면 좋다. **운동 후에는 하지 근육을 반드시 풀어 주어야 한다.**

1

- 다리를 옆으로 벌리고 앉아 두 손을 바닥에 내려놓고
- 내쉬는 호흡에 왼다리 방향으로 상체가 내려간다.
- 이 상태로 10~20초간 유지하기를 3회 정도 실시한다.
- 반대쪽도 같은 요령으로 실시한다.

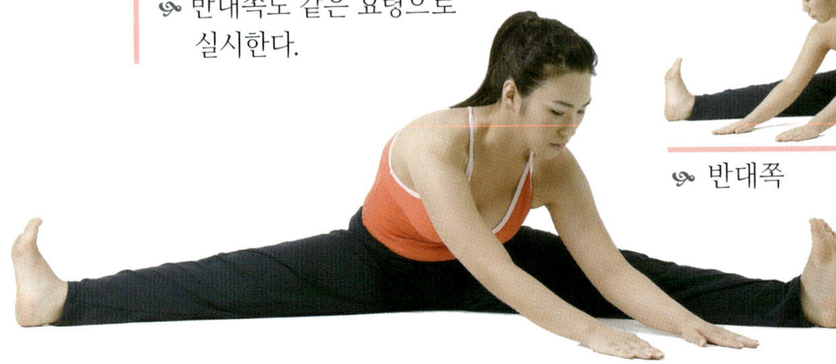

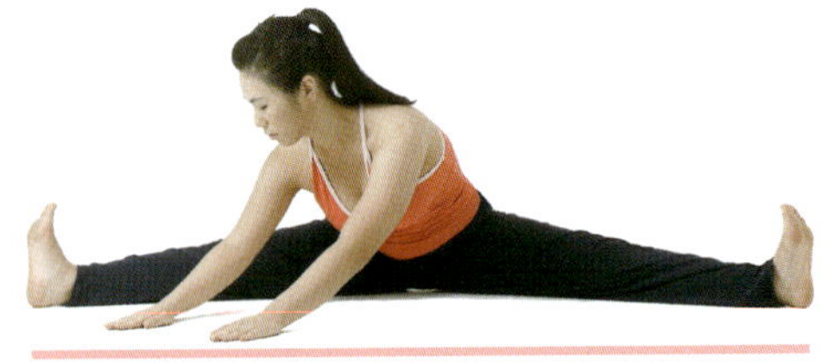

반대쪽

2

- 서서 손바닥이 위로 가게 깍지 낀 상태에서
- 마시는 호흡에 등을 있는 힘껏 늘리며 허리를 젖혀 허리에 힘을 느낀다.
- 10~20초간 유지하고 돌아오기를 3회 정도 실시한다.

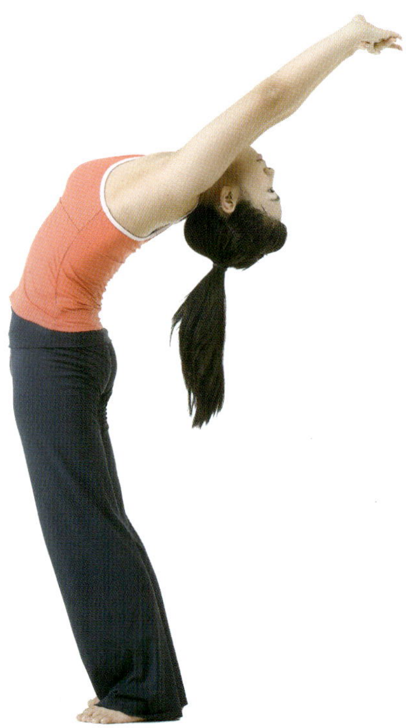

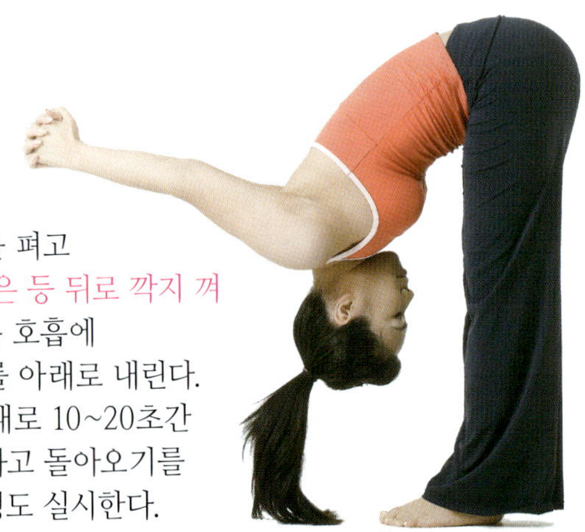

- 무릎을 펴고 두 손은 등 뒤로 깍지 껴
- 내쉬는 호흡에 상체를 아래로 내린다.
- 이 상태로 10~20초간 유지하고 돌아오기를 3회 정도 실시한다.

3

- 다리를 어깨너비 2배 정도로 벌리고 손으로 무릎을 잡는다.
- 내쉬는 호흡에 한 쪽씩 무릎을 접으며 내려간다.
- 좌, 우로 10~20초간 유지하기를 3회 정도 실시한다.

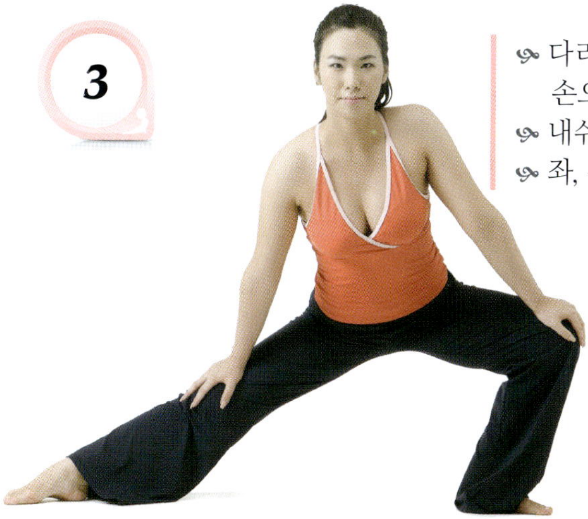

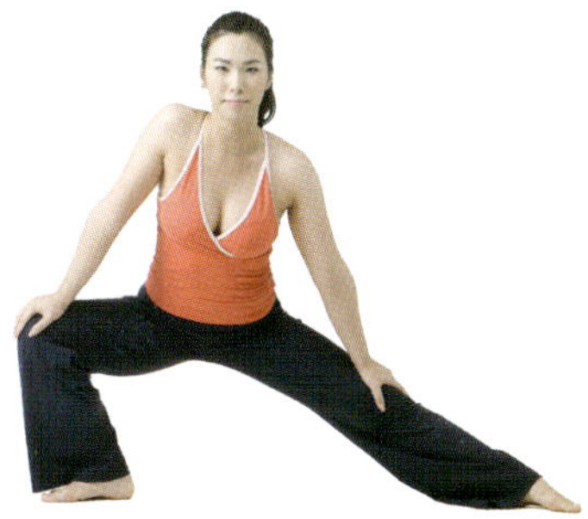

반대쪽

4

- 다리를 적당히 벌리고 서서 두 손은 허리 위로 올려놓고
- 좌, 우, 앞, 뒤로 천천히 골반을 돌린다. 10회 이상 실시한다.

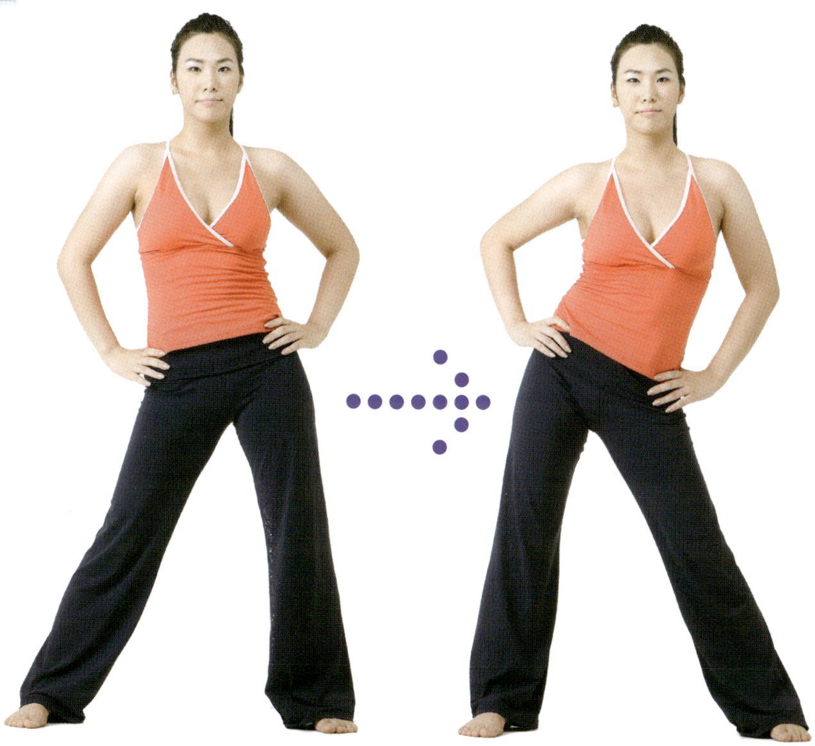

5

- 한쪽 다리를 반 접고 두 손을 등 뒤로 깍지 껴 발등을 감싼다.
- 마시는 호흡에 다리를 하늘로 들어 올린다.
- 10~20초간 유지하고 돌아오기를 3회 정도 실시한다.
- 반대쪽도 같은 요령으로 실시한다.

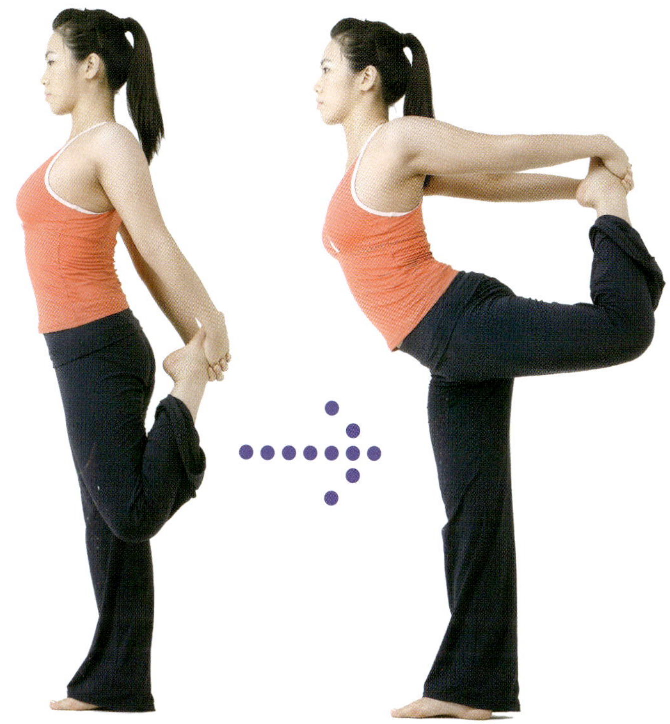

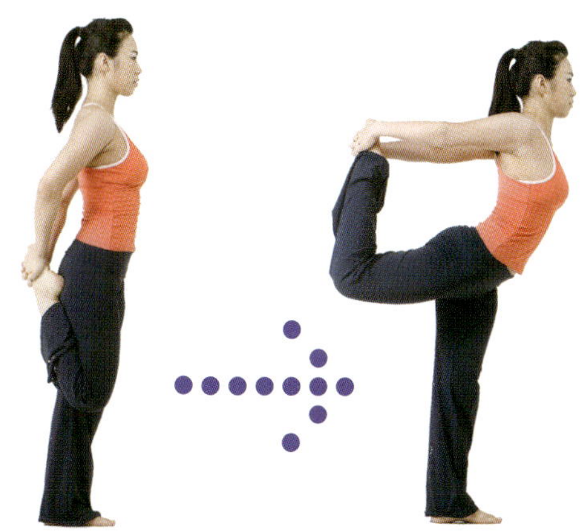

반대쪽

6-4

볼링 전후

가볍게 달리면서 허리와 손을 움직이는 볼링은 특히 하지의 유연성과 힘을 기본으로 하는 운동이다. 볼링을 하기 전에 **대퇴근(넓적다리) 근육을 집중적으로 충분히 이완을 해주는 것이 중요하다.** 동시에 허리와 어깨도 같이 이완을 해준다.

간혹 한쪽 어깨와 허리만 움직이면 근육과 골격의 변형을 초래할 수 있다. 오른쪽과 왼쪽의 상완근과 척추를 이완할 때 당기는 느낌이 든다면 그 방향에 더욱 심도 깊은 이완이 운동 전후에 필요하다.

1

- 편하게 앉아서 깍지 낀 두 손을 위로 뻗고
- 내쉬는 호흡에 오른쪽으로 내려간다.
- 10~20초간 유지하고 돌아오기를 3회 정도 실시한다.
- 반대쪽도 같은 요령으로 실시한다.

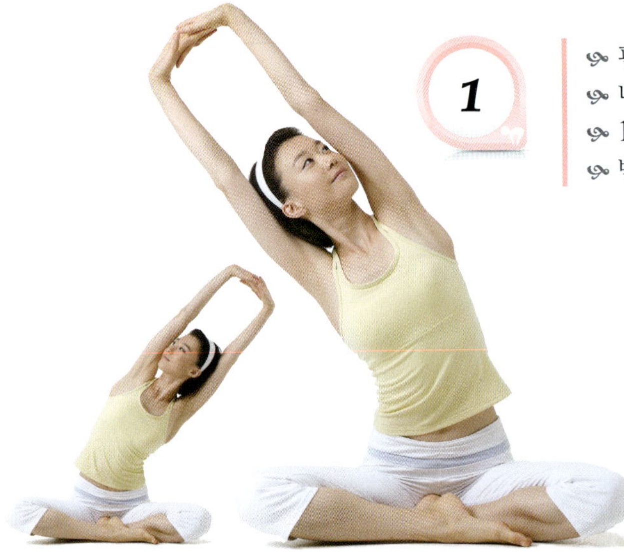

반대쪽

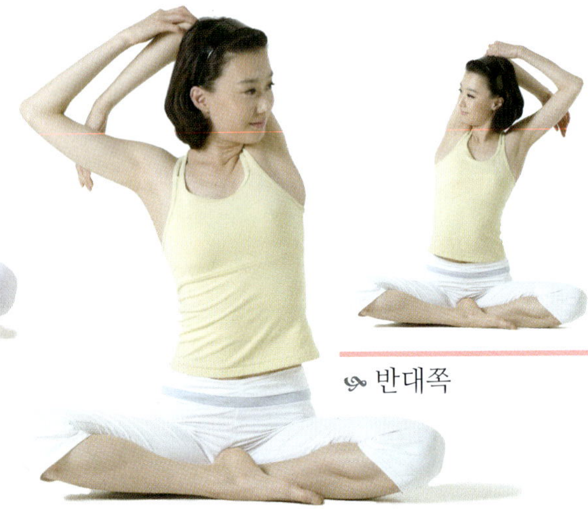

반대쪽

2

- 편하게 앉아서 두 팔을 위로 올려 한쪽 팔을 접어 나머지 손으로 팔꿈치를 잡고
- 내쉬는 호흡에 팔꿈치를 아래로 끌어당긴다.
- 10~20초간 유지하고 돌아오기를 3회 정도 실시한다.
- 반대쪽도 같은 요령으로 실시한다.

3

- 다리를 앞으로 뻗고 앉은 자세에서
- 다리를 하나씩 내쉬는 호흡에 들어 무릎을 펴주며 10~20초간 유지한다.
- 반대쪽도 같은 요령으로 실시한다.
- 조금 더 어색했던 방향으로 두 번 더 실시한다.

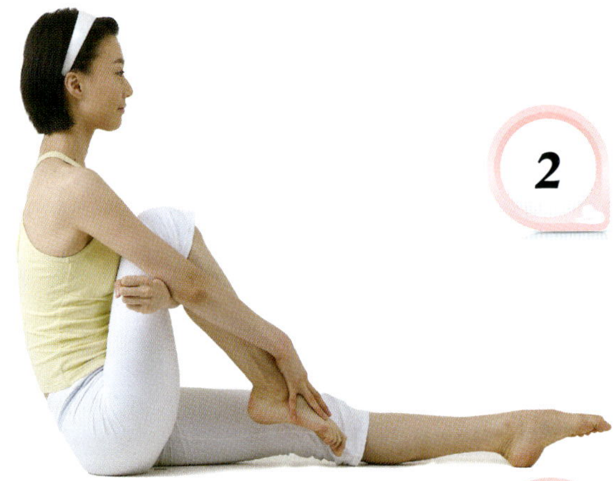

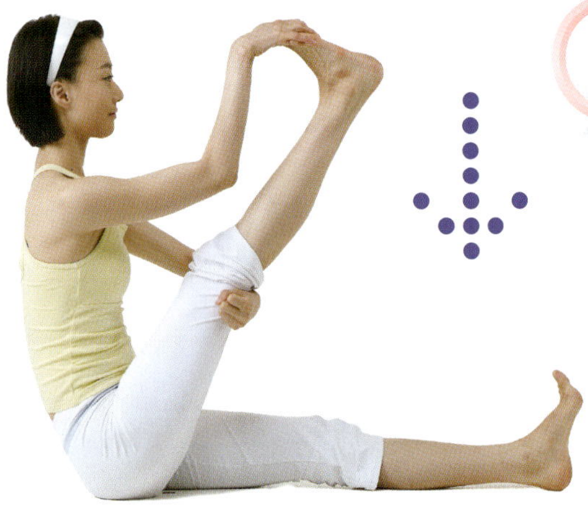

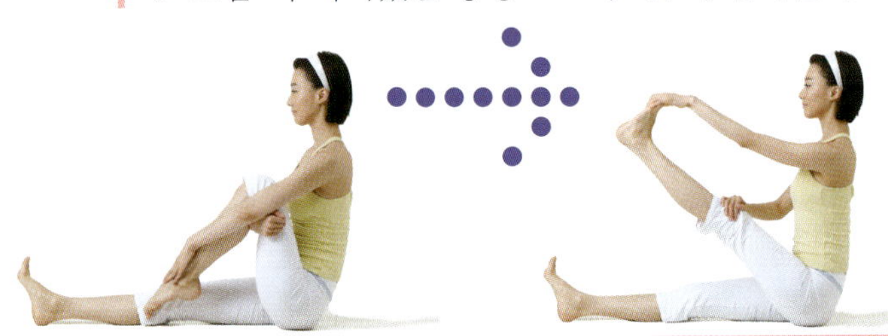

반대쪽

4

- 두 다리를 모으고 서서 상체를 숙여 양손으로 무릎 위를 잡고
- 천천히 무릎을 원 그리듯 돌려주기를 10회 실시한다.
- 반대쪽도 같은 요령으로 실시한다.

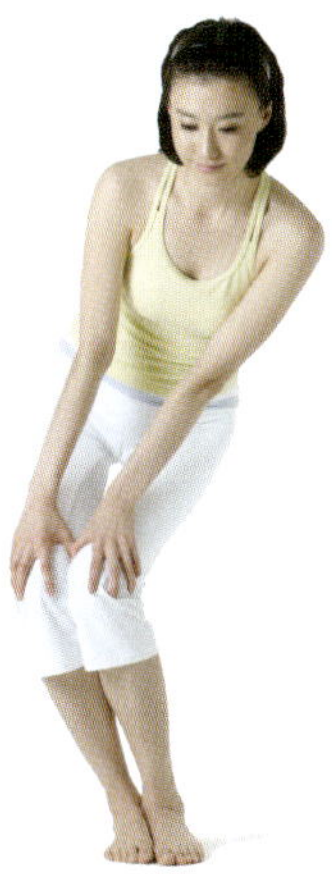

반대쪽

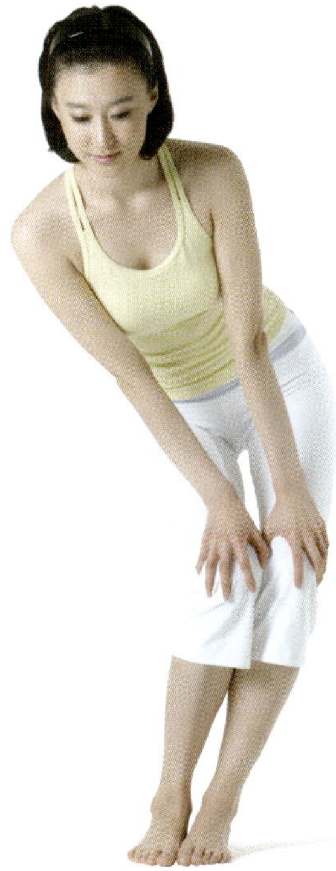

5

- 무릎을 접고 앉아 한쪽 다리를 옆으로 뻗고 양손을 무릎 위에 올리고
- 내쉬는 숨에 뻗은 다리 허벅지를 바닥 가까이 지그시 눌러 주고 10~20초 유지하기를 3회 실시한다.
- 반대쪽도 같은 요령으로 실시한다.

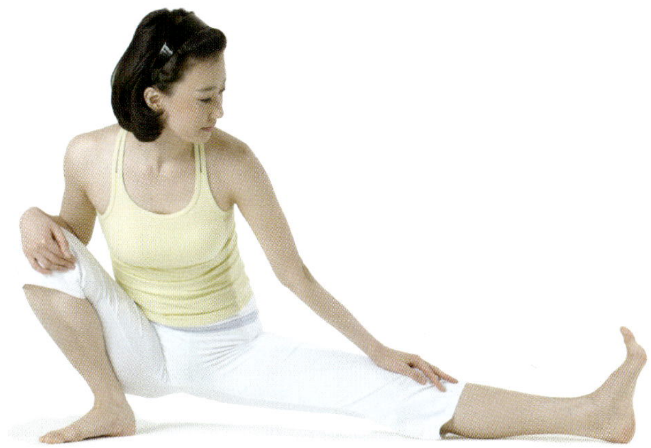

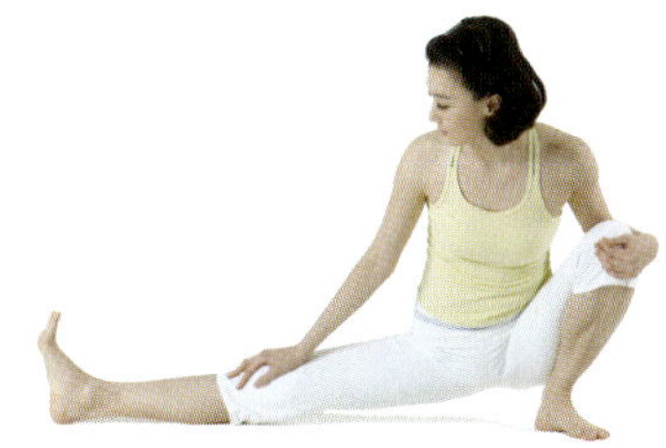

반대쪽

7

- 등 뒤에서 깍지 한 상태에서
- 내쉬는 호흡에 고개를 땅에 떨구고 최대한 등을 들어 올린다.
- 10~20초간 유지하며 3회 실시한다.

6

- 두 다리를 어깨너비로 벌리고 서서 등 뒤에서 깍지 한 후
- 마시는 숨에 팔을 뒤로 뻗었다가
- 내쉬는 숨에 상체를 비틀면서 내려 10~20초간 유지하며 3회 실시한다.
- 반대쪽도 같은 요령으로 실시한다.

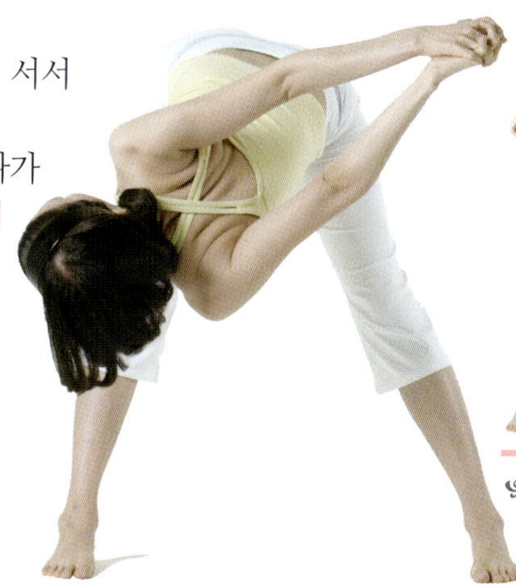

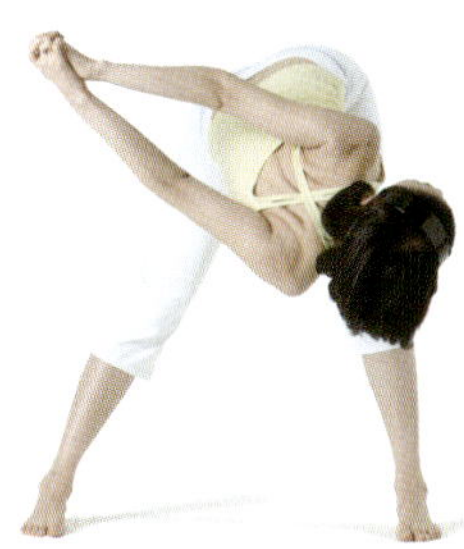

반대쪽

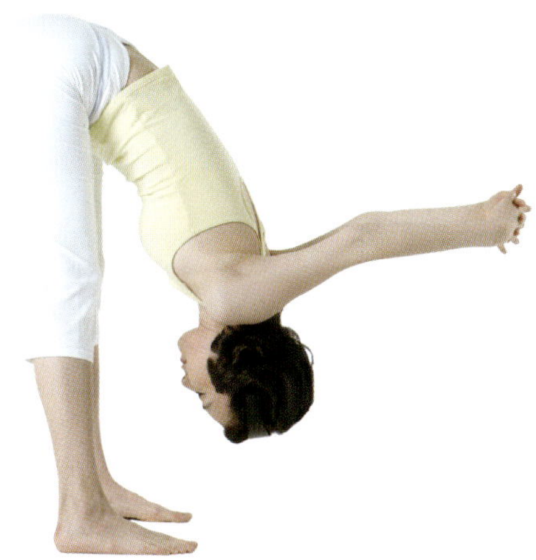

6-5

스키와 보드 전후

겨울철 스포츠인 스키와 보드는 추운 곳에서 하지근육을 많이 쓰는 운동이다. 특히 무릎을 구부려서 지속하는 운동이라 무릎과 발목은 반드시 풀어 주고 하체의 근력과 균형을 위해 허리의 긴장을 풀어 주는 것이 좋다.

1

- 다리를 접어 무릎 위에 올려놓고
- 주먹을 쥐고 발바닥 전체를 세게 두드리고 발가락 하나하나를 주무른다.
- 반대쪽도 같은 요령으로 실시한다.

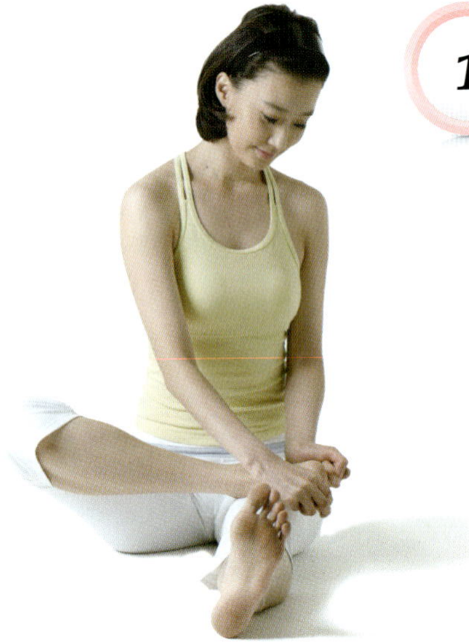

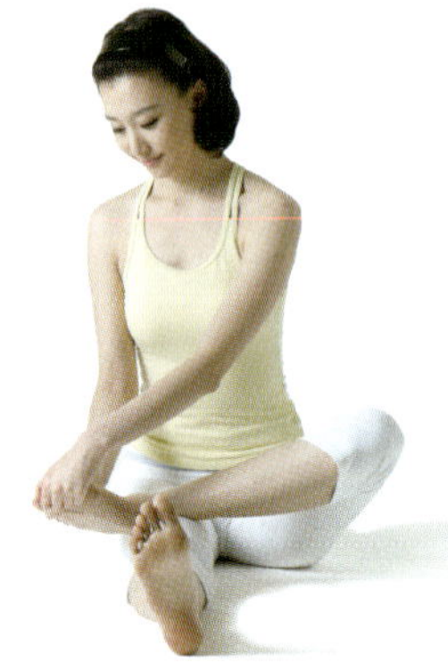

반대쪽

2

- 두 다리를 모으고 서서 상체를 숙여 양손으로 무릎 위를 잡고
- 천천히 무릎을 원 그리듯 돌려주기를 10회 실시한다.
- 반대쪽도 같은 요령으로 실시한다.

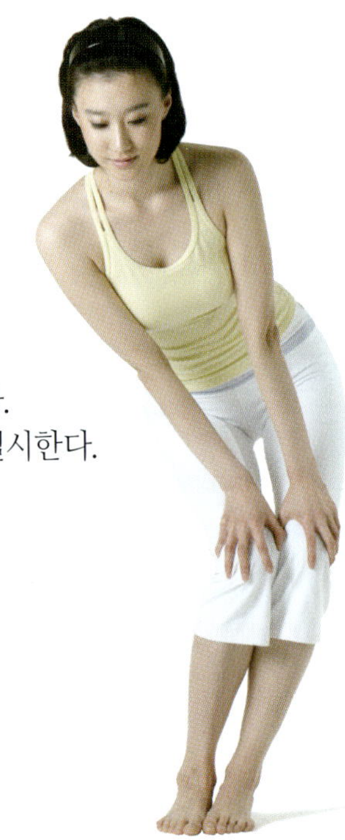

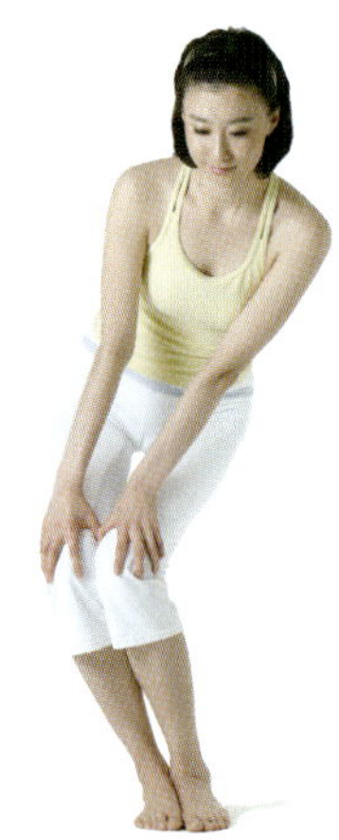

반대쪽

3

- 무릎 접고 앉아 한쪽 다리를 옆으로 뻗어서 양손을 무릎 위에 올리고
- 내쉬는 호흡에 뻗은 다리 허벅지를 바닥 가까이 지그시 눌러 주고 10~20초 유지하기를 3회 실시한다.
- 반대쪽도 같은 요령으로 실시한다.

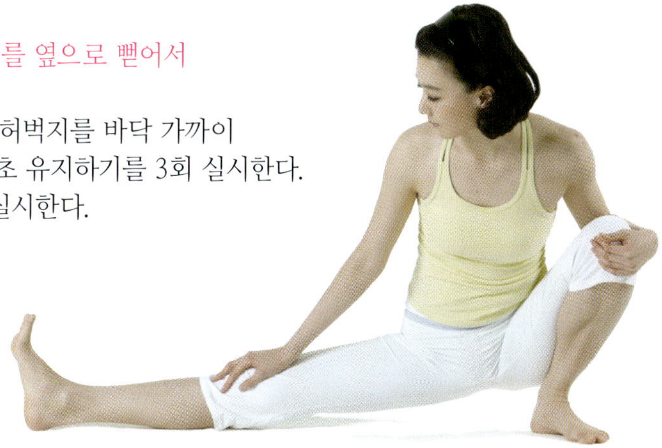

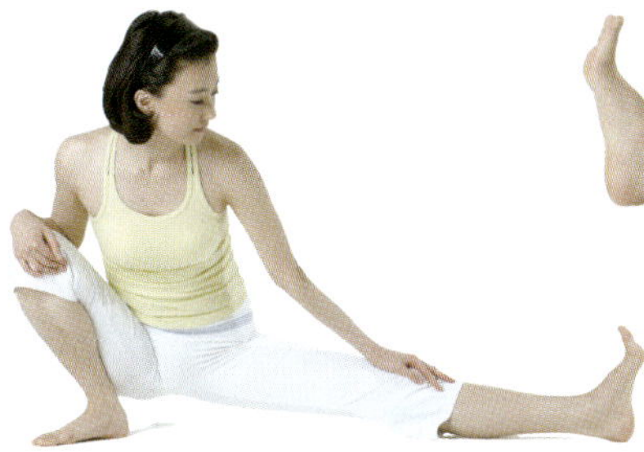

반대쪽

4

- 서서 머리 위에서 양손을 깍지 낀 상태에서
- 마시는 호흡에 등을 있는 힘껏 늘리며 허리를 젖힌다. 허리에 힘을 느끼며 10~20초간 유지하다가
- 내쉬는 호흡에 천천히 상체를 앞으로 숙여 손끝을 바닥에 두고 10~20초간 유지하기를 3회 실시한다.

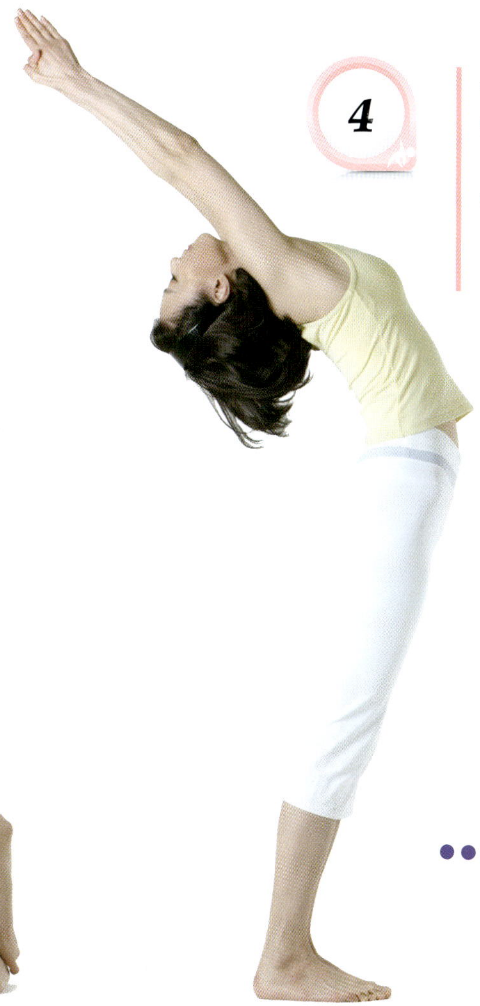

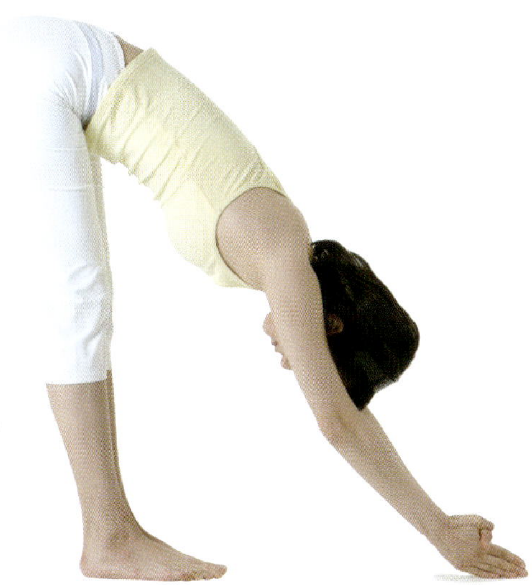

5

- 다리를 어깨너비 정도 벌리고
- 내쉬는 호흡에 상체를 아래로 숙여 양손으로 발뒤꿈치를 잡고 10~20초간 유지하며 3회 실시한다.

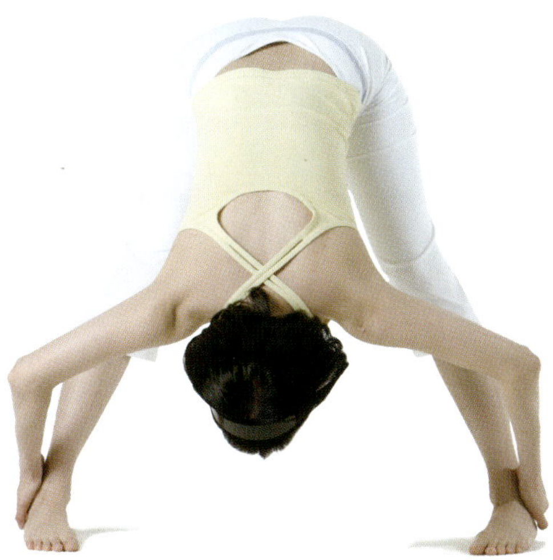

6-6

농구 전후

농구는 점프를 하면서 허리와 상체 모두를 사용하는 운동이다. 특히 발목, 무릎, 엉덩이관절 등의 하체 관절에 무리가 가지 않도록 사전에 준비 동작을 철저히 해두는 것이 중요하다.

허리와 상완근, 목을 동시에 이완해 주면 부상을 예방할 수 있다. 장시간 긴장 상태에서 활발히 움직이는 운동이기 때문에 피로가 많이 누적된다. 그래서 경기 종료 후에 피로한 근육을 다시 풀어서 긴장하지 않도록 해주어야 한다.

1

- 한쪽 다리를 반 접어 허벅지 위로 올려놓고 한 손은 발목 한 손은 발끝을 잡아 발목을 안쪽, 바깥쪽으로 돌린다.
- 반대쪽도 같은 요령으로 실시한다.

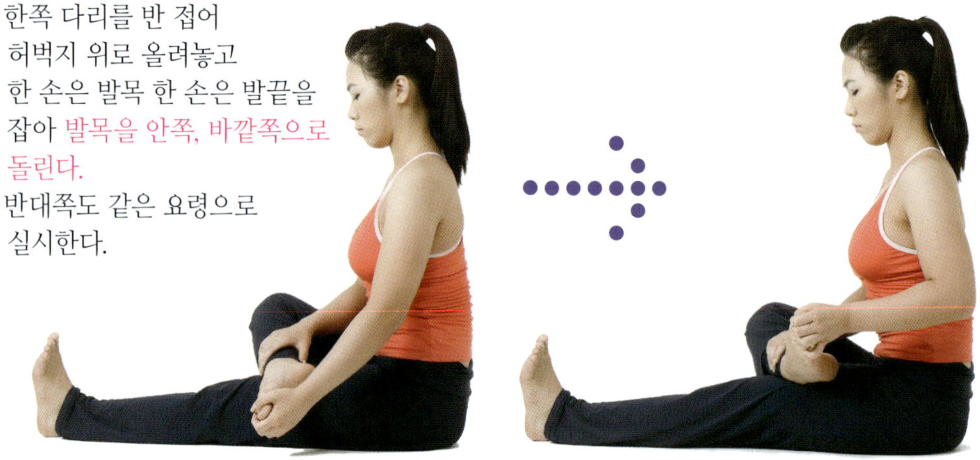

3

- 서서 두 손을 허리 위에 얹고 오른쪽 다리 무릎을 접고 들어서 바깥쪽으로 원을 그리며 무릎 돌리기를 10회 정도 실시한다.
- 반대쪽도 같은 요령으로 실시한다.

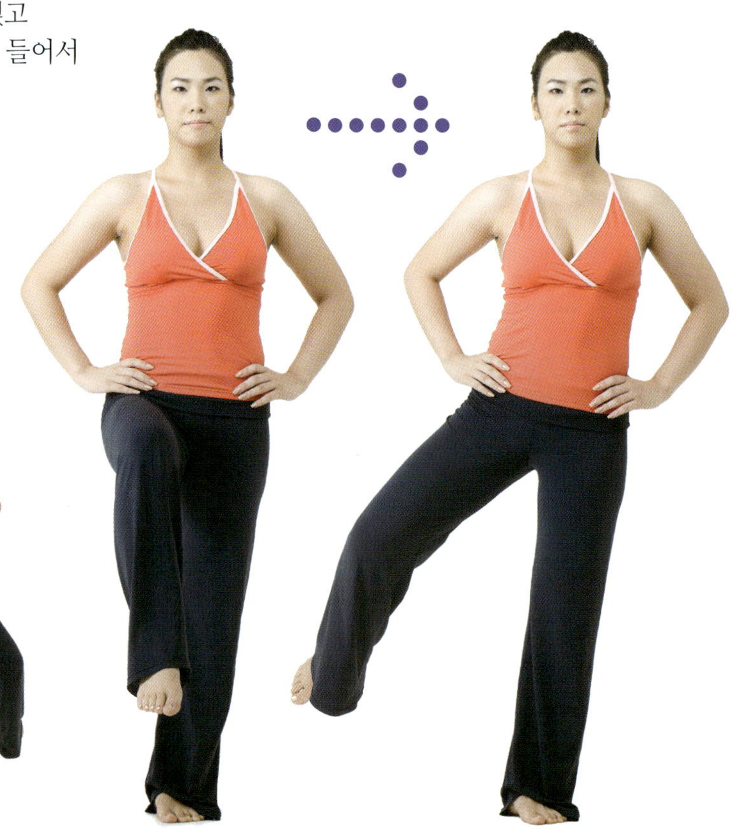

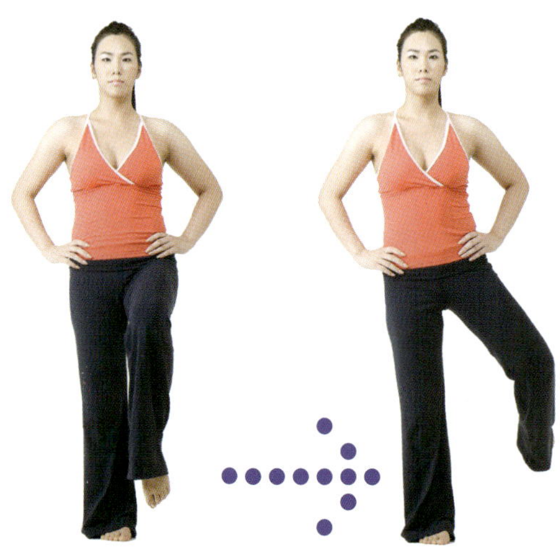

반대쪽

2

- 한쪽 다리 무릎을 세워서 한쪽 팔을 무릎 뒤쪽으로 넣어 잡고 나머지 한 손은 발등을 잡아
- 내쉬는 호흡에 무릎을 펴 다리를 몸 쪽 가까이 당겨 10~20초간 유지하다가
- 발끝을 잡고 무릎을 쭉 펴기를 10~20초간 실시한다. 3회 정도 실시한다.
- 반대쪽도 같은 요령으로 실시한다.

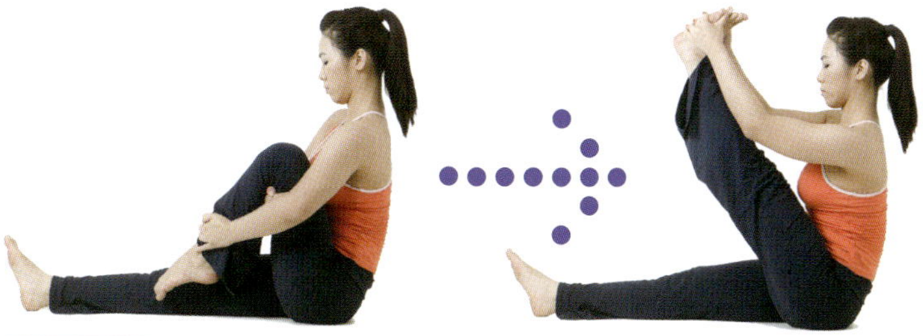

반대쪽

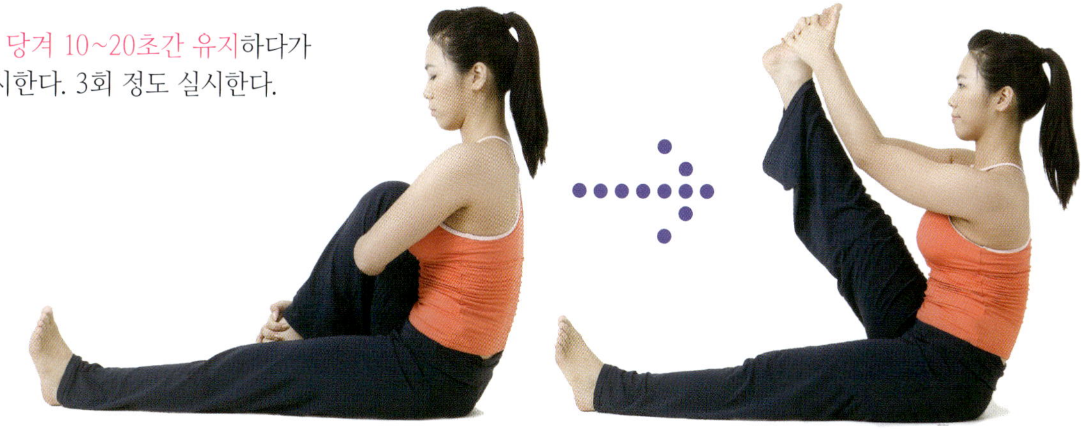

4

- 서서 머리 위에서 깍지를 끼고
- 마시는 호흡에 등을 있는 힘껏 늘리며 허리를 젖혀 힘을 집중하여 10~20초간 유지한다. 3회 실시한다.

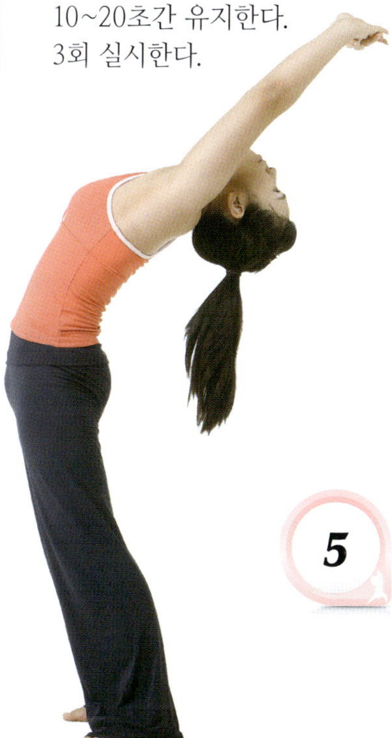

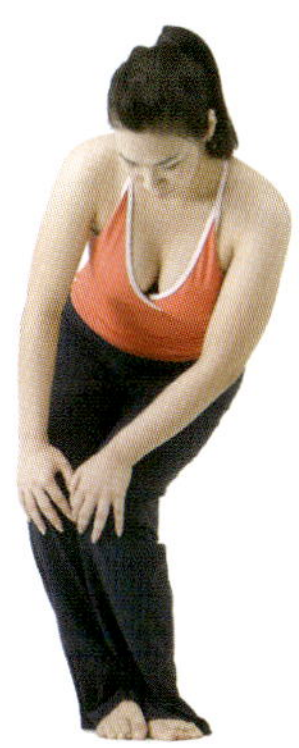

반대쪽

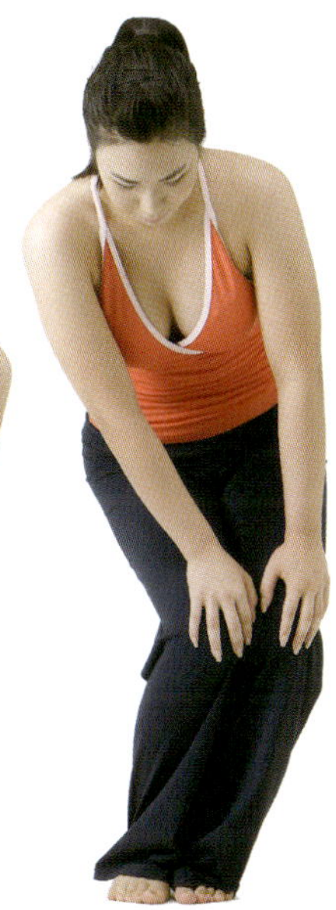

5

- 두 다리를 모으고 서서 상체를 숙여 양손으로 무릎 위를 잡고 천천히 원 그리듯 돌려주기를 10회 실시한다.
- 반대쪽도 같은 요령으로 실시한다.

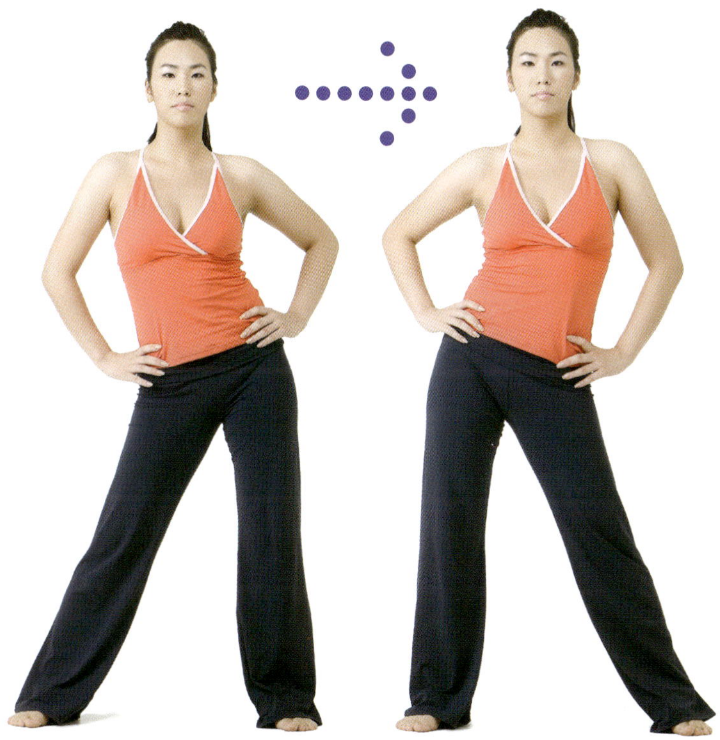

6

- 다리를 적당히 벌리고 서서 두 손을 허리 위로 올려놓고 좌, 우, 앞, 뒤로 천천히 골반을 돌린다.
- 10회 이상 실시한다.

Mindfullness **Self** 힐링 요가

통증 **자연치유** 요가 BIBLE 실전편

2020년 1월 20일 1판 1쇄 인 쇄
2021년 1월 25일 1판 1쇄 발 행

지 은 이 : 이 경 희
펴 낸 이 : 박 정 태

펴 낸 곳 : **광 문 각**

10881
경기도 파주시 파주출판문화도시 광인사길 161
광문각 B/D 4층
등 록 : 1991. 5. 31 제12-484호
전 화(代) : 031) 955-8787
팩 스 : 031) 955-3730
E - mail : kwangmk7@hanmail.net
홈페이지 : www.kwangmoonkag.co.kr

ISBN : 978-89-7093-447-1 13510

값: 20,000 원

한국과학기술출판협회회원
KSPA